临床急危重症疾病诊治与护理

主 编　苗军华　刘　辉　牛永杰　方园园
　　　　王瑞官　张晓琳　白林瑞　闫灵君

中国海洋大学出版社
·青岛·

图书在版编目(CIP)数据

临床急危重症疾病诊治与护理 / 苗军华等主编. —
青岛:中国海洋大学出版社,2022.6
ISBN 978-7-5670-3206-4

Ⅰ.①临… Ⅱ.①苗… Ⅲ.①急性病-诊疗②险症-
诊疗③急性病-护理④险症-护理 Ⅳ.①R459.7
②R472.2

中国版本图书馆 CIP 数据核字(2022)第 112049 号

出版发行 中国海洋大学出版社	
社　　址 青岛市香港东路 23 号	**邮政编码** 266071
出 版 人 刘文菁	
网　　址 http://pub.ouc.edu.cn	
电子信箱 369839221@qq.com	
订购电话 0532－82032573(传真)	
策划编辑 韩玉堂	
责任编辑 韩玉堂	**电　　话** 0532－85902349
印　　制 蓬莱利华印刷有限公司	
版　　次 2022 年 11 月第 1 版	
印　　次 2022 年 11 月第 1 次印刷	
成品尺寸 185 mm×260 mm	
印　　张 27	
字　　数 705 千	
印　　数 1～1000	
定　　价 168.00 元	

发现印装质量问题,请致电 0535－5651533,由印刷厂负责调换。

《临床急危重症疾病诊治与护理》编委会

前　言

危重病是指各种危及患者的生命或重要器官功能的疾病。随着科学和医疗技术的进步，越来越多的重症患者有更多的机会得到救治；同时，危重症患者护理技术的快速发展，促使护理人员不仅要不断更新危重症患者护理管理知识、掌握最新危重症患者护理技术，而且要掌握各专科危重症患者护理常规与技术规范，从而更好地服务于危重症患者，提高危重症患者的救护水平，改善危重症患者的生存质量。

本书介绍了急危重症中常用的治疗方法及护理措施，以各个系统为基础，介绍了每个系统常见的急危重症的诊断、处理治疗以及护理措施等。全书力求突出临床医生需要了解和掌握急危重症患者特有的诊治思路、重点基础理论和诊治方法与护理措施，具有较强的实用性和先进性。希望本书能成为各级临床医生诊治急危重症患者的得力助手。

本书编写设置：主编苗军华编写了前言、第十三章第二节至第九节，共 42.37 千字；主编刘辉编写了第十章第一节至第六节，共 31.28 千字；主编牛永杰编写了第九章、第二十章第三节至第四节、第二十章第六节、第二十章第八节，共 34.32 千字；主编方园园编写了第十章第七节至第十二节，共 22.76 千字；主编王瑞官编写了第四章第四节至第九节，共 22.71 千字；主编张晓琳编写了第十六章第七节至第九节，共 22.67 千字；主编白林瑞编写了第一章第一节至第五节，共 22.63 千字；主编闫灵君编写了第八章第五节至第八节，共 22.57 千字；副主编袁宝兴编写了第一章第七节、第二章第一节至第二节、第三章第一节至第六节、第四章第一节至第二节、第五章第一节至第二节、第五章第四节、第六章第一节至第二节、第七章第一节至第二节，共 109.69 千字；副主编滕菲编写了第十四章,共 11.89 千字;副主编韩杰编写了第二章第三节,共 4.68 千字;副主编董慧青编写了第一章第八节至第十节、第二章第四节至第六节、第三章第七节至第九节、第四章第三节、第五章第三节、第六章第三节至第四节、第七章第三节至第四节,共 108.87 千字;副主编王江波编写了第十九章,共 31.19 千字;副主编苗振华编写了第二十章第一节至第二节,共 5.43 千字;副主编于飞莺编写了第二十章第五节、第二十章第七节,共 4.68 千字;副主编侯君子编写了第八章第二节,共5.87千字;副主编王昭编写了第十五章第一节、第十五章第四节,共 11.57 千字;副主编李树萍编写了第十七章第一节,共 5.75 千字;副主编张建伟编写了第十一章,共 5.71 千字;副主编苏荪莹编写了第十七章第二节、第十八章,共 11.49 千字;副主编石文静编写了第十章第二十九节至第三十节,共 11.45 千字;副主编赵婷婷编写了第十六章第一节至第六节,共 31.07 千字;副主编孙丽编写了第十章第三十一节,共 5.67 千字;副主编陈飞飞编写了第十章第十三节至第二十节,共 30.89 千字;副主编李觊编写了第十章第二十一节至第二十八节,共 30.75 千字;副主编马莎莎编写了第十二章,共 5.57 千字;副主编程代玉编写了第十三章第十节,共 5.46 千字;编委张雅娟编写了第十五章第二节至第三节,共 3.85 千字;编委李冰洁编写了第八章第三节,共 3.82 千字;编委崔妍婷编写了第八章第一节,共 3.72 千字;编委吴静静编写了第一章第六节,共 2.84 千字;编委黎张双子编写了第八章第四节,共 3.68 千字;编委吕京会编写了第十三章第一节,共 2.75 千字;编委白玉莹编写了第七章第五节,共 2.64 千字。

由于编者的水平和经验有限,书中不足之处在所难免,恳请专家和读者批评指正。

编者

2022 年 6 月

目 录

第一章　神经系统急危重症诊治

第一节　紧张性头痛

紧张性头痛(tension type headache,TTH)又称为肌收缩性头痛,是一种最为常见的原发性头痛,近年来的流行病学资料显示,该病全球患病率是38%,终身患病率是46%,占头痛患者的70%～80%。表现为头部的紧束、受压或钝痛感,更典型的是具有束带感。紧张型头痛多与日常生活中的应激有关,但若持续存在,则可能是焦虑症或抑郁症的特征性症状之一。其常见病因是由于头部与颈部肌肉持久的收缩所致。而引起这种收缩的原因有:①作为焦虑或抑郁伴随精神紧张的结果;②作为其他原因的头痛或身体其他部位疼痛的一种继发症状;③由于头、颈、肩胛带姿势不良所致。

国际头痛疾病分类第3版(ICHD-Ⅲ)将紧张型头痛分为4类:偶发性紧张型头痛、频发性紧张型头痛、慢性紧张型头痛和很可能的紧张型头痛。

一、临床表现

本病多见于青、中年,儿童也可患病,女性略多见。病初症状较轻,以后渐渐加重。紧张型头痛的头痛性质通常为钝痛、胀痛、压迫感、麻木感、束带样紧箍感、无搏动性;头痛部位定位不固定,通常位于顶、颞、额及枕部,有时上述部位均有疼痛;头痛程度属轻度或中度,通常不影响日常生活。患者可有长期持续性头痛,症状甚至可回溯10～20年。此外,许多患者伴随头昏、失眠、焦虑或抑郁等症状,少数患者伴随轻度烦躁或情绪低落,通常不伴随畏光或畏声症状。查体包括神经系统检查无阳性体征,颅周肌肉如颈枕部肌肉、头顶部及肩上部肌肉常有压痛,有时轻轻按揉,患者感到轻松舒适,脑部CT或MRI应无异常,不伴有高血压及明显的耳鼻咽喉等疾病。

二、诊断要点

根据病史及临床表现,并排除颅颈部疾病如颈椎病、占位性病变、外伤、炎症等疾病后,通常可以确诊。

(一)辅助检查

(1)脑电图(EEG)、肌电图(EMG)检查。

(2)眼科特殊检查。

(3)放射性核素(同位素)检查、X线检查、MRI检查、头部CT检查。

(二)诊断标准

诊断标准应参照ICHD-Ⅲ。

1.偶发性紧张型头痛(IETTH)

(1)符合下述(2)～(4)项的发作至少10次,平均每月发作时间<1 d(每年发作时间<12 d)。

(2)每次头痛发作持续 30 min 至 7 d。

(3)头痛具有至少 2 项以下特征：①双侧性；②压迫感/紧束感(无搏动性)；③轻或中度疼痛；④常规体力活动(如步行或上楼)不会加重头痛。

(4)以下 2 项均符合：①无恶心或呕吐；②不会同时兼有畏光和畏声。

(5)不符合 ICHD-Ⅲ其他诊断。

2.频发性紧张型头痛(FETTH)

(1)符合下述第(2)～(4)项的发作至少 10 次，一般每月发作时间 1～14 d,持续至少 3 个月(12 d≤每年发作时间<180 d)。

(2)每次头痛发作持续 30 min 至 7 d。

(3)头痛具有至少以下 2 项特征：①双侧性；②压迫感/紧束感(无搏动性)；③轻或中度疼痛；④常规体力活动(如步行或上楼)不会加重头痛。

(4)以下 2 项均符合：①无恶心或呕吐；②不会同时兼有畏光和声音恐怖。

(5)不符合 ICHD-Ⅲ其他诊断。

3.慢性紧张型头痛(CTTH)

(1)符合下述第(2)～(4)项的发作,平均每月发作时间≥15 d,持续超过 3 个月(每年发作时间≥180 d)。

(2)每次头痛发作持续数小时至数天,或长期持续无缓解。

(3)头痛具有至少以下 2 项特征：①双侧性；②压迫感/紧束感(无搏动性)；③轻或中度疼痛；④常规体力活动(如步行或上楼)不会加重头痛。

(4)以下 2 项均符合：①畏光、畏声和轻度恶心三者中最多只有 1 项；②既无中度或重度恶心,也无呕吐。

(5)不符合 ICHD-Ⅲ其他诊断。

4.很可能的紧张型头痛(PTTH)

紧张型头痛样头痛,仅1项不满足上述紧张型头痛及其亚型的标准,且不符合其他头痛疾病的诊断标准。

三、治疗原则

1.非药物治疗

(1)综合物理疗法：包括电针灸疗法、神经肌肉电刺激疗法、电兴奋疗法、经络导平治疗以及按摩推拿治疗等,可使紧张型头痛得到改善。

(2)放松疗法：放松疗法作为一种辅助疗法,是通过主观想象和客观措施,使人达到肌肉松弛、精神安定、减轻焦虑的治疗方法。相应的肌肉放松锻炼方法：①训练坐位、站立、睡眠及工作时颈部和头部的正确姿势；②在家中练习改善头部位置和俯卧位练习,加强颈后部肌肉的动作,并在颈后部放置冰袋；③在背和肩部进行中至深部按摩 2 min；④被动伸展斜角肌、斜方肌上部、提肩肌和胸肌 5 min。放松疗法作为一种减轻焦虑的心理行为治疗的重要组成部分,可明显地缓解精神因素造成的各种神经性头痛、偏头痛、失眠症、焦虑症、抑郁症、神经衰弱等。

2.药物治疗

对于头痛症状持续时间较长或症状严重的紧张型头痛患者,应采用放松疗法与药物联合治疗。由于紧张型头痛的发病机制并不清楚,所以在药物选择上多采用温和的非麻醉性止痛药,借以减轻症状,其中主要是非甾体抗炎药(NSAIDs)。其他药物包括适量的肌松弛药和轻型的镇静药,抗抑郁药也常根据病情应用。一般多以口服方式给药,并且短期应用,以免引起药物的毒副作用。

急性发作期可依次序选用对乙酰氨基酚(1 000 mg)、阿司匹林(500～1 000 mg)、双氯芬酸(50～100 mg)或酮洛芬(25～50 mg)或布洛芬(200～800 mg)或萘普生(375～550 mg)。此外,麦角胺或二氢麦角胺等亦有效。如短期用药难以缓解,应考虑加以非药物治疗和预防性用药。

对于频发性和慢性紧张型头痛,应采用预防性治疗,其原则为:起始剂量小;缓慢加量(通常1周加量1次)至最小有效剂量;起始后维持2～4周;判定药物是否有效,应足量治疗至少4～8周;并同时治疗焦虑、抑郁等伴发疾病。可选用三环类抗抑郁药阿米替林作为一线药物。它是唯一被多项临床对照研究证实有效的药物。用法:睡前1～2 h服用1次以减少镇静作用,起始剂量为10～25 mg,每周加量10～25 mg,有效日剂量通常为30～75 mg,当日剂量大时可改为2次/天;5-羟色胺和去甲肾上腺素再摄取抑制剂(SNRIs)可作为二线药物,如米氮平15～30 mg/d、文拉法辛37.5～225 mg/d;其他三环类抗忧郁药如氯米帕明50～100 mg/d、马普替林30～150 mg/d、米安色林20～60 mg/d等可作为三线药物。此外,选择性5-羟色胺再摄取抑制剂如氟西汀10～20 mg/d等,其疗效尚未明确证实,不应常规使用;肌肉松弛剂如盐酸乙哌立松、巴氯芬等,其疗效尚未明确证实,不应常规使用;伴失眠者可给予苯二氮䓬类药如地西泮口服。此外,预防性用药应每6～12个月尝试减少用量至停药,对于需要预防性用药的患者,应耐心解释长期用药以及联合非药物治疗的重要性。

综上,紧张型头痛使用止痛药物需要遵循的原则:①在头痛的初期足量使用;②对每月发作少于15 d的偶发性紧张型头痛和频发性紧张型头痛可在头痛发作时酌情使用止痛药物。对每月发作大于15 d的慢性紧张型头痛不建议使用止痛药物,而用预防性药物替代。另外,头痛患者应该培养起良好的生活习惯,如晚饭后多散步,平常多运动等,这些对于头痛的恢复均有很好的帮助。对于服用药物控制头痛的患者,在可能的情况下应尽量避免长期服用某些药物以免产生依赖性。

紧张型头痛常可反复发作持续多年,但一般预后良好。有研究显示,多种疗法并用,可明显降低各类型紧张型头痛患者的发作频率、发作强度。预后不佳的影响因素有合并偏头痛、未婚、睡眠障碍和固定的生活方式。

(白林瑞)

第二节　丛集性头痛

丛集性头痛(cluster headache,CH)归类于三叉神经自主神经性头痛,为原发性头痛之一。丛集性头痛患者的发病年龄通常为20～40岁,男性患病约为女性的3倍以上。酒精、组胺或硝酸甘油可诱发头痛发作。有研究表明,丛集性头痛急性发作与下丘脑后部灰质区域激活有关。约有5%的患者可能为常染色体显性遗传。

丛集性头痛发作时可持续数周或数月,称为丛集期。丛集性头痛的发作间期通常可持续数月或数年,称为间歇期。根据间歇期持续时间的长短,可将丛集性头痛分为发作性丛集性头痛和慢性丛集性头痛。

一、临床表现

丛集性头痛为发生于单侧眼眶、眶上和(或)颞部的重度头痛,头痛可持续 15～180 min,发作频率为隔日 1 次至每天 8 次,可伴随同侧结膜充血、流泪、鼻塞、流涕、前额和面部出汗、瞳孔缩小、上睑下垂、眼睑水肿和(或)烦躁不安或躁动。

二、诊断要点

(一)辅助检查

影像学无明确可导致该头痛表现的病灶。

(二)诊断标准

1.丛集性头痛

(1)符合下述(2)(3)(4)定义的发作 5 次以上。

(2)发生于单侧眼眶、眶上和(或)颞部的重度或极重度的疼痛,若不治疗疼痛持续 15～180 min。

(3)头痛发作时至少符合下列 2 项中的 1 项。

1)至少伴随以下症状或体征(和头痛同侧)中的 1 项:①结膜充血和(或)流泪;②鼻充血和(或)流涕;③眼睑水肿;④前额和面部出汗;⑤瞳孔缩小和(或)上睑下垂。

2)烦躁不安或躁动。

(4)发作频率 1 次/隔日至 8 次/天。

(5)不能用 ICHD-Ⅲ 中的其他诊断更好地解释。

2.发作性丛集性头痛

(1)发作符合丛集性头痛诊断标准,且在一段时间(丛集期)内发作。

(2)至少 2 个丛集期持续 7 天至 1 年(未治疗),且头痛缓解期≥3 个月。

3.慢性丛集性头痛

(1)发作符合丛集性头痛诊断标准以及下述(2)。

(2)至少 1 年内无缓解期或缓解期小于 3 个月。

4.很可能的丛集性头痛

(1)符合丛集性头痛(1)至(4)中的 3 项,且不符合其中 1 项。

(2)不符合 ICHD-Ⅲ 中其他头痛疾病诊断标准。

(3)不能用 ICHD-Ⅲ 中的其他诊断更好地解释。

(三)鉴别诊断

临床需要与颅内病变相关的头痛(继发性丛集性头痛)、阵发性偏侧头痛、短暂单侧神经痛样头痛发作(SUNCT/SUNA)、三叉神经痛、原发性针刺样头痛鉴别。

三、治疗原则

丛集性头痛的治疗分为急性期治疗和预防性治疗。预防性治疗的药物(糖皮质激素除外)剂量常需滴定,以平衡疗效、不良反应和耐受性。预防性治疗需要覆盖整个丛集期,丛集期结束则应停药。

1.急性期治疗

(1)吸纯氧:纯氧(储氧面罩)6～12 L/min,10～15 min。

(2)佐米曲坦(喷鼻):佐米曲坦 5 mg 或 10 mg 喷鼻,喷于头痛对侧鼻孔。

(3)佐米曲坦(口服):佐米曲坦 5 mg 或 10 mg 口服。

(4)利多卡因(滴鼻):4%～10%利多卡因 1 mL,疼痛同侧鼻孔滴鼻。

(5)奥曲肽(皮下注射):奥曲肽 100 μg 皮下注射。

2.预防性治疗

(1)维拉帕米:多数患者的有效剂量为 240～360 mg/d。维拉帕米常于 2～3 周起效。

(2)糖皮质激素:开放性研究和临床经验提示,多数丛集性头痛患者对糖皮质激素有反应,而且起效快。目前尚无证据证明哪种给药方式最优。其中一种方案是,泼尼松 60 mg,1 次/天,连用 5 d,随后每天减 10 mg 直至停用。维拉帕米联合糖皮质激素是临床常用的预防方案。

(3)华法林:每天口服,国际标准化比值(INR)维持为 1.5～1.9。

(4)锂:常用维持量 900 mg/d。锂的治疗窗窄,通常用于其他药物无效或有禁忌的慢性丛集性头痛患者。

(5)其他口服药物(托吡酯、丙戊酸钠、褪黑激素),枕大神经阻滞,蝶腭神经节刺激,对难治性丛集性头痛患者有时可以考虑。

(白林瑞)

第三节　急性缺血性脑卒中

急性脑血管病是我国成人致残率最高的疾病之一。本病的高发病率、高病死率和高致残率给社会、家庭和患者带来沉重的负担和巨大的痛苦。急性缺血性脑卒中(脑梗死)是卒中最常见的类型,是指各种原因所致脑部血液供应障碍,导致局部脑组织缺血、缺氧性坏死,而出现相应神经功能缺损的一类临床综合征,占全部卒中的 60%～80%。

一、临床表现

急性缺血性脑卒中的临床表现取决于梗死灶的大小和部位。患者一般意识清楚,当发生基底动脉血栓或大面积脑梗死时,可出现意识障碍,甚至危及生命。不同脑血管闭塞的临床特点如下。

1.大脑前动脉闭塞综合征

大脑前动脉的卒中相对较少,这可能是由于来自颅外血管或心脏的栓子更易进入脑血流口径较大的大脑中动脉系统,而较少进入大脑前动脉系统。另外,在通常情况下,单侧大脑前动脉闭塞时,由于前交通动脉的侧支循环的代偿,症状表现常不完全。主干闭塞引起对侧下肢的偏瘫或感觉障碍,上肢较轻,一般无面瘫。可有小便难以控制。偶见双侧大脑前动脉由一条主干发出,当其闭塞时可引起双侧额叶梗死,表现为双下肢瘫、尿失禁,会出现强握等原始反射,以及精神症状。

2.大脑中动脉闭塞综合征

大脑中动脉是缺血性卒中最易受累的血管。血管受累不同,临床表现也不相同。①主干闭塞:导致病灶对侧中枢性面舌瘫与偏瘫、偏身感觉障碍及偏盲("三偏");优势半球受累出现完全性失语症,非优势半球受累出现体象障碍。②大脑中动脉上支闭塞:导致病灶对侧面部、手及上肢轻偏瘫和感觉缺失,下肢不受累,优势半球受累出现表达性失语(Broca 失语),非优势半球受累出现体象障碍;无同向性偏盲。③大脑中动脉下支闭塞:较少单独出现,导致对侧同向性偏盲,下部视野受损严重;可出现对侧皮质感觉受损,如图形觉和实体辨别觉明显受损,病觉缺失、穿衣失用和结构性失用等,无偏瘫;优势半球受累出现感觉性失语(Wernicke 失语),非优势半球受累出现急性意识模糊状态。④深穿支闭塞可出现皮质下失语。

3.颈内动脉完全闭塞综合征

颈内动脉闭塞可以没有任何症状,或引起类似大脑中动脉主干闭塞的综合征。闭塞的速度、部位,Willis 环完整度和侧支循环情况是患者临床症状的决定因素。当眼动脉缺血时,有同侧眼失明。

4.大脑后动脉闭塞综合征

一侧大脑后动脉闭塞引起对侧同向性偏盲,上部视野损伤较重。由于黄斑视觉皮质代表区为大脑中、后动脉双重血液供应,黄斑视力可不受累。中脑水平大脑后动脉起始处闭塞,可见眼球活动障碍,如垂直性凝视麻痹、动眼神经瘫、核间性眼肌麻痹、眼球水平凝视麻痹。优势半球枕叶受累可出现命名性失语、失读,不伴失写。这是由于胼胝体病变使非优势侧视觉皮层与优势侧半球语言区间的联络中断。双侧大脑后动脉闭塞可导致皮质盲、记忆受损(累及颞叶),不能识别熟悉面孔(面容失认症),幻觉和行为异常。

5.基底动脉主干闭塞

常引起广泛的脑干、小脑梗死,表现为四肢瘫,双侧眼球注视麻痹,昏迷,可迅速死亡。基底动脉不同部位的旁中央支和长回旋支闭塞,可导致脑干或小脑不同水平的梗死,表现为各种综合征。常见的脑干综合征有韦伯综合征、贝内迪克特综合征、帕里诺综合征、福维尔综合征、米亚尔-居布勒综合征、闭锁综合征、基底动脉尖综合征及瓦伦贝格综合征等。

二、诊断要点

急性缺血性卒中的诊断标准:①急性起病,可以追溯到发病的具体时间或最后正常时间(睡眠中起病);②局灶性神经功能缺损(一侧面部或肢体无力或麻木、语言障碍、视觉障碍等),少数为全面神经功能缺损;③影像学显示有责任缺血性病灶,或症状/体征持续≥24 h;④排除非血管性病因;⑤脑 CT/MRI 排除脑出血。

此外,急性缺血性卒中的病因分型同样重要。目前急性缺血性卒中的分型有多种,常用的为 TOAST 分型。TOAST 分型是第一个基于病因的缺血性卒中分型,它主要包括大动脉粥样硬化性、心源性、小血管闭塞性、其他病因和病因不明型。

三、治疗原则

(一)急性期治疗

1.一般治疗和危险因素

控制急性缺血性卒中起病急、变化快、异质性强,在处理时应注意:①遵循"循证医学与个体化分层相结合"的原则;②按照"正确的时间顺序提供及时的评价与救治措施";③系统性,即应整合多学科的资源,如建立有组织的卒中中心或卒中单元系统。

此外,急性期尚需注意血压、血糖及血脂管理。急性缺血性脑卒中后 24 h 内血压升高的患者应谨慎处理。血压持续升高至收缩压≥200 mmHg[①] 或舒张压≥110 mmHg,或伴有严重心功能不全、主动脉夹层、高血压脑病的患者,可予降压治疗,并严密观察血压变化。准备溶栓及桥接血管内取栓者,血压应控制在收缩压<180 mmHg、舒张压<100 mmHg。血糖控制在 7.8~10 mmol/L,血糖超过 10 mmol/L 时可给予胰岛素治疗。血糖低于 3.3 mmol/L 时,可给予 10%~20%葡萄糖口服或注射治疗,目标值是恢复正常血糖。在血脂管理方面,在服用他汀类药物期间发生缺血性卒中的患者,在卒中急性期继续服用他汀类药物是合理的。未服用他汀类药物而符合接受他汀治疗条件的患者,在医院内启动他汀类药物治疗是合理的,必要时可强化降脂。

2.静脉溶栓治疗

对缺血性脑卒中发病 3 h 内和 3~4.5 h 的患者,应按照适应证、绝对禁忌证和相对禁忌证严格筛选患者,推荐尽早给予静脉重组组织型纤溶酶原激活剂(rt-PA)溶栓治疗。溶栓治疗获益是时间依赖性的,应尽早开始治疗。rt-PA 的用法为 0.9 mg/kg(最大剂量为 90 mg),其中总量的 10%在最初 1 min 内静脉推注,剩余的 90%持续滴注 1 h。静脉 rt-PA 溶栓治疗后 24 h 内血压应<180/100 mmHg。在静脉溶栓治疗过程中,医师应充分准备应对紧急的不良反应,包括出血并发症和可能引起气道梗阻的血管源性水肿。

发病在 6 h 内,可根据适应证和禁忌证标准严格选择患者给予尿激酶静脉溶栓。使用方法:尿激酶 100 万~150 万单位,溶于生理盐水 100~200 mL,持续静脉滴注 30 min。

3.血管内介入治疗

血管内介入治疗包括动脉内溶栓、静脉和动脉内联合溶栓(桥接治疗)、机械性碎栓/取栓、急性血管成形术和支架植入术等。目前,对于静脉溶栓时间窗内的患者,静脉溶栓治疗是首选的治疗方案,静脉溶栓禁忌的患者,建议将机械取栓作为大血管闭塞的治疗方案。

发病 6 h 内,符合以下标准时,强烈推荐机械取栓治疗:卒中前改良 Rankin 量表(mRS)评分 0~1 分;缺血性卒中由颈内动脉或大脑中动脉 M1 段闭塞引起;年龄≥18 岁;美国国立卫生研究院卒中量表(NIHSS)评分≥6 分;Alberta 卒中项目早期 CT 评分(ASPECTS)≥6 分。距最后正常时间 6~16 h 及距最后正常时间 16~24 h 者,经严格临床及影像学评估后,可进行血管内机械取栓治疗。

4.其他药物治疗

(1)抗血小板聚集治疗:对于不符合静脉溶栓或血管内取栓适应证且无禁忌证的缺血性脑卒中患者,应在发病后尽早给予口服阿司匹林 150~300 mg/d 治疗,急性期后可改为预防剂量 50~300 mg/d,不耐受者可使用氯吡格雷等。对于静脉 rt-PA 治疗的患者,通常推迟到 24 h 后服用阿司匹林。对于轻型卒中及中高危短暂性脑缺血发作患者,在发病 24 h 内启动双重抗血小板治疗——阿司匹林 100 mg 每天 1 次联合氯吡格雷 75 mg 每天 1 次(氯吡格雷首日为负荷剂量 300 mg)——并持续 21 d,对预防发病 90 d 内的早期卒中复发有益。

(2)抗凝治疗:抗凝药物包括普通肝素、低分子肝素、口服抗凝剂和凝血酶抑制剂等。对大

---

① 临床上仍习惯用毫米汞柱(mmHg)作为血压的单位,1 mmHg=0.133 kPa,1 kPa=7.5 mmHg。全书同。

多数急性缺血性脑卒中患者,不推荐无选择地早期进行抗凝治疗。对少数特殊的急性缺血性脑卒中患者(如放置心脏机械瓣膜)是否进行抗凝治疗,需综合评估(如病灶大小、血压控制、肝肾功能等),如出血风险较小,致残性脑栓塞风险高,可在充分沟通后谨慎选择使用。特殊情况下溶栓后还需抗凝治疗的患者,应在 24 h 后使用抗凝剂。

(3)神经保护剂和改善脑循环药物:神经保护剂的疗效与安全性尚需开展更多高质量临床试验进一步证实。在临床工作中,依据随机对照试验研究结果,个体化应用依达拉奉、丁苯酞、人尿激肽原酶等药物。

5.入院后常规护理

卒中急性期一般治疗包括气道、通气支持和供氧,血压监测和管理,体温监测、血糖监测和处理,营养支持,下肢静脉血栓及肺栓塞的预防以及抑郁筛查和治疗等。

6.并发症的处理

急性卒中并发症的防治也很重要,包括脑组织水肿和颅内压增高、梗死后出血性转化、卒中后癫痫发作、肺炎及深静脉血栓等。

7.康复治疗

推荐经过规范培训的卒中康复专业人员负责实施康复治疗。如果患者病情稳定,应及早开始康复,包括肢体康复、语言训练、心理康复等,并逐渐增加每次康复的治疗时程和强度。

(二)二级预防

为降低卒中复发率,应尽早启动卒中二级预防。

(白林瑞)

第四节　短暂性脑缺血发作

短暂性脑缺血发作(transient ischemic attack,TIA)是指:①基于时间的定义,由于血管原因所致的突发性局灶性神经功能(脑、脊髓或视网膜)障碍,持续时间<24 h;②基于组织学的定义,由脑、脊髓或视网膜缺血所引起的短暂性神经功能障碍,不伴有急性梗死。基于社区人群的中国成人 TIA 流行病学研究显示,我国人口标准化 TIA 患病率高达 2.4%。TIA 是"卒中预警"事件,TIA 后早期发生卒中的风险很高,7 d 内的卒中风险为 4.5%～10%,90 d 卒中风险为 10%～20%。其中 25%～50%卒中发生于 TIA 后 2 d 内。不同危险人群发生卒中风险有差异。需要高度重视 TIA 患者,尽快进行评估和干预。

TIA 常见的可控制的和不可控制的危险因素包括年龄、高血压、糖尿病、血脂异常、心脏疾病(如心房颤动等)、颅内外动脉狭窄、吸烟等。TIA 的发病机制多样,有时通常多种机制参与发病,包括微栓子栓塞机制、血流动力学改变机制、血液成分及功能改变机制等。

一、临床表现

起病突然,迅速出现局灶或全面性神经功能缺损,临床症状与受累血管有关,症状多在 1 h 内完全缓解。由于缺血时间短暂,大部分患者就诊时体格检查正常。部分患者可发现相应神经系统体征。

1.颈内动脉系统供血区 TIA

患者可出现短暂单眼黑蒙(病变血管同侧)、言语不清、偏瘫、偏身麻木(病变血管对侧)等症状。体格检查可发现部分患者肢体无力、出现病理反射等。

2.椎基底动脉系统供血区 TIA

患者可出现眩晕、恶心和呕吐、言语不清、吞咽困难、肢体无力等症状,无力可表现为单侧肢体、双下肢无力,还可出现四肢无力,部分患者可出现复视、意识障碍。部分患者体格检查可发现眼震、交叉性感觉障碍或交叉性瘫痪等较为特征的脑干缺血症状,偶可引出双侧病理反射。

二、诊断要点

(一)辅助检查

1.常规检查

血常规、电解质、肝肾功能、血脂、血糖、凝血功能等,心电图及超声心动图、胸部 CT 等有助于发现病因和评估治疗风险。

2.头部 CT 或 MRI

头部 CT 或 MRI 是明确诊断最重要的辅助检查,头部 CT 或 MRI 未见新发病灶,可以同其他疾病鉴别。

3.脑血管检查

脑血管检查对于明确病因、发病机制及制订下一步治疗方案有重要价值。常用方法包括经颅多普勒超声(TCD)、颈部血管超声,TCD 栓子监测对于病因和预后评估具有重要价值。头部磁共振血管成像(MRA)、CT 血管成像(computed tomography angiography,CTA)是无创的血管成像技术,可发现绝大部分脑血管狭窄、闭塞病变。数字减影血管造影(DSA)检查是目前评估颅内外动脉病变的"金标准",但临床运用受一定条件限制。

(二)诊断标准

(1)急性起病。

(2)局灶或全面神经功能缺损症状或体征,与受累血管相关。

(3)症状短时间内完全缓解(通常在 1 h 内,不超过 24 h),无神经系统后遗异常体征。

(4)排除非血管源性因素。

(5)头部 CT 未见新发梗死病变,可临床拟诊 TIA;头部 MRI 弥散加权成像(DWI)序列未见新发梗死病变,可临床确诊 TIA。

三、治疗原则

(一)一般处理

(1)大部分患者来院后临床症状已缓解,应尽快评估,如果临床医师评估患者有卒中高危风险,或 ABCD2 评分≥4 分,建议尽快收入院完成病因学检查及相应治疗。ABCD2 评分<4 分,建议尽快完成病因学检查。

(2)对临床症状尚未缓解的患者,不能为等待症状缓解而延误治疗,应按照急性脑血管病诊疗程序处理,启动静脉溶栓或血管取栓预案,给予生命体征支持,完善辅助检查。

(二)抗栓治疗

(1)使用抗血小板药物而非抗凝药物预防脑卒中发作。阿司匹林、氯吡格雷单药治疗均可作为首选抗血小板药物。阿司匹林单药最佳剂量 75～150 mg/d，氯吡格雷单药剂量75 mg/d。阿司匹林（25 mg）＋缓释型双嘧达莫（200 mg）2 次/天或西洛他唑（100 mg）2 次/天，均可作为阿司匹林或氯吡格雷的替代治疗药物。

（2）对于发病在 24 h 内、具有脑卒中高复发风险（ABCD2 评分≥4）的急性非心源性 TIA，应尽早给予阿司匹林联合氯吡格雷治疗 21 d，不过需警惕出血风险。

（3）对于存在颅内大动脉粥样硬化性严重狭窄（70％～99％）的非心源性 TIA 患者，可考虑阿司匹林联合氯吡格雷双重抗血小板治疗，联合双抗时间不超过 3 个月。

（4）如果 TIA 系非瓣膜性心房颤动所致，应尽早启动抗凝药物，可在 TIA 发作当天进行抗凝治疗，可选用华法林或新型口服抗凝药物，注意监测出血风险。如患者不能接受口服抗凝药物，可应用阿司匹林单药治疗。

（5）伴有急性心肌梗死的 TIA 患者，如存在左室附壁血栓，应推荐至少 3 个月华法林口服抗凝治疗，如心脏前壁无运动或运动异常，应考虑 3 个月的口服华法林抗凝治疗。

（三）控制危险因素

1.高血压

应将血压降至＜140/90 mmHg，如果合并颅内大动脉粥样硬化性狭窄，应注意降压速度与幅度对患者的影响。

2.脂代谢异常

无论是否伴有其他动脉粥样硬化证据，推荐高强度他汀类药物长期治疗。低密度脂蛋白胆固醇（LDL-C）下降≥50％或 LDL-C≤1.8 mmol/L（70 mg/L）。

3.糖尿病

采取综合治疗方案管理，糖化血红蛋白治疗目标为＜7％，注意避免低血糖。

4.其他危险因素控制

其他危险因素控制包括戒烟、保持健康生活方式及体育锻炼，对高同型半胱氨酸、动脉夹层、卵圆孔未闭、睡眠呼吸暂停综合征等进行评估和干预。

（四）手术或介入治疗

1.颈动脉颅外段狭窄

对于近期发生 TIA 合并同侧颈动脉颅外段中度以上狭窄（50％～99％）的患者，如果预计围手术期死亡和卒中复发率＜6％，可进行颈动脉内膜切除术（CEA）或颈动脉支架植入术（CAS）治疗。颈动脉颅外段狭窄＜50％时，不推荐行 CEA 或 CAS 治疗。

2.颅外椎动脉狭窄

症状性颅外椎动脉粥样硬化狭窄患者，内科药物治疗无效时，可选择支架植入术。

3.颅内动脉狭窄

对于症状性颅内动脉粥样硬化性狭窄≥70％的 TIA 患者，在标准内科药物治疗无效的情况下，可在严格和慎重选择患者的前提下，选择血管内介入治疗作为药物治疗的辅助手段。

（五）重视患者健康教育

应对患者定期随诊，进行健康教育，提倡健康生活方式，提高患者对二级预防药物的依从性。

（白林瑞）

第五节 重症肌无力

重症肌无力(myasthenia gravis,MG)是一种神经肌肉接头传递障碍性的获得性自身免疫性疾病,是由乙酰胆碱受体(AchR)抗体介导、细胞免疫依赖和补体参与而导致神经肌肉接头突触后膜上的 AchR 受损,使其数目减少;主要表现为骨骼肌极易疲劳,活动后症状加重,休息或应用胆碱酯酶抑制剂后症状明显减轻。本病常伴有胸腺瘤或胸腺增生。重症肌无力的发病率为 0.5/10 万~5/10 万,患病率约为 10/10 万。

一、临床表现

(1)任何年龄均可发病,但好发在 20~40 岁和 40~60 岁两个年龄段;年龄大者易伴有胸腺瘤。

(2)首次发病可无明确诱因,而复发者常有诱因,如感染、精神创伤、疲劳、妊娠或分娩等。大多数为隐袭发病,呈进展性或缓解与复发交替性发展,部分症状严重并且持续。少数为亚急性发病,进展较快。部分患者发病后 2~3 年可自然缓解。部分患者仅以眼外肌麻痹症状起病,持续几年,不累及全身肌肉。重症肌无力总体病程长短不一,可数月、数年,甚至数十年。

(3)早期可单独出现眼外肌、咽部肌肉或肢体肌无力;常从一组肌群无力开始,逐步累及其他肌群,直到累及全身骨骼肌。部分患者在短期内出现全身肌肉受累。

(4)大多数表现为持续肌肉收缩后出现肌无力,甚至瘫痪,休息后症状减轻或缓解,多数患者有晨轻暮重现象。早期出现一侧或双侧眼外肌麻痹症状,如上睑下垂、斜视和复视,重者眼球运动明显受限,甚至眼球固定。如累及面部肌肉和口咽肌则出现表情淡漠、苦笑面容,连续咀嚼无力、进食时间长,说话带鼻音、饮水呛咳、吞咽困难。如胸锁乳突肌和斜方肌受累则出现颈软,抬头困难,转颈和耸肩无力。四肢肌肉受累者,以近端为重,如抬臂、梳头、上楼梯困难,但腱反射不受影响,感觉正常。患者呼吸肌受累出现呼吸困难的情况为重症肌无力危象,是本病直接致死的原因。无论哪块肌肉受累和严重程度如何,首次给予抗胆碱酯酶药物治疗大部分都有明显的效果,为本病特点。

(5)肌无力危象:当明显累及肋间肌和膈肌时,患者不能维持正常换气功能,进而出现呼吸困难,称为重症肌无力危象;但在诊断该危象的同时,应注意区别其他两种危象。

1)肌无力危象:为本病发展的严重表现,注射新斯的明后显著好转为本危象特点。

2)胆碱能危象:是因用抗胆碱酯酶药物过量引起的呼吸困难,还伴有瞳孔缩小、汗多、唾液分泌增多等;注射新斯的明无效,症状反而加重。

3)反拗性危象:在服用抗胆碱酯酶药物期间,由于感染、分娩、手术等因素导致患者突然对抗胆碱酯酶药物治疗无效,进而出现呼吸困难,注射新斯的明无效,但也不加重症状。

(6)临床分型:依骨骼肌受累的范围和病情的严重程度,采用 Osserman 分型法分为Ⅰ~Ⅴ共 5 个类型,其中,Ⅱ型又分为Ⅱa 型和Ⅱb 型。

Ⅰ型:单纯眼肌型,受累肌肉始终限于眼外肌,仅有上睑下垂和复视症状。

Ⅱa 型:轻度全身型,轻度累及四肢肌肉,无眼球部肌肉受累;病情进展慢,不出现重症肌无力危象。

Ⅱb 型:中度全身型,严重累及四肢肌肉伴有眼球部肌肉受累,但无重症肌无力危象出现。

Ⅲ型：重度急进型，发病急，进展快，数周至数月内累及球部肌肉，甚至累及肋间肌和膈肌而引起呼吸肌麻痹，即重症肌无力危象。

Ⅳ型：晚发全身重度型，由Ⅰ、Ⅱa和Ⅱb型发展而来，症状同Ⅲ型的严重表现。

Ⅴ型：肌萎缩型，发病半年内伴有肌肉萎缩。

二、诊断要点

(一)辅助检查

1.新斯的明试验

对于不能确诊的患者可行本试验协助诊断。

成人肌内注射甲基硫酸新斯的明 1.0~1.5 mg，结果判定为阳性，可确诊本病。

2.血清抗体检测

血清 AChR 抗体阳性，可确诊本病；50%~60%单纯眼肌型重症肌无力患者该抗体阳性，85%~90%全身型重症肌无力患者该抗体阳性。血清 AChR 抗体阴性者，可进一步检测血骨骼肌特异性络氨酸激酶(MuSK)抗体，其阳性也提示本病。

3.神经电生理检查

低频重复神经电刺激检查提示波幅递减 10%以上，则为阳性，支持本病。阴性不排除本病。

4.胸部 CT 检查

确诊本病后，应进行胸部 CT 检查，以了解有否胸腺瘤或胸腺增生，以协助有效治疗。

(二)诊断标准

根据典型临床特征，即受累的骨骼肌极易疲劳，活动后无力加重，休息后减轻，晨轻暮重；结合以下检查：疲劳试验阳性、新斯的明试验阳性、血清 AChR 抗体升高、低频重复电刺激波幅递减或单纤维肌电图可见异常 jitter 波，则可确诊。

本病在临床表现上有侧重点，故鉴别诊断依其不同，分别进行。

(1)眼肌型重症肌无力：主要与格雷夫斯眼病、慢性进行性眼外肌麻痹、眼肌型肌营养不良、眼眶内疾病、梅杰综合征和米勒-费希尔综合征等疾病鉴别。

(2)全身型重症肌无力：主要与兰伯特-伊顿综合征、多发性肌炎、代谢性肌病、慢性炎性脱髓鞘性多发性神经病、进行性脊髓性肌萎缩、吉兰-巴雷综合征和肉毒中毒等疾病鉴别。

三、治疗原则

1.抗胆碱酯酶药物

此类药是改善重症肌无力患者症状的一线药物。最常用的是溴吡斯的明，每次 60~120 mg，每天 3~4 次，饭后 30 min 服用，作用时间为 4~6 h。该药的不良反应可有腹痛、腹泻、汗多、肉跳、瞳孔缩小、心动过缓等；可用阿托品或山莨菪碱对抗；如用药过久且量较大，则可引起胆碱能危象。一般建议每天用量不超过 480 mg。

2.糖皮质激素

糖皮质激素可抑制自身免疫反应，适用于各种类型的重症肌无力；其主要通过抑制 AChR 抗体的生成，达到治疗效果。糖皮质激素冲击疗法适用于住院患者，特别是已行气管插管或使用呼吸机者。危重症但尚未进行机械通气者，在良好医患沟通基础上并做好充分机械通气准备下再使用。甲泼尼龙(甲基泼尼松龙)1 000 mg,静脉滴注,每天 1 次,连用 3～5 d 后减半量,即 500 mg,每天 1 次;之后,每隔 3 d 再减半量,即 250 mg 和 125 mg,再后改为每天早晨顿服足量泼尼松,酌情逐渐减量。也可用地塞米松 10～20 mg,静脉滴注,每天 1 次,连用 7～10 d,之后改为早晨顿服泼尼松 50 mg,并酌情渐渐减量。也可直接早晨顿服泼尼松 60～100 mg,症状减轻后,酌情逐渐减量,直至停止。维持量一般在 5～20 mg,应用时间依患者病情不同而异,通常都在 1 年以上。应特别注意的是:①部分患者在应用大剂量激素冲击治疗的短期内可能出现病情加重,甚至出现肌无力危象,因此,凡应用大剂量激素治疗者必须住院,且作好抢救准备;②大剂量和长期应用激素可诱发糖尿病、股骨头坏死、胃溃疡出血、严重的继发感染、库欣综合征等,故服用糖皮质激素期间,注意应用胃黏膜保护剂、补钙、补钾,并定期随访。

3. 大剂量静脉滴注免疫球蛋白

在重症、危象前期、危象期间可以应用,按每次 0.4 g/kg,静脉滴注,连续 5 d;1 个月后可再重复。

4. 免疫抑制剂

不能应用糖皮质激素、疗效不佳或激素依赖者,可单独或联合应用本类药物。可选用的免疫抑制剂有硫唑嘌呤、环磷酰胺、环孢素 A、他克莫司、吗替麦考酚酯、抗人 CD20 单克隆抗体(利妥昔单抗)等,其用法用量因人因病情而定。

5. 血浆置换

难治性重症肌无力或出现肌无力危象时,可选用置换血浆,每次 1 000～2 000 mL,第 1 周隔日 1 次,若改善不明显其后每周 1 次,常规进行 5～7 次。

6. 胸腺治疗

胸腺治疗包括胸腺切除和放射治疗。

(1)胸腺切除:胸腺切除适用于所有胸腺瘤患者;18 岁至 60 岁、无手术禁忌和对药物治疗反应差的全身型重症肌无力患者,无论是否有胸腺瘤可考虑切除胸腺。手术前可使用抗胆碱酯酶药物、激素或丙种球蛋白控制病情以减少危象的发生。由于胸腺手术后的疗效一般需数月至数年才能显现,因而术后应继续给予药物治疗。非胸腺瘤患者术后 5 年有效率可达 80%～90%,而胸腺瘤患者术后 5 年有效率约为 50%。

(2)胸腺放射治疗:原理同胸腺切除。常用剂量为 40～50 Gy,也有用局部＋全身小剂量照射方式。

7. 肌无力危象的治疗

不论何种危象发生,均应立即处理:①首先保持呼吸道通畅,维持有效呼吸,呼吸困难者及早气管插管,呼吸机辅助呼吸;②积极控制感染,选用有效而足量的抗生素静脉滴注;③肾上腺皮质激素,在应用呼吸机的基础上,静脉或口服激素,起效后逐步递减;④停用抗胆碱酯酶药物,辅助呼吸 48 h 后可再试用抗胆碱酯酶药;⑤若有条件,可在辅助呼吸的同时进行丙种球蛋白静脉滴注或血浆置换治疗。

8. 避免能加重病情的因素

有许多因素可加重本病,如感染、创伤、疲劳、妊娠、肥皂水灌肠等;还有许多药物可加重本病,注意慎用,如镇痛剂(吗啡、盐酸哌替啶等),镇静剂(地西泮、氯硝西泮等),抗精神药(氯丙嗪、碳酸锂等),抗癫痫药(苯妥英钠、乙琥胺等),抗菌素(链霉素、卡那霉素、庆大霉素、新霉素、杆菌肽、多黏菌素、紫霉素、巴龙霉素等),心血管药物(β受体阻滞剂、利多卡因、奎尼丁、维拉帕米等),抗风湿药(青霉胺、氯喹等),去极化药物(十烃季铵、丁二酰胺碱等),膜稳定剂(乙酰内脲类、奎宁、普鲁卡因酰胺等),肌松剂(箭毒)等。

(白林瑞)

第六节　蛛网膜下腔出血

蛛网膜下腔出血系颅内出血的一种类型。原发性蛛网膜下腔出血是由于先天性动脉瘤、动静脉畸形或脑基底异常血管网等破裂,血液直接流入蛛网膜下隙所致。继发性蛛网膜下腔出血是由于外伤或脑内出血、脑肿瘤出血破入脑室系统或蛛网膜下隙引起者,所以严格来说,蛛网膜下腔出血不能认为是一独立疾病,而是多种病因引起的临床综合征。

一、临床表现

(1)粟粒样动脉瘤破裂多发生于 40～60 岁,动静脉畸形常在 10～40 岁发病,动脉瘤性 SAH 最典型表现是突发异常剧烈全头痛,头痛可持续数日不变,2 周后缓慢减轻。

(2)发病多有激动、用力排便等诱因。出血常引起血压急剧上升,最初 2 周内脑膜刺激可引起体温升高达 39 ℃,短暂意识丧失较常见,可伴喷射性呕吐、畏光等,严重者突然昏迷并短时间内死亡;动静脉畸形患者常见癫痫发作;大多数患者可出现脑膜刺激征;20% 患者眼底可见玻璃体下片块状出血,发病 1 h 内即可出现,是急性颅内压增高和眼静脉回流受阻所致。

(3)60 岁以上老年 SAH 患者临床表现常不典型,起病慢,头痛、脑膜刺激征不明显,意识障碍及脑实质损害症状较严重;常伴心脏损害及心电图改变,常见肺部感染、消化道出血、泌尿道和胆管感染等并发症。

二、实验室检查

1.CT 检查

疑诊 SAH 首选 CT 检查,安全、敏感,并可早期诊断。

2.腰穿

腰穿可见均匀一致血性脑脊液,压力明显增高(40～60 cmH$_2$O,3.92～5.88 kPa)。

3.数字减影血管造影(DSA)

明确 SAH 诊断后需行 DSA,以明确病因。

4.经颅多普勒(TCD)

TCD 可监测 SAH 后脑血管痉挛。

三、诊断

本病诊断首先应确定有否蛛网膜下腔出血。发病急骤,伴有剧烈头痛、呕吐、意识丧失及脑膜刺激征是提示本病的有力根据。如眼底检查发现玻璃体下出血,腰穿检查发现脑脊液压力增加,均匀血性脑脊液则可确诊。本病需与高血压性脑出血、脑肿瘤出血,血液病等引起的继发性蛛网膜下腔出血鉴别。

四、治疗原则

1. 常规治疗

蛛网膜下腔出血的治疗原则:去除引起蛛网膜下腔出血的病因,防治继发性血管痉挛,制止继续出血和预防复发。起病初期在尚未查明病因以前,一般应按出血性脑血管病常规治疗,患者必须严格卧床休息4~6周。一切可能使患者的血压和颅内压增高的因素均应尽量避免,包括用力排便、情绪激动等。2周以内,复发机会最大。对于头痛和躁动不安者应用足量的镇痛和镇静剂,以保持患者安静休息。血压应控制在平时水平,最好不超过150/90 mmHg,必要时需用降压药,但注意不应使血压降低太快,以免引起脑供血不足。为减轻脑水肿可应用静脉滴注20%甘露醇250 mL,每6~8 h一次,和(或)应用地塞米松每日10~20 mg。为制止继续出血和预防再出血,一般都主张在急性期使用大剂量止血药。蛛网膜下腔出血后形成的血凝块,由于酶的作用可分解自溶而可能导致再出血。有人发现在出血后的第3 d至第3周脑脊液中纤维蛋白裂解产物增加,表示纤维蛋白溶酶活力增加,因此应用抗纤维蛋白溶解剂以防止凝血块溶解,对避免早期再出血确有帮助。常用的药物有6-氨基己酸(EACA)、抗血纤溶芳酸(PAMBA)、止血环酸和酚磺乙胺(止血敏)等。关于继发性血管痉挛的防治目前已受到高度重视。多数学者认为蛛网膜下腔出血后立即面临两个重大威胁,即再次出血和脑血管痉挛。脑血管痉挛是蛛网膜下腔出血患者致残和死亡的主要原因。为防治脑血管痉挛,首先必须正确判定脑血管痉挛的发生。一般认为,蛛网膜下腔出血在经适当治疗后,再次出现头痛、呕吐,意识障碍加重,局灶体征的出现或加重。以上症状不能用再出血解释(如腰穿检查,不能证实有再出血)就应考虑为脑血管痉挛存在。普遍认为一切降低细胞内Ca^{2+}水平的途径均能扩血管,解除蛛网膜下腔出血引起的血管痉挛,如在出血后口服尼莫地平60 mg,每4 h 1次,持续21 d。降温疗法对急性期蛛网膜下腔出血有一定帮助,但不宜降温过低,年龄较大的患者应慎用,以避免药物不良反应和并发症。发病第1~2 d应禁食,用静脉滴注维持营养,但每日液体入量不宜超过2 500~3 000 mL。清醒患者两天后可改为流食或半流食,应小心喂饲,亦可配合应用中医治疗。腰穿作为诊断本病是需要的,作为治疗手段目前看法不一致。腰穿少量放液,减少脑脊液含血,缓解头痛,减少出血引起的脑膜刺激征有一定效果;也有学者主张,腰穿行脑脊液置换治疗有效。还有学者认为,腰穿放液可防止出血后大脑导水管粘连所致梗阻性脑积水。但腰穿有引起脑脊液动力学改变,诱发脑疝和加重出血的危险。故腰穿时应小心操作。谨防脑疝发生。

2. 手术治疗

一旦肯定其病因诊断为脑动脉瘤,宜尽早进行手术,以避免再出血引起死亡或失去手术时机。近年来由于显微外科手术的应用,手术成功率较前有了明显提高。脑动静脉畸形的外科治疗,则需视病变部位,病变范围以及手术条件来决定。一般已经影响脑部重要功能部位者,手术效果欠佳,或不宜手术。结扎供血动脉的方法已经被证实疗效不肯定,因为手术后时间不长又会出现新的侧支循环途径,病变也常不因手术而缩小。人工栓塞治疗,近期效果尚较满意,但远期疗效尚不肯定,仍有待进一步研究。

(吴静静)

第七节 脑 出 血

脑出血(intracerebral hemorrhage,ICH)是指原发性非损伤性脑实质内出血。病因多样,其中半数以上为高血压动脉硬化性脑出血,故又称为高血压脑出血。其他原因包括颅内动脉瘤破裂、脑血管畸形破裂、脑肿瘤出血、动脉炎、血液病、抗凝治疗并发症等。脑出血是中老年常见的脑血管急症,是脑血管病中病死率最高的临床类型,占全部脑卒中的20%～30%,急性期病死率为30%～40%。脑水肿、颅内压增高和脑疝形成是致死的主要原因。ICH预后与出血量、出血部位及有无并发症有关。脑干、丘脑和大量脑室出血预后较差。本节主要讨论高血压脑出血的诊断和治疗。

一、病因

(一)病因

ICH病例中大约60%是因高血压合并小动脉硬化所致,高血压伴发脑内小动脉病变,当血压骤升时破裂出血,又称高血压性脑出血。约30%由动脉瘤或动静脉血管畸形破裂所致。其他病因包括脑动脉粥样硬化、血液病(如白血病、再生障碍性贫血、血小板减少性紫癜、血友病、红细胞增多症等)、脑淀粉样血管病变、抗凝或溶栓治疗并发症等。

(二)发病机制

通过大量临床及病理观察,目前大多数学者认为,脑出血不是单一因素引起,而可能是几种综合因素所致。单纯血压升高不足以引起脑出血,脑出血多在高血压所引起的慢性动脉病变的基础上发生。

1. 微动脉瘤形成与破裂

微动脉瘤又称粟粒状动脉瘤,它的形成与破裂导致高血压脑出血是目前公认的主要发病机制。早在1868年,Charcot-Bouchard对死于脑出血者的脑进行研究后发现,高血压患者脑动脉上存在微动脉瘤。这些动脉瘤常位于小动脉的分叉处,几乎都是多发性。1967年,Cole和Yates对高血压和血压正常各100例尸检患者的脑进行了检查对比,发现高血压组有46例出现粟粒样微动脉瘤,其中脑出血的发病率占86%,而血压正常组仅有7例出现微动脉瘤。这些微动脉瘤是高血压造成脑动脉损害的结果,它们多见于灰质结构,尤其是壳核、苍白球、丘脑、脑桥和齿状核等颅内区域,与高血压脑出血的好发部位一致。

2. 小动脉壁受损出血

高血压患者的动脉,无论是颈内动脉还是椎－基底动脉系统,动脉硬化的程度均较血压正常者常见且严重。现已证明,长期高血压对脑实质内直径为 $100\sim1\ 300\ \mu m$ 的穿动脉的内膜及管壁有损害作用,尤其是从大脑前、中动脉发出的豆纹动脉和从基底动脉发出的丘脑穿动脉受累更为严重。由于这些动脉是直接发自大动脉的终动脉,其所承受的跨壁压不像皮质小动脉那样逐渐降低。

早期小动脉出现痉挛性改变,到了中、晚期,小动脉壁出现退行性改变,血浆内的脂质通过损害的内膜进入内膜下,使内膜通透性增加,血浆和脂肪等其他成分积聚在血管壁内,形成脂质透明变性、纤维蛋白样坏死和节段性的动脉结构破坏,最后导致管壁坏死。当血压或血流急剧变化时容易破裂出血。

3.脑淀粉样血管病

脑淀粉样血管病是一种选择性发生在脑血管的病变,主要侵犯软脑膜动脉和皮质动脉,并可波及脑实质的小动脉,使受累血管的中层和外膜出现淀粉样物质沉积,导致颅内小动脉管壁发生淀粉样变性,受累的动脉失去收缩功能,在血流动力学改变时,容易发生破裂出血。此型多见于老年人,血肿多发生于枕叶、颞叶和额叶等大脑半球的周边区,而不累及基底节、小脑和脑干。常表现为多灶性、复发性脑出血,并且出血量往往较大,血肿也可通过皮质破入蛛网膜下隙或侧脑室。一般认为,脑淀粉样血管病与高血压无明显关系,但可与高血压并存,应注意鉴别。

4.脑软化后出血

高血压引起的小动脉痉挛和动脉粥样硬化斑块脱落导致的脑动脉栓塞,可使脑组织发生缺血性软化和继发性脑血管壁坏死,致使血管周围支持力减弱发生出血。

5.脑动脉的外膜和中层在结构上薄弱

大脑中动脉与其发生的深穿支——豆纹动脉呈直角,这种解剖结构在用力、激动等使血压骤然升高的因素作用下,该血管容易破裂出血。

二、临床表现

脑出血多发生于50岁以上伴有高血压的患者,尤其是60～70岁更多见。但是,近年来50岁以下的患者有增加的趋势,性别差异不大,在一年四季中皆可发病,以寒冷或气温骤变时节发生较多;发病通常在情绪激动、精神紧张、剧烈活动、用力过度、咳嗽、排便等情况下,使血压升高而发病,但也可在安静无活动状态下发病;多发生于体型肥胖、脸面潮红、颈短肩宽的患者,部分病例可有家族遗传史。起病常较突然,出血前多数无前驱症状,出血后临床表现的轻重与出血的部位、出血量、出血速度及代偿能力有很大的关系,还与以下因素有关:①出血的原发动脉;②血肿扩展的方向;③脑实质破坏的程度;④有无破入脑室。持续性出血致血肿扩大是病情加重的原因之一,血肿扩大易发生在基底节和丘脑患者,血肿的形态中不规则形发生率高于圆形或规则形。一般认为血肿体积增大超过首次CT血肿体积的50%以上,或两次血肿体积相差20 mL以上者为血肿扩大。表现为患者突然或逐渐意识障碍加深和血压持续升高。

(一)前驱期

一般病前无预感,少数患者在出血前数小时或数天可有头痛、头晕、短暂意识模糊、嗜睡、精神症状、一过性肢体运动不便、感觉异常或说话不清等脑部症状,也可出现视网膜出血或鼻出血等其他症状。这些症状主要与高血压有关,并非脑出血特有的前驱症状。

(二)发病期

大多数患者起病急骤,常在数分钟或数小时内病情发展到高峰,也可在数分钟内即陷入昏迷,仅少部分患者发展比较缓慢,经数天才发展至高峰,类似缺血性脑梗死。其病程中一般有下述不同表现:①头痛常为首发症状,表现为突发剧烈头痛,先位于患侧颞部,随后遍及全头或后枕部,乃血液刺激颅内疼痛敏感结构及颅内压升高所致。值得注意的是,失语患者仅能以手抚摸头部表示头痛;少量幕上脑出血和部分高龄患者仅有轻度头痛或不出现头痛;②头晕,可伴发于头痛,亦可为主要表现,多在后颅凹幕下出血时发生。③恶心呕吐,是早期症状之一,呕吐多因颅内压增高或脑干受损所致。头痛剧烈时表现更明显,但在幕下血肿时,头痛虽不剧烈,呕吐仍可非常频繁;如呕吐咖啡色物,则提示下丘脑受损。④意识障碍,极少量出血者可无明显意识障碍,轻者意识混浊、嗜睡,重者昏迷、去脑强直、高热;也有患者在出血几天后出现意识障碍,这可能与脑水肿及再出血有关。⑤血压增高,绝大多数的病例在170~250/100~150 mmHg,这是由于原有高血压或由于颅内压增高、脑干缺血而导致血压代偿性增高所致。⑥瞳孔改变,一般大脑半球出血量不大时,瞳孔大小正常,光反应良好,有时病侧瞳孔较对侧小;如出现脑疝,动眼神经受压,出现同侧瞳孔散大,光反应迟钝或消失,边缘不齐;如病情继续加重,对侧瞳孔也散大;如脑干脑桥出血或脑室出血进入蛛网膜下隙,瞳孔常呈针尖样缩小。⑦其他,眼底检查可见动脉硬化、视网膜出血及视盘水肿;出血进入蛛网膜下隙而出现脑膜刺激征;血肿占位与破坏脑组织导致的偏瘫、失语及眼位的改变等。总之,较典型的脑内出血首先表现为头痛、恶心、呕吐,经过数分至数小时后,出现意识障碍及局灶神经障碍体征,脉搏缓慢有力、面色潮红、大汗淋漓、大小便失禁、血压升高,甚至出现抽搐、昏迷程度加深、呈现鼾性呼吸,重者呈潮式呼吸,进而呼吸不规则或间停等,若出现脑疝则病情进一步恶化,出现脉快、体温高、血压下降、呕血等危险症状。

三、诊断

(一)辅助检查

1.颅脑 CT 扫描

CT 扫描的问世,为脑出血的诊断和鉴别诊断提供了一种准确可靠的工具,在高清晰度的 CT 图像上,脑出血的诊断几乎可达 100%。它不仅为脑出血的定性、定位与定量诊断提供了可靠依据,而且可以直观反映血肿的形态、扩展方向、破入脑室的程度及其所致的脑水肿、脑结构移位情况等。因此,CT 检查既是有效的诊断方法,也是制订治疗方案、观察疗效、判断预后的重要依据。对疑有脑出血的患者,应首选 CT 扫描检查,并应尽早进行,必要时还应多次检查,观察血肿的动态变化。脑出血依据病期不同,CT 表现也不同。

2.颅脑 MRI 扫描

脑出血后,MRI 主要显示的是血肿和血肿周围组织水肿演变过程中所形成的影像,它实际上反映了出血区红细胞的溶解和血红蛋白分子的化学变化过程。在 MRI 图像上,血肿信号的强弱受红细胞铁离子的影响。出血后,红细胞内所含血红蛋白历经氧合血红蛋白、脱氧血红蛋白、正铁血红蛋白、含铁血红素的变化过程。血红蛋白变化过程中不同阶段的物质所含铁离子的数量和不成对电子的数量都不相同,它们在构成这些物质的分子中的分布不相同,因而所产生的顺磁性效应也不相同。

3.脑血管造影(DSA)

脑出血患者一般不需要进行 DSA 检查,除非临床上怀疑有血管畸形、血管炎或 Moyamoya 病又需外科手术或血管介入治疗时才考虑进行。DSA 可清楚显示异常血管和造影剂外漏的破裂血管及部位。

4.腰椎穿刺

在 CT 广泛应用后,已无须采用腰椎穿刺诊断脑出血,以免诱发脑疝形成,如需排除颅内感染和蛛网膜下腔出血,可谨慎进行。

(二)诊断注意事项

老年患者在活动中或情绪激动时突然发病,迅速出现局灶性神经功能缺损症状以及头痛、呕吐等颅内高压症状应考虑 ICH 的可能,结合头颅 CT/MRI 检查,可以迅速明确诊断。鉴别诊断方面：①首先应与急性脑梗死、蛛网膜下腔出血等鉴别。②颅内肿瘤出血：颅内肿瘤，特别是原发性肿瘤，多因生长速度快而致肿瘤中心部位的缺血、坏死，易与脑出血相混。但肿瘤患者，病程较长，多在原有症状的基础上突然加重，也可为首发症状。增强的头颅 CT 和 MRI 对肿瘤出血具有诊断价值。③对发病突然、迅速昏迷且局灶体征不明显者，应注意与引起昏迷的全身性疾病如中毒（酒精中毒、镇静催眠药物中毒等）及代谢性疾病（低血糖、肝性脑病、肺性脑病等）鉴别。④对有头部外伤史者应与外伤性颅内血肿相鉴别。

四、治疗

脑出血是急性脑血管疾病中常见病之一，其病程可分为急性期、恢复期及后遗症期。急性期指发病后的 3 周内，此期脑组织受到破坏、水肿严重、脑功能紊乱，机体处于应激状态，病死率高。恢复期和后遗症期主要是功能的恢复过程。因此，急性期的治疗极其重要。急性期的治疗主要包括现场急救处理、内科治疗和手术治疗。

（一）现场急救处理

预诊护士必须及时接待患者，快速反应，准确分诊，尽快将患者送到诊室。对昏迷患者须保持呼吸道通畅，可将头歪向一侧，或侧卧位，头部抬高 20°，给予吸氧并及时清除口腔和呼吸道分泌物，对呼吸衰竭患者必要时行气管切开给予人工通气。接诊医师简明扼要询问病史，做较全面体检，对血压过高、脑疝危象、抽搐者给予及时处理；各种检查妥善安排，尽量减少不必要的搬动。对危重患者及时开通静脉。对暂时无法收住院的危重患者，留置抢救室或诊室内抢救治疗，并做好交接班。对濒死无法抢救的患者，在向家属交代病情的同时，给予人道主义处理。

（二）内科治疗

急性期内科治疗原则是制止继续出血和防止再出血，减轻和控制脑水肿，预防和治疗各种并发症，维持生命体征。

1.一般治疗

①绝对卧床休息，一经确诊尽量避免搬动：起病 24 h 内原则上以就地抢救为宜，尤其对昏迷较重、有脑疝形成者更要注意；②保持呼吸道通畅，给氧，防止并发症：对意识不清的患者应及时清除口腔和鼻腔的分泌物或呕吐物，头偏向一侧，或侧卧位，必要时气管插管或行气管切开术；③保持水、电解质平衡及营养支持：急性期最初 24～48 h 应予禁食，并适当静脉输液，每日控制在 1 500～2 000 mL，48 h 后，如果意识好转，且吞咽无障碍者可试进流质，少量多餐，否则应下胃管鼻饲维持营养；④保持功能体位，防止肢体畸形。

2.控制血压

脑出血急性期血压高，可首先脱水降颅内压，血压仍过高，应给予降血压治疗。当 SBP>200 mmHg 或 MAP>150 mmHg 时，要用持续静脉降压药物积极降低血压；当 SBP>180 mmHg 或 MAP>130 mmHg 时，如果同时有疑似颅内压增高的证据，要考虑监测颅内压，可用间断或持续静脉降压药物来降低血压，但要保证脑灌注压在 60～80 mmHg。若无颅内压增高的证据，降压目标为 160/90 mmHg 或 MAP 110 mmHg。药物选择乌拉地尔、非诺多泮、尼卡地平、拉贝洛尔等。

对低血压的处理，要首先分析原因，区别情况加以处理。引起低血压的原因如下：①脱水过量、补液不足；②大量呕吐失水或伴有应激性溃疡导致失血；③并发严重的感染；④心力衰竭、心律失常;⑤降压药、镇静剂及血管扩张药使用过量;⑥呼吸不畅并酸中毒;⑦脑疝晚期等。在针对病因处理的同时,可静脉滴注多巴胺、间羟胺(阿拉明)等,将血压提升并维持在150/90 mmHg 左右为宜。脑出血恢复期应积极控制血压,尽量将血压控制在正常范围内。

3.控制脑水肿、降低颅内压

脑出血后脑水肿约在48 h 达高峰,维持3~5 d 后逐渐消退,可持续2~3 周或更长。脑水肿可使颅内压(ICP)增高,并致脑疝形成,是影响 ICH 病死率及功能恢复的主要因素。积极控制脑水肿、降低 ICP 是 ICH 急性期治疗的重要环节。不建议用激素治疗减轻脑水肿。

4.止血治疗

止血药物如 6-氨基己酸、氨甲苯酸、巴曲酶(立止血)等对高血压性脑出血的作用不大。如有凝血功能障碍,可针对性给予止血药物治疗,例如肝素治疗并发的脑出血可用鱼精蛋白中和,华法林治疗并发的脑出血用维生素 K_1 拮抗。

5.防治并发症

①感染:发病早期病情较轻又无感染证据者,一般不建议常规使用抗生素;合并意识障碍的老年患者易并发肺部感染,或因导尿等易合并尿路感染,可给予预防性抗生素治疗;若已经出现系统感染,则根据经验或药敏结果选用抗生素。②应激性溃疡:对重症或高龄患者应预防应用 H_2 受体阻滞剂:一旦出血按消化道出血的治疗常规进行。③抗利尿激素分泌异常综合征:即稀释性低钠血症,可发生于 10% 的 ICH 患者;应限制水摄入量在 800~1 000 mL/d,补钠 9~12 g/d。④脑耗盐综合征:系因心钠素分泌过高所致的低钠血症,治疗时应输液补钠。低钠血症宜缓慢纠正,否则可导致脑桥中央髓鞘溶解症。⑤痫性发作:有癫痫频繁发作者,可静脉注射地西泮 10~20 mg,或苯妥英钠 15~20 mg/kg 缓慢静脉注射以控制发作。⑥中枢性高热:多采用物理降温,可试用溴隐亭治疗。⑦下肢深静脉血栓形成或肺栓塞:一旦发生,应给予普通肝素100 mg/d静脉滴注,或低分子肝素 4 000 U 皮下注射,2 次/天;对高危患者可预防性治疗。

(三)手术治疗

下列情况需考虑手术治疗:①壳核出血≥30 mL,丘脑出血≥15 mL;②小脑出血≥10 mL 或直径≥3 cm,或合并明显脑积水;③重症脑室出血(脑室铸型);④合并脑血管畸形、动脉瘤等病变。患者处于深昏迷、濒死状态、呼吸骤停、双侧瞳孔散大,有这种情况之一者应暂缓手术。高血压脑出血的手术方法应根据患者的出血量、出血部位、手术距离、出血的时间、患者的年龄和全身情况以及手术者的经验来决定,个体化的原则同样适用于脑出血,对每个患者都要具体分析,全面考虑,做出决策。常用清除血肿的手术方法有神经内镜治疗技术、定向软管血肿吸引术、开颅血肿清除术。

(袁宝兴)

第八节　癫痫持续状态

癫痫持续状态或称癫痫状态,是癫痫连续发作之间意识未完全恢复又频繁再发,或发作持续 30 min 以上不自行停止。长时间(>30 min)癫痫发作若不及时治疗,可因高热、循环衰竭或神经元兴奋毒性损伤导致不可逆的脑损伤,致残率和病死率很高,因而癫痫状态是内科常见的急症。任何类型癫痫均可出现癫痫状态,通常指全面性强直-阵挛发作持续状态。癫痫状态多发生于癫痫患者,最常见原因是不适当地停用 AEDs,或急性脑病、脑卒中、脑炎、外伤、肿瘤和药物中毒等所致,不规范 AEDs 治疗、感染、精神因素、过度疲劳、孕产和饮酒等也可诱发,个别患者原因不明,癫痫持续状态或癫痫持续发作是癫痫发作持续发生,但两次发作间意识清醒。

一、病因及发病机制

(一)病因

1. 药物因素

癫痫持续状态多见于新近发病患者开始规范药物治疗后突然停药,减量,不及时或未遵医嘱服药,多次漏服药物,自行停药,改用"偏方"和随意变更药物剂量或种类等,导致不能达到有效血药浓度,使 21% 的癫痫患儿和 34% 的成人患者发生癫痫状态。

2. 脑器质性病变

脑外伤、肿瘤、脑出血、脑梗死、脑炎、代谢性脑病、变性病、围生期损伤和药物中毒患者无癫痫史以癫痫状态为首发症状占 50%～60%,有癫痫史出现癫痫状态占 30%～40%。

3. 急性代谢性疾病

无癫痫发作史的急性代谢性疾病患者以癫痫持续状态为首发症状占 12%～41%,有癫痫史者以持续状态为反复发作症状占 5%。

4. 遗传因素

特发性癫痫状态多与遗传因素有关。

5. 其他因素

癫痫患者在发热、全身感染、外科手术、精神高度紧张及过度疲劳等时,即使维持有效血药浓度也可诱发持续状态。另外,饮酒、酒精戒断、妊娠及分娩等,停用镇静剂、服用异烟肼、三环或四环类抗抑郁药亦可诱发。

(二)发病机制

目前认为癫痫持续状态的发生与脑内致痫灶兴奋及周围抑制失调有关,致痫灶周围区域可抑制痫性发作,使其持续一定时间后停止,当周围区域抑制减弱,痫性活动在皮质突触环内长期运转,可导致部分性持续发作;痫性活动由皮质通过下行纤维投射至背侧丘脑及中脑网状结构,可引起意识丧失,再由弥散性背侧丘脑系统传到整个大脑皮质,引起全面性强直-阵挛发作(GTCS)。

二、临床表现

癫痫持续状态主要分为全面性发作持续状态和部分性发作持续状态两种类型,其中全面性强直-阵挛发作持续状态和单纯部分性运动发作持续状态最多见。

1. 全面性发作持续状态

(1)全面性强直-阵挛发作持续状态:是临床常见的危险的癫痫状态,强直-阵挛发作反复发生,意识障碍(昏迷)伴高热,代谢性酸中毒,低血糖,休克,电解质紊乱(低血钾及低血钙等)和肌红蛋白尿等,可发生脑、心、肝、肺等多脏器衰竭,自主神经和生命体征改变。脑炎,脑卒中等可出现继发性 GTCS 持续状态,先出现部分性发作,再泛化为 GTCS。

(2)强直性发作持续状态:多见于 Lennox-Gastaut 综合征患儿,表现不同程度意识障碍(昏迷较少),间有强直性发作或非典型失神,失张力发作等,EEG 出现持续性较慢的棘-慢波或尖-慢波放电。

(3)阵挛性发作持续状态:表现阵挛性发作持续时间较长,伴意识模糊甚至昏迷。

(4)肌阵挛发作持续状态:肌阵挛多为局灶或多灶性,表现节律性反复肌阵挛发作,肌肉呈跳动样抽动,连续数小时或数天,多无意识障碍,特发性肌阵挛发作(良性)患者很少出现癫痫状态;严重器质性脑病晚期如亚急性硬化性全脑炎,家族性进行性肌阵挛癫痫等较常见;EEG表现泛化性放电。①单纯性肌阵挛状态:见于失神发作和强直-阵挛性发作患儿,EEG 可区分肌阵挛状态和肌阵挛失神状态;②症状性肌阵挛状态:较多见,常合并退行性脑病如 Ramsay-Hunt 肌阵挛性小脑协调障碍,进行性肌阵挛性癫痫如 Lafora 病、肝性脑病、肾性脑病、肺性脑病和中毒性脑病,以及安眠药中毒等。

(5)失神发作持续状态:表现意识水平降低,甚至只表现反应性,学习成绩下降,EEG 持续性棘-慢波放电,频率较慢(<3 Hz),多由治疗不当或停药等诱发,临床要注意识别。

2.部分性发作持续状态

(1)单纯部分性运动发作持续状态(Kojevnikov 癫痫):表现身体某部分如颜面或口角抽动,个别手指或单侧肢体持续不停抽动达数小时或数天,无意识障碍,发作终止后可遗留发作部位麻痹,也可扩展为继发性全面性发作,病情演变取决于病变性质,部分隐源性患者治愈后可能不再发;某些非进行性器质性病变后期可伴同侧肌阵挛,但 EEG 背景正常;Rasmussen 综合征(部分性连续性癫痫)早期出现肌阵挛及其他形式发作,伴进行性弥散性神经系统损害表现,单纯部分性感觉发作持续状态临床较少见。

(2)边缘叶性癫痫持续状态:又称精神运动性癫痫状态,常表现意识障碍(模糊)和精神症状,如活动减少、反应迟钝、呆滞、注意力丧失、定向力差、缄默或只能发单音调,以及紧张、焦虑不安、恐惧、急躁、冲动行为、幻觉、妄想和神游等,持续数天至数月,事后全无记忆;常见于颞叶癫痫,须注意与其他原因导致的精神异常鉴别。

(3)偏侧抽搐状态伴偏侧轻瘫:多发生于幼儿,表现一侧抽搐,患者通常意识清醒,伴发作后一过性或永久性同侧肢体瘫痪,婴幼儿偏侧抽动偏瘫综合征(HHS)也表现半侧阵挛性抽动,常伴同侧偏瘫,也可发生持续状态。

(4)自动症持续状态:少数患者表现自动症,意识障碍可由轻度嗜睡至木僵,昏迷和尿便失禁,如不及时治疗常发生全身性发作,可持续数小时至数天,甚至半年,患者对发作不能回忆,发作后近事或远事记忆受损,EEG 可见颞叶及额叶局灶性痫性放电。

3.新生儿期癫痫持续状态

新生儿期癫痫持续状态表现多样,多为轻微抽动,肢体奇异的强直动作,常由一个肢体转至另一肢体或半身抽动,发作时呼吸暂停,意识不清,EEG 可见特征性异常,$1\sim4$ Hz 慢波夹杂棘波或 $2\sim6$ Hz 节律性棘慢波综合,强直发作呈 δ 波,阵挛性发作有棘波,尖波发放。

三、检查

1.血常规检查

血常规检查可除外感染或血液系统疾病导致症状性持续状态。

2.血液生化检查

血液生化检查可排除低血糖,糖尿病酮症酸中毒,低血钠,以及慢性肝/肾功能不全和CO中毒等所致代谢性脑病癫痫持续状态。

3.常规 EEG、视频 EEG 和动态 EEG 监测

常规 EEG、视频 EEG 和动态 EEG 监测可显示尖波、棘波、尖-慢波、棘-慢波等癫痫性波型,有助于癫痫发作和癫痫状态的确诊。

4.心电图检查

心电图检查可排除大面积心肌梗死,各种类型心律失常导致广泛脑缺血,缺氧后发作和意识障碍。

5.胸部 X 线检查

胸部 X 线检查可排除严重肺部感染导致低氧血症或呼吸衰竭。

6.辅助检查

其他必要时可行头部 CT 和 MRI 检查。

四、诊断及鉴别诊断

(一)诊断

根据癫痫病史,临床特征,常规或视频 EEG 检查等,GTCS 持续状态发作间期意识丧失才能诊断;部分性发作持续状态可见局部持续性运动发作,长达数小时或数天,无意识障碍;边缘叶癫痫持续状态,自动症持续状态均有意识障碍,可伴精神错乱,事后无记忆等。

(二)鉴别诊断

部分性癫痫状态需与短暂性脑缺血发作(TIA)鉴别,TIA 可出现发作性半身麻木、无力等,不伴意识障碍,持续数分至数十分钟,易与单纯部分性发作持续状态混淆,TIA 多见于中老年,常伴原发性高血压,脑动脉硬化症等脑卒中危险因素;癫痫状态须注意与癔症、偏头痛、低血糖和器质性脑病等鉴别,病史和 EEG 是重要的鉴别依据。

五、治疗

(一)药物治疗

从速控制发作是治疗的关键。根据癫痫状态类型选择用药。

1.用药原则

先选用速效 AEDs 静脉给药,首次用药必须足量。发作控制不良时应毫不迟疑地重复给药。顽固性病例应多种药物联合使用。控制发作后应给予足够的维持量,患者清醒后改用口服抗痫药,并进一步查明病因。

2.常用药物

(1)地西泮(安定):是成人或儿童各型癫痫状态的首选药,成人剂量 10~20 mg,单次最大剂量不超过 20 mg,儿童 0.3~0.5 mg/kg,以 3~5 mg/min 速度静脉推注,幼儿可直肠给药,剂量为0.5 mg/kg;如 15 min 后复发可重复给药,或用地西泮 100~200 mg 溶于 5% 葡萄糖盐水中,在 12 h 内缓慢静脉滴注,总量不超过 120 mg/d 为宜。本药起效快,迅速进入脑部使血药浓度达到峰值,一般2~3 min 生效,但本品代谢快,半衰期短,20 min 后脑及血药浓度迅速下降,偶可出现呼吸抑制,应停药。

（2）10%水合氯醛：成人 25～30 mL，小儿 0.5～0.8 mL/kg，加等量植物油保留灌肠。

（3）氯硝西泮（氯硝安定）：药效是地西泮的 5 倍，半衰期 22～32 h，成人首次剂量 3 mg 静脉注射，注射后数分钟奏效，对各型癫痫状态均有效，以后 5～10 mg/d，静脉滴注或过渡至口服药。需注意对呼吸及心脏抑制较强。

（4）劳拉西泮（氯羟安定）：作用较地西泮强 5 倍，半衰期 12～16 h，可用 0.1 mg/kg 以 1～2 mg/min 速度静脉注射，首次剂量不超过 5 mg 为宜。一般注射 3 min 后可控制发作，如未控制 5 min 后可重复同样剂量，亦应注意呼吸抑制。

（5）异戊巴比妥（异戊巴比妥钠）：成人每次 0.5 g 溶于注射用水 10 mL 静脉注射，1～4 岁儿童每次 0.1 g，5 岁以上每次 0.2 g，速度不超过 0.05 g/min，至控制发作为止，通常 0.5 g 以内可控制发作，未注完的剩余药物可肌内注射。

（6）利多卡因：用于地西泮注射无效者，2～4 mg/kg 加入 10%葡萄糖内，50 mg/h 速度静脉滴注，复发时可重复应用；心脏传导阻滞及心动过缓者慎用。

（7）苯妥英（苯妥英钠）：能迅速通过血-脑屏障，用负荷剂量在脑中迅速达到有效浓度，无呼吸抑制和降低觉醒水平不良反应，但起效慢，多在 30～60 min 起效，约 80%的患者在 20～30 min 内停止发作，作用时间长（半衰期为 10～15 h），对 GTCS 持续状态效果尤佳。成人剂量5～10 mg/kg，儿童 15 mg/kg，溶于 0.9%氯化钠液中静脉注射，成人注射速度不超过 50 mg/min，可与地西泮合用。可引起血压下降及心律失常，需密切观察，心功能不全、心律失常、冠心病及高龄者宜慎用或不用。

（8）丙戊酸钠（丙戊酸）：丙戊酸钠（德巴金）注射剂 5～15 mg/kg 溶于注射用水中，3～5 min内静脉注射，再用 10 mg/kg 剂量加入 5%葡萄糖或 0.9%氯化钠液 500 mL 中，静脉滴注，最大剂量可达 2 500 mg/d。可迅速终止某些癫痫持续状态，如部分性运动发作持续状态。

（9）苯巴比妥：主要用于癫痫控制后维持用药，用地西泮等控制发作后可续用苯巴比妥（苯巴比妥钠）20 mg/kg，30 mg/min 缓慢静脉滴注；或 0.2 g 肌内注射，每 12 h 1 次。本药起效慢，肌内注射后 20～30 min 起效，1～12 h 后血药浓度达到高峰，对脑缺氧和脑水肿有保护作用，大剂量可有肝肾损害。

（10）副醛：作用强，半衰期 3～10 h，成人用 5 mL 缓慢静脉注射，速度不超过 1 mL/min，也可用 15～30 mL 保留灌肠。儿童 0.3 mL/kg 用植物油稀释保留灌肠，或 0.1～0.2 mL/kg 深部肌内注射。

该药约 80%经呼吸道排出，可引起剧咳，患呼吸系统疾病者忌用。

如上述方法均不能控制发作，可用硫喷妥钠静脉注射或乙醚吸入麻醉。

（二）有效的支持和对症治疗

如吸氧、吸痰，保持呼吸道通畅，必要时气管切开及辅助人工呼吸，维护生命体征，做好舌咬伤、摔伤和骨折的防护等。

一般对症处理包括：①防治脑水肿，可用 20%甘露醇快速静脉滴注，或地塞米松 10～20 mg 静脉滴注；②控制感染，避免患者在发作时误吸，可酌情预防性应用抗生素，防治并发症；③检查血糖、电解质、动脉血气等，有条件可行 EEG 监测；④高热可物理降温，纠正发作引起代谢紊乱，如低血糖、低血钠、低血钙、高渗状态和肝性脑病，纠正水、电解质及酸碱平衡失调，并给予营养支持治疗。

(三)急诊处理方案

1. 在 10 min 内应进行的急诊处理

①明确癫痫持续状态诊断,确定发作类型。②监测呼吸、脉搏和血压,保证生命体征平稳。③保持呼吸道通畅,使患者头偏向一侧,及时清理口腔分泌物和吸痰;对牙关紧闭者应放置牙垫,防止舌咬伤;放置床边护栏,防止坠床;对发绀患者用鼻导管或面罩吸氧,必要时气管切开及辅助人工呼吸。④首选安定,成人首次剂量为 20 mg,2～3 mg/min 速度静脉推注,约 1/3 的患者 3 min 内停止发作,4/5 的患者 5 min 内停止发作,作用时间仅维持 10～30 min,需同时给予其他抗痫药;须注意可抑制呼吸,静脉注射过快可发生呼吸骤停。

2. 在 3 0 min 内应完成的治疗处理

①苯巴比妥(苯巴比妥钠),8～9 mg/kg,肌内注射,发病前用过巴比妥类可适当减量,作为安定注射后长效维持用药,首次注射后 4～6 h 可根据发作控制情况酌情给予首次剂量的 1/3～1/2 肌内注射,并作为维持剂量每 6～8 h 肌内注射 1 次,直至完全控制发作;对呼吸中枢有较强抑制作用,不宜静脉注射,有明显肝肾功能障碍应适当减量或慎用。②丙戊酸钠(德巴金):5～15 mg/kg 溶于注射用水,3～5 min 静脉注射,再按 10 mg/kg 剂量加入 5%葡萄糖或 0.9%氯化钠注射液 500 mL 中,静脉滴注,最大剂量 2 500 mg/d。①或②任选其一。患者终止发作后可行常规或视频脑电图检查、头颅 CT 检查,除外颅内出血、感染、肿瘤和脑挫裂伤等。

3. 在 60 min 内应完成的治疗、检查及处理

①上述药物无效或疗效不佳,可给予苯妥英(苯妥英钠)缓慢静脉注射,5～10 mg/kg 溶于 5%葡萄糖 20～40 mL 中,注射速度 50 mg/min,1/3 的患者可在静脉注射开始 10 min 内停止发作;亦可将上述剂量药物溶于 5%葡萄糖 100 mL 中,缓慢静脉滴注;需注意静脉用药可导致低血压及心电图改变,应心电监护下使用。②利多卡因:100 mg 溶于 5%葡萄糖 20 mL,以 10 mg/min 速度静脉注射,可迅速控制发作,但维持时间较短,有效后可根据病情给予利多卡因 3.5 mg/(kg·h),静脉滴注;由于对心血管系统有明显抑制作用,最好在心电监护下用药。③4%副醛注射液:3～5 mL 静脉注射,当针头穿刺进入静脉后应立即推注,以免发生血液凝固,注射速度 1 mL/min,呼吸功能不佳者慎用。④10%水合氯醛 20～30 mL 保留灌肠,每 8～12 h 1 次,适于肝功能不全或不宜使用苯巴比妥类者。⑤给予上述足够剂量药物仍不能控制发作,再用各种药物或重复剂量又担心超过安全限度时,由麻醉医师气管内插管,对患者实施全身麻醉和应用肌松剂,麻醉深度可达 3 期 4 级。⑥对症治疗如吸痰、用脱水剂减轻脑水肿、抗生素预防和治疗肺感染等;⑦患者发作终止可酌情腰穿、胸部 X 线及头颅 MRI 检查,有条件患者进入 NCU 或 ICU 病房监护治疗,防治呼吸系统并发症。

4. 在 24 h 后应进行的治疗

①发作完全控制 24 h 后,意识清楚者可口服卡马西平 0.1～0.2 g,每天 3 次,或苯妥英(苯妥英钠)0.1 g,每天 3 次;未完全清醒可鼻饲,1 周后根据血药浓度调整剂量。②适当选用钙离子拮抗药、能量合剂和神经细胞保护剂等,癫痫状态完全控制后应进行病因诊治。Walsh 提出的癫痫持续状态处理方案。控制发作后应使用长效 AEDs 过渡和维持,早期常用苯巴比妥,成人 0.2 g 肌内注射,每天 3～4 次,儿童酌减,连续 3～4 d;并根据癫痫类型选择有效口服药(早期可鼻饲),过渡到长期维持治疗。

(董慧青)

第九节 急性脊髓损伤

急性脊髓损伤(spinal cord injury,SCI)是中枢神经系统的严重损伤,是一种严重威胁人类生命健康的疾患,大多源于交通伤、坠落伤、暴力或运动等,在现代社会中有很高的发病率和致残率。脊髓一旦发生损伤、坏死,恢复的可能性较小。早期、全面的医疗干预和康复治疗对减轻 SCI 患者脊髓损伤程度和提高今后的生活质量有着极其重要的影响。发生脊髓损伤的最常见的原因是车祸,尤其是在乘员随意或不系安全带的情况下,占了脊柱损伤的多数。较少见的原因是摔倒、暴力行为(最常见的是枪伤)、休闲体育运动如潜水和接触性较强的体育活动。如按年龄段来划分的话,很多年轻的患者脊髓损伤受伤的原因更多是由于车祸、暴力、与体育有关的活动,而中老年患者受伤主要由于摔倒引起。

一、病理生理

在病理学方面有大量的实验 SCI 的文献。SCI 动物模型的显微组织学评估显示 SCI 后即刻出现典型的损伤特征。对脊髓施加小的压力,损伤被限制在白质环绕的中央灰质区。出血和炎症反应在损伤后 2~6 个小时即可观察到,周边有多核白细胞浸润(PMNs),根据动物模型的不同,甚至轻微的损伤即可出现。急性 PMNs 浸润之后会出现持续约 60 d 巨噬细胞群。在慢性损伤的动物模型中,神经纤维脱髓鞘开始还比较局限而后就开始扩展;通常脱髓鞘的轴突的完整性会被保留。外伤对脊髓更严重的损害能导致联合中央灰质区完全断裂,炎症反应还会在白质纤维束弥散导致中央性坏死和脊髓中央空洞。

除此以外,脊髓横断术后在电镜下可观察到后部运动神经元的跨突触变性。有意思的是,在 SCI 的实验模型中,被损伤的动物在自我修复过程中存在强大的后续反应,细胞毒性堆积,进行性的破坏性变化持续到亚急性期。

对脊髓施加振荡或压力后,存在于中央灰质的神经元胞体会即刻大量死亡。通常,因为有周围的环境和继续损伤的影响,一定比例的神经元被白质环绕,度过急性期损伤但却有被破坏的风险。

SCI 急性期后,继续级联损伤开始启动,严重影响最终的功能效果。这种级联事件包括通过花生四烯酸级联炎症反应,兴奋性氨基酸的释放(谷氨酸和天冬氨酸),和细胞膜脂质过氧化反应,局部血流的变化导致组织水肿就像各种血管性炎症介质的激活,可能导致对脊髓的进一步的缺血损伤。最终,细胞凋亡开始在神经元和神经胶质细胞出现,导致持续数天甚至数周。这种病理生理学上的级联反应或继续损伤对患者或动物的最终组织病理学和功能效果的影响仍然是热烈讨论的主题。正确理解这种事件是重要的,因为未来潜在的对急性 SCI 的治疗方法是改变或者终止继发过程造成的破坏效应。

二、基本临床表现

(一)病程

脊髓遭受创伤和病理损害时即可发生功能的暂时性抑制,表现出运动、感觉、反射和自主神经系统的一系列变化,称为脊髓休克期。脊髓休克期的长短不同,在脊髓震荡及不完全脊髓损伤,可无脊髓休克期或甚为短暂,至临床检查时已无休克表现,脊髓损伤平面愈高(如上颈髓),损伤愈严重(如脊髓完全损伤或断裂),其休克期愈长,可达 8 周,临床上脊髓休克期长短可有不同,一般以出现肛门反射认定脊髓休克期结束。

(二)症状和体征

1.完全性脊髓损伤

(1)感觉障碍:损伤平面以下的痛觉、温度觉、触觉及本体觉消失。参照脊神经皮节分布可判断脊髓损伤平面。

(2)运动障碍:脊髓休克期,脊髓损伤节段以下表现为软瘫,反射消失。休克期过后若是脊髓横断伤则出现上运动神经元性瘫痪,肌张力增高,腱反射亢进,出现髌阵挛及踝阵挛及病理反射。

(3)括约肌功能障碍:脊髓休克期表现为尿潴留,系膀胱逼尿肌麻痹形成无张力性膀胱所致。休克期过后,若脊髓损伤在骶髓平面以上,可形成自动反射膀胱,残余尿少于 100 mL,但不能随意排尿。若脊髓损伤平面在圆锥部骶髓或骶神经根损伤,则出现尿失禁,膀胱的排空需通过增加腹压(腹部用手挤压)或用导尿管来排空尿液。大便也同样可出现便秘和失禁。

2.不完全性脊髓损伤

依脊髓损伤节段水平和范围不同有很大的差别,损伤平面以下常有感觉减退、疼痛和感觉过敏等表现。重者可仅有某些运动,而这些运动不能使肢体出现有效功能,轻者可以步行或完成某些日常工作,运动功能在损伤早期即可开始恢复,其恢复出现越早,预后越好。临床上有以下几型。

(1)脊髓前部损伤:表现为损伤平面以下的自主运动和痛温觉消失。由于脊髓后柱无损伤,患者的触觉、位置觉、振动觉、运动觉和深感觉完好。

(2)脊髓中央性损伤(中央管综合征):在颈髓损伤时多见。表现上肢运动丧失,但下肢运动功能存在或上肢运动功能丧失明显比下肢严重。损伤平面的腱反射消失而损伤平面以下的腱反射亢进。

(3)脊髓半侧损伤综合征(Brown-Sequard Syndrome):表现损伤平面以下的对侧痛温觉消失,同侧的运动功能、位置觉、运动觉和两点辨觉丧失。

(4)脊髓后部损伤:表现损伤平面以下的深感觉、位置觉丧失,而痛温觉和运动功能完全正常。多见于椎板骨折患者。

(5)神经根损伤综合征:由于一侧神经挫伤所致,可仅伤及脊神经前根、后根或同时伴有脊髓前角、后角损伤。常见病因有脊柱侧屈损伤,骨折脱位及椎间盘突出。临床表现可以典型也可以不典型。可无感觉障碍,亦可出现麻木、疼痛或感觉过敏,或同时伴有运动障碍。

(6)马尾-圆锥损伤综合征:由马尾神经和脊髓圆锥损伤所致,主要病因是胸腰椎结合段或其下方脊柱的严重损伤。临床特点:支配区肌肉下运动神经元瘫痪,表现为弛缓性瘫痪,支配区所有感觉丧失,骶反射部分或者全部丧失,膀胱和直肠呈下运动神经元瘫痪,大小便失禁。

三、辅助检查

(一)影像学检查

1.普通 X 线片

常用的是颈、胸、腰椎正、侧位片,必要时加拍左右斜位及颈椎张口位片。观察椎体及附件有否骨折、移位及椎旁阴影有无增宽等。对陈旧性损伤者在病情允许情况下可做颈、腰椎伸屈动力性侧位摄片,怀疑枕颈部损伤者应拍颅颈侧位片。拍片时应注意保护患者,注意避免加重损伤。

2.脊柱分层摄片

脊柱分层摄片可更精确了解脊椎骨折情况,尤其是骨折块突入椎管、C_2 齿状突及侧块骨折、关节突骨折等。一般在普通 X 线片不能明确诊断时进行。

3.脊髓造影

脊髓造影判断脊髓是否遭受骨块、突出之椎间盘或血肿等压迫,提示脊髓损伤平面和范围。但对急性颈椎损伤进行脊髓造影有一定危险性。

4.CT 扫描

CT 扫描可用于判断椎管容积,有无骨折或骨折块突入椎管,有否椎间盘突出或脊髓损伤情况,如中央囊肿,其优点是可以在避免反复搬动患者的情况下获得清晰的椎管内图像,为治疗提供可靠依据。

5.椎间盘造影

对急性颈椎骨折脱位,椎间盘造影比脊髓造影安全,对于有严重神经受压症状,普通 X 线片未显示骨折脱位者,椎间盘造影可帮助判断有否椎间盘突出。

6.MRI

MRI 是脊髓损伤可靠的检查方法,除可观察椎骨及椎间盘损伤外,尚可判断脊髓损伤情况,如压迫、挫伤、断裂、水肿及出血空洞形成等。

(二)腰椎穿刺

在确定无颅内高压情况下行腰椎穿刺,若脑脊液内含有血液或脱落的脊髓组织,说明脊髓有实质性损伤,至少蛛网膜下隙有出血,若奎肯实验提示梗阻,则说明脊髓受压。二者都为早期手术提供依据。

(三)神经电生理检查

1.体感诱发电位(SEP)

体感诱发电位(SEP)可记录周围神经到脊髓的 SEP,在脊髓损伤时用以判断脊髓功能和结构的完整性,并对预后的估计起一定的帮助作用。

2.H-反射测定

H-反射测定可用于判断脊髓灰质的完整性。

3.肌电图和神经传导速度检查

肌电图和神经传导速度检查常用于补充 SEP,很少单独用于估计脊髓损伤的预后。

(四)其他检查方法

1.选择性脊髓动脉造影和数字减影血管造影

选择性脊髓动脉造影和数字减影血管造影(DSA)可用于常规检查未发现异常而怀疑有脊髓血管损伤者,对判断脊髓出血和水肿的程度和部位以及预后的估计都有帮助。

2.脊髓内镜检查和放射性核素脊髓显影术

尚处于实验研究阶段,临床应用少。

四、诊断

外伤造成的急性脊髓损伤病史明确,结合影像学资料诊断较容易。临床诊断上简单分为完全性和不完全性损伤。完全性损伤指损伤平面以下感觉、运动、反射和自主神经功能完全丧失;不完全损伤指神经损伤平面以下存在非反射性神经功能。美国脊髓损伤协会(ASIA)系统分级法:根据神经损伤水平以下神经功能保留程度来判断脊髓损伤程度。ASIA 残损分级如下。

A. 完全性损害:在骶段 $S_4 \sim S_5$ 无任何感觉和运动功能保留。

B. 不完全性损害:在神经平面以下包括 $S_4 \sim S_5$ 有感觉功能,但无运动功能。

C. 不完全性损害:在神经平面以下存在运动功能,且平面以下至少一半以上的关键肌肌力小于 3 级。

D. 不完全性损害:在神经平面以下存在运动功能,且平面以下至少一半的关键肌肌力大于或等于 3 级。

E. 正常:感觉和运动功能正常。

五、治疗

在脊髓发生完全坏死之前进行有效治疗才有希望使脊髓功能得到恢复。实验病理表明脊髓伤后 24 h 内处于急性期,6～8 h 内为黄金时期,此期内治疗属于早期治疗。但由于脊髓损伤程度差别大,急性期时间难以严格限定。

(一)正确的现场救护

脊髓损伤常合并其他脏器损伤,病情严重,单纯高位颈髓损伤常合并呼吸困难,危及生命。正确的现场救护可降低病死率和病残率。对于任何外伤的患者,评估首先要从导气管、呼吸和心血管状态开始,应该包括整个脊柱线上的稳定,直到进行临床或是 X 线的排查完成。应该继续对一系列功能进行评估,通过评分来反映损伤的水平。

对于颈椎和脊髓损伤的评估,推荐使用美国脊髓损伤协会(ASIA)的评分,这个评分是用来评估运动和感觉功能的。这个评分也合并了评估日常生活活动的独立功能评测(FIM)方法。这个测量系统提供了在急性情况下最准确和最可靠的脊髓损伤的描述。结合一个推荐的预后评估如改良 Barthel 指数,ASIA 评分能够更方便护理人员之间对患者的状况和预后信息的交流。推荐急性脊髓损伤的患者应该安置在 ICU 病房,尤其是高位颈椎损伤的患者。应该对患者的血压和脉搏、呼吸状况、神经功能进行监测。对于急性脊髓损伤患者的其他辅助处理是很困难的,对于处理方法和持续时间也没有必要的支持依据。

(1)保持呼吸道通畅:如因颈、胸髓损伤伴有呼吸肌麻痹或通气功能障碍,在现场行气管插管,最好是经鼻插管,颈髓损伤者应尽量避免行气管切开,因部分患者需行前路手术,手术切口靠近气管切开位置。如果呼吸窘迫直接威胁患者生命,则气管切开亦可施行。

(2)凡疑有脊柱、脊髓损伤者一律按有此损伤处理。

(3)制动:脊髓损伤和脊柱损伤的制动具有同等重要的意义。脊髓损伤可采用简易支具及沙袋制动,制动越早,二次损伤越轻。颈托因其稳定颈椎作用差,并可影响对呼吸情况及颈部软组织伤的观察,多主张废弃不用。

(4)正确搬运:在脊柱、脊髓损伤未做处理之前不宜随意转动或搬动,应尽可能在采用支具或临时固定器材固定后方可搬动。搬动患者要求如下。

1)至少需要 3 个人,动作轻稳协调,平抬平放,避免扭曲或转动。

2)采用无弹性担架,防止过伸、过屈。运输途中注意观察生命体征,如有休克应采用头低足高位,并注意保暖,但应避免使用热水袋,以免烫伤,还应注意预防压疮。

(二)急诊处理

(1)快速准确的全身检查。

(2)急救复苏

1)保持气道通畅并给氧,必要时建立通气管道给予辅助呼吸。

2)维持血液循环和有效灌注,有条件时行中心静脉置管和肺动脉楔压置管,以利血压监测。

(3)神经系统检查:只要病情允许,可检查患者的双臂、双手、双腿、双足的运动及括约肌张力,判断其与脊髓损伤的关系。若患者在急救现场未得到制动,到急诊室后应及时采取有效制动措施。除各种支具外,牵引也是有效的制动方法。

(三)药物治疗

1.糖皮质激素

甲泼尼龙(MP)的确切作用机制和它在 SCI 的作用还不甚明了。对脊髓的保护作用都还只是假说,如稳定细胞膜,稳定血-脊髓屏障减轻血管源性水肿,增加脊髓血流,损伤点电解质的变化,抑制内啡肽的释放,清除自由基和限制损伤后炎症反应。

2.神经节苷脂(GM-1)

GM-1 天然存在细胞膜中,特别是在中枢神经系统中含量丰富。在急性 SCI 治疗中可能发生作用的机制包括抗细胞毒作用、预防凋亡、增强神经细胞再生等。在一项前瞻性、随机性、可控安慰剂和多中心的临床试验中,在标准应用 MP 治疗后无论是高剂量还是低剂量,推荐应用 GM-1 56 d。尽管经过 26 周的治疗也没有什么区别,但 GM-1 治疗倾向于比安慰剂提高早期康复率。尽管还没有确凿的证据,在成人急性期 SCI 经过 MP 治疗的,8 个小时内应用 GM-1 治疗仍是一种治疗观念。进一步的研究仍在试验和进行中。

3.利尿剂

脊髓损伤因局部细胞外液过多,发生不同程度的水肿,使脊髓受压加重,因此受伤后应限制水、钠的摄入量,减少水、钠潴留,减轻脊髓水肿,保持脊髓功能。另外,尚可选用或交替使用以下利尿剂。

(1)呋塞米:20 mg 静脉滴注,1 次/天,持续 3~6 d。

(2)20%甘露醇:1~2 g/kg,快速静脉滴注,1 次/6 h,持续 3~6 d。

(3)其他利尿剂:可选用氢氯噻嗪、氯噻酮及醋氮酰胺等。

4.其他药物

其他药物如二甲亚砜(DMSO)、酶类(如黏蛋白酶、透明质酸酶、胰蛋白酶)、巴比妥类尚处于实验研究阶段。

(四)手术治疗

1.复位颈椎小关节分离损伤的闭合复位术

对于清醒的并没有椎体边缘损伤的患者是很安全的。因为颅钳在复位术中经常要用到,所以必须小心地采取措施确保没有颅骨骨折,防止因为钳的放置位置造成的不利结果。通常清醒患者的闭合复位术之前是不需要 MRI 检查来排除急性间盘疝出,但是通常以下患者需要:不完全清醒的患者、闭合复位术失败的患者或需要切开复位术的患者。骨折半脱位的患者中 30%~50%被发现有外伤性间盘疝出。这个发现的重要性还不清楚。在闭合复位术期间,要使用肌松药来阻止颈部肌肉的僵直,也会使用轻柔的镇静剂来消除焦虑。通过使用局部麻醉要把颅钳置于耳翼以上。轻微的变动颅钳可调节上颈部处于适当的屈伸状态。凭经验,重量以5到10磅(1磅＝0.4536 kg)的增量递增,大约每个等级10磅。因此,如果C_6在C_7上半脱位,那么使用60磅的牵引力是安全的。一些人支持使用更大的重量,然而,中心与中心之间的技术有偏差。在重量上的每次改变都会获得X线或透视成像。一旦畸形复位,应该减少重量以防止过于牵拉,然而,患者应该维持牵引或放置支具直到获得确定的稳定性。突然出现的神经症状、患者无法忍受这个牵引重量、影像上出现过分牵拉等都表示复位失败。在这些病例中,应该除去重量,脊柱制动,再进一步研究失败的原因。对于闭合复位术失败的患者,需要进行MRI检查,因为他们通常需要切开复位术。

2.椎管减压

在脊柱复位后通过脊髓造影、CT扫描、MRI检查手术中或确定仍有脊髓受压,如碎骨块、椎间盘突入椎管内或异物残留,需行减压去除,以恢复椎管的正常容积。常用的减压方法如下。

(1)前路减压术:适用于脊髓损伤伴有椎间盘突出或碎骨块突入椎管压迫脊髓前方导致运动功能丧失、感觉功能尚存者,多见于颈髓损伤。前路减压越早越好,应尽可能在发现压迫的24 h内手术,在5～8 d手术者因脊髓水肿,手术效果不佳,在伤后2周若脊髓压迫持续存在,亦可行前路减压,其恢复率为20％。总之,前路减压术有其适应证,主要根据脊髓前方是否受压,而选择稳定措施则根据椎骨和韧带的损伤情况而定。

(2)侧前方减压术:适用于胸椎或胸腰椎损伤,从椎管前方压迫脊髓者。术中应避免器械直接进入椎管内操作,以免加重脊髓损伤。

(3)后路椎板切除减压术适应证:①椎板骨折下陷或脱位前移压迫脊髓后方者;②原有颈椎病、椎管狭窄或强直性脊柱炎,脊髓受压症状迅速恶化者;③腰椎骨折脱位或疑有马尾损伤者;④有硬膜外出血,需行血肿清除者。

(4)椎板切除操作要点:①椎板骨折者应先咬下位椎板,然后用神经剥离子托起骨折椎板,再用椎板咬骨钳咬除;②椎板脱位前移者应先整复脱位,在未完全复位前咬除椎板,再完全复位;③有条件时可在持续牵引下用气钻切除椎板,可避免椎板下放置任何器械。

3.针对脊髓、脊神经的手术

(1)脊髓切开术:脊髓切开的目的是在脊髓挫伤解剖结构存在时减低其中央压力,减少中央坏死及囊腔形成而造成的从内部对脊髓的压迫和损害。脊髓切开的适应证:①临床神经学表现为完全性截瘫;②X线片及临床体征估计非横断性损伤;③术中探查见硬脊膜完整,切开硬膜时见脊髓肿胀、蛛网膜下隙消失,脊髓表面血管存在,其他实质较硬,张力增高;④伤后数天至数周,脊髓内囊肿形成;⑤脊髓不完全损伤一般不发生中央坏死,不需行脊髓切开,脊髓横断者,脊髓切开无治疗作用。脊髓切开时机越早越好,即在脊髓伤后早期肿胀时予以切开,一般认为应在伤后出现感觉功能完全丧失后24 h内施行。当脊髓内囊肿形成时表明脊髓中央已有坏死液化,形成空腔,此时切开可能为时已晚。注意事项:①在手术显微镜下进行;②避免脊髓表面中间纵行血管损伤;③沿脊髓后正中沟切开;④硬脊膜和脊髓切开长度均应略超过肿胀区,深度约达中央管。

(2)硬脊膜及软脊膜切开术:目的是解除对脊髓肿胀的约束,减低脊髓内压,改善其血运。适应证:①脊髓损伤后腰穿奎肯试验提示蛛网膜下隙梗阻;②椎管探查术中发现脊髓肿胀,张力大于正常;③同脊髓切开术。注意事项:①硬脊膜切开范围应略长于肿胀范围,两端均有脑脊液流出为宜,若切口太小有形成脊髓疝的危险,可加重脊髓损伤;②对脊髓肿胀不太严重者应保留蛛网膜,以防发生术后脊髓粘连;③在有切开适应证时,越早切开越好。

(3)马尾缝合术:对有马尾断裂、断端整齐者可试行缝合,术后功能有希望得到部分恢复。

(董慧青)

第十节　高血压脑病

高血压脑病是伴随着血压升高而发生的一种暂时性急性脑功能障碍综合征,是高血压危象之一。临床表现起病急骤,以血压升高和全脑或局灶性神经损害为主要症状。早期及时降血压处理后,各种症状或体征可在数分钟或数天内部分或完全恢复,如得不到及时治疗,可致死亡。

一、病因及病理

(一)病因和发病机制

各种病因所致的动脉性高血压,无论是原发性还是继发性,均可引起高血压脑病,其中最重要的是恶性高血压。长期服用抗高血压药物的患者,突然停药可诱发高血压脑病。服用单胺氧化酶抑制药的患者,同时用酪胺(奶油、乳酪)也可激发血压升高而引起高血压脑病。

高血压脑病的发病机制尚未完全清楚。但可以肯定的是与动脉血压增高有关。至于动脉血压升高如何引起脑部损害,目前主要有两种学说。

1.脑内小动脉痉挛学说

高血压脑病常发生在血压极度且急剧升高时,此时由于脑血流自身调节作用存在,因而脑内小动脉强烈收缩而痉挛,从而导致毛细血管缺血,通透性增加,血管内液体渗透到细胞外间隙,引起脑水肿。

同时,脑以外的其他器官也存在血管痉挛,如视网膜血管痉挛导致一过性失明,肢体末端血管痉挛引起缺血性坏死等,均支持脑血管痉挛学说。

2.自动调节崩溃学说

动物实验研究发现,血压急剧升高致血脑屏障破坏时,该区域的脑血流量大于血脑屏障完整区,血管扩张区的血脑屏障破坏比收缩区更明显,提示导致血脑屏障破坏的主要因素是血管扩张,而不是痉挛。因此,有研究者认为脑血流自动调节功能崩溃或被动性血管扩张才是高血压脑病的真正发病机制。脑内小动脉收缩是脑血流自动调节的早期表现。当急剧升高的血压超过脑血流自动调节的上限时,脑内小动脉就被动扩张而不再收缩,从而使自动调节功能崩溃,结果导致脑血流被动增加,脑组织因血流过度灌注而发生脑水肿,毛细血管壁被破坏,从而引起继发性小灶性出血和梗死。

事实上,高血压脑病的发生,除与血管痉挛、自动调节功能崩溃外,血管内皮细胞损伤、血小板激活导致广泛性微血管闭塞、凝血机制紊乱、前列腺素-血栓素失平衡、内皮细胞源性舒张因子释放减少等均可能有联系。

(二)病理

高血压脑病的脑外观呈水肿、发白,脑沟消失,脑回扁平,脑室缩小,脑实质最具特征性的变化是表面或切面可见瘀点样或裂隙状出血及微梗死灶。有的可见海马钩回疝及小脑扁桃体疝形成。脑血管病变特征性的改变是脑内细小动脉节段性、局灶性纤维性样坏死;非特征性的改变有脑内细小动脉透明样变性、中层肥厚、大中动脉粥样硬化等,还可见小动脉及毛细血管内微血栓形成。

二、临床表现

高血压脑病的发病年龄以原有的疾病而定,如急性肾小球肾炎多见于少年儿童,慢性肾小球肾炎多见于青年或成年人,子痫仅见于妊娠期妇女,恶性高血压在 30~45 岁多见。

(一)症状与体征

高血压脑病的发病特点为起病急骤,病情进展非常迅速,在数小时或数 10 h 可达十分严重的程度。主要临床表现有以下几点。

1.动脉血压增高

原有高血压的患者,脑病起病前血压进一步升高,收缩压可超过 26.7 kPa(200 mmHg),舒张压达 16.0 kPa(120 mmHg)以上。但急性起病的继发性高血压患者,血压水平可能不甚高,收缩压可在 24.0 kPa(180 mmHg)以下,也发生脑病。这主要与慢性高血压患者脑血流自动调节的上限上调有关。

2.头痛

几乎所有高血压脑病患者均有头痛。可局限于后枕部或全头痛,初起时呈隐痛、胀痛或搏动性痛,严重时表现为持续性压榨样或刀割样剧痛,伴恶心、呕吐或视力模糊。

3.抽搐

抽搐发生率可高达 41%,多为全身性,亦可局灶性,表现为癫痫样发作。严重者发展成癫痫持续状态,并致死亡。

4.颅内高压

主要症状为头痛、恶心、呕吐、视盘水肿。视盘水肿可在高血压脑病发生后数分钟内出现,严重者可在视盘周围出现火焰状出血。

5.脑功能障碍的其他表现

全脑功能障碍除头痛、呕吐、全身抽搐外,意识障碍是常见表现,其程度与病情严重程度有关,轻者反应迟钝,也可出现定向、记忆、判断、计算障碍,甚至冲动、谵妄或精神错乱等精神症状;重者浅昏迷,甚至深昏迷。局灶性脑功能障碍可表现为短暂性失语、偏瘫、偏身感觉障碍、视力或听力障碍等。

6.内脏并发症

当脑水肿影响到丘脑下部和脑干时,可出现上消化道出血、应急性溃疡和急性肾衰竭等。

7.呼吸和循环障碍

脑干受损时,出现中枢性呼吸循环衰竭。

以上症状一般只持续数分钟至数小时,经适当降压治疗后完全缓解。但有尿毒症的患者可持续较长时间,甚至 1~2 个月。癫痫持续状态、急性心力衰竭或呼吸衰竭是本病的主要致死原因。本病可反复发作,每次发作的症状可以相似或不同。

(二)辅助检查

1.血尿常规和生化检查

血常规可有白细胞计数增高,尿常规可发现蛋白、红细胞、白细胞和管型。

2.脑脊液检查

腰穿脑脊液压力多数明显增高,少数可正常。脑脊液中蛋白轻度增高,偶有白细胞计数增多或有少量红细胞。必须注意的是有明显颅内高压表现的患者,腰穿宜慎重,以免诱发脑疝。

3.眼底检查

眼底除有视盘水肿、渗出、出血和高血压所致的眼底动脉改变外,视网膜荧光造影可见水肿的视盘周边有扩张的毛细血管,且有液体渗出。

4.脑电图

可出现双侧同步的尖、慢波,α节律减少或消失,有些区域可描记到局灶性异常,严重脑水肿时可显示广泛性慢节律脑电活动。

5.经颅多普勒超声(TCD)

表现为舒张期流速降低,收缩峰上升支后 1/3 倾斜,$P_1＝P_2$ 或 $P_1＜P_2$,P_1 和 P_2 融合成圆钝状,有时可监测到涡流 TCD 信号。颅内高压明显时,收缩峰变尖,舒张峰减低或消失,舒张期峰速和平均速度降低,收缩期血流速度也降低,脑周围血管阻力增加,RI 值增大可达 0.8~0.9,PI 值增大可达 1.55~1.61。

6.CT、MRI 及 SPECT

CT 可显示低密度区,主要位于枕叶,但不甚敏感。MRI 敏感性高,可在血脑屏障破坏区显示 T_2 加权像高信号,主要位于枕叶、额叶前部皮质、基底节和小脑皮质,也可见小灶性出血或梗死灶。SPECT 显示 MRI T_2 高信号区与脑血流量增加。经适当降血压治疗后,这些影像学改变可很快恢复正常。但小灶性出血或梗死灶持续较长时间。

三、诊断与鉴别诊断

根据起病急骤,发病时有明显血压增高,剧烈头痛、抽搐、意识改变、眼底病变等表现,应考虑为高血压脑病。治疗后,血压一旦被降低,神经症状立即消失,不留后遗症,即可确诊为高血压脑病。

对血压降低后,症状体征持续数日或数月仍不消失者,应注意是否有尿毒症存在,否则即提示脑内有出血灶或梗死灶。如果血压正常后,局灶性神经体征(偏瘫、失语)等仍持续较长时间,即要注意是脑出血或脑梗死所致。表现为癫痫或癫痫持续状态的高血压脑病,必须与原发性或其他原因的继发性癫痫鉴别;原有心房颤动病史,突发抽搐者,须注意脑栓塞;青壮年突发头痛、抽搐、血压升高应注意蛛网膜下腔出血。小儿急性肾炎所致的高血压脑病,尿和血的化验有异常;妊娠毒血症所致的高血压脑病多发生在妊娠 6 个月以后,一旦有水肿和蛋白尿,不难鉴别。头痛伴眼底改变须与青光眼鉴别,后者除头痛外,还有眼部表现,如视盘凹陷、眼压增高等。

四、治疗与预防

(一)治疗

原则是安静休息,立即控制血压,制止抽搐,减轻脑水肿,降低颅内压,保护心、肺、肾等重要脏器功能。

1.一般治疗

应在重症监护病房治疗。卧床休息、保持呼吸道通畅、给氧，心电、血压监护。严密观察神经系统的症状和体征。勤测血压(每隔 15～30 min 1 次)。

2.降低血压

应选用强效、作用迅速、低毒、易于撤离、不影响心输出量、对神经系统影响小的药物，静脉使用。力求简单，避免降血压幅度过大、速度过快，短期内不要求血压降至完全正常水平；对老年人或原有高血压患者，更应警惕降压过度所致的脑缺血。最初目标一般是在数分钟至 2 h 内使平均动脉压(舒张压＋1/3 脉压)下降不超过 25%，以后的 2～6 h 使血压降至 160/100 mmHg。也有建议静脉用药的近期目标是在 30～60 min 以内使舒张压下降 10%～15%，或者降至 110 mmHg 左右。一旦血压降至目标水平，应开始口服给药维持。

快速和不可控制的血压下降可以导致心、脑、肾缺血或坏死，或者原有的缺血或坏死加重。有些既往推荐用于静脉给药的降血压药物，由于其不良反应，目前不再主张用于治疗高血压脑病。如静脉使用肼屈嗪(肼苯哒嗪)可以导致严重、长时间和不可控制的低血压。不再推荐用于高血压脑病。舌下含服硝苯地平或者硝苯地平胶囊口服无法控制降压的速度和幅度，并可能导致严重后果，应禁止用于高血压脑病。降血压药物的选择是控制血压的关键，可选用的降血压药物有以下几种。

(1)拉贝洛尔(Labetalol)：静脉注射 2～5 min 起效，5～15 min 达高峰，持续 2～4 h。常用剂量为首次静脉推注 20 mg，接着 20～80 mg/次静脉推注，或者从 2 mg/min 开始静脉注射；24 h 最大累积剂量 300 mg。

(2)尼卡地平：静脉使用起效在 5～15 min，作用持续 4～6 h。常用剂量为 5 mg/h，根据效果每 5 min 增减 2.5 mg/h，直至血压满意控制，最大剂量 15 mg/h。

(3)硝普钠：静脉给药数秒钟至 1 min 起效，通过扩张周围血管，明显降低外周阻力而降血压，但失效快，停药后仅维持 2～15 min，因此，必须静脉维持用药，在监护条件下，采用输液泵调节滴入速度，可将血压维持在理想水平；如无监护条件，应在开始治疗后每隔 5～10 min 测血压 1 次。常用剂量为硝普钠 50 mg 溶于 5% 葡萄糖注射液 1000 mL 内，以每分钟 10～30 滴 0.25～10 μg/(kg·min)的速度静脉滴入，因性质不稳定、易分解。必须新鲜配制，并于 12 h 内用完；滴注瓶应用黑纸遮住，避光使用。停药时应逐渐减量，并加服血管扩张药，以免血压反弹。滴速过快可引起严重低血压，必须警惕。用药超过 24 h 者，可引起硫氰化物蓄积，从而导致甲状腺功能减退。如果剂量过大，可引起脑血流量减少。

(4)非诺多泮(Fenoldopam)：静脉注射 5 min 内起效，15 min 达到最大效果，作用持续 30～60 min。常用剂量为初始 0.1 μg/(kg·min)，每次增量 0.05～0.1 μg/(kg·min)，最大 1.6 μg/(kg·min)。

(5)二氮嗪：静脉注射后 1 min 内起效，2～5 min 降压作用明显，可维持 2～12 h。一般将二氮嗪 200～400 mg 用专用溶剂溶解后，快速静脉注射，在 15～20s 内注完。必要时可在 0.5～3 h内再注射 1 次，1 d 总量不超过 1200 mg。由于该药起效快，持续时间长，以前被作为高血压脑病的首选降压药物，但由于不良反应多，且引起脑血流量减少，现认为宜慎重选用。

(6)甲磺酸酚妥拉明：常用剂量为 5～10 mg 静脉注射，使用后应严密监测血压。注射量大时可引起体位性低血压及较严重的心动过速。消化性溃疡病患者慎用。

（7）硫酸镁：用25％硫酸镁溶液5～10 mL加入50％葡萄糖溶液40 mL中，缓慢静脉注射，2 h后可重复使用1次。但注射过快可引起呼吸抑制，血压急剧下降，此时，可用葡萄糖酸钙对抗。血压降低后，即用口服降血压药物维持，可选用血管紧张素转换酶抑制药、长效钙拮抗药或β-受体阻滞药等。利血平和甲基多巴由于具有较明显的镇静作用，影响意识观察，故被认为不宜用于高血压脑病急性期的降压治疗。

3.控制抽搐

对于频繁抽搐或呈癫痫持续状态者，可用地西泮10～20 mg缓慢静脉注射，注射时应严密观察有无呼吸抑制，抽搐控制后用地西泮40～60 mg加入5％葡萄糖溶液中维持点滴。也可选用鲁米那钠0.1 g肌内注射，每4～6 h 1次；或10％水合氯醛15 mL灌肠，抽搐停止后，应鼻饲或口服苯妥英钠0.1 g或丙戊酸钠0.2 g，每日3次，以控制抽搐复发。

4.降低颅内压

可选用20％甘露醇125 mL快速静脉点滴，每6～8 h 1次。静脉注射呋塞米40～80 mg也有明显的脱水、降颅内压效果，且能减少血容量，降低血压。可单独应用或与甘露醇交替使用。甘油制剂脱水起效慢，人血清蛋白可加重心脏负荷，在高血压脑病时使用应慎重。

5.其他治疗

有心力衰竭者可用洋地黄治疗。有明显脑水肿、颅内高压时，使用吗啡必须慎重，以免抑制呼吸。合并应激性溃疡者应使用抗酸药和胃黏膜保护药。严重肾功能不全者可配合透析治疗。

（二）预防

早期发现高血压病积极治疗是预防高血压脑病的关键。对各种原因引起的继发性高血压应积极治疗病因，同时有效地控制血压。原发性高血压患者平时须注意劳逸结合，生活规律化，避免过度劳累和紧张，戒烟戒酒，限制食盐每天4～5 g。有药物治疗适应证者必须长期规则服用抗高血压药物，绝不能突然停药。

（董慧青）

第二章　心血管系统急危重症诊治

第一节　急性心力衰竭

急性心力衰竭是指由于急性心脏病变引起心排出量显著、急骤降低导致的组织器官灌注不足和急性淤血综合征。临床上急性左心衰竭较为常见，以肺水肿或心源性休克为主要表现是严重的急危重症，抢救是否及时合理与预后密切相关，是本节主要讨论的内容。

一、病因

1. 急性弥散性心肌损害

急性弥散性心肌损害常见于急性广泛心肌梗死、急性心肌炎等引起心肌收缩无力，心排出量急剧下降。

2. 急性心脏后负荷增加

急性心脏后负荷增加常见于高血压危象、严重瓣膜狭窄、心室流出道梗阻等。

3. 急性心脏前负荷增加

急性心脏前负荷增加常见于急性心肌梗死或感染性心内膜炎引起的瓣膜损害、腱索断裂所致瓣膜性急性反流以及静脉输血、输液过多或过快。

4. 心律失常

心律失常常见于原有心脏病的基础上出现快速性（心率＞180 次/分钟）或缓慢性（心率＜35 次/分钟）心律失常。

二、临床表现

急性左心衰竭发病急骤，主要表现为急性肺水肿。由于肺毛细血管楔嵌压急剧上升，症状发展迅速且十分危重。患者突然出现严重呼吸困难、端坐呼吸、烦躁不安、面色苍白、皮肤湿冷、大汗淋漓并频繁咳嗽，严重时，咳粉红色泡沫样痰。听诊心率增快，开始肺部可无啰音，或仅有哮鸣音，继而发展为双肺满布湿啰音和哮鸣音，心尖部可听到舒张期奔马律，P_2 亢进。由于患者激动，交感神经激活致血管收缩，动脉压常升高。胸部 X 线片示肺纹理增多、增粗或模糊，肺间质水肿所致的 Kerley B 线。双肺门有呈放射状分布的大片云雾状阴影，或呈粗大结节影、粟粒状结节影。

急性心肌梗死的临床严重程度常用 Killip 分级，如下所示。

Ⅰ级：无 AHF。

Ⅱ级：AHF，胸部中下肺野湿性啰音，心脏奔马律，胸片见肺淤血。

Ⅲ级：严重 AHF，严重肺水肿，肺部布满湿啰音。

Ⅳ级：心源性休克。

三、诊断

(一)实验室及其他检查

(1)X 线检查可见肺门有蝴蝶形大片阴影并向周围扩展,心界扩大,心尖冲动减弱等。

(2)心电图:窦性心动过速或各种心律失常,心肌损害,左房、左室肥大等。

(二)诊断要点

根据典型症状和体征,一般不难做出诊断。

1.左心衰竭

有累及左心的心脏病基础,出现肺循环淤血的表现。

(1)呼吸困难、咳嗽、咯血、咯粉红色泡沫痰。

(2)发绀、端坐呼吸、左室扩大、心率增快、第一心音减弱、心尖区收缩期杂音、肺动脉瓣区第二心音亢进、舒张期奔马律、闻及肺底部或广泛性湿啰音等。

(3)X 线检查示有肺门阴影增大及肺纹理增粗等肺淤血及左室增大征象。

(4)肺毛细血管嵌楔压大于 2.4 kPa(18 mmHg)。

具备第(1)、(2)项或兼有第(3)项即可诊断,兼有第(4)项可确诊。

2.右心衰竭

有引起急性右心衰竭的病因,出现体循环淤血征象。

(1)腹胀、上腹疼痛、恶心等肝及胃肠道淤血症状。

(2)浮肿、发绀、颈静脉怒张、三尖瓣区可听到收缩期杂音、肝大且压痛、肝颈静脉反流征阳性。

(3)X 线检查示右室增大,上腔静脉增宽。心电图示右室肥厚。

(4)心导管检查示右室充盈压(RVFP)明显增高,而左室充盈压(LVFP)正常或偏低,或两者增高不成比例(RVFP/LVFP>0.65)。

具备(1)、(2)或有(3)项即可诊断,兼有第(4)项可确诊。

(三)鉴别诊断

心功能不全的某些症状如呼吸困难、水肿、肝大、肺底啰音等并非心功能不全所特有的表现,应与有类似症状的疾病鉴别。急性左心功能不全所致的劳力性呼吸困难,应与阻塞性肺气肿、肥胖、神经性呼吸困难、身体虚弱鉴别;夜间呼吸困难、心源性哮喘应与支气管哮喘相鉴别。

四、治疗

急性左心衰竭是心脏急症,应分秒必争抢救治疗,其具体治疗措施如下。

(一)一般措施

(1)立即让患者取坐位或半坐位,两腿下垂或放低,也可用止血带结扎四肢,每 15 min 轮流放松一个肢体以减少静脉回流,减轻肺水肿。

(2)迅速有效地纠正低氧血症:立即供氧并消除泡沫,可将氧气先通过加入 40%~70%浓度酒精的湿化瓶后吸入,降低肺泡内泡沫的表面张力使泡沫破裂,改善肺通气功能。一般情况下可用鼻导管供氧,严重缺氧者亦可采用面罩高浓度、高流量吸氧(5 L/min),待缺氧纠正后改为常规供氧。

(3)迅速建立静脉通道,保证静脉给药和采集血标本;尽快采集动脉血标本行血气分析监测。

(4)心电图、血压等监测：以随时处理可能存在的各种心律失常。

(二)药物治疗

1.硫酸吗啡

立即皮下或肌内注射吗啡 5～10 mg，必要时也可静脉注射 5 mg(也可以直接或用生理盐水稀释后缓慢静脉注射)，或哌替啶 50～100 mg 肌内注射。吗啡不仅具有镇静、解除患者焦虑状态和减慢呼吸的作用，且能扩张静脉和动脉，从而减轻心脏前、后负荷，改善肺水肿。对高龄、哮喘、昏迷、严重肺部病变、呼吸抑制和心动过缓、房室传导阻滞者则应慎用或禁用。

2.洋地黄制剂

常首选毛花苷 C(西地兰)，近期无用药史者，可采取 0.4～0.6 mg 稀释后缓慢静脉注射。洋地黄对压力负荷过重的心源性肺水肿治疗效果好，如主动脉狭窄、高血压等，对伴有快速心房颤动的二尖瓣狭窄急性肺水肿更具救治效益。合并快速型房颤或室上性心动过速所致左房衰竭应首选毛花苷 C，也可酌用 β 受体阻滞药。

3.利尿药

应立即选用快作用强利尿药，常用髓襻 0 利尿药，如静脉注射呋塞米(速尿)20～40 mg，以减少血容量和降低心脏前负荷。

4.血管扩张药

简便急救治疗可先舌下含服硝酸甘油，0.5 mg，每次 5～10 min，最多可用 8 次。若疗效不明显可改为静脉滴注血管扩张药，常用制剂有硝酸甘油、硝普钠、酚妥拉明等。

5.氨茶碱

氨茶碱 250 mg 加于 5％葡萄糖液 20 mL 内缓慢静脉注射，或 500 mg 加于 5％葡萄糖液 250 mL 静脉滴注，尤适用于有明显哮鸣音者，可减轻支气管痉挛和加强利尿作用。

6.肾上腺糖皮质激素

肾上腺糖皮质激素具有抗过敏、抗休克、抗渗出，降低机体应激性等作用。一般选用地塞米松 10～20 mg 静脉注射或静脉滴注。对于有活动性出血者应慎用或禁用。如为急性心肌梗死，除非合并心脏阻滞或休克，一般不常规应用。

7.多巴胺和多巴酚丁胺

多巴胺和多巴酚丁胺适用于急性左心衰竭伴低血压者，可单独使用或两者合用，一般应中、小剂量开始，根据需要逐渐加大用量，血压显著降低者可短时联合加用间羟胺(阿拉明)，以迅速提高血压，保证心、脑血液灌注。

(袁宝兴)

第二节　急性心肌梗死

急性心肌梗死是冠状动脉急性、持续性缺血缺氧所引起的心肌坏死。临床上多有剧烈而持久的胸骨后疼痛，休息及硝酸酯类药物不能完全缓解，伴有血清心肌酶活性增高及进行性心电图变化，可并发心律失常、休克或心力衰竭，常可危及生命。本病在欧美最常见，美国每年约有 150 万人发生心肌梗死。中国近年来呈明显上升趋势,每年新发至少 50 万,现患至少 200 万。

一、病因

患者多发生在冠状动脉粥样硬化狭窄基础上,由于某些诱因致使冠状动脉粥样斑块破裂,血中的血小板在破裂的斑块表面聚集,形成血块(血栓),突然阻塞冠状动脉管腔导致心肌缺血坏死。

另外,心肌耗氧量剧烈增加或冠状动脉痉挛也可诱发急性心肌梗死,常见的诱因如下。

1.过劳

过重的体力劳动,尤其是负重登楼,过度体育活动,连续紧张劳累等,都可使心脏负担加重,心肌需氧量突然增加,而冠心病患者的冠状动脉已发生硬化、狭窄,不能充分扩张而造成心肌缺血。剧烈体力负荷也可诱发斑块破裂,导致急性心肌梗死。

2.激动

由于激动、紧张、愤怒等激烈的情绪变化诱发。

3.暴饮暴食

不少心肌梗死病例发生于暴饮暴食之后。进食大量含高脂肪高热量的食物后,血脂浓度突然升高,导致血黏稠度增加,血小板聚集性增高。在冠状动脉狭窄的基础上形成血栓,引起急性心肌梗死。

4.寒冷刺激

突然的寒冷刺激可能诱发急性心肌梗死。因此,冠心病患者要十分注意防寒保暖,冬春寒冷季节是急性心肌梗死发病较高的原因之一。

5.便秘

便秘在老年人当中十分常见。临床上,因便秘时用力屏气而导致心肌梗死的老年人并不少见。必须引起老年人足够的重视,要保持大便通畅。

6.吸烟、大量饮酒

吸烟和大量饮酒可通过诱发冠状动脉痉挛及心肌耗氧量增加而诱发急性心肌梗死。

二、临床表现

约半数以上的急性心肌梗死患者,在起病前 1~2 d 或 1~2 周有前驱症状,最常见的是原有的心绞痛加重,发作时间延长,或对硝酸甘油效果变差;或继往无心绞痛者,突然出现长时间心绞痛。典型的心肌梗死症状包括以下几项。

1.突然发作剧烈而持久的胸骨后或心前区压榨性疼痛

休息和含服硝酸甘油不能缓解,常伴有烦躁不安、出汗、恐惧或濒死感。

2.少数患者无疼痛

一开始即表现为休克或急性心力衰竭。

3.上腹部疼痛

部分患者疼痛位于上腹部可能误诊为胃穿孔、急性胰腺炎等急腹症;少数患者表现颈部、下颌、咽部及牙齿疼痛,易误诊。

4.神志障碍

神志障碍可见于高龄患者。

5.全身症状

全身症状有难以形容的不适、发热。

6.胃肠道症状

胃肠道症状表现为恶心、呕吐、腹胀等,下壁心肌梗死患者更常见。

7.心律失常

心律失常见于75%～95%患者,发生在起病的1～2周内,以24 h内多见,前壁心肌梗死易发生室性心律失常,下壁心肌梗死易发生心率减慢、房室传导阻滞。

8.心力衰竭

心力衰竭主要是急性左心衰竭,在起病的最初几小时内易发生,也可在发病数日后发生,表现为呼吸困难、咳嗽、发绀、烦躁等症状。

9.低血压、休克

急性心肌梗死时由于剧烈疼痛、恶心、呕吐、出汗、血容量不足、心律失常等可引起低血压,大面积心肌梗死(梗死面积大于40%)时心排出量急剧减少,可引起心源性休克,收缩压<80 mmHg,面色苍白,皮肤湿冷,烦躁不安或神志淡漠,心率增快,尿量减少(<20 mL/h)。

三、诊断

1.心电图

特征性改变为新出现Q波及ST段抬高和ST-T动态演变。

2.心肌坏死血清生物标志物升高

肌酸激酶同工酶(CK-MB)及肌钙蛋白(T或I)升高是诊断急性心肌梗死的重要指标。可于发病3～6 h开始增高,CK-MB于3～4 d恢复正常,肌钙蛋白于11～14 d恢复正常。GOT和LDH诊断特异性差,目前已很少应用。

3.检测心肌坏死血清生物标志物

采用心肌钙蛋白I/肌红蛋白/肌酸激酶同工酶(CK-MB)的快速诊断试剂,可作为心肌梗死突发时的快速的辅助诊断,被越来越多地应用。

4.其他

血白细胞数增多,中性粒细胞数增多,嗜酸性粒细胞数减少或消失,红细胞沉降率加快,血清肌凝蛋白轻链增高。

四、治疗

急性心肌梗死发病突然,应及早发现,及早治疗,并加强入院前处理。治疗原则为挽救濒死的心肌,缩小梗死面积,保护心脏功能,及时处理各种并发症。

(一)监护和一般治疗

无并发症者急性期绝对卧床1～3 d;吸氧;持续心电监护,观察心率、心律变化及血压和呼吸,低血压、休克患者必要时监测肺毛细血管楔入压和静脉压。低盐、低脂、少量多餐,保持大便通畅。

无并发症患者3 d后逐步过渡到坐在床旁椅子上吃饭、下地大小便及室内活动。一般可在2周内出院。有心力衰竭、严重心律失常、低血压等患者卧床时间及出院时间需酌情延长。

（二）镇静止痛

小量吗啡静脉注射为最有效的镇痛剂，也可用哌替啶。烦躁不安、精神紧张者可给予地西泮（安定）口服。

（三）调整血容量

入院后尽快建立静脉通道，前 3 d 缓慢补液，注意出入量平衡。

（四）再灌注治疗，缩小梗死面积

再灌注治疗是急性 ST 段抬高型心肌梗死最主要的治疗措施。在发病 12 h 内开通闭塞冠状动脉，恢复血流，可缩小心肌梗死面积，减少死亡。越早使冠状动脉再通，患者获益越大。"时间就是心肌，时间就是生命"。因此，对所有急性 ST 段抬高型心肌梗死患者就诊后必须尽快做出诊断，并尽快做出再灌注治疗的策略。

1.直接冠状动脉介入治疗（PCI）

在有急诊 PCI 条件的医院，在患者到达医院 90 min 内能完成第一次球囊扩张的情况下，对所有发病 12 h 以内的急性 ST 段抬高型心肌梗死患者均应进行直接 PCI 治疗，球囊扩张使冠状动脉再通，必要时置入支架。急性期只对梗死相关动脉进行处理。对心源性休克患者不论发病时间都应行直接 PCI 治疗。因此，急性 ST 段抬高型心肌梗死患者应尽可能到有 PCI 条件的医院就诊。

2.溶栓治疗

如无急诊 PCI 治疗条件，或不能在 90 min 内完成第一次球囊扩张时，若患者无溶栓治疗禁忌证，对发病 12 h 内的急性 ST 段抬高型心肌梗死患者应进行溶栓治疗。常用溶栓剂包括尿激酶、链激酶和重组组织型纤溶酶原激活剂（rt-PA）等，静脉注射给药。溶栓治疗的主要并发症是出血，最严重的是脑出血。溶栓治疗后仍宜转至有 PCI 条件的医院进一步治疗。

非 ST 段抬高型心肌梗死患者不应进行溶栓治疗。

（五）药物治疗

持续胸痛患者若无低血压可静脉滴注硝酸甘油。所有无禁忌证的患者均应口服阿司匹林，置入药物支架患者应服用氯吡格雷 1 年，未置入支架患者可服用 1 月。应用 rt-PA 溶栓或未溶栓治疗的患者可用低分子肝素皮下注射或肝素静脉注射 3～5 d。对无禁忌证的患者应给予 β-受体阻滞剂。对无低血压的患者应给予肾素-血管紧张素转换酶抑制剂（ACEI），对 ACEI 不能耐受者可应用血管紧张素 Ⅱ 受体阻滞剂（ARB）。对 β-受体阻滞剂有禁忌证（如支气管痉挛）而患者持续有缺血或心房颤动、心房扑动伴快速心室率，而无心力衰竭、左室功能失调及房室传导阻滞的情况下，可给予维拉帕米或地尔硫革。所有患者均应给予他汀类药物。

（六）抗心律失常

偶发室性早搏可严密观察，不需用药；频发室性早搏或室性心动过速（室速）时，立即用利多卡因静脉注射继之持续静脉点滴；效果不好时可用胺碘酮静脉注射。室速引起血压降低或发生室颤时，尽快采用直流电除颤。对缓慢心律失常，可用阿托品肌肉注射或静脉注射；Ⅱ～Ⅲ度房室传导阻滞时，可安置临时起搏器。室上性心律失常：房性早搏不需特殊处理，阵发性室上性心动过速和快心室率心房颤动可给予维拉帕米、地尔硫革、美托洛尔、洋地黄制剂或胺碘酮静脉注射。对心室率快、药物治疗无效而影响血流动力学者，应直流电同步电转复。

（袁宝兴）

第三节　心搏骤停

心搏骤停是指心脏受到严重打击而发生的突然停搏。心搏骤停的患者,若能及时有效地采取措施,可使之获得新生,这些措施称为心肺复苏,随着"脑死亡"概念的建立,近年在复苏过程中特别注重脑缺血和再灌注损伤的防治,提出了"脑复苏",因此,更确切地说应是心肺脑复苏。

世界卫生组织将 6 h 内发生的非创伤性、不能预期的突然死亡,称为猝死。由心脏原因意外地引起的猝死,称为心脏猝死。据统计,心脏猝死占全部死亡中的比例正在增加,在西方国家中已高达 25%～30%,我国约占 5% 且有上升趋势。

一、病因

导致心搏骤停的原因可分为两大类:①心源性心搏骤停,因心脏本身的病变所致;②非心源性心搏骤停,因其他疾患或因素影响到心脏所致。

1.急性冠状动脉供血不足或急性心肌梗死

急性心肌梗死早期常发生室颤或心室停顿。急性心肌缺血未形成梗死者,也可发生室颤而致猝死。

2.急性心肌炎

各种病因的急性心肌炎患者,特别是病毒性者,常发生完全性房室传导阻滞或室性心动过速而致心搏骤停。

3.呼吸停止

如气管异物、烧伤或烟雾吸入致气道组织水肿,溺水和窒息等所致的气道阻塞,脑卒中、巴比妥类等药物过量及头部外伤等均可致呼吸停止。此时气体交换中断,心肌和全身器官组织严重缺氧,可导致心搏骤停。

4.严重的电解质与酸碱平衡失调

体内严重缺钾和严重高血钾均可使心搏骤停。血钠和血钙过低可加重高血钾的影响。血钠过高可加重缺钾的表现。严重的高血钙也可致传导阻滞、室性心律失常甚至发生室颤。严重的高血镁也可引起心搏骤停。酸中毒时细胞内钾外移,减弱心肌收缩力,又使血钾增高,也可发生心搏骤停。

5.药物中毒或过敏

锑剂、氯喹、洋地黄类、奎尼丁等药物的毒性反应可致严重心律失常而引起心搏骤停。

6.电击、雷击或溺水

电击伤可因强电流通过心脏而引起心搏骤停。强电流通过头部可引起生命中枢功能障碍,导致呼吸和心跳停止。溺水多因氧气不能进入体内进行正常气体交换而发生窒息。

7.麻醉和手术中的意外

如呼吸管理不当、全麻剂量过大、硬膜外麻醉药物误入蛛网膜下隙、肌肉松弛剂使用不当、低温麻醉温度过低、心脏手术等,也可能引起心搏骤停。

8.其他

某些诊断性操作如血管造影、心导管检查,某些疾病如急性胰腺炎、脑血管病变等。

心搏骤停发生后,导致机体组织缺氧和二氧化碳潴留。但人体各系统组织对缺氧的耐受性不一,最敏感的是中枢神经系统,尤其是大脑,一般认为脑组织对缺氧的耐受时限是 6 min,超过则预后不良。其次是心脏,严重缺氧时心脏节律和传导受抑制。再次是肝和肾。如心搏骤停后抢救不及时,脑及心、肾等重要脏器的缺氧性损伤变为不可逆性,则失去复苏的机会。

二、临床表现

心搏骤停的临床表现和经过取决于基础病因。心源性心搏骤停发展快,可能有前驱症状,包括胸闷、胸痛、心悸、无力等,但无预告价值。更多数患者可能无明显前驱症状。非心源性心搏骤停,发作前可能有其原发病的临床表现。

心搏骤停发生时,心源性心搏骤停患者可能有长时间心绞痛、胸闷、气急、头晕或突然抽搐,迅即出现典型心脏停搏表现:面色青紫,无呼吸或仅有下颌式呼吸;颈动脉搏动不能扪及,昏迷,血压不能测出,心音消失。其他原因所致心搏骤停者,发作时患者正处于昏迷状态(缺氧、高碳酸血症)或突然意识丧失,颜面发绀(低血钾或高血钾)。

三、诊断

(一)诊断要点

对心搏骤停的诊断强调"快"和"准",如无 ECG 和直接动脉监测者,可以凭以下征象在 30 s 内确定诊断。临床上心搏骤停的诊断依据有以下几方面。

(1)神志突然丧失,对大声呼喊等强烈刺激毫无反应。

(2)颈总动脉、股动脉等大动脉搏动消失。

(3)呼吸停止或呈叹息样呼吸。

(4)面孔呈青紫色或苍白色。

(5)瞳孔散大,对光反应消失。

其中 1、2 条最为重要,只要神志突然丧失、大动脉搏动消失,心搏骤停的诊断即可成立。在全身麻醉和已用肌松药的患者,只以第 2 条为主。

(二)鉴别诊断

心搏骤停最可靠而出现较早的临床征象是意识突然丧失伴以大动脉(如颈动脉、股动脉)搏动消失。此两个征象存在,心搏骤停的诊断即可成立;并应立即进行初步急救。在不影响心肺复苏的前提下,需进行病因诊断,以便予以相应的处理。首先应鉴别是心搏骤停或呼吸骤停。有明显发绀者,多由于呼吸骤停。如系呼吸道阻塞引起的窒息,患者往往有剧烈的挣扎;如系中枢性者(脑干出血或肿瘤压迫),可以突然呼吸停止而无挣扎。原无发绀性疾患而心搏骤停者,多无明显发绀,常有极度痛苦的呼喊。因心脏本身疾患而心搏骤停者,多见于心肌梗死及急性心肌炎;心外原因多见于败血症及急性胰腺炎。

四、治疗

(一)初期与二期复苏

人工呼吸处理心搏骤停。

1.恢复有效血循环

(1)先拳击前胸 2～3 次,如无心搏立即胸外心脏按压。要点是:患者仰卧,背置地面或垫硬板,术者双掌重叠,双肘伸直,用肩部力量以掌根垂直按压患者胸骨中、下 1/3 交界处,在成人使胸骨下段下陷 5~6 cm,频率为 100 次/分钟以上。

(2)心电监测,若是心室颤动,即行直流电非同步除颤。

(3)肾上腺素:首先静脉注射,如来不及建立静脉通道则可心内注射或气管注入。近年主张用大剂量,可先用 1 mg,如无效可每 3 min 重复并递增至一次 3~5 mg。

有人研究指出,过大剂量可导致血压回升过高,心动过速,心肌氧耗量增加,复苏后病死率增加,故提出以每次 0.05~0.1 mg/kg 为宜。

(4)如一时难以电除颤,或电除颤一次不复律,可选用利多卡因 75~100 mg,或溴苄胺 250 mg,或普鲁卡因胺 100~200 mg 静脉注射,药物除颤与电除颤同时交替使用,能提高复苏成功率。

(5)如心电监测是心室静止,可加用异丙肾上腺素 0.5~1 mg 静脉注射,3 min 后可重复。

(6)如心室静止用药无效,尽快行胸外心脏起搏,或经静脉心内临时起搏。

(7)复苏 20 min 仍无效,应开胸心脏按压,并继续用药,直到无希望恢复心搏。

2.呼吸停止时立即疏通气道及人工呼吸

(1)将患者头后仰,抬高下颌,清除口腔异物。

(2)紧接口对口人工呼吸,吹气时要捏住患者鼻孔,如患者牙关紧闭,可口对鼻吹气,使患者胸部隆起为有效,每 30 次胸外按压连续给予 2 次通气。

(3)吸氧。

(4)15 min 仍不恢复自动呼吸,应尽快气管插管使用机械通气,而不提倡用呼吸兴奋剂,以免增加大脑氧耗或引起抽搐惊厥。

3.纠正酸中毒

过去常规早期大量使用碳酸氢钠,而现代主张使用原则是,宁迟勿早,宁少勿多,宁欠勿过。因为心搏骤停时酸中毒的主要原因是低灌注和 CO_2 蓄积,大量静脉注射碳酸氢钠反可使组织 CO_2 增加,血液过碱,使 Hb 氧合曲线左移,氧释放受到抑制,加重组织缺氧,抑制心肌和脑细胞功能,引起高钠、高渗状态,降低复苏成功率。所以当建立稳定血液循环及有效通气之前,最好不用;如果 10~15 min 仍不复苏,而且血气 pH<7.20 时,可小量用 5% 碳酸氢钠 100 mL 缓慢静脉滴注,15 min 后可重复半量,维持 pH≥7.25 即可,不必过度。

如果心搏骤停患者发生在院外现场,应先就地进行徒手复苏操作,并尽快设法边急救边护送至附近医疗单位作二期复苏。

(二)复苏后期处理

心搏骤停急救。

1.维持血液循环

心脏复苏后常有低血压或休克,应适当补充血容量并用血管活性药,维护血压在正常水平。

2.维持有效通气功能

继续吸氧;如自主呼吸尚未恢复,可继续用人工呼吸机;如自主呼吸恢复但不健全稳定,可酌用呼吸兴奋剂,如尼可刹米、山梗菜碱静脉推注或静脉滴注;还要积极防治呼吸系统感染。

3.心电监护

发现心律失常酌情处理。

4.积极进行脑复苏

如心肺复苏时间较长,大脑功能会有不同程度损害,表现为意识障碍,遗留智力与活动能力障碍,甚至变成植物人,因此脑复苏是后期的重点。

(1)如意识障碍伴发热,应头部冰帽降温;如血压稳定还可人工冬眠,常用氯丙嗪和异丙嗪各 25 mg,静脉滴注或肌内注射。

(2)防治脑水肿:酌用脱水剂、肾上腺糖皮质激素或清蛋白等。

(3)改善脑细胞代谢药:如 ATP、辅酶 A、脑活素、胞磷胆碱等。

(4)氧自由基清除剂。

(5)高压氧舱治疗。

5.保护肾功能

密切观察尿量及血肌酐,防治急性肾衰竭。

(韩　杰)

第四节　心源性休克

心源性休克是指由于心排血功能衰竭,心排出量锐减,从而导致血压下降、周围组织供血严重不足,以及器官功能进行性衰竭的临床综合征。心源性休克是心脏病较危重的并发症之一,病死率极高。本节主要讨论急性心肌梗死所致的心源性休克。

一、病因

(一)急性心肌梗死

(1)大面积心肌丧失(如大块前壁心肌梗死)。

(2)急性机械性损害(如心室间隔破裂、急性严重二尖瓣反流)。

(3)急性右心室梗死。

(4)左心室游离壁破裂。

(5)左心室壁瘤。

(二)瓣膜性心脏病

(1)严重瓣膜狭窄。

(2)急性主动脉瓣或二尖瓣关闭不全。

(三)非瓣膜性梗阻性疾病

(1)心房黏液瘤或球瓣样血栓。

(2)心脏压塞。

(3)限制型心肌病(如淀粉样变性)。

(4)缩窄性心包疾病。

(四)非缺血性心肌病变

(1)暴发型心肌炎。

(2)生理性抑制剂(如酸中毒、缺氧)。

(3)药理性抑制剂(如钙通道阻滞剂)。

(4)病理性抑制剂(如心肌抑制因子)。

（五）心律失常

（1）严重缓慢型心律失常（如高度房室传导阻滞）。

（2）快速型心律失常：①室性（如室性心动过速）；②室上性（如心房颤动）或心房扑动伴快速心室反应。

二、发病机制和分类

临床上常根据产生休克的机制和血流动力学特点，把心源性休克概括为以下几类。

（1）心肌收缩力极度降低：包括大面积心肌梗死、急性暴发性心肌炎和各种原因引起的心肌严重病变。

（2）心室射血障碍：包括严重乳头肌功能不全或腱索、乳头肌断裂引起的急性二尖瓣反流、瓣膜穿孔所致的急性严重的主动脉瓣或二尖瓣关闭不全、室间隔穿孔等。

（3）心室充盈障碍：包括急性心脏压塞、严重二尖瓣狭窄、左心房黏液瘤或球瓣样血栓堵塞二尖瓣口、严重的快速性心律失常等。

以上病因中以急性心肌大面积坏死引起的心源性休克最为重要，是本节讨论的重点。急性心肌梗死住院患者中心源性休克的发生率过去在10%以上，近年由于早期血管再通及其他治疗的进步，发生率已明显降低。急性心肌梗死并发心源性休克极少即刻发生，而通常发生在几小时或几天后，约半数患者发生在起病24 h内。采用常规治疗，急性心肌梗死并发心源性休克的病死率在80%以上。

三、病理生理和血流动力学改变

急性心肌梗死发生后立即出现梗死区心肌收缩功能障碍。按其程度可分为收缩减弱、不收缩和收缩期反常膨出三类，使心肌收缩力减退，心肌收缩不协调，心排出量降低。当梗死累及40%以上的左心室心肌时，即导致心排出量锐减，血压下降，发生心源性休克。由于左前降支的供血范围最广，因此心源性休克最常发生于前壁心肌梗死的患者。有陈旧性心肌梗死和3支冠状动脉病变的患者也较易发生心源性休克。

每搏量降低使左心室收缩末期容量增加，左心室舒张末期容量也跟着增加，引起左心室充盈压（左心室舒张末压）增高。左心室充盈压增高的另一原因是梗死区心室壁由于水肿、浸润等改变致左心室舒张期顺应性降低，左心室容积压力曲线向左上偏移，与正常相比，需要较高的充盈压才能获得同等量的舒张期充盈。因此，急性心肌梗死心源性休克的血流动力学改变以血压下降、心排出量显著降低和左心室充盈压显著增高为特征。

左心室充盈压增高使左心室室壁张力增加，因而增加了心肌耗氧量；血压下降使冠状动脉灌注压不足，因而降低了心肌的供氧量，两者均加重梗死区的缺血坏死。此外，血压下降产生代偿性交感兴奋，去甲肾上腺素和肾上腺素分泌增加，其结果是心率增快，非梗死区心肌收缩力增强，心、脑以外的小动脉收缩使周围血管总阻力增加。代偿机制的启动最初可能使血压得到暂时维持，但周围血管阻力增加使心排出量进一步减少，也使左心室的做功量和耗氧量增加，因而使心肌缺血坏死的范围进一步扩大，左心室功能进一步恶化。这又加重了心排出量的降低和血压的下降，进一步刺激交感神经系统，使去甲肾上腺素和肾上腺素的分泌进一步增加，形成恶性循环，并最终导致不可逆性休克。

心源性休克时组织的严重缺氧导致严重的代谢障碍，出现代谢性酸中毒，血中乳酸和丙酮酸浓度增高。

除丧失大片有活力的心肌外,以下并发症可促使休克的发生:①严重的心动过速或过缓,伴或不伴心房功能的丧失;②范围较大的收缩期膨出节段于心室收缩时成为潴留血液的腔,心排出量因而显著降低;③并发心脏射血机械障碍,如室间隔破裂、严重乳头肌功能障碍、乳头肌或腱索断裂。

心源性休克时患者收缩压<80 mmHg,心脏指数通常<1.8 L/(min·m²),肺毛细血管楔压(PCWP)>18 mmHg。

四、诊断

急性心肌梗死并发心源性休克的基本原因是心肌大面积的梗死(>40%左心室心肌),又称原发性休克,属于真正的心源性休克。其诊断需符合以下几点。

(1)收缩压<80 mmHg 持续 30 min 以上。

(2)有器官和组织灌注不足表现,如神志混乱或呆滞、四肢厥冷、发绀、出汗,一般尿量<20 mL/h,高乳酸血症。

(3)排除了由其他因素引起的低血压,如剧烈疼痛、低血容量、严重心律失常、抑制心脏和扩张血管药物的影响。

广义的心源性休克则包括严重右心室梗死、梗死后机械性并发症如室间隔破裂、乳头肌腱索断裂等引起的休克。而低血容量和严重心律失常引起的低血压于补充血容量和纠正心律失常后血压即可回升,在急性心肌梗死中不认为是心源性休克。

五、急性心肌梗死并发心源性休克的监测

(一)临床监测

临床监测包括体温、呼吸、心率、神志改变、皮肤温度、出汗情况、有无发绀、颈静脉充盈情况、尿量(多数患者需留置导尿管)等。以上指标每 30 min 或更短时间记录 1 次。

(二)心电图监测

观察心率和心律变化,随时发现心律失常并做出相应的治疗。

(三)电解质、酸碱平衡和血气监测

监测血 Na^+、K^+、Ca^{2+}、pH、PaO_2、$PaCO_2$ 等。

(四)血流动力学监测

急性心肌梗死并发心源性休克时需做血流动力学监测,随时了解血流动力学的变化以指导治疗。

动脉血压是最重要的血流动力学指标。休克时外周小血管强烈收缩,袖带血压计测量血压有时不准确,甚至测不到,因此心源性休克时需动脉插管直接测压。

应用顶端带有气囊的血流导向气囊导管可获得重要的血流动力学参数。导管顶端嵌入肺动脉分支后测得的是肺毛细血管楔压(PCWP),其值与左心房压及左心室充盈压接近,可间接反映左心室充盈压。气囊放气后测得的是肺动脉压。在无肺小动脉广泛病变时,肺动脉舒张末压比 PCWP 仅高 1~2 mmHg。测肺动脉舒张末压的优点是可以持续监测,用以代替测量PCWP。漂浮导管的近端孔位于右心房内,可以监测右心房压。漂浮导管远端有热敏电阻,利用热稀释法可以测定心排出量,心排出量与体表面积之比为心排血指数。心源性休克时主张

留置漂浮导管。

PCWP 是一项有重要价值的血流动力学指标：①反映左心室充盈压，因而反映左心室受损程度。②反映肺充血程度：PCWP 正常为 8～12 mmHg，在 18～20 mmHg 时开始出现肺充血，20～25 mmHg 时为轻至中度肺充血，25～30 mmHg 时为中至重度肺充血，＞30 mmHg 时出现肺水肿。急性心肌梗死并发心源性休克的患者常伴有不同程度的肺充血。这些患者在临床表现和 X 线肺部改变出现之前已有 PCWP 增高，治疗中 PCWP 的降低又先于肺部湿啰音和肺部 X 线改变的消失，因此监测 PCWP 变化有利于早期发现和指导治疗肺充血和肺水肿。③在治疗中为左心室选择最适宜的前负荷，其值为 15～20 mmHg。这一压力范围能使左心室心肌充分利用 Frank-Starling 原理以提高心排出量，又不会因 PCWP 过高导致肺充血。④鉴别心源性休克与低血容量引起的低血压。这是两种发病机制、治疗方法及预后完全不同的情况，鉴别极为重要。心源性休克时 PCWP 常大于 18 mmHg，而低血容量引起的低血压时 PCWP 常小于 15 mmHg。

血流动力学监测还能明确休克发生过程中不同因素的参与。下壁梗死合并严重右心室梗死所致的休克时右心房压（反映右心室充盈压）显著增高，可达 16～28 mmHg，而 PCWP 则正常或稍增高。乳头肌腱索断裂时，PCWP 显著增高，PCWP 曲线出现大 V 波。室间隔破裂时由于左向右分流，右心室和肺动脉的血氧饱和度增高。这些改变可帮助临床医师对上述并发症做出诊断并指导治疗。

需要指出的是，心肌梗死时累及的是左心室心肌，表现为左心室功能受损，而右心室功能较正常，因而不应当依靠 CVP 指导输液或应用血管扩张剂，以免判断错误，因为 CVP 反映的是右心室功能。当单纯左心室梗死并发肺充血时，PCWP 已升高而 CVP 可正常，如果根据 CVP 值输液将会加重肺充血。对于少数下壁心肌梗死合并右心室梗死的患者，CVP 可作为输液的参考指标。

漂浮导管及桡动脉测压管的留置时间一般为 48～72 h。

（五）超声心动图的应用

床边多普勒二维超声心动图用于急性心肌梗死休克患者的检查，既安全，又能提供极有价值的资料。可用于测定左心室射血分数和观察心室壁活动情况；可帮助发现有无右心室受累及其严重程度，并与心脏压塞相鉴别；对于手术可修补的机械缺损，如室间隔破裂、心室壁破裂、乳头肌腱索断裂等可做出明确的诊断。

六、治疗

急性心肌梗死并发心源性休克的病死率非常高，长期以来在 80％ 以上。近年治疗上的进步已使病死率有较明显降低。

急性心肌梗死并发心源性休克的治疗目的是：①纠正低血压，提高心排出量以增加冠状动脉及周围组织器官的灌注；②降低过高的 PCWP 以治疗肺充血；③治疗措施应能达到以上目的而又有利于心肌氧的供耗平衡，有利于减轻心肌缺血损伤和防止梗死范围扩大。治疗原则是尽早发现、尽早治疗。治疗方法包括药物、辅助循环，以及紧急血运重建术。

（一）供氧

急性心肌梗死并发心源性休克时常有严重的低氧血症。低氧血症可加重梗死边缘缺血组织的损害，使梗死范围扩大，心功能进一步受损。而且，低氧血症使心绞痛不易缓解，并易诱发心律失常,因此需常规给氧。

可用鼻导管或面罩给氧。如一般供氧措施不能使动脉血氧分压维持在 60 mmHg 以上时,应考虑经鼻气管内插管,做辅助通气和正压供氧。呼气末正压(PEEP)除可有效地纠正低氧血症外,还可减少体循环静脉回流而有效降低左心室充盈压。当患者情况好转而撤除呼吸机时,在恢复自发呼吸过程中可发生心肌缺血,因此需小心进行。撤机过程中做间歇强制性通气可能有利。

应用人工呼吸机治疗时,需密切观察临床病情和血气变化,以调整呼吸机各项参数。

(二)镇痛

急性心肌梗死心前区剧痛可加重患者的焦虑,刺激儿茶酚胺分泌,引起冠状动脉痉挛和心律失常,诱发或加重低血压,因此需积极治疗。除应用硝酸甘油等抗心肌缺血药物外,最常用的镇痛药是吗啡 5~10 mg,皮下注射;或 2~5 mg,加于葡萄糖液中,缓慢静脉推注。吗啡可能使迷走神经张力增加引起呕吐,可用阿托品 0.5~1 mg 静脉推注对抗。下壁心肌梗死并心动过缓者,可改用哌替啶 50~100 mg 肌内注射;或 25 mg,加于葡萄糖液中缓慢静脉推注。

(三)补充血容量

急性心肌梗死并发心源性休克时,输液需在 PCWP 指导下进行。PCWP 在 18 mmHg 以上时不应做扩容治疗,以免加重肺充血甚至造成肺水肿,这时 24 h 的输液量可控制在 2 000 mL 左右。如 PCWP<18 mmHg,应试行扩容治疗,并密切观察 PCWP 的变化。因心源性休克和血容量不足可以并存,补充血容量可获得最佳左心室充盈压,从而提高心排出量。可用右旋糖酐 40~50 mL 静脉推注,每 15 min 注射 1 次。如 PCWP 无明显升高而血压和心排出量改善,提示患者有血容量不足,应继续按上法扩容治疗。如 PCWP 升高>18 mmHg,而血压和心排出量改善不明显,应停止扩容治疗,以免诱发左心衰竭。

(四)肾上腺素能受体激动剂

心源性休克治疗中应用肾上腺素能受体激动剂的目的有两方面:①兴奋 α 受体使周围小动脉收缩以提升血压,使至关重要的冠状动脉灌注压提高,改善心肌灌流;②兴奋 β 受体使心肌收缩力增强以增加心排出量。去甲肾上腺素和多巴胺均具有这两方面作用。此外,多巴胺剂量在 10 μg/(min·kg)以下时还具有兴奋多巴胺受体的作用,这一作用使肾和肠系膜小动脉舒张,可增加尿量并缓和外周血管总阻力的增高。去甲肾上腺素的升压作用强于多巴胺,增快心率的程度则较轻。当患者收缩压<70 mmHg 时,首选去甲肾上腺素,剂量为 0.5~30 μg/min,以达到迅速提高动脉压、增加冠状动脉灌注的目的。收缩压提高至 90 mmHg 后可试改用多巴胺滴注,剂量为 5~15 μg/(min·kg)。对收缩压>70 mmHg 有休克症状和体征的患者,可首选多巴胺治疗。在应用多巴胺的过程中,假如剂量需>20 μg/(min·kg)才能维持血压,则需改用或加用去甲肾上腺素。该药仍然是心源性休克治疗中的重要药物。对收缩压>70 mmHg,但无明显休克症状和体征的休克患者,可选用多巴酚丁胺,该药具有强大的 β_1 受体兴奋作用而无 α 受体兴奋作用,能显著提高心排出量,但升压作用较弱,剂量为 2~20 μg/(min·kg)。多巴酚丁胺可与多巴胺合用。多巴酚丁胺无明显升压作用,在低血压时不能单用。使用以上药物时需密切监测心电图、动脉压和肺动脉舒张末压,并定期测定心排出量。治疗有效时动脉压上升,心排出量增加,肺动脉压可轻度降低,心率则常增加。以后随休克改善,心率反可较用药前减慢。监测过程中如发现收缩压已超过 130 mmHg,心率较用药前明显增快,出现室性心律失常,或 S-T 段改变程度加重,均需减小剂量。

心源性休克时周围小动脉已处于强烈收缩状态,兴奋 α 受体的药物虽可提高血压,但也使周围小动脉更强烈收缩,使衰竭的心脏做功进一步增加,并可能形成恶性循环。因此,在血压提升后需加血管扩张剂治疗。

(五)血管扩张剂

急性心肌梗死并发心源性休克低血压时不宜单用血管扩张剂,以免加重血压下降,损害最为重要的冠状循环。当应用肾上腺素能受体兴奋剂把血压提高至 100 mmHg 以上时,即应加用血管扩张剂,可起到以下作用:①减少静脉回流使肺充血或肺水肿减轻,左心室充盈压下降;②周围血管阻力降低使心排出量增加,心脏做功减轻;③上述作用使心肌耗氧量降低,使心肌缺血改善。换言之,加用血管扩张剂可进一步改善左心室功能,并有利于限制梗死范围的扩大。

最常用的血管扩张剂依然是硝酸甘油和硝普钠。两药比较,硝酸甘油有扩张心外膜冠状动脉改善心肌缺血的优点,而硝普钠舒张外周血管的作用更为强大。两药的剂量接近,开始剂量通常为 5~10 μg/min,然后每 5 min 左右增加 5~10 μg/min,直到出现良好的效应。其指标是:①心排出量增加,体循环血管阻力减小。②PCWP 降低,但应避免过度降低以致左心室前负荷不足,影响心排出量,PCWP 以降至 15~20 mmHg 最为适宜。③收缩压通常降低 10 mmHg,心率增加 10 次/分钟;血管扩张剂显著提高心排出量的有益效应可抵消收缩压轻度下降带来的不利效应。④胸痛缓解,肺部啰音减少,末梢循环改善,尿量增多。

急性心肌梗死并发严重乳头肌功能不全、乳头肌腱索断裂或室间隔破裂时,血管扩张剂治疗特别适用,可有效地减轻二尖瓣反流或左心室向右心室分流,增加前向血流量,是外科手术前的重要治疗措施。

血管扩张剂应用时必须密切监测血压,收缩压下降过多会影响至关重要的冠状动脉灌注。血管扩张剂一般需与肾上腺素能兴奋剂或机械辅助循环合用,使血流动力学得到更大的改善并避免对血压的不利影响。

经以上治疗后,部分患者血流动力学趋于稳定,能度过危险而得以生存。但更多的患者应用血管扩张剂后或血压难以维持,或病情暂时好转后又再度恶化,最终死于不可逆性休克。单纯应用药物治疗,心源性休克的病死率仍在 80% 以上。其中 50% 患者的死亡发生于休克后 10 h 内,2/3 患者的死亡发生于休克后 24 h 内。

(董慧青)

第五节　感染性心内膜炎

一、概述

(一)定义与分型

感染性心内膜炎(infective endocarditis,IE),是指因细菌、真菌和其他微生物(如病毒、立克次体、衣原体、螺旋体等),经血流直接侵犯心瓣膜或心室壁内膜所引起的感染性炎症。

通常根据病情和病程,IE 可分为急性感染性心内膜炎(AIE)和亚急性感染性心内膜炎(SIE)两种。前者往往由毒力强的病原体所致(如金黄色葡萄球菌),有严重的全身中毒症状,未经治疗的患者可在数天至数周内死亡;后者的病原体毒力较低(如草绿色链球菌),病情较轻,病程较长,中毒症状较少。自从抗生素广泛应用以来,尤其是近年来新型抗生素不断问世,使急性感染性心内膜炎预后大大改善,病程延长,急性与亚急性感染性心内膜炎的临床特点彼此交叉,因此,二者常无明显界限,在临床上有时难以区别。

此外,根据瓣膜类型,IE 又可分为自体瓣膜心内膜炎(NVE)和人工瓣膜心内膜炎(PVE)。近年来,亦有根据感染的病原体或受累部位来命名,如金黄色葡萄球菌性心内膜炎、真菌性心内膜炎和右心瓣膜感染性心内膜炎等。

2009 年 ESC 提出了 IE 新的分类和定义:依照感染部位以及是否存在心内异物将感染性心内膜炎分为 4 类:①左心自体瓣膜 IE;②左心人工瓣膜 IE(瓣膜置换术后<1 年发生者称为早期人工瓣膜 IE,术后>1 年发生者称为晚期人工瓣膜 IE);③右心 IE;④器械相关性 IE(包括发生在起搏器或除颤器导线上的 IE,可伴有或不伴有瓣膜受累)。之所以是这样分类,主要是由于这 4 种类型 IE 的治疗方案存在差异的缘故。此外,近年 IE 的流行病学特点也发生了明显变化,风湿性心脏瓣膜病患者已明显减少,而人工瓣膜、老年退行性瓣膜病变和经静脉吸毒则更多地成为 IE 的促发因素,器械相关性 IE 发生率也逐年增高,这些情况已引起了人们的广泛关注。此外,在我国,未经治疗的先天性心脏病,如室间隔缺损、动脉导管未闭、法洛四联症等也是并发 IE 的重要原因。

(二)病因

本病常发生在原已有病变的心脏。但近年来,发生于原无心脏病变者日益增多,尤其见于接受长时间静脉治疗、静脉注射麻醉药成瘾、由药物或疾病引起免疫功能抑制的患者。另外,人工瓣膜置换术后的感染性心内膜炎也有增多。

常见病原体包括:各种细菌、真菌和其他微生物,如病毒、立克次体、衣原体、螺旋体等。近年来病原体谱表现为:草绿色链球菌感染减少,金黄色葡萄球菌感染增加,厌氧菌及各种条件致病菌并不少见。

(三)发病机制

导致感染性心内膜炎发生的因素有以下几方面:①病原体侵入血流,引起菌血症、败血症或脓毒血症,并侵袭心内膜;②心瓣膜异常,有利于病原微生物的寄居繁殖;③防御机制受到抑制,例如肿瘤患者使用细胞毒性药物和器官移植患者使用免疫抑制药。

正常人的血流中,虽然时常有自口腔、鼻咽部、牙龈、检查操作或手术等伤口侵入的少数细菌,但大多数为暂时性菌血症,可很快被机体消除,故临床意义不大。但反复发生的暂时性菌血症可使机体产生循环抗体,尤其是凝集素,它可促使少量的病原体聚集成团。当心脏内存在着异常的血液压力阶差时,血液的强力喷射和涡流,可使心内膜的内皮受损、胶原暴露,导致血小板纤维素血栓的形成。此时,血液中的病原体就会很容易黏附在血小板纤维素血栓上,从而引起感染,导致感染性心内膜炎的发生。

由于某些革兰阳性致病菌,如肠球菌、金黄色葡萄球菌及表皮葡萄球菌等均有一种表面成分,会与心内膜细胞表面的受体起反应,从而引起内膜的炎症,故也有人认为是受体附着作用导致了本病的发生。

二、诊断要点

（一）亚急性感染性心内膜炎

1.临床表现

（1）有心脏病基础病史：如风湿性心瓣膜病、先天性心脏病等，少数病例发病前有手术、器械检查或感染病史。

（2）发热等全身感染表现：热型多变，以不规则者为最多，可为间歇型或弛张型，伴有畏寒和出汗。亦可仅有低热者。体温大多在 37.5 ℃～39 ℃，也可高达 40 ℃以上。有 3%～15%患者体温正常或低于正常，多见于老年患者、伴有栓塞或真菌性动脉瘤破裂引起脑出血或蛛网膜下腔出血的患者以及严重心力衰竭、尿毒症的患者。此外，尚未诊断本病前已应用过抗生素、退热药、激素者也可暂时不发热。70%～90%的患者有进行性贫血，有时可达严重程度，甚至为最突出的表现。贫血引起全身乏力、软弱和气急，肌肉关节酸痛，病程 1 个月以上 60%有脾大，晚期约 1/3 患者有非发绀型杵状指（趾）。

（3）心脏的变化：取决于原有心脏病的种类、病原体种类以及瓣膜或心内膜损害程度。以往认为 IE 必有心脏杂音，且常有杂音变化或出现新杂音，但现在约 15%病例初次检查时无杂音，尤其是原没有心脏病者和右心 IE 者。杂音性质改变乃 IE 特征性表现之一，但并不多见，占 10%～16%，一旦出现有重要价值。

当腱索断裂或瓣膜穿孔时可出现新杂音，是导致急性主动脉瓣和（或）二尖瓣关闭不全的重要原因，由此可产生相应的临床表现。在 IE 发展过程中患者可出现心力衰竭，若不及时处理常是患者死亡的重要原因。心律失常在 IE 并不少见，多数为室性期前收缩，其次为心房颤动和 P-R 间期延长，4%病例可发生高度房室传导阻滞。

（4）皮肤黏膜损害：皮肤和黏膜上出现淤点和淤斑，可出现于球结膜、口腔颊部和腭部的黏膜及肢端处，持续数天，常成群反复出现，主要是由于毒素作用于毛细血管使其脆性增加破裂出血或由于栓塞或免疫反应所引起。Osler 结的发生率已由过去 50%下降至 10%～20%，呈紫色或红色，稍高于皮面，直径小者 1～2 mm，大者可达 5～15 mm，多发生于手指或足趾末端的掌面，大小鱼际或足底可有压痛，常持续 4～5 d 才消退。Osler 结并不是本病所特有，在系统性红斑狼疮、伤寒、淋巴瘤中亦可出现。Janeway 损害是指在手掌和足底出现小的、直径 1～4 mm、无痛的出血性或红斑性损害。视网膜病变以出血最多，呈扇形或圆形，可能有白色中心，有时眼底仅见圆形白点称为 Roth 点。近年来，Janeway 损害及 Roth 点亦明显少见。

（5）脏器栓塞：IE 的赘生物一旦脱落可导致动脉栓塞现象，包括脑、肾、脾、肺、冠状动脉、肠系膜及肢体动脉栓塞，可出现相应的临床表现。如脑栓塞可引起瘫痪、失语、神志不清，甚至死亡；脾栓塞可引起剧烈的左上腹疼痛；肾栓塞可产生肾绞痛、血尿和肾功能减退等。

2.实验室和器械检查

（1）血培养阳性。阳性血培养具有决定性的诊断价值。尽量争取在抗生素应用前每小时抽血 1 次，连续 3～5 次，每次采血 10 mL 以上，同时兼做厌氧菌和真菌培养，并适当延长培养时间，可提高血培养阳性率。

（2）超声心动图发现心瓣膜赘生物。诊断 IE 的超声心动图 3 项主要标准：①赘生物；②脓肿；③人工瓣膜裂开（超声表现为瓣周漏，可伴或不伴瓣膜的摇晃静止）。超声心动图有经胸（TTE）和经食管超声心动图（TEE）两种，近年来强调超声心动图对于 IE 的诊断、处理以及随访均有重大价值。心瓣膜可见赘生物,诊断价值较大,敏感性和特异性均为90%。TEE可检出较小的赘生物。TTE/TEE的适应证包括:①一旦怀疑患者有IE可能,首选TTE,应尽早检查(Ⅰ类推荐,B级证据);②高度怀疑IE而TTE正常时,推荐TEE(Ⅰ类推荐,B级证据);③TTE/TEE阴性但临床仍高度怀疑IE者,应在7~10 d或以后再行TTE/TEE检查(Ⅰ类推荐,B级证据);④IE治疗中一旦怀疑出现新的并发症(新杂音、栓塞、持续发热、心力衰竭、脓肿、房室传导阻滞),应立刻重复TTE/TEE检查(Ⅰ类推荐,B级证据);⑤抗生素治疗结束时,推荐TTE检查以评价心脏和瓣膜的形态学及功能(Ⅰ类推荐,C级证据)。

(二)急性感染性心内膜炎

(1)多发生在急性化脓性感染的基础上,60%患者无器质性心脏病史。

(2)起病急骤,进展快,病程数天或数周,高热、寒战等全身毒血症状明显。

(3)短期内出现心脏杂音,且杂音多变、粗糙,由于瓣膜损坏多较严重,可产生急性瓣膜关闭不全的征象。

(4)心内膜上赘生物大而脆,易发生转移性脓肿,可产生相应征象。

(5)血培养易获阳性,通常为金黄色葡萄球菌等毒力较强的化脓性细菌。

(6)超声心动图易发现心瓣膜上的赘生物,且可显示瓣膜损害的图像。

然而,由于近年来感染性心内膜炎的病原学、流行病学和临床表现均发生了显著变化,因此,"非典型"病例越来越多。要避免诊断失误,关键是提高对感染性心内膜炎的警惕性。一般认为,具备下列4项中2项或2项以上者可确诊为IE。

①具备(或无)器质性心脏病证据,不明原因发热1周以上,有贫血、栓塞症状、脾大或皮肤淤点表现,心脏杂音改变或出现新的心脏杂音;②血培养阳性;③超声心动图发现心瓣膜或心内膜有赘生物形成;④手术证实。鉴于近年来IE不典型病例增多,以下改良的Duke标准,可供参考(具体如下)。

1)主要标准。A.血培养阳性(符合下列至少1项标准):①2次不同时间的血培养检出同一典型IE致病微生物(如草绿色链球菌、肠球菌、金黄色葡萄球菌);②多次血培养检出同一IE致病微生物(2次至少间隔>12 h的血培养阳性、所有3次血培养均为阳性、或4次或4次以上的多数血培养阳性);③伯纳特立克次体一次血培养阳性或第一相免疫球蛋白G(IgG)抗体滴度>1:800。B.心内膜受累的证据(符合以下至少1项标准):①超声心动图异常(赘生物、脓肿、人工瓣膜裂开);②新发瓣膜反流。

2)次要标准。①易感因素:易患IE的心脏病变,静脉药物成瘾者;②发热:体温≥38 ℃;③血管征象:主要动脉栓塞、化脓性肺栓塞、真菌性动脉瘤、颅内出血、结膜出血、Janeway结;④免疫性征象:肾小球肾炎、Olser结、Roth斑、类风湿因子阳性等;⑤微生物证据:血培养阳性,但不满足以上的主要标准或与感染性心内膜炎一致的急性细菌感染的血清学证据。

诊断标准。①确诊IE:符合2项主要标准、1项主要标准+3项次要标准或5项次要标准;②可能的IE:1项主要标准+1项次要标准或3项次要标准。

(三)鉴别诊断

感染性心内膜炎需与下列疾病相鉴别。

(1)风湿性心脏病伴风湿活动。

(2)风湿性心内膜炎。

(3)非细菌性血栓性心内膜炎。

（4）嗜酸细胞增多性心内膜炎。

三、治疗

（一）抗生素治疗

1.治疗目标

完全彻底消除感染，防治各种并发症。

2.治疗原则

（1）早期用药：在连续送 3～5 次血培养后即可开始治疗，可减轻心瓣膜的损害，保护心脏功能，防止和减少并发症的发生。

（2）剂量充足：由于病原体隐藏在有纤维覆盖的赘生物中且处于代谢休眠状态，不易为抗生素杀灭，因此，抗生素剂量要充足，以便在赘生物内能达到有效抗生素浓度，杀灭病原体。

（3）疗程宜长：一般需要 4～6 周，才可达到完全消除感染的目的，停药过早易致感染复发。

（4）选用杀菌药：抑菌药不能杀灭细菌，停药后受抑制的细菌可重新繁殖。杀菌药还可能穿透赘生物，杀灭隐藏于深部的病原体。

（5）病原微生物不明时，根据经验用药：急性者选用针对金黄色葡萄球菌、链球菌和革兰阴性杆菌均有效的广谱抗生素；亚急性者选用针对大多数链球菌（包括肠球菌）的抗生素。

（6）已分离出病原微生物时，根据药物敏感试验选择抗生素。

3.治疗方法

（1）病原微生物不明时的治疗：①在连续送血培养后，立即给予青霉素 G 每天 600 万～1 200 万单位，分 4～6 次静脉滴注或静脉注射，并与氨基糖苷类抗生素合用，如链霉素 1～2 g/d 肌内注射，或庆大霉素每天 24 万～32 万单位静脉滴注，或阿米卡星 0.4～0.6 g/d 静脉滴注或肌内注射。在我国，链霉素、庆大霉素发生耐药率较高，而且肾毒性大，故临床有条件时建议多选用阿米卡星较好。②若治疗 3 d 发热不退，应加大青霉素 G 剂量至每天 2 000 万单位，分次静脉滴注；如疗效良好，可维持 4～6 周。当应用较大剂量青霉素 G 时，应注意脑脊液中的浓度，过高时可发生神经毒性表现，如肌阵挛、反射亢进、惊厥和昏迷。此时需注意与本病的神经系统表现相鉴别，以免误诊为本病的进一步发展而增加抗生素剂量，造成患者死亡。③如疗效欠佳宜改用其他抗生素，如半合成青霉素、苯唑青霉素（新青霉素Ⅱ，Oxcilin）、氨苄西林（Ampillin）、哌拉西林（氧哌嗪青霉素，Piperacillin）等，6～12 g/d，分次静脉给予；头孢噻吩（Cephalothin）6～12 g/d 或万古霉素（Vacomycin）2～3 g/d，分 2 次静脉滴注等。

（2）已知病原微生物时的治疗如下。①草绿色链球菌心内膜炎：仍以青霉素 G 为首选，多数患者单独应用青霉素已足够。对青霉素敏感性差者宜加用氨基糖苷类抗生素，用法同前（病原微生物不明时的治疗）；青霉素属细胞壁抑制药类，与氨基糖苷类药物合用，可增进后者进入细胞内起作用。对青霉素过敏的患者可用红霉素、万古霉素或头孢菌素。但要注意的是有青霉素严重过敏者，如过敏性休克，忌用头孢菌素类，因其与青霉素可出现交叉过敏反应。②肠球菌性心内膜炎：对青霉素 G 的敏感性较差，往往需用每天 2 000 万～4 000 万单位。因而宜首选氨苄西林（Ampicillin）6～12 g/d，或万古霉素和氨基糖苷类抗生素联合应用，疗程为 6 周。头孢菌素对肠球菌作用差，不能替代其中的青霉素。近来一些产 β 内酰胺酶对氨基糖苷类药物耐药的菌株也有所报道，也出现了对万古霉素耐药的菌株。如遇前述情况，可选用喹诺酮类抗生素，如环丙沙星（环丙氟哌酸，Ciprofloxacin）或氧氟沙星（泰利必妥，Ofloxaxin）等。

③金黄色葡萄球菌性心内膜炎：若非耐青霉素的菌株，仍选用青霉素 G 治疗，1 000 万～2 000 万单位和氨基糖苷类抗生素联合应用。耐药菌株可选用第一代头孢菌素类、万古霉素、利福平和各种耐青霉素酶的青霉素，如苯唑西林（Oxacillin）等。治疗过程中应仔细地检查是否有必须处理的转移病灶或脓肿，避免细菌从这些病灶再度引起心脏病变处的种植。表皮葡萄球菌侵袭力低，但对青霉素 G 效果欠佳，宜选用万古霉素、庆大霉素、利福平联合应用。④革兰阴性杆菌心内膜炎：病死率较高，但作为本病的病原菌较少见。一般以 β 内酰胺类和氨基糖苷类药物联合应用。可根据药敏选用第三代头孢菌素，如头孢哌酮（先锋必，Cefoperazone）4～8 g/d，或头孢噻肟（凯福隆，Cefotaxime）4～6 g/d，或头孢曲松（菌必治，Ceftriaxone）2～4 g/d 分次静脉应用；也可用氨苄西林和氨基糖苷类联合应用。⑤铜绿假单胞菌心内膜炎：选用第三代头孢菌素，其中以头孢他啶（复达欣，Ceftazidine）最优，4～6 g/d，分次静脉使用。也可选用哌拉西林（氧哌嗪青霉素，Piperacillin）和氨基糖苷类合用或多糖菌素 B（Polymyxin B）100 mg/d，多糖菌素 E 150 mg/d。⑥真菌性心内膜炎：病死率高达 80%～100%，药物治愈极为罕见，应在抗真菌治疗期间早期手术切除受累的瓣膜组织，尤其是真菌性的人工瓣膜心内膜炎（PVE），且术后继续抗真菌治疗才有可能提供治愈的机会。药物治疗仍以两性霉素 B（Amphotericin B）为优，以 0.1 mg/（kg·d）开始，逐步增加至 1 mg/（kg·d），总剂量 1.5～3 g。两性霉素 B 的毒性较大，可引起发热、头痛、显著胃肠道反应、局部血栓性静脉炎和肾功能损害，并可引起神经系统和精神方面的改变。5-氟胞嘧啶（5-FC，Flurocytosine）是一种毒性较低的抗真菌药物，单独使用仅有抑菌作用，且易产生耐药性，与两性霉素 B 合并应用，可增强杀真菌作用，减少两性霉素 B 的用量及减轻 5-FC 的耐药性。后者用量为 150 mg/（kg·d），口服每 6 h 1 次，用药数月。⑦其他：如立克次体心内膜炎可选用四环素 2 g/d 静脉给药，治疗 6 周。

感染心内膜炎复发时，应再治疗，且疗程宜适当延长。

（二）并发症的处理

1.心力衰竭

按心力衰竭的常规治疗，如限制水钠和应用强心、利尿、血管扩张药等；如由心脏瓣膜严重损害所致者应在积极抗感染、治疗心力衰竭的基础上，尽早手术。相反，片面强调内科抗生素治疗，指望内科情况或病情稳定后再手术，则往往失去手术时机，因为严重膜损毁时，药物治疗只能暂时改善心功能，它不能从根本上解决血流动力学的障碍，反而耽误病情。当然，对于瓣膜损毁不太严重的患者，可在感染控制和病情稳定后 3～6 个月，视病情继续内科随访治疗或择期外科手术矫治为好。

2.心律失常

治疗原则和其他心脏病所致相似，频发室性期前收缩，一般情况下可用胺碘酮 0.2 g 或美西律 0.15～0.2 g，均每日 3 次，待室性期前收缩控制后减量维持。室性心动过速首选胺碘酮 150～300 mg 加 5% 葡萄糖 20 mL 静脉注射，也可用利多卡因 50～100 mg 静脉注射，继以相应药物静脉滴注维持防止室性心动过速再发；必要时电击复律，首次电能为 100～150 J（焦耳）。

心室颤动时按心搏骤停实施抢救。IE 合并三度或高度房室传导阻滞，引起心排出量明显降低时，应安装临时起搏器，在基层单位也可用异丙肾上腺素 0.5～1 mg 加入 500 mL 液体中静脉滴注。阿托品、山莨菪碱等也可酌情使用。

3.心肌和(或)心包脓肿

对于多发性小灶性心肌脓肿主要针对病因,采用大剂量敏感的抗生素治疗;对单个而巨大的心肌脓肿,在内科积极抗感染基础上,有人主张穿刺引流。心包脓肿可按化脓性心包炎处理,必要时做心包穿刺或切开引流,常能取得较好的疗效。

4.肾衰竭

轻度肾功能损害者,主要针对原发病治疗,应用足量有效的杀菌药物,注意应用对肾功能损害较小的抗生素。对于肾功能损害较严重患者,应做血液透析,有利于改善全身状况,使患者安全度过抗生素应用和免疫机制所致的肾损害阶段。

5.血管栓塞

主要对症处理,反复栓塞宜做手术以消除栓塞源。有人试图通过应用抗凝剂来减少赘生物的体积,以提高抗生素疗效和减少脏器的栓塞,尽管近年来新型抗凝药不断问世,但抗凝治疗的价值尚待进一步研究。对于已发生栓塞的患者是否应用抗凝药也无定论。有迹象表明,对于右心感染性心内膜炎所致肺栓塞,抗凝药似有一定疗效,但在应用过程中应密切观察病情,注意出血倾向。

6.细菌性动脉瘤

微小的细菌性动脉瘤在有效抗生素治疗后可消失;直径 1～2 cm 的动脉瘤即使 IE 治愈仍可能破裂出血,应及早手术。颅内细菌性动脉瘤常为多发性,如为较大的动脉瘤或已发生过出血,且病变部位可以手术的应及早处理;未破裂的或出血较小的动脉瘤则应区别情况做相应处理。

(董慧青)

第六节 急性心肌炎

心肌炎是指心肌局限性或弥散性的急性或慢性炎症病变,可分为感染性和非感染性两大类。前者由细菌、病毒、螺旋体、立克次体、真菌、原虫、蠕虫等感染所致,后者包括过敏或变态反应性心肌炎,如风湿病以及理化因素或药物所致的心肌炎等。临床常见病毒性心肌炎(VMC),它是由嗜心肌病毒(以柯萨奇 B 组 2～5 型和 A 组 9 型病毒最为常见)感染引起的,以心肌非特异性间质性炎症为主要病变的心肌炎,病程在 3 个月以内者称急性病毒性心肌炎,其病情轻重不一,重者可发生心力衰竭、心源性休克或猝死,如病情迁延可发展成为扩张型心肌病。

一、病因

病毒性心肌炎发病机制目前尚未完全阐明,多数认为与病毒直接损伤和感染后的免疫反应有关。主要病原是柯萨奇 B 组 2～5 型和 A 组 9 型病毒,其次是艾柯病毒和腺病毒,还有流感病毒、脑心肌炎病毒、风疹病毒、合胞病毒等 20 余种。病理改变主要为心肌细胞变性、坏死及间质炎性细胞浸润和纤维化。

二、临床表现

患者多有前驱病毒感染史,在上呼吸道感染、腹泻等病毒感染后 3 周内出现心脏表现,其临床症状轻重不一,轻者可无自觉症状,重者可表现为严重心律失常、心源性休克、心力衰竭,甚至猝死。

(1)亚临床型心肌炎:病毒感染后无自觉症状,心电图发现有 ST-T 改变或房性期前收缩、室性期前收缩,数周之后,这些改变自行消失。

(2)轻症自限型心肌炎:病毒感染后 1~3 周有轻度心前区不适、心悸、心电图有 ST-T 改变、各种期前收缩;心肌酶,如 CK、CK-MB、cTnT 呈一过性升高,无心脏扩大、心力衰竭表现,经治疗 1~2 个月逐渐恢复。

(3)隐匿进展型心肌炎:病毒感染后有一过性心肌炎表现,数年后发现心脏逐渐扩大,表现为扩张型心肌病。

(4)慢性迁延性心肌炎:有明确的病毒性心肌炎史,未得到适当治疗,迁延不愈。部分患者病情呈进行性发展,心脏扩大,心力衰竭加重,数年后死亡。

(5)急性重症心肌炎:病毒感染后 1~2 周内出现胸痛、气短、心悸等症状,心动过速、房性和室性奔马律、心力衰竭、心脏扩大等体征,甚至出现心源性休克。此型病情凶险,可在数日或数周内死于肾衰竭或严重心律失常。

(6)猝死型心肌炎:死前无心脏病表现,常在活动中猝死。

三、辅助检查

(1)血液生化检查:心肌酶 CK-MB、心肌肌钙蛋白 T/I 明显升高。

(2)外周血病原学检查:用 RT-PCR 技术检测血清肠病毒 RNA 等。

(3)血清学检查:应用间接放射免疫分析、酶联免疫吸附试验(ELISA)等技术检测血清中柯萨奇病毒 IgM 抗体,可用于早期检测。

(4)心电图:心肌炎的心电图改变多种多样,常见 ST-T 改变、期前收缩、传导阻滞等,但均无特异性。

(5)胸部 X 线片:心力衰竭时可有肺水肿、心影扩大等表现。

(6)心脏彩超:可见室壁活动异常及心腔扩大等。

(7)核素心肌显像:(^{111}In)抗肌球蛋白单克隆抗体心肌显像,对心肌坏死检测敏感性高(100%),但特异性较差(58%)。

(8)心内膜心肌活检(EMB)和组织学诊断:是心肌炎诊断的可靠工具,但临床取材困难。

四、诊断标准

目前诊断急性病毒性心肌炎的金标准仍是心肌活检,但由于取样困难,临床诊断常参照以下诊断标准。

(1)病史与体征:在上呼吸道感染、腹泻等病毒感染后 3 周内出现心脏表现,如出现不能用一般原因解释的感染后重度乏力、胸闷、头晕(心排出量降低所致)、心尖第一心音明显减弱、舒张期奔马律、心包摩擦音、心脏扩大、充血性心力衰竭或阿-斯综合征等。

(2)上述感染后 3 周内出现下列新的心律失常或心电图改变。①窦性心动过速、房室传导阻滞、窦房阻滞或束支阻滞;②多源、成对室性期前收缩,自主性房性或交界性心动过速,阵发或非阵发性室性心动过速,心房、心室扑动或颤动;③两个以上导联 ST 段呈水平型或下斜型下移(>0.01 mV)、ST 段异常抬高、出现异常 Q 波。

(3)心肌损伤的参考指标:病程中血清心肌肌钙蛋白 I 或肌钙蛋白 T(强调定量测定)、CK-MB明显增高。超声心动图示心腔扩大或室壁活动异常和(或)核素心功能检查证实左心室收缩或舒张功能减弱。

(4)病原学依据:①在急性期从心内膜、心肌、心包或心包穿刺液中检测出病毒、病毒基因片段或病毒蛋白抗原;②病毒抗体:第二份血清中同型病毒抗体(如柯萨奇 B 组病毒中和抗体或流行性感冒病毒血凝抑制抗体等)滴度较第 1 份血清升高 4 倍(2 份血清应相隔 2 周以上),或一次抗体效价>640 者为阳性,320 者为可疑阳性(如以 1∶32 为基础者则宜以>256 为阳性,128 为可疑阳性,根据不同实验室标准作决定);③病毒特异性 IgM:以>1∶320 者为阳性(按各实验室诊断标准,需在严格质控条件下)。如同时有血中肠道病毒核酸阳性者则更支持有近期病毒感染。

对同时具有上述(1)、(2)(①、②、③中任何 1 项)、(3)中任何 2 项,在排除其他原因心肌疾病后,临床上可诊断为急性病毒性心肌炎。如同时具有(4)中①项者,可从病原学上确诊急性病毒性心肌炎;如仅具有(4)中②、③项者,在病原学上只能拟诊为急性病毒性心肌炎。

如患者有阿-斯综合征发作、充血性心力衰竭伴或不伴心肌梗死样心电图改变、心源性休克、急性肾衰竭、持续性室性心动过速伴低血压或心肌心包炎等一项或多项表现,可诊断为重症病毒性心肌炎。如仅在病毒感染后 3 周内出现少数期前收缩或轻度 T 波改变,则不宜轻易诊断为急性病毒性心肌炎。

对难以明确诊断者,可进行长期随访,有条件时可做心内膜心肌活检进行病毒基因检测及病理学检查。

五、鉴别诊断

在考虑病毒性心肌炎诊断时,应除外 β 受体功能亢进、甲状腺功能亢进症、二尖瓣脱垂综合征及影响心肌的其他疾病,如风湿性心肌炎、中毒性心肌炎、冠心病、结缔组织病、代谢性疾病以及克山病(克山病地区)等。

六、治疗

1.治疗目标

提高病毒性心肌炎的治愈率,减少心肌炎后遗症,降低扩张型心肌病的发生率。

2.治疗方法

目前对病毒性心肌炎尚无特效疗法,主要是根据病情,及时采取综合措施。

(1)休息:尽早卧床休息,可以减轻心脏负荷,改善预后。①有严重心律失常、心力衰竭的患者,卧床休息 1 个月,6 个月内不参加体力活动;②无心脏形态功能改变者,3 个月内不参加体力活动。

(2)抗病毒治疗:动物实验证明,病毒在细胞内破坏心肌细胞,心肌中病毒存在不超过18 d。因此,抗病毒治疗主要用于疾病的早期,但一般抗病毒药物不能进入细胞,因而无效。α-干扰素能够阻断病毒复制和调节细胞免疫功能。基因工程制备的 α-干扰素,每支100 万~300 万 单位,每日肌内注射 1 支,2 周为 1 个疗程。

(3)黄芪:黄芪有抗病毒、调节免疫功能,对干扰素系统有激活作用,还能改善内皮细胞生长,并具有正性肌力作用。

用法:黄芪注射液 20 g＋5％葡萄糖注射液 250 mL,每日 1 次,静脉滴注 2～3 周;然后改用黄芪口服液,每次 15 g,口服,每日 2 次,疗程 2.5 个月。

(4)抗菌治疗:细菌感染是病毒性心肌炎的条件因子,在治疗初期常规应用青霉素 400 万～800 万 单位/天,静脉滴注(或红霉素 1.2 g/d,静脉滴注)1～2 周。

(5)保护心肌疗法:心肌炎时,自由基产生增多,而超氧化物歧化酶活性下降,自由基加重心肌细胞损伤。①维生素 C:心肌细胞模型研究证明,维生素 C 有明显保护心肌不受自由基和脂质过氧化损伤,使细胞内外脂质过氧化物明显降低的作用。②泛癸利酮(辅酶 Q_{10} 片,能气朗片):辅酶 Q_{10} 大量存在于线粒体,特别是心肌细胞,是细胞呼吸链的重要组成之一,参与氧化磷酸化及能量的生成过程,并有抗氧自由基及膜稳定作用。用法:泛癸利酮 10 mg,每日 3 次,疗程 1 个月。③曲美他嗪(万爽力片):抑制耗氧多的游离脂肪酸氧化,促进葡萄糖氧化,利用有限的氧,产生更多 ATP,增加心脏收缩功能;减少缺血再灌注时细胞内离子改变;减少酸中毒;减少钙离子过载;增加细胞膜磷脂的合成;基于优化线粒体能量代谢的心肌细胞保护作用。用法:曲美他嗪 20 mg,每日 3 次,疗程 1 个月。

(6)免疫抑制药治疗:免疫抑制药可使病毒复制加剧,即使小心应用糖皮质激素也可加重心肌炎的组织学变化。多数学者主张在病程早期不宜常规使用激素;对于严重心律失常、心源性休克等严重并发症者可以短期应用激素;在病程后期证实心肌病变是由免疫反应引起时可以使用激素。

(7)对症治疗:①心力衰竭患者,按常规的纠正心力衰竭措施治疗,但洋地黄用量宜偏小。②完全性房室传导阻滞者,使用临时体外起搏器;二度以上房室传导阻滞、病窦患者,可短程应用地塞米松 10 mg,静脉滴注,每日 1 次治疗,不能恢复者应安装起搏器。③抗心律失常药:其他类型心律失常者,根据心律失常情况选择药物治疗。

七、预后

急性病毒性心肌炎预后与其发病类型有关,大多数患者经过适当治疗后可以康复,而如果治疗不及时可能会遗留心力衰竭、心律失常等后遗症;极少数患者由于心肌弥散性炎症和坏死,发生急性心力衰竭、心源性休克或严重心律失常而死亡;约 12.5％急性病毒性心肌炎患者演变为扩张型心肌病。

(董慧青)

第三章 呼吸系统急危重症诊治

第一节 重症肺炎

根据发生环境不同肺炎分为社区获得性肺炎(community acquired pneumonia,CAP)和医院获得性肺炎(hospital acquired pneumonia,HAP)。CAP 是指在医院外罹患的感染性肺实质炎症,包括具有明确潜伏期的病原体感染而在入院后平均潜伏期内发病的肺炎。而 HAP 则指患者入院时不存在,入院 48 h 后发生的,由各种病原体引起的肺实质炎症。

重症肺炎是近年来提出的概念,是为了区别于普通肺炎,强调了患者病情的严重性以及积极治疗的迫切性。重症肺炎目前仍没有明确的定义,目前认为因病情严重而需要进入重症医学科(ICU)监护、治疗的肺炎为重症肺炎。重症肺炎分为重症社区获得性肺炎(severe community acquired pneumonia,SCAP)和重症医院获得性肺炎(severe hospital acquired pneumonia,SHAP)。本节重点介绍重症社区获得性肺炎。

一、病因

(一)病原学

SCAP 致病菌最常见的是肺炎链球菌(约占 1/3),包括耐药肺炎链球菌(drug-resistant S. pneumonia,DRSP);然后是军团菌属和革兰氏阴性肠杆菌等。非典型病原体、肺炎衣原体、肺炎支原体以及某些呼吸道病毒等也可致病。

近些年以禽流感各型变异菌株(如 SARS、H1N1、H5N1、H9N2、H7N1、H7N2、H7N3、H7N7、H7N9 等)导致的重症肺炎逐渐受到关注。病毒感染常见于免疫抑制患者,并易继发细菌感染。真菌最常见的是念珠菌属,以白念珠菌为主,约占一半。非白念珠菌(如光滑念珠菌、热带念珠菌、近平滑念珠菌、克柔念珠菌等)有增高趋势。器官移植患者由曲霉菌导致 SCAP 的病死率也极高。

(二)发病机制

SCAP 的发病机制目前仍不清楚。局部肺组织持续的炎症可产生炎症介质,如白细胞介素 1β、肿瘤坏死因子 α、IL-6 等,当炎症介质进入血液循环后,可引起机体免疫系统的一系列反应:使单核-巨噬细胞和血小板聚集、活化,从而导致炎症介质的持续释放,诱发全身炎症反应综合征(SIRS)、脓毒症(sepsis);诱发内源性抗感染介质的释放,如 PGE2、IL-4、IL-10 等,抗感染症性内分泌激素释放也随之增加,如糖皮质激素和儿茶酚胺等,导致代偿性抗感染反应综合征(CARS)。

如果 SIRS 和 CARS 处于平衡状态,则能保持炎症反应局限,机体内环境相对稳定。一旦炎性细胞高度活化,进一步引起炎症介质的瀑布样释放,而机体的抗感染机制不足以与之对抗时,出现 SIRS/CARS 失衡,引起严重的脓毒症和脓毒症性休克,并可引起多器官功能障碍综合征。

二、临床表现

1.全身表现

肺炎患者大多出现发热，一般为急性发热，热型变为稽留热或弛张热，伴或不伴畏寒、寒战；部分体弱患者可仅表现为低热或不发热。其他表现有全身不适感、头痛、肌肉酸痛、食欲下降、恶心、呕吐等，病情严重者可出现神志障碍或精神异常。

2.呼吸系统表现

肺炎的典型临床表现为咳嗽、咳痰，常咳黄脓痰或白黏痰，部分患者咳铁锈色或血痰；胸痛，深吸气或剧烈咳嗽时出现；病情严重时可有气促、呼吸困难表现，伴有唇甲发绀等缺氧体征。SCAP者由于双肺出现弥散性损害，导致进行性低氧血症，出现进行性呼吸困难、窘迫等ARDS表现。

早期肺部体征表现为局部的异常体征，如局部叩诊呈浊至实音、触觉语颤增强、听诊可闻及肺泡呼吸音减弱、局部湿啰音等。随病情进展至弥散的SCAP时，表现为呼吸急促、窘迫，可有鼻翼扇动，而且出现发绀等明显缺氧表现，肺部体征为广泛的肺实变征，肺泡呼吸音明显减弱，而湿啰音改变不明显。

3.肺外表现

SCAP病情进展迅速，常引起其他肺外脏器损害。严重肺炎时，可出现机体炎症反应异常，导致脓毒症、SIRS、MODS等的一系列病理生理过程。

循环系统功能的损害最常见，表现为顽固性休克、低血压、组织低灌注压表现，一般液体复苏难以纠正，须用血管活性药物才能改善。

肾脏也易受损，表现为少尿、无尿，血清尿素氮、肌酐进行性升高。肾功能损害可致病情加重，使预后更差。

其他脏器如消化道、肝脏、血液系统、神经系统、内分泌系统等，可序贯出现不同程度损害。

三、诊断

(一)辅助检查

1.血常规

白细胞计数和中性粒细胞计数分类升高，少数可呈下降。

2.血气分析

血气分析为严重低氧血症（Ⅰ型呼吸衰竭），氧合指数进行性下降，甚至<200 mmHg。如有COPD等基础病可出现Ⅱ型呼吸衰竭。

3.影像学检查

胸部X线片是最常用的检查方法，能早期发现肺部炎症渗出性病灶。表现为片状、斑片状、网状结节状阴影，SCAP肺部阴影进展迅速，甚至出现双肺大片实变影，部分在48 h内增加达50%以上。胸部CT检查可发现X线漏诊的病灶，有助于早期诊断，较准确了解肺炎范围、肺组织实变程度，早期发现肺脓肿、空洞等。影像学检查有助于肺炎与大量胸腔积液、肺水肿、肺结核等鉴别。

4.病原学检查

(1)痰、气道分泌物涂片革兰氏染色：易于执行、廉价，应作为临床常规检查，但敏感性和特异性低。

(2)痰培养:在抗生素应用前取痰液检查,可提高阳性率。痰培养阳性率较低,40%～50%,且难以区分致病菌与定植菌。

(3)血培养:特异性高,阳性率低(约25%)。应在抗生素应用前采血,建议采2～3次,每次不少于20 mL,不建议只在高热或寒战时采血,阳性率可提高到40%～50%。

(4)经纤维支气管镜防污染性毛刷(PSB)、支气管肺泡灌洗液(BAL)标本培养:二者的敏感性和特异性均高,PSB分别为69%和95%;BAL为72%～100%和69%～100%。

(5)真菌血清学检测:半乳甘露聚糖(GM)是真菌细胞壁特有成分,阳性者提示感染可能。1-3-β葡聚糖(GM的代谢产物)几乎存在于所有真菌中,其阳性仅表明可能存在真菌感染,而不能分类,与某些药物反应可出现假阳性。

(二)诊断

SCAP作为肺炎的一个类型,诊断时应先判断是否符合肺炎标准,肺炎的诊断确立后需评估患者病情严重程度,以判断是否达到SCAP的标准,以进入ICU治疗。肺炎患者是否进入ICU治疗的标准仍没有统一。

SCAP的表现为:①意识障碍;②呼吸频率>30次/分钟;③PaO_2<60 mmHg,氧合指数<300 mmHg,需机械通气;④血压<90/60 mmHg;⑤胸片显示双侧或多肺叶受累,或入院48 h内病变扩大≥50%;⑥少尿,尿量<20 mL/h,或<80 mL/4 h,或急性肾衰竭需透析治疗。

(三)肺炎严重程度判断

判断病情对治疗极为重要。判断病情的轻重有不同的方法,如肺炎严重度指数(pneumonia severity index,PSI)评分,根据总分划分出Ⅰ～Ⅴ级别,给出治疗管理建议。

社区获得性肺炎CURB-65评分由意识障碍、尿素氮升高(BUN>7.14 mmol/L(20 mg/dL))、呼吸频率加快、低血压,和年龄>65岁5条组成,每条评1分。根据评分给予分级治疗管理:0～1分患者可以在门诊治疗,2分以上的患者需要住院,而对于3分以上的患者需要ICU治疗。

四、治疗

1.一般监护及治疗

重症肺炎患者病情危重,进展迅速,入ICU后应加强生命体征、尿量及神志等监测,及时制订相应的抢救措施。其他措施包括退热降温、吸氧、加强痰液引流等。

2.抗感染治疗

抗生素应遵循早期、充分、足量的原则,反对"从低到高"或"逐级升高"的治疗方式。具体包括:抗生素治疗应尽早开始;基于局部状况和药代动力学的足够剂量及个体化用药;选择具有良好肺穿透性的抗生素;最初采用强力广谱抗生素经验性治疗,一旦获得可靠的细菌培养和药敏结果,及时换用针对性的窄谱抗生素,即"降阶梯治疗",目的是防止病情迅速恶化、减少细菌耐药、改善预后。抗生素应尽早开始,不能为了病原学检查而延缓用药,入院8 h内必须应用抗生素,对预后十分重要。若有可靠的病原学结果,按照降阶梯简化联合方案而调整抗生素,选择高敏、窄谱、低毒、价廉药物,转换时机取决于特异性的病原学依据及患者的临床治疗反应。如果抗菌治疗效果不佳,则应"整体更换"。抗生素疗程的确定应取决于临床疗效,一般SCAP链球菌感染者推荐10 d,军团菌为14～21 d,非典型病原体为14 d,金黄色葡萄球菌、革兰氏阴性肠杆菌为 14～21 d。

3.抗真菌治疗

抗真菌治疗应根据患者临床情况选择经验性治疗、抢先治疗或针对性治疗的策略。常用抗真菌药物有多烯类、唑类、棘白霉素等。对于病情严重、疗效差的真菌感染患者,可考虑联合用药,应注意药物间的拮抗效应。抗真菌治疗的疗程应取决于临床治疗效果,根据病灶吸收情况而定,不可过早停药。

4.机械通气

SCAP 常引起严重的呼吸衰竭,需应用机械通气辅助治疗,包括无创机械通气、有创机械通气。通气方式的选择应根据患者的神志、分泌物情况、呼吸肌疲劳、缺氧程度而决定。无创机械通气可改善通气和氧合功能,仅适用于病情稍轻、合并 COPD 基础疾病的患者。合并严重呼吸衰竭或发展至 ARDS 时,应建立人工气道进行有创机械通气。ARDS 的机械通气目前推荐保护性肺通气策略,即肺复张与开放策略,通气方式采用低潮气量(5～8 mL/kg)和高水平呼气末正压(PEEP)通气,必要时允许一定程度的高碳酸血症;此外,还有俯卧位通气或高频通气等策略。

5.循环支持

顽固性休克是 SCAP 进入 ICU 的主要原因之一,即脓毒症性休克(septic shock),属于血容量分布异常性休克,有效血容量明显不足,治疗上首先应充分的液体治疗,应用脓毒症集束化复苏方案,尽早达到复苏终点:中心静脉压 8～12 mmHg、平均动脉压≥65 mmHg、尿量≥0.5 mL/(kg·h)、混合血氧饱和度≥70%。若血压仍低,应使用血管活性药物(去甲肾上腺素、多巴胺等);若存在心脏收缩功能减退,可联合使用多巴酚丁胺,同时加强液体管理。

6.维持重要器官功能

出现器官功能受损时,应根据不同程度采用相应的治疗方案。急性肾衰竭多为肾前性,补足血容量的同时加强利尿治疗。有血液透析指征时可根据病情选择血液透析方式,若循环功能不稳定可选择连续性肾替代治疗(CRRT)。

7.加强营养治疗

疾病早期分解代谢亢进,以补充生理需要量为主,过多的热量补充加重心脏负荷对预后不利;病情稳定后需根据患者体征、代谢情况而充分补充热量及蛋白,一般热量 30～35 kcal/kg(1 kcal＝4.18 J),蛋白质 1～1.5 g/kg。

8.其他治疗

糖皮质激素存在争议,其他如强化胰岛素、免疫调节剂、蛋白酶抑制剂等治疗。

(袁宝兴)

第二节　重症哮喘

重症哮喘是临床常见的危重病之一,抢救不当或不及时极易造成死亡。目前关于重症哮喘的名称及定义尚未统一,通常指潜在致死性哮喘、哮喘持续状态、难治性哮喘、危重型哮喘等。

一、病因

1.变应原或其他致哮喘因素持续存在

接触变应原、致敏物质、饮食、烟草烟雾等是导致哮喘恶化和症状持续的主要原因。阿司匹林、β_2 受体阻滞剂、可卡因、造影剂、海洛因、非甾体消炎药、鱼精蛋白等药物会引起支气管收缩,可能会诱发哮喘恶化或者加重。

2.感染

呼吸道病毒、真菌、细菌、支原体或者衣原体等感染,使黏膜充血、水肿、分泌物增多黏稠,加重了支气管哮喘的气道阻塞状况,并可使哮喘患者对 β_2 受体激动剂或者茶碱类药物治疗反应降低。

3.痰液堵塞气道

哮喘急性发作时,患者出汗增多,张口呼吸使呼吸道丢失的水分增多,强心利尿药物的使用使体内水分排除增加,同时患者水分摄入减少,处于低血容量状态。上述原因导致患者痰液黏稠,难以咳出,当黏液痰栓广泛阻塞气道时,患者呼吸困难加重,此时抗感染、解痉药物治疗效果差。

4.β_2 受体激动剂耐药或者突然停用

长期大量使用 β_2 受体激动剂,可使哮喘患者细胞膜上的 β_2 受体减少,这是哮喘患者对 β_2 受体激动剂耐药的主要机制。哮喘患者突然停用 β_2 受体激动剂也可以出现气道反应性增高诱发重症哮喘发作。

5.突然停用糖皮质激素

糖皮质激素是哮喘患者常用药物,部分患者长期应用后导致肾上腺皮质功能明显萎缩,分泌功能受到抑制。突然停用或减量过快极易出现哮喘症状反跳,诱发重症哮喘发作。

6.严重并发症

严重并发症如肺不张、气胸、胸腔积液、纵隔气肿或心功能不全等,可使哮喘急性发作进一步加重或恶化。

7.酸中毒

重症哮喘发作时会加重缺氧,导致组织无氧酵解增加,乳酸增多,甚至出现代谢性酸中毒。严重酸中毒可导致气道平滑肌对多种平喘药物的敏感性降低,使哮喘症状加重。

二、临床表现

(一)症状

重症哮喘发作时患者呼吸急促,呼吸频率 >30 次/分钟,出现明显的呼吸困难,不能平卧,呈被动体位甚至端坐呼吸,三凹征明显或出现胸腹矛盾运动。口唇黏膜及甲床发绀、大汗、烦躁不安。

(二)体征

查体可发现双肺布满哮鸣音,但哮鸣音并非评估气道阻塞严重积蓄的可靠体征,极重哮喘患者小气道严重堵塞,反而哮鸣音消失,如"静寂胸(silentchest)"型哮喘。心率增快,常 >120 次/分钟,出现室上性心动过速、期前收缩等心律失常。奇脉,吸气与呼气期肱动脉收缩压差 >25 mmHg。

三、诊断

(一)诊断

重症哮喘尚无统一诊断标准,可根据患者的哮喘病史和临床表现,结合动脉血气分析及肺功能检查结果做出判断。目前标准:气短(休息时),体位(端坐呼吸),讲话方式(单字),精神状态(焦虑、烦躁、嗜睡、意识模糊),出汗(大汗淋漓),呼吸频率>30 次/分钟,三凹征,哮鸣音(响亮、弥散、有时消失),脉率>120 次/分钟,PaO_2<60 mmHg,$PaCO_2$>45 mmHg,$SpO_2 \leqslant$ 90%,pH<7.35。

(二)辅助检查

1.动脉血气分析

动脉血气分析常表现为 PaO_2 下降、$PaCO_2$ 升高、$P_{(A-a)}O_2$ 升高,甚至出现呼吸衰竭,即 PaO_2<60 mmHg,$PaCO_2$>50 mmHg,pH<7.30。

2.肺功能检查

呼吸峰流速(PEF)是很有诊断价值的指标。重症哮喘患者常规应用支气管扩张剂后喘息症状不能缓解,PEF 50%。

FEV_1 占预计值 60%或 PEF 60%个人最佳值,PEF 或 FEV_1 变异率 30%时,提示气道高反应性,有发生致命性哮喘的危险;PEF 100 L/min 时为重症哮喘发作;PEF 60 L/min,提示小气道阻塞非常严重,随时可出现生命危险。

3.影像学检查

重症哮喘患者胸部 X 线片多提示过度通气,也可合并肺部感染、肺不张、气胸、充血性心力衰竭等。

4.痰液检查

痰液多黏稠、难以咳出。常规进行痰液涂片或病原菌培养有助于诊断和抗感染治疗。

5.心电图检查

心电图检查常见窦性心动过速,老年患者可出现心肌缺血。

四、治疗

(一)常规治疗及药物治疗

常规治疗及药物治疗目的在于尽快缓解症状、解除气流受限和低氧血症,同时制订长期治疗方案以预防再次发作。

1.氧疗

应立即行鼻导管或鼻塞吸氧,吸氧 4~6 L/min,维持血氧饱和度在 90%以上即可。哮喘患者气道反应性增高,因此吸入氧气应温暖、湿润,以免加重气道痉挛。若氧疗过程中患者出现 CO_2 蓄积,应立即更换为机械通气治疗。

2.β_2 受体激动剂

重复使用,初始时连续使用,随后根据需要间断给药。常用药物有以下几类。1 类:起效迅速、作用时间长,如吸入型福莫特罗;2 类:起效缓慢、作用时间长,如吸入型沙美特罗;3 类:起效缓慢、作用时间短,如口服型沙丁胺醇、特布他林;4 类:起效迅速、作用时间短,如吸入型沙丁胺醇、特布他林。β_2 受体激动剂可引起心动过速、心悸、震颤和 QT 间期延长,高剂量反复使用可引起低钾血症。

3.糖皮质激素

使用原则是早期、足量、短程、静脉用药或(和)雾化吸入。糖皮质激素抗感染作用通常需经 4～6 h 显效。对重症哮喘患者应尽早全身应用糖皮质激素与支气管扩张剂联合应用,可即时舒张支气管平滑肌,继而控制气道变应性炎症。常用药物及方法:琥珀酸氢化可的松 400～1 000 mg/d 或甲泼尼龙 80～160 mg/d,静脉注射或静脉滴注;普米克令舒溶液(吸入用布地奈德混悬液)1～2 mL/次,每日 3～4 次雾化吸入。无糖皮质激素依赖者,可在短期内(3～5 d)停药;有糖皮质激素依赖倾向者,应延长给药时间,待症状控制后改为口服给药,并逐渐减少用量。

4.茶碱类

茶碱类不仅有扩张支气管的作用,还具有弱的免疫调节和抗感染作用,可减轻持续性哮喘症状的严重程度,减少发作频率。

用药方法:氨茶碱加入葡萄糖溶液中,缓慢静脉注射或静脉滴注,适用于哮喘急性发作且近 24 h 内未用过茶碱类药物的患者,负荷剂量为 4～6 mg/kg,维持剂量为 0.6～0.8 mg/(kg·h)。由于其"治疗窗"窄,以及代谢个体差异较大,在有条件时应监测其血药浓度,及时调整浓度和滴速。多索茶碱的作用与氨茶碱相同,但不良反应较轻。

5.抗胆碱药物

抗胆碱常用药物有异丙托溴铵、噻托溴铵,后者作用时间可维持 24 h。适用于高龄、哮喘病史较长,合并冠心病、严重高血压、心动过速者,不能耐受 β_2 受体激动剂者。

6.抗生素

重症哮喘患者极易并发感染。早期感染症状不明显又没有细菌学证据时,首选大环内酯类抗生素。并及时参考痰培养结果调整抗生素治疗。

7.液体管理

重症哮喘患者因过度通气、大汗等失水明显,使呼吸道黏膜干燥,痰液黏稠,导致支气管管腔狭窄,甚至形成痰栓堵塞小气道,更增加了通气障碍,影响呼吸功能。应积极补液以纠正脱水,改善循环,湿化气道,促进排痰,增加通气,减轻缺氧。老年患者及有心肺合并症者,输液量应适当减少,增加经口补液量。应严密监测补液前后病情变化,如心率、肺底啰音的变化及尿量情况。在大量补液后痰液得到稀释,而患者因呼吸肌疲劳无力咳嗽时,应及时协助清除痰液,保持呼吸道通畅,避免窒息。

8.其他药物及治疗

(1)抗组胺药物:是治疗哮喘的辅助用药,对合并过敏性鼻炎的季节性哮喘有一定的平喘作用,适用于轻度过敏性哮喘及夜间哮喘的防治。

(2)免疫治疗:特异性免疫治疗主要作用是预防哮喘发作。对于哮喘患者,主张早期进行特异性免疫治疗,而对于较严重或急性发作期患者,则不主张进行此类治疗。最常用的是应用变应原疫苗进行减敏治疗。主要采用常年皮下注射法,治疗需维持 3～5 年以上。

(3)抗白三烯类药物:按作用机制分为两类,即白三烯受体阻断剂和白三烯合成抑制剂。前者代表药物是孟鲁司特和扎鲁司特,后者代表药物是齐留通。其作用是减轻患者的哮喘症状,减少急性发作次数,改善肺功能。对于阿司匹林诱导的哮喘,变应原、冷空气、运动所引发的哮喘作为首选预防用药。孟鲁司特成人每次 10 mg,一日一次,晚饭时或晚饭后服用;扎鲁司特成人每次 20 mg，一日两次，饭前 1 h 或饭后 2 h 服用。

(二)机械通气治疗

1.无创性通气

一般采用双水平气道正压通气(BiPAP)模式，应用 BiPAP 时应监护呼出气潮气量(EVT)，一般至少应保持在 5～8 mL/kg，EVT 太小可发生肺不张。应用 BiPAP 时，无论在系统中改变 IPPV 水平或改变 EPAP，均应测定吸气峰压(PIP)。

另外，应注意受压区域的皮肤颜色变化，尤其是鼻梁部位。同时观察有无胃胀气，必要时可放置胃管行胃肠减压。

下述情况下禁用无创通气：①自主呼吸微弱、昏迷；②严重感染，气道分泌物多、排痰困难；③严重低氧血症、酸中毒者；④误吸可能性极高者；⑤合并其他器官功能衰竭，如血流动力学不稳定、严重脑部疾病等；⑥精神极度紧张不合作者；⑦面部创伤、术后或畸形者。

2.有创机械通气

适应证：重症哮喘患者是否进行和何时进行气管插管是临床医生最难决定的问题之一，动脉血气分析是帮助临床医生判断是否需要气管插管的重要检测指标之一。

决定是否进行紧急气管插管的标准：①由有经验的医生来评价患者呼吸窘迫的程度，将病情的严重程度分类，如呼吸用力增加而没有窘迫，需要密切观察；呼吸窘迫但患者尚能忍受，估计不需要马上插管；严重窘迫和疲劳，需要迅速但选择性插管；严重呼吸失代偿伴缓慢抽泣样呼吸，需紧急插管。②尽管给予积极恰当的治疗，病情仍继续恶化，其表现包括 PEF 进行性减低、$PaCO_2$ 或呼吸频率逐渐增加，恶化的趋势比这些指标的绝对值更重要，是临床评价的重要辅助指标。

重症哮喘患者早期机械通气时通气量的调节原则是低通气、慢频率、长呼气。一般应用容量控制(CV)、同步间歇指令通气模式(SIMV)。

是否加用 PEEP 尚缺乏统一认识，下列情况下可考虑加用 PEEP：①哮喘合并其他急性肺损伤；②血流动力学稳定，自主呼吸伴有显著呼吸困难的患者；③常规药物治疗和常规通气治疗后患者哮喘症状仍无明显缓解。镇静剂可以减轻患者痛苦及气管插管带来的气道高反应，减少呼吸做功，保持人机协调，可根据患者对抗程度选用地西泮、咪达唑仑、丙泊酚。肌松剂应少用，易引起肌病导致撤机困难。掌握撤离呼吸机的时机：①哮喘及其诱发因素基本控制；②生命体征稳定；③呼吸中枢和神经-呼吸肌维持适当功能；④有一定的残存肺功能；⑤气体交换指标恢复到缓解期水平；⑥心率在 100 次/分钟以下，停机后心率上升在 20 次/分钟以下。撤机前患者生命体征应稳定，且排除呼吸机依赖。

常用撤离机械通气模式是压力支持通气(PSV)和 SIMV，多数患者白天可完全达到脱机要求，而夜间则出现中枢性低通气，此时若患者仍存在一定的通气负荷增加(如感染未完全控制，气道黏膜的充血、水肿)，则容易发生呼吸衰竭和所谓"撤机"失败。为避免"撤机"失败，可应用有创和无创机械通气序贯治疗。

（袁宝兴）

第三节　慢性阻塞性肺疾病急性加重

慢性阻塞性肺疾病(COPD)是一组具有气流受限特征的肺部疾病,气流受限不完全可逆,呈进行性发展。慢性阻塞性肺疾病急性加重(AECOPD)主要临床表现包括以下三个方面:呼吸困难加重,痰液增多,脓性痰。当患者出现三种表现中的一种或几种即认为急性加重。

一、病因

COPD的确切病因不清楚。多认为与肺部对烟雾等有害气体或有害颗粒的异常炎症反应有关。AECOPD常见原因分为感染因素和非感染因素。非感染因素占20%~30%,包括大气污染、寒冷空气、心力衰竭、肺栓塞、肺外感染、气胸、变态反应等。感染因素占70%~80%,细菌被认为是主要感染的原因。由于50%的AECOPD患者在稳定期下呼吸道已存在定植菌,而其作用机制仍有争议。常见的细菌有肺炎链球菌、流感嗜血杆菌、卡他莫拉菌。严重COPD也可见铜绿假单胞菌、金黄色葡萄球菌及其他革兰氏阴性杆菌等。急性加重的启动和持续时间取决于继发性免疫过程。病毒也是常见致病因素,常与细菌重叠感染。

诱发因素常包括:①原发诱发因素,如气管-支气管感染,空气污染;②继发诱发因素,如肺炎、气胸、肺栓塞、外伤、右心功能障碍、心律失常、镇静药物等。约有1/3患者诱因不明确。

二、临床表现

AECOPD目前尚无明确的判断标准。一般指原有的临床症状急性加重,包括静息时喘息、呼吸困难加重、咳嗽、咳痰、痰量增加,痰呈脓性或黏液脓性,痰的颜色变为黄色或绿色预示有细菌感染,有些患者会伴有发热、血白细胞升高等感染征象。此外,亦可出现全身不适、下肢水肿、失眠、嗜睡、日常活动受限、疲乏、抑郁和精神紊乱等症状。

AECOPD可分为三级,Ⅰ级在家治疗,Ⅱ级需要住院治疗,Ⅲ级导致呼吸衰竭。需收入院治疗的有如下情况:症状明显加重;已有严重的COPD疾病出现新的体征(如发绀、水肿等);急性加重对原有治疗无反应;严重并发症;新出现的心律失常;诊断不明;高龄;家庭支持不足。需进入ICU治疗者:重度呼吸困难,对原有急诊治疗反应不佳;意识障碍,昏迷,经过氧疗和无创通气后低氧血症仍持续或恶化,伴有严重的高碳酸血症,和(或)严重恶化的呼吸性酸中毒。

三、诊断

AECOPD的诊断原则:①原有的呼吸困难加重,有感染等诱发因素;②脓性痰液增加;③氧合指标加重,或伴有感染的实验室证据等。应根据患者临床症状与体征,结合胸部影像学检查和血气分析做出严重程度评价。COPD患者病情突然加重,必须详细询问病史、体格检查,并做相应的实验室及其他检查,如胸部X线、肺CT、肺功能测定、心电图、动脉血气分析、痰液的细菌学检查等,以此与其他疾病相鉴别。

1. 肺功能测定

AECOPD患者常难以满意地完成肺功能检查,当$FEV_1 < 50\%$预计值时,提示严重发作。

2. 动脉血气分析

动脉血气分析如$PaO_2 < 50$ mmHg,$PaCO_2 > 70$ mmHg,$pH < 7.30$提示病情危重,需进行严密监护或入住ICU行机械通气治疗。

3.胸部影像学及心电图(ECG)检查

胸部 X 线有助于 AECOPD 与其他具有类似症状的疾病相鉴别。ECG 对心律失常、心肌缺血及右心室肥厚的诊断有帮助。螺旋 CT、血管造影和血浆 D-二聚体检测在诊断 AECOPD 并发肺栓塞时有重要作用。

4.血液分析

红细胞计数及血细胞比容有助于了解有无红细胞增多症或出血。常出现白细胞计数增高及中性粒细胞核左移。

5.其他实验室检查

对有脓性痰者,应尽可能在抗生素使用前进行痰培养及细菌药物敏感试验,若患者对初始抗生素治疗反应不佳时,可根据培养结果及时换用敏感的抗菌药物。

四、治疗

AECOPD 的治疗包括氧疗、支气管扩张剂、糖皮质激素、抗生素和呼吸机辅助通气治疗等。

(一)氧疗

氧疗是此类患者的基础治疗,基本原则是控制性给氧,即吸入氧浓度不超过 35%,避免 CO_2 潴留及呼吸性酸中毒。一般要求 $PaO_2 \geqslant 60$ mmHg 和(或)$SaO_2 \geqslant 90\%$,以维持重要器官功能,保证组织氧供。

(二)抗感染治疗

AECOPD 多由细菌感染诱发,故抗生素治疗具有重要地位。当患者呼吸困难加重,咳嗽伴有痰量增多及脓性痰,需要机械通气治疗时,应根据 COPD 严重程度及相应的细菌分布情况,结合当地常见致病菌类型及耐药流行趋势和药物敏感情况尽早选择敏感抗生素,并及时根据细菌培养及药敏试验结果进行调整。通常轻度 AECOPD 患者主要致病菌多为肺炎链球菌、流感嗜血杆菌及卡他莫拉菌;中重度患者除以上常见细菌外,尚可有肠杆菌科细菌、铜绿假单胞菌及耐甲氧西林金黄色葡萄球菌。发生铜绿假单胞菌的危险因素有:近期住院、频繁($\geqslant 3$ 次/年)或近期(<3 个月)应用抗菌药物、以往有铜绿假单胞菌分离或定植的历史、病情严重($FEV_1 < 30\%$)等。

长期应用广谱抗生素和糖皮质激素易继发深部真菌感染,应密切观察真菌感染的临床征象并及时采用防治真菌感染的措施。抗生素治疗的目的及效果是应尽可能将细菌负荷降低到最低水平,以延长 COPD 临床缓解期的持续时间。

(三)支气管舒张剂

支气管舒张剂通过舒张支气管平滑肌改善症状。临床常用短效 β_2 受体激动剂,如沙丁胺醇和福莫特罗等,必要时可加用抗胆碱能药物,如异丙托溴铵、噻托溴铵等。危重状态时最常用的异丙托溴铵,开始作用时间较 β_2 受体激动剂慢,但持续时间长,$30 \sim 90$ min 达最大效应,持续 $4 \sim 6$ h。β_2 受体激动剂、抗胆碱能药物联合应用可获得更大的支气管舒张作用。较严重的 AECOPD 可静脉滴注茶碱类药物,但联合应用 β_2 受体激动剂和茶碱类时,应注意心脏方面的不良反应。

(四)糖皮质激素

AECOPD 患者宜在应用支气管舒张剂的基础上,应用糖皮质激素非常重要,可改善肺功能、缩短恢复时间、减少住院率、减少复发率、提高生活质量。但是要权衡其疗效及安全性,建议口服泼尼松 30～40 mg/d,连续 7～10 d 后逐渐减量停药;也可以静脉给予甲泼尼龙 40 mg,每天 1 次,3～5 d 后改为口服。延长给药时间或加大激素用量不能增加疗效,反而会使不良反应增加。

(五)机械通气治疗

机械通气的目的是帮助患者度过急性呼吸衰竭期,为进一步治疗创造条件。常用的通气模式有无创机械通气和有创机械通气。

1. 无创性机械通气(NIPPV)

支气管舒张剂可帮助 AECOPD 患者增加潮气量,提高 PaO_2,降低 $PaCO_2$,减轻呼吸困难,从而避免气管插管和有创机械通气的使用,缩短住院天数,降低患者病死率。适应证:轻至中度呼吸困难,伴辅助呼吸肌参与呼吸,并出现胸腹矛盾运动;中重度酸中毒(pH 7.30～7.35)和高碳酸血症($PaCO_2$ 45～60 mmHg);呼吸频率>25 次/分钟。禁忌证:呼吸抑制或停止;心血管系统功能不稳定;嗜睡、神志障碍及不合作者;易误吸者;痰液黏稠或有大量气道分泌物,不易自行排出者;近期曾行面部或胃食管手术者;头面部外伤,固有的鼻咽部异常;极度肥胖;严重的胃肠胀气。

持续气道正压通气(CPAP)和 BiPAP 是最常用的两种通气模式,后者最为常用。AECOPD 患者应首选 CPAP,若存在高碳酸血症或呼吸困难不缓解时可考虑换用 BiPAP。若应用 NIPPV 1～2 h,动脉血气和病情不能改善应及时转为有创通气。

2. 有创性机械通气

若积极药物及 NIPPV 治疗后,患者呼吸衰竭仍进行性恶化,出现危及生命的酸碱失衡和(或)神志改变时宜用有创性机械通气治疗。拔出气管插管后,根据情况可采用无创机械通气进行序贯治疗。有创机械通气适用于:严重呼吸困难,辅助呼吸肌参与呼吸,并出现胸腹矛盾运动;呼吸频率>35 次/分钟;危及生命的低氧血症(PaO_2<40 mmHg 或 PaO_2/FiO_2<200 mmHg);严重的呼吸性酸中毒(pH<7.25)及高碳酸血症;呼吸抑制或停止;嗜睡、神志障碍;严重心血管系统并发症;其他并发症,如代谢紊乱、脓毒血症、肺炎、肺血栓栓塞症、气压伤、大量胸腔积液等;无创通气失败或存在无创通气的禁忌证。

最常用的通气模式为辅助控制通气(A-CMV)、同步间歇指令通气(SIMV)与 PSV 联合模式(SIMV+PSV)、压力支持通气(PSV)。因 COPD 患者广泛存在内源性呼气末正压(PEEPi),为减少因 PEEPi 所致吸气功耗增加和人机不协调情况,可常规加用适度水平(为 PEEPi 的 70%～80%)的外源性呼气末正压(PEEP)(3～5 cmH_2O,即 0.29～0.49 kPa)。

当患者呼吸衰竭的诱发因素得到有效控制、神志清楚、自主呼吸能力有所恢复、通气及氧合功能良好(氧合指数>250 mmHg,PEEP 5～8 cmH_2O(0.49～0.78 kPa),pH>7.35)、$PaCO_2$ 达缓解期水平、血流动力学稳定时,可考虑撤离呼吸机治疗。撤机模式通常采用 SIMV+PSV,或者单纯 PSV 模式,再拔出气管插管。有创—无创序贯机械通气可避免再次气管插管的可能。机械通气过程中要充分进行痰液引流、加强营养支持、增强机体免疫功能、合理应用抗生素,为脱离呼吸机及拔出气管插管,奠定良好基础。

(六)其他治疗措施

注意维持液体和电解质平衡;加强营养支持治疗;对卧床、红细胞增多症或脱水的患者,无论是否有血栓栓塞性疾病史,均需考虑使用肝素或低分子肝素,预防深静脉血栓形成和肺栓塞;注意痰液引流,采用物理方法排痰和应用化痰排痰药物,积极排痰治疗;积极治疗并发症等。

(袁宝兴)

第四节　急性呼吸窘迫综合征

急性呼吸窘迫综合征(ARDS)是严重感染、休克、创伤及烧伤等非心源性疾病过程,肺毛细血管内皮细胞和肺泡上皮细胞损伤造成弥散性肺间质及肺泡水肿而引起的急性呼吸功能不全或衰竭。其病理生理特征为肺容积减少、肺顺应性降低、严重的通气/血流比例失调,临床表现为进行性低氧血症和呼吸窘迫,肺部影像学表现为非均一性渗出性病变。

一、病因

(一)病因

多种危险因素可导致 ARDS,有以下几类。

1.直接性损伤

误吸、弥散性肺部感染、肺钝挫伤、肺手术、肺栓塞、放射性肺损伤等。

2.间接性损伤

休克、严重的非胸部创伤、急诊复苏导致的高灌注状态、代谢紊乱、血流动力学紊乱、药物、神经源性因素、妇产科疾病等。

(二)发病机制

急性肺损伤的发病机制尚未完全阐明。尽管 ARDS 病因各异,但发病机制相似。共同的基础是各种原因导致的肺泡—毛细血管急性损伤。就其本质而言,ARDS 是感染、创伤导致机体炎症反应失控的结果。外源性损伤或毒素对炎性细胞的激活是 ARDS 的启动因素,炎性细胞在内皮细胞表面黏附及诱导内皮细胞损伤是其根本原因。代偿性炎症反应综合征(CARS)和 SIRS 作为炎症反应对立统一的两方面,一旦失衡将导致内环境失衡,引起 ARDS 等器官功能损伤。炎性细胞如多形核白细胞、花生四烯酸代谢产物及其他炎症介质促进 SIRS 和 ARDS 发生发展,彼此间错综存在,互为影响。直接或间接损伤肺的因素均可导致 ARDS,而 ARDS 并不是细菌、毒素等直接损害的结果,而是机体炎症反应失控导致的自身破坏性反应的结果,实际上 ARDS 是 SIRS 和 MODS 在器官水平的表现。

二、临床表现

(一)症状

ARDS 多于原发病起病后 5 d 内发生,约半数发生于 24 h 内。除原发病的相应症状和体征外,最早出现的症状是呼吸加快,并呈进行性加重的呼吸困难、发绀,常伴有烦躁、焦虑、出汗等。呼吸频速、呼吸窘迫是 ARDS 的主要临床表现。通常在 ARDS 起病 1~2 d 内发生,呼吸频率>20 次/分钟,并逐渐进行性加快,可达到 30~50 次/分钟。呼吸困难也逐渐加重,危重者可达 60 次/分钟,呈现呼吸窘迫症状。进而出现缺氧症状,表现为烦躁不安、心率增快、唇及指甲发绀。鼻导管吸氧和常规氧疗无法缓解缺氧症状。后期多伴有肺部感染，出现发热、咳痰、畏寒等症状。

（二）体征

初期除呼吸频率增快外无明显的呼吸系统体征，随着疾病进展出现唇及指甲发绀表现，肺部听诊可闻及干湿啰音、哮鸣音，后期可出现肺实变体征，如呼吸音减低或水泡音等。

三、诊断

（一）辅助检查

1.实验室检查

常规实验室检查无特异性，重要的特征为顽固性低氧血症。血气分析提示动脉血氧分压降低，吸氧浓度＞50％时，PaO_2 仍＜60 mmHg，肺泡动脉氧分压差（$P(A-a)O_2$）显著增加，高于 35～45 mmHg。根据血气分析计算出的氧合指数（PaO_2/FiO_2）明显下降。$PaCO_2$ 可正常或降低，至疾病晚期可升高。低血压及代谢性酸中毒等情况，pH 表现不同。

2.影像学检查

胸部 X 线早期可没有明显变化或只表现肺部纹理增粗，常迅速出现双侧弥散性浸润性阴影，且受机械通气治疗干预影响大。

3.呼吸功能检查

每分钟通气量明显增加，可＞20 L/分。肺静态总顺应性可降至 15～40 mL/cmH_2O。功能残气量显著下降。肺动静脉分流增加。

4.血流动力学监测

血流动力学监测对 ARDS 的诊断和治疗具有重要的意义。肺动脉楔压正常或降低，常＜18 mmHg，但合并左心功能不全或应用呼气末正压时，可影响其结果。肺动脉楔压有助于与心源性肺水肿鉴别，指导液体治疗。

（二）诊断

具有全身性感染、休克、重症肺部感染、大量输血、急性胰腺炎等引起 ARDS 的原发病；疾病过程中出现呼吸频速、呼吸窘迫、低氧血症和发绀，常规氧疗难以纠正缺氧；血气分析示肺换气功能进行性下降；胸部 X 线片示肺纹理增多，边缘模糊的斑片状或片状阴影，排除其他肺部疾病和左心功能衰竭，应考虑 ARDS。

（三）鉴别诊断

上述 ARDS 的诊断标准并非特异性的，必须先排除大片肺不张、自发性气胸、上呼吸道阻塞、急性肺栓塞和心源性肺水肿等疾病。通常能通过详细询问病史、体检和胸部 X 线片等做出鉴别。心源性肺水肿患者卧位时呼吸困难加重，咳粉红色泡沫样痰，肺湿啰音多在肺底部，对强心、利尿等治疗效果较好；鉴别困难时，可通过测定肺动脉楔压、超声心动图检测心室功能等做出判断并指导后期治疗。

四、治疗

急性呼吸窘迫综合征主要治疗措施包括原发病的治疗、呼吸支持治疗及液体管理等。

（一）原发病的治疗

原发病的治疗是 ARDS 治疗的首要原则和基础。控制原发病，积极控制感染（包括有效清创、感染灶充分引流、抗生素合理应用等），早期纠正休克，改善微循环，遏制感染诱导的全身失控性炎症反应。

（二）呼吸支持治疗

1.氧疗

氧疗目的是改善低氧血症，使 PaO_2 达到 $60\sim80$ mmHg，但吸入氧浓度尽可能<60%。根据低氧血症改善的程度和治疗反应调整氧疗方式，首先应用鼻导管，当需要较高吸气浓度时可采用调节氧浓度的文丘里面罩或带贮氧袋的非重吸式氧气面罩。大多数 ARDS 常规氧疗无法纠正缺氧症状，机械通气仍是最主要的呼吸支持手段。

2.无创机械通气

当患者神志清楚、血流动力学稳定，并能够得到严密监测和随时行气管插管时可尝试无创机械通气治疗。若应用 $1\sim2$ h 后缺氧症状得到改善可继续使用，若病情继续恶化，则应及时改为有创机械通气。

免疫功能低下的患者早期可首先试用该通气策略，以避免呼吸机相关性肺炎的发生及改善预后。

3.有创机械通气

（1）选择时机：机械通气的目的是提供充分的通气和氧合，以支持器官功能。当患者经高浓度吸氧仍不能改善低氧血症时，应及时气管插管进行有创机械通气。

（2）肺保护性通气：小潮气量通气是 ARDS 病理生理结果的要求。潮气量设置为 6 mL/kg 左右，在实施肺保护性通气策略时，限制气道平台压比限制潮气量更为重要，可设置气道平台压<2.94 kPa(30 cmH_2O)。

（3）PEEP 的选择：ARDS 广泛肺泡塌陷不但可导致顽固性低氧血症，而且部分复张的肺泡周期性塌陷开放而产生的剪切力，会加重呼吸机相关性肺损伤。充分复张塌陷的肺泡应用适当水平的 PEEP 可防止呼气末肺泡塌陷，改善低氧血症，并避免剪切力。但 PEEP 可增加胸内正压，减少回心血量，从而降低心排出量，并有加重肺损伤的潜在危险。因此在应用 PEEP 时应注意：①对血容量不足的患者，应补充足够的血容量以代偿回心血量的不足，同时不能过量，以免加重肺水肿；②从低水平开始，先用 0.49 kPa(5 cmH_2O)，逐渐增加至合适的水平，争取维持 $PaO_2>60$ mmHg，而 $FiO_2<60\%$。最佳 PEEP 的设置目前仍有争议，一般使用在 $0.49\sim1.47$ kPa(5~15 cmH_2O)。

（4）肺复张：充分复张 ARDS 塌陷的肺泡是纠正低氧血症和保证呼气末正压效应的重要手段。ARDS 患者在高 PEEP 和 FiO_2 的情况下仍然有严重的低氧血症，则进行肺复张通气。常用的复张手法有控制性肺膨胀、PEEP 递增法及压力控制法（PCV 法）。其中实施控制性肺膨胀采用恒压通气方式，设置吸气压为 $2.94\sim3.92$ kPa(30~40 cmH_2O)，持续时间 $30\sim40$ s。

（5）半卧位：ARDS 合并呼吸机相关性肺炎（VAP）会导致肺损伤进一步恶化，除非有脊髓损伤等体位改变的禁忌证，机械通气者均应保持半卧位（30°~45°），以降低机械通气时 VAP 的发生。

（6）俯卧位通气：可通过降低胸腔内压力梯度、促进分泌物引流和促进肺内液体移动来改善氧合。当氧合指数<100 mmHg 时，可考虑俯卧位通气。

（7）体外膜氧合技术（ECMO）：ECMO 可在肺外进行气体交换，减轻肺负担，有利于肺功能恢复。

(三)液体管理

为减轻肺水肿,应合理限制液体入量,以可允许的较低循环容量来维持有效循环,保持肺脏于相对"干"的状态。在血压稳定和保证组织器官灌注前提下,液体出入量宜轻度负平衡,可使用利尿药促进水肿的消退。通过积极的液体管理,改善 ALI/ARDS 患者的肺水肿具有重要的临床意义。

关于补液性质尚存在争议,由于毛细血管通透性增加,胶体物质可渗至肺间质,所以在 ARDS 早期,除非有低蛋白血症,不宜输注胶体液,对于合并低蛋白血症的 ARDS 患者,在补充清蛋白等胶体溶液同时联合应用呋塞米有助于实现液体负平衡。

(四)其他

加强营养支持与治疗,其他治疗措施如糖皮质激素、一氧化氮吸入、肺表面活性物质、鱼油、重组人活化蛋白 C、前列腺素 E 等治疗效果仍不确切且具有争议。

(袁宝兴)

第五节 肺栓塞

肺栓塞(pulmonary embolism,PE)是指各种栓子阻塞肺动脉系统为其发病原因的一组疾病或临床综合征的总称,包括肺血栓栓塞、脂肪栓塞综合征、羊水栓塞、空气栓塞等。肺血管栓塞(PTE)指来自静脉系统或右心的血栓阻塞肺动脉或其分支所致的疾病,以肺循环和呼吸功能障碍为其主要临床和病理生理特征。PTE 为 PE 最常见的类型,通常所称的 PE 即指 PTE。

一、病因

肺栓塞的栓子主要来源于下肢深静脉血栓,其与下肢深静脉血栓是一个疾病的两个阶段。其他栓子来源有腹部病变(腹部及盆腔手术)、肿瘤(尤其是胰腺癌)、上肢病变(吸毒及深静脉穿刺)等。栓子成分有血栓、气栓、脂肪栓、菌栓、癌栓等,以血栓最常见。与冠状动脉内血栓不同,下肢深静脉血栓和肺血栓栓塞以红色血栓为主。任何导致血管内皮损伤、血流速度变慢或凝血因子异常的疾病均可导致血栓形成。

二、临床表现

(一)症状

PTE 的症状多种多样,但均缺乏特异性,并且症状轻重的差异较大。症状轻重不仅取决于栓子阻塞的程度(血栓大小、多少、栓塞部位范围)、发病速度,还与发病前患者的心肺功能有关。因此临床表现各异。

常见症状有:①不明原因的呼吸困难及气促,是最常见的症状;②胸痛,呼吸或咳嗽时加剧,多为胸膜炎性胸痛,少数为心绞痛样胸痛;③昏厥,常见于主肺动脉 PTE,可以是唯一或首发症状;④咯血,提示肺梗死,多于梗死后 24 h 内发生,鲜红色,量不多,数日后变为暗红色;⑤其他:烦躁不安、惊恐甚至濒死感、咳嗽、心悸等。典型"三联征",即呼吸困难、胸痛及咯血,仅见于约 1/5 的患者。

（二）体征

1.呼吸和循环体征

呼吸和循环体征为主要表现，常呼吸频率过快，最高达 40～50 次/分钟；发绀；肺部可闻及哮鸣音和细小湿啰音；合并肺不张和胸腔积液时出现相应的体征。心率增快；严重时可出现血压下降甚至休克；颈静脉充盈或异常搏动；肺动脉瓣区第二心音(P2)亢进或分裂，三尖瓣区收缩期杂音。

2.下肢静脉炎或栓塞体征

有一侧肢体肿胀(比对侧＞1 cm 以上，髌骨上 15 cm，下 10 cm)局部压痛及皮温升高。

3.其他

可伴发热，多为低热，少数患者有 38 ℃以上的发热。

三、诊断

（一）辅助检查

1.常规血液检测

血常规可见白细胞增多，但不超过 $15 \times 10^9/L$；红细胞沉降率增快；血清胆红素升高；谷草转氨酶正常或轻度升高；血浆 D-二聚体＞500 mg/L，若＜500 mg/L 则提示无急性 PTE，具有排除价值；FDP＞10 mg/L，但特异性仅为 40％～43％。

2.动脉血气分析

PaO_2 降低，可因过度通气而出现 $PaCO_2$ 下降，肺泡动脉氧分压差增加。

3.心电图

急性 PTE 典型的心电图改变是 QRS 电轴右偏，肺型 P 波，S Ⅰ Q Ⅲ T Ⅲ 型(即 Ⅰ 导联 S 波加深，Ⅲ 导联有 Q 波和 T 波倒置)，阳性率低，仅见于大块或广泛的栓塞。发病后 5～24 h 内出现，数天至 3 周后恢复。

4.超声心动图

直接征象：右心血栓，包括活动、蛇样运动的组织和不活动、无蒂及致密组织。间接征象：右室扩张，肺动脉内径增加，左室径变小，室间隔左移及矛盾运动以及肺动脉高压等，间接征象不能作为诊断 PTE 的依据。

5.影像学检查

①胸部 X 线片的敏感性及特异性均较低，但在心肺全面情况及鉴别诊断中有重要价值。合并肺梗死或肺动脉高压者可有肺缺血(肺纹理稀疏)或肺动脉高压征象；②CT 肺动脉造影(CTPA)：为无创肺部影像学检查，可判断 PTE 的部位、范围、形态及程度。显示出梗死部位的部分充盈缺损、或完全充盈缺损、"轨道征(不透光血流内)"、附壁缺损等。但对于亚段及远端的肺动脉栓塞或广泛性肺小动脉栓塞不明感。

6.肺动脉造影

肺动脉造影为选择性肺动脉造影术，是诊断肺栓塞最可靠的"金标准"方法，有很高的特异性。直接征象有肺动脉内对比剂充盈缺损。伴或不伴轨道症的血流阻断。缺点为有创检查，重症和急诊检查因病情常常受限。

7.放射性核素扫描

核素肺灌注/通气显像对诊断 PTE 有重要作用，其意义在于肺通气和灌注扫描均正常，肺部 X 线片亦正常,可排除肺栓塞;胸片正常,肺通气扫描正常,而肺灌注扫描有明显段缺损,临床表现典型,可诊断肺栓塞。

(二)诊断

应提高对 PTE 的诊断意识,当患者突发原因不明的呼吸困难、低氧血症、昏厥、低血压/休克、心搏骤停,或胸痛咯血、胸部 X 线片显示肺部阴影和胸腔积液时,如同时存在下列一种情况应考虑急性 PTE 的可能:①双侧下肢不对称性肿胀或下肢静脉超声检查的 DVT 者;②患者有发生 VTE 危险因素,症状与心肺体征不相称,或难以用心肺基础疾病解释;③在创伤、围术期或较长期制动后下地活动时突发明显的呼吸困难者;④有急性右心室负荷增加的临床表现:心电图提示有明显右心室负荷过重的表现,患者既往无慢性肺部疾病史者;⑤超声心动图提示肺动脉高压和右心室增大、功能不全的表现,但无右心室肥厚,尤其是当左心室功能正常时。

对上述疑似的高危人群,出现疑似症状者,应立即进行相关检查。目前,常用的诊断标准为满足以下 4 项标准之一即可确诊 PTE。①肺动脉造影阳性,即肺动脉造影或螺旋 CT 肺动脉造影阳性;②核素肺灌注/通气显像高度可疑;③核素肺灌注/通气显像中度可疑＋彩色多普勒检查发现下肢深静脉血栓;④临床表现高度可疑＋彩色多普勒检查发现下肢深静脉血栓。

PTE 应注意与下述疾病进行鉴别:冠心病、急性冠脉综合征、心肌炎、肺炎、胸膜炎、主动脉夹层动脉瘤、支气管哮喘、肺不张、COPD、原发性肺动脉高压及 ARDS。

(三)急性肺栓塞危险分层

急性肺栓塞的严重程度依照肺栓塞相关的早期死亡风险来评估。根据高危、中危和低危指标与分层,对患者选择最佳治疗措施。

四、治疗

治疗原则:一般治疗如监测生命体征、卧床休息等;尽量缩小或消除血栓;缓解栓塞所致的心肺功能紊乱;防止 PTE 复发。

(一)一般治疗

对高度疑诊或确诊 PTE 的患者,应进行严密监护,监测呼吸、心率、血压、静脉压、心电图及动脉血气的变化;要求绝对卧床休息,保持大便通畅,避免用力,以免促进深静脉血栓脱落;可根据患者情况适当使用镇静、止痛、镇咳等相应的对症治疗。

如出现低氧血症,采用经鼻导管或面罩吸氧。对于出现右心功能不全但血压正常者,可使用多巴酚丁胺和多巴胺;若出现血压下降,可增大剂量或使用其他血管加压药物,如去甲肾上腺素等。

(二)溶栓治疗

溶栓可迅速溶解血栓,恢复栓塞区肺组织再灌注,降低肺动脉高压,改善右心功能,减少 PTE 病死率及复发率。溶栓的时间窗一般定为症状发生后的 14 d 以内,但若近期有新发 PTE 征象可适当延长。溶栓应尽可能在 PTE 确诊的前提下慎重进行。对有明确溶栓指征的病例宜尽早开始溶栓。

1.适应证

大面积肺栓塞,栓塞面积超过两个肺叶者;肺栓塞伴有休克;原有心肺疾病的次大块肺栓塞致循环衰竭;右心功能障碍的次大面积肺栓塞;有症状的肺栓塞。

2.禁忌证

溶栓的绝对禁忌证：活动性出血；近期(14 d内)自发颅内出血。溶栓的相对禁忌证：未控制的重症高血压(收缩压＞180 mmHg，舒张压＞110 mmHg)；10 d内的胃肠道出血；2周内的大手术、分娩、器官活检或不能压迫止血部位的血管穿刺；15 d内的严重创伤；1个月内的神经外科或眼科手术；2个月内的缺血性脑卒中；严重肝肾疾病；近期心肺复苏；血小板计数＜100×10⁹/L，或凝血酶原时间大于对照值50%；年龄＞70岁；妊娠；细菌性心内膜炎；糖尿病出血性视网膜病变；潜在性出血性疾病等。对于致命性大面积PTE，上述绝对禁忌证亦应被视为相对禁忌证。

3.溶栓药物

溶栓药物有尿激酶(UK)、链激酶(SK)和重组组织型纤溶酶原激活剂(rt-PA)。溶栓方法如下。

(1)链激酶(SK)：是目前使用最广泛的溶栓药物之一，首次负荷量250 000U静脉注射30 min，随后以100 000U/h持续静脉滴注24 h。因SK具有抗原性，故用药前需肌内注射苯海拉明或地塞米松来预防变态反应，同时注意至少6个月内不宜重复使用。

(2)尿激酶(UK)：次负荷量4 400 U/kg，静脉注射10 min，随后以2 200 IU/(kg·h)持续静脉滴注12 h。

(3)rt-PA：是使用各种细胞系重组DNA技术生产，无抗原性。它直接将纤溶酶原转变成纤溶酶，但对纤维蛋白比SK或UK更具有特异性。方法：50～100 mg持续静脉滴注2 h，必须同时使用肝素。

4.溶栓并发症及注意事项

溶栓的主要并发症是出血。溶栓期间应避免作穿刺，要使用静脉留置针；要密切监测血小板、D-二聚体、凝血酶原时间、活化的部分凝血酶时间；如有出血时予以氨基己酸治疗，严重者可补充纤维蛋白原或输新鲜全血。

(三)抗凝治疗

抗凝治疗可以有效地防止血栓再形成和复发，为机体发挥自身的纤溶机制溶解血栓创造条件。常用药物有普通肝素、低分子肝素和华法林。应用肝素或低分子肝素前应测定基础APTT、PT及血常规。抗凝禁忌证：血小板减少、活动出血、凝血功能障碍、严重未控制的高血压、近期手术者。但这些对于已确诊的PTE属相对禁忌证。

1.肝素(UFH)用法

肝素用量须足以使APTT延长至对照值的1.5～2.5倍，用药原则是快速、足量和个体化。建议持续静脉泵入法：首次负荷量80 U/kg(或5 000～10 000 U)静脉注射，继以18 U/(kg·h)速度泵入，然后根据APTT调整剂量。也可以皮下注射应用，一般先予静脉注射负荷量3 000～5 000U，然后按250 U/kg剂量每12 h皮下注射一次。调节注射剂量，使注射后6～8 h的APTT达到治疗水平。应用过程中应密切监测血常规等指标，若出现血小板迅速或持续降低达30%以上，或血小板计数＜100×10⁹/L，应停用UFH。

2.低分子肝素(LMWH)的用法

低分子肝素是替代UFH的选择之一。皮下注射LMWH生物利用度高达90%(UFH为40%)。根据体质量给药，不需监测APTT和调整剂量，目前常用的剂型有3种：伊诺肝素：100抗XaU/kg，每日2次；达肝素：100抗XaU/kg，每日2次；那屈肝素：0.1 mL/10kg，每日2次。

3.华法林

华法林是最常用的口服抗凝药,使用时需要定期监测国际标准化比值(INR),以免引起严重的出血。初始剂量为 3.0～5.0 mg,与肝素需至少重叠应用 4～5 d,当连续两天测定的 INR 达到 2.5(2.0～3.0)时,或 PT 延长至正常值的 1.5～2.5 倍时,即可停止使用肝素,单独口服华法林治疗。应根据 INR 或 PT 调节华法林的剂量。INR>3.0 一般无助于提高疗效,华法林的主要并发症是出血,可用维生素 K 拮抗。疗程至少为 3～6 个月。部分患者需终身抗凝。

4.肺动脉血栓摘除术

肺动脉血栓摘除术仅适用于经积极的内科保守治疗无效的紧急情况,如大面积 PTE(肺动脉主干或主要分支堵塞)、有溶栓禁忌证、经溶栓和其他积极内科治疗无效者等。

5.其他

其他如肺动脉导管碎解和抽吸血栓、放置腔静脉滤器、肺动脉血栓内膜剥脱术等。

(袁宝兴)

第六节　急性呼吸衰竭

呼吸衰竭指各种原因引起的肺通气伴(或不伴)换气功能障碍,致静息状态下不能维持足够的气体交换,引起低氧血症伴(或不伴)高碳酸血症,进而引起一系列病理生理改变及相关临床表现的综合征。

按发病急缓分为急性呼吸衰竭(acute respiratory failure,ARF)和慢性呼吸衰竭(chronic respiratory failure,CRF),前者是指没有基础呼吸系统疾病的患者在某些突发因素(如严重肺疾病、创伤、休克、急性气道阻塞等)作用下引起的肺通气和(或)换气功能短时间内出现严重障碍,而引起的呼吸衰竭。因机体不能快速代偿,若不及时抢救,会危及患者生命。

一、病因

呼吸衰竭的病因很多,但其根本是呼吸系统的功能损害引起。根据是否引起换气功能障碍或通气功能障碍可分为肺衰竭和泵衰竭,前者主要包括以肺为主的呼吸系统,后者包括胸壁、呼吸肌、呼吸中枢、呼吸肌与呼吸中枢间的神经传导系统。

发病机制目前主要有以下几个方面:通气不足、通气/血流(V/Q)比例失调、肺内分流、弥散功能障碍、氧耗量增加。上述发病机制均可导致气体交换功能障碍,肺泡低通气可引起低氧血症,严重时可导致 CO_2 潴留。通气/血流比例失调是引起呼吸衰竭的主要机制,也是低氧血症的主要原因。

二、临床表现

根据病理生理学改变及血气分析可分为 I 型呼吸衰竭和 II 型呼吸衰竭两种类型。

1.I 型呼吸衰竭

I 型呼吸衰竭(亦称低氧血症型呼吸衰竭)主要是换气功能障碍所致的低氧血症,不伴有 CO_2 潴留,血气分析特点是 $PaO_2 < 60$ mmHg,PCO_2 降低或正常。该类型的呼吸衰竭临床表现是动脉低氧血症和组织缺氧共同作用的结果。动脉低氧血症通过刺激颈动脉窦化学感受器

增加通气,引起呼吸困难、呼吸急促及过度通气等表现,患者出现肢体末梢、口唇黏膜发绀,发绀程度取决于血红蛋白浓度及患者灌注状态。严重时精神状态明显改变,表现为嗜睡、昏迷、抽搐,甚至永久性低氧性脑损害。低氧时交感神经兴奋,引起心动过速、出汗、血压升高。而重度低氧血症时可出现血乳酸明显升高,心动过缓、低血压、心肌缺血、心律失常等表现。

2. Ⅱ型呼吸衰竭

Ⅱ型呼吸衰竭(亦称高碳酸血症型呼吸衰竭)是肺泡通气不足引起的低氧血症,合并有 CO_2 潴留,血气分析特点是 $PaO_2 < 60$ mmHg,伴 $PaCO_2 > 50$ mmHg。急性高碳酸血症影响中枢神经系统功能,动脉血中 CO_2 急性升高将导致脑脊液中 pH 降低,抑制中枢神经系统功能。而慢性高碳酸血症中枢抑制状态及临床表现与 $PaCO_2$ 无明显关系,而与低 pH 相关。可出现幻觉、昏睡、躁动、言语不清、视神经盘水肿等表现。

严重呼吸衰竭对肝、肾功能都有影响,部分病例可出现丙氨酸氨基转移酶与血尿素氮升高。也可导致胃肠道黏膜屏障功能损伤,肠道黏膜充血水肿、糜烂渗血或应激性溃疡,引起上消化道出血。

三、诊断

(一)病史询问

迅速了解患者有无严重呼吸系统感染、急性肺水肿、自发性气胸等呼吸系统疾病病史及药物治疗情况等;仔细了解有无创伤(溺水、电击)、药物中毒等情况;快速判断有无颅脑损伤(如急性颅内感染、颅脑外伤、脑血管疾病等)并发急性呼吸衰竭的情况;通过相关症状(氧合、发绀、心律失常、意识等)快速判断病情发展时期。

(二)体格检查

快速评估患者基本生命体征及血氧饱和度等,仔细观察患者有无口唇、指甲发绀情况,球结膜有无充血、水肿,皮下有无出血,呼吸频率、节律和幅度的改变;观察患者有无躁狂、昏迷、抽搐、扑翼样震颤等情况评估患者缺氧和 CO_2 潴留状况;监测心电图、血压评估是否出现循环系统障碍;有无肢体水肿、血尿、呕血等症状判断是否累及消化道及泌尿系统。

(三)辅助检查

1. 动脉血气分析

动脉血气分析对判断呼吸衰竭和酸碱失衡的严重程度和指导诊疗均具有重要意义。对不能进行肺功能监测的重症患者,能通过动脉血气分析判断通气功能障碍的性质以及是否同时有换气功能障碍,并评估其严重程度。

2. 肺功能检测

肺功能检测能判断通气功能障碍的性质(阻塞性、限制性或混合性)及是否合并换气功能障碍,并对通气和换气功能障碍的严重程度进行判断。

3. 胸部影像学检查

胸部影像学检查包括胸部 X 线片、胸部 CT、肺血管造影及超声检查。

4. 纤维支气管镜检查

纤维支气管镜检查可明确气道疾病和获取病理学依据。

(四)危险程度评估

可根据以下两方面指标评估急性呼吸衰竭的危险程度。

(1)患者的生命体征如低血压休克、意识障碍、血氧饱和度下降明显甚至呼吸骤停等,应立即给予机械通气。

(2)急性呼吸衰竭大多会累及其他器官,要明确是否出现肺源性心脏病、肺性脑病、肾功能不全、弥散性血管内凝血(DIC)等,重症患者应及时转入 ICU,重要脏器功能的监测与支持非常重要。

四、治疗

呼吸衰竭的治疗原则是保持呼吸道畅通的前提下,纠正低氧、二氧化碳潴留及酸碱失衡所致的代谢紊乱,为基础病和诱发因素的治疗争取时间和创造条件。

(一)保持呼吸道通畅

对任何类型的呼吸衰竭,保持呼吸道通畅是最基本、最重要的治疗措施。气道不畅使呼吸阻力增加,呼吸功消耗增多,加重呼吸肌疲劳;分泌物排出困难将加重感染,出现肺不张,甚至窒息,在短时间内导致患者死亡。出现以下情况时应警惕上呼吸道梗阻:头颈外伤、喉或气管肿瘤、有喘鸣的呼吸困难、吞咽困难、影响运动和感觉的神经疾病、发音困难、甲状腺肿大或淋巴结病引起的颈部肿物等。

保持气道通畅的方法主要有:①若患者昏迷,使其仰卧,头后仰,托起下颌并打开口腔;②清除气道内分泌物及异物;③必要时应建立人工气道。人工气道的建立一般有三种方法,即简便人工气道(口咽通气道、喉罩)、气管插管及气管切开。机械通气的指征:持续氧疗后低氧血症持续存在、出现 CO_2 潴留并 pH<7.25、神志改变伴气道保护功能受损、呼吸窘迫合并血流动力学不稳定、上呼吸道梗阻、大量分泌物无法自主清除等。若气道梗阻发生于气管以上应考虑气管切开。

(二)氧疗

通过增加吸入氧浓度来纠正患者缺氧状态。

1.吸氧浓度

原则是在保证 PaO_2 迅速提高到 60 mmHg 或 SpO_2>90% 的前提下尽量减低吸氧浓度。Ⅰ型呼吸衰竭的主要问题为氧合功能障碍而通气功能基本正常,较高浓度(>35%)给氧可以迅速缓解低氧血症而不会引起 CO_2 潴留。而高碳酸血症呼吸衰竭,则需要低浓度给氧,高浓度吸氧将抑制低氧对呼吸中枢的刺激,CO_2 潴留增加。

2.吸氧途径

(1)鼻导管或鼻塞吸氧:简单、方便、不影响患者咳痰、进食。缺点是氧浓度不恒定,易受患者呼吸的影响;高流量时刺激鼻黏膜,氧流量不能大于 7 L/分。

(2)面罩吸氧:最大优点是氧浓度相对稳定,可按需调节,对鼻黏膜影响小。但是影响患者进食和排痰。

(3)机械通气:机械通气不仅能提供稳定的吸氧浓度,而且在改善肺泡通气量、减少呼吸做功、改善气体交换功能方面疗效较好。常用方式有无创机械通气和有创机械通气,应根据患者意识状态及病情严重程度选择合适的通气方式。

(三)病因治疗

引起急性呼吸衰竭的原发疾病较多,在解决呼吸衰竭本身造成危害的前提下,针对不同病因采取适当的治疗措施,也是治疗呼吸衰竭的根本所在。

（四）药物治疗

1.支气管扩张剂

支气管扩张剂作用于气道平滑肌,可减轻水肿和炎症反应。常用药物有 β 肾上腺素受体激动剂、抗胆碱能药物、茶碱类、皮质类固醇类等。

2.化痰药

氨溴索可调节呼吸道浆液与黏液腺的分泌,增强纤毛摆动,使痰液变稀薄,易咳出或吸出,有利于保持气道的通畅。

3.镇静和肌肉松弛剂

对于非机械通气患者,慎用镇静剂。而机械通气患者可应用丙泊酚等药物。

（五）一般支持疗法

及时纠正电解质紊乱和酸碱平衡失调,加强液体管理,加强营养支持治疗等。对重症患者应及时转入 ICU 进行救治,并加强对重要器官功能的监测与支持,防止多器官功能障碍综合征的发生。

（袁宝兴）

第七节　肺动脉高压

肺动脉高压(PAH)是由多种原因引起的肺循环压力高于正常值的病症。其多继发于心肺疾病或肺血管本身病变,少数为原发。

一、病因

1.肺动脉血流量增加

(1)左向右分流的先天性心血管异常:房间隔缺损、室间隔缺损、动脉导管未闭、永久性动脉干。

(2)后天获得性心内分流:主动脉瘤破裂或主动脉 Valsalva 窦动脉瘤破裂入右心室或右心房,心肌梗死后室间隔缺损。

2.肺周围血管阻力增加

(1)肺动脉管壁病变。肺动脉炎、原发性肺动脉高压、肺动脉先天性狭窄。

(2)肺间质纤维化或肺间质肉芽肿。弥散性肺间质纤维化、放射性肺间质纤维化、粟粒型肺结核、肺尘埃沉着病(尘肺)、肺癌、肺囊性纤维化、特发性含铁血黄素沉着症等。

(3)低氧血症致肺血管痉挛:慢性阻塞性肺疾病、呼吸运动障碍、高原缺氧。

(4)血液黏稠度改变。血液黏稠度增加、红细胞增多症、红细胞积聚性增加、红细胞硬度增加。

3.肺静脉压增高

(1)肺静脉堵塞:纵隔肿瘤或肉芽肿病、纵隔障炎、先天性肺静脉狭窄。

(2)心脏病:左心功能不全、二尖瓣狭窄或闭锁不全、二尖瓣环钙化、左心房黏液瘤、三房心。

二、临床表现

1. 症状

肺动脉高压的症状包括原发病的症状及肺动脉高压引起的症状。肺动脉高压本身症状是非特异的,轻度肺动脉高压可无症状,随着病情发展可有以下表现。

(1)劳力性呼吸困难:由于肺血管顺应性下降,心排出量不能随着运动而增加,体力活动后呼吸困难往往是肺动脉高压的最早期症状。

(2)乏力:因心排出量下降,使组织缺氧的结果。

(3)昏厥:脑组织供血突然减少所致,常见于运动后或突然起立时,也可由大栓子堵塞肺动脉,肺小动脉突然痉挛或心律失常引起。

(4)心绞痛或胸痛:因为右心室肥厚冠状动脉灌注量减少,心肌相对供血不足。胸痛也可能是因为肺动脉主干或主分流血管瘤样扩张。

(5)咯血:肺动脉高压可引起肺毛细血管起始部位血管瘤破裂而咯血。

(6)声音嘶哑:肺动脉扩张压迫喉返神经所致。

2. 体征

当肺动脉压明显升高引起右心房扩大,右心衰竭时,可出现以下体征:颈静脉 a 波明显,肺动脉瓣区搏动增强,右心室抬举性搏动,肺动脉瓣区收缩期喷射性杂音,三尖瓣收缩期反流性杂音,右心室性第三、四心音,右心衰竭后可出现颈静脉怒张,肝大,肝颈静脉反流征阳性,下肢水肿。严重肺动脉高压,心排出量降低者,脉搏弱和血压偏低。

三、辅助检查

1. 心电图检查

肺动脉压升高使右心室负荷过重,久之会引起右心室、右心房肥厚,心电图改变可反映肺动脉高压程度,显示右心室及右心房增大图形,包括心电图电轴右偏、肺性 P 波、T 波倒置与 ST 段降低。

2. X 线检查

(1)心脏改变:右心房、右心室扩大,肺动脉段"圆锥部"膨突,右前斜位胸片圆锥高度不小于 7 mm,主动脉结缩小。

(2)右下肺动脉干扩张:其扩张程度与肺动脉高压相关,右下肺动脉横径与气管横径比值不小于1.07。

(3)肺门阴影增宽:其值增加与肺动脉压升高相关。

(4)心胸比率增大:正常心胸比率小于 0.5,肺动脉高压时心胸比率大于 0.5。

3. 超声心动图检查

超声心动图检查对肺动脉高压比 X 线检查更敏感,其敏感性为 52%,正确性为 85%,故能较早发现右心室壁肥厚及右心腔、心血管扩大。

4. 肺阻抗图检查

利用阻抗技术,在肺部指定部位通过弱高频电流以电阻抗测定肺血管在心动周期的血流容积变化测得肺动脉压。正常人排出血液很快进入肺组织,肺组织电导率及阻抗变化量很快达到最大值;当肺动脉高压时,收缩期只有部分血液进入肺组织,还有部分血液储积在扩张的肺动脉内,舒张期血流仍继续缓慢地通过肺小动脉进入肺,故肺组织电导变化较小。肺阻抗血流图与肺循环的血流动力学有较好的相关性,其波幅及微分波值高低可反映肺动脉压差大小,与右心排出量和肺血管阻力顺应性的改变相关,从而可根据右心室射血阻抗与心室收缩时相的关系推算出肺动脉平均压的高低。肺动脉高压肺阻抗血流的特点是阻抗波达到高峰时间延迟,延迟的程度与肺动脉压呈正相关。国内已经研究出估算不同病因肺动脉压的回归方程。

5.磁共振成像

磁共振能检测肺动脉直径和管壁的肥厚程度,右心室肥厚程度与肺动脉压升高及室间隔突度相平行,舒张终末右心室壁厚度与平均肺动脉压相关,收缩期右肺动脉内磁共振信号与肺血管阻力相关。

6.血气分析

对缺氧尤其是慢性阻塞性肺疾病(COPD)引起的肺动脉高压,可通过血气分析推算出肺动脉压,经右心导管直接测量法和同步以血气分析研究得出回归方程式。

7.肺动脉造影

自心导管注入造影剂可显示肺动脉及主要分支扩张或堵塞情况。

8.心导管检查

经皮股静脉穿刺插入右心导管,使用 Swan-Ganz 漂浮导管进入肺总动脉直接测量压力,可取得正确可靠的肺循环系统血流动力学资料。因为是一种创伤性检查,必须有一定的设备和技术,又有一定的危险性,广泛应用受到一定限制。故必须对每个患者全面衡量心导管检查的必要性、危险性以及检查所获得资料对患者诊断和治疗的预期价值来选用。心导管检查有以下目的:确定有无肺动脉高压;明确肺动脉高压的程度;观察肺动脉高压的可逆性;找出肺动脉高压的原因。

四、治疗

1.病因治疗

除少数原发性肺动脉高压外,绝大多数肺动脉高压属于继发性。在肺动脉高压早期原发病治愈后,肺动脉高压是可逆的;在晚期,原发病控制后肺动脉高压相应下降。如 COPD 应积极控制感染,应用支气管扩张药物、排痰引流,改善通气;肺血栓栓塞应用抗凝治疗;肺结缔组织病或胶原病应用皮质激素治疗;二尖瓣病变可进行瓣膜置换或二尖瓣球囊扩张术。

2.扩血管治疗

药物治疗的目的是使患者动脉压下降,心排出量增加,缓解症状,增强体力。理想的肺血管扩张剂应是选择性地松弛肺血管平滑肌,并能解除支气管痉挛。但目前临床应用的扩血管药物均对体循环有较强的作用,因而影响动脉血压,甚至使 PaO_2 下降,故在确定长期应用血管扩张剂以前最好进行心导管检查,观察急性药物试验的血流动力学效果。如果肺血管阻力减少 20% 以上,心排出量增加或不变,肺动脉压降低或不变,体循环血压无变化或下降不足以引起不良反应,才可长期服用。用药 3~6 个月后,复查心导管或无创伤性检查,了解药物长期作用,如有应用指征应及早使用,肺血管阻力可明显下降。当发展到晚期时,绝大多数肺血管狭窄或闭塞,再用扩血管药物只能降低体循环阻力,更易引起低血压。

(1)直接扩张肺血管平滑肌的药物。

1)肼屈嗪:能直接松弛平滑肌,降低外周阻力,减轻心脏后负荷,增加心排出量。其优点是口服与注射效果几乎相同,长期服用者效果更好,对心脏扩大、二尖瓣关闭不全者用药后,射血分数增加,二尖瓣反流减少,运动后引起增高的肺毛细血管楔压降低。慢性肺心病患者服药后,心排出量增加,动静脉氧压差减少,平均肺动脉压下降。

2)硝普钠:硝普钠是一种强效、短效、速效、低毒的血管扩张剂,使动脉和静脉松弛扩张,体循环和肺循环阻力下降,增加心肌灌注及供氧。

3)硝酸甘油:硝酸甘油是平滑肌强有力的扩张剂,对静脉作用明显,肺血管床扩张,肺动脉压下降。

(2)α受体阻滞剂:常用药物有酚妥拉明、妥拉唑林、酚苄明等,可选择性阻滞α受体,使血管扩张,血压下降,肺动脉及外周血管阻力下降,并能缓解支气管痉挛。酚妥拉明以扩张动脉为主,同时也扩张静脉,作用时间短,可用于可逆性肺动脉高压,急性发作伴有高血压者效果更佳。

(3)β受体兴奋剂:常用药物有异丙肾上腺素、多巴酚丁胺等。其主要作用是兴奋心肌,增加心排出量,支气管解痉,扩张血管作用较差,故对于支气管哮喘或喘息性支气管炎所致动脉高压效果较好。

(4)钙拮抗剂:常用药物有硝苯地平、地尔硫䓬、维拉帕米、尼卡地平等,该类药物能阻滞血管平滑肌细胞膜的钙离子通道而松弛血管平滑肌,从而降低肺血管阻力及肺动脉高压,还可松弛支气管平滑肌,降低气道阻力,改善通气功能,故对缺氧性肺动脉高压效果更佳。

(5)血管紧张素转换酶抑制剂:常用药物有卡托普利、依那普利等。通过血管紧张素转换酶的抑制降低其活性,阻断肾上腺素-血管紧张素-醛固酮系统,使血管紧张素Ⅱ与醛固酮生成减少,周围血管扩张阻力降低,长期服用不产生耐药性。

(6)前列腺素:该类药物是一种强烈的外周血管扩张剂,降低外周血管阻力。另外,有抗血小板聚集作用,可使肺总血管阻力和肺小动脉阻力降低,肺动脉压降低。

(7)其他药物:如氨茶碱、乙酰胆碱、丹参、川芎嗪等也能降低血液黏稠度,改善微循环,降低肺血管阻力。

3.长期氧疗

长期氧疗即每日供氧大于15 h,连续数月或数年,可用鼻塞法或气管内供养法。COPD是缺氧性肺动脉高压的主要原因,氧疗可纠正低氧血症,随着PaO_2上升,由于缺氧引起的肺动脉痉挛缓解,肺动脉压下降,肺血流量增加。低氧纠正对支气管也有舒张功能,可改善通气。

4.抗凝治疗

肺栓塞所致肺动脉高压,抗凝治疗是关键,正确、及时使用抗凝治疗可逆转肺动脉高压,并能防治肺栓塞复发,对原发性及先天性心脏病所致肺动脉高压,抗凝治疗也有一定疗效。

(董慧青)

第八节　急性肺水肿

肺水肿是由多种原因引起肺内血管与肺组织之间液体交换功能紊乱,肺含水量增多,临床以突发性呼吸困难、咳嗽并咯粉红色泡沫痰、肺部弥散性湿性和干性啰音以及缺氧等为主要表现的综合征,是临床常见的急症之一。

临床常见肺水肿的病因有心源性(如二尖瓣狭窄、高血压、心肌梗死、心律失常等引起急性左心力衰竭)和非心源性(如休克、创伤、感染等多种全身性疾病)因素导致肺毛细血管压升高和感染、理化因素、成人呼吸窘迫综合征等导致肺毛细血管壁和肺泡壁通透性增加。另外,血浆蛋白浓度降低而引起胶体渗透压下降后,在轻度液体负荷过量或肺毛细血管静水压轻度升高时,也可发生肺水肿。其他引起肺水肿的情况见于淋巴引流受阻如被肿瘤或矽肺所阻塞,引起间质水肿。临床上大量抽吸胸腔积液(气)时,由于突然迅速增加的负压,促使肺毛细血管内液外渗而发生肺水肿。

一、临床表现

(一)肺水肿典型的临床表现

1.间质水肿期

临床症状和体征不显著,患者稍感胸闷、气急、心跳加快,但肺部尚无啰音,呈轻度低氧血症。

2.肺泡水肿期

此期开始出现明显的缺氧症状,有严重的呼吸困难,阵阵剧咳,咳大量白色或粉红色泡沫痰。

两肺中、下部开始至全肺出现哮鸣音和湿啰音。血气分析可发现 PaO_2 下降,$PaCO_2$ 仍低于正常,呼吸性酸中毒。

3.休克期

严重缺氧,呼吸循环衰竭和代谢紊乱。此时有神志改变,皮肤苍白湿冷。血气分析有 PaO_2 显著下降,严重混合性酸中毒。

4.终末期

休克恶化,进入不可逆期,最终因多脏器功能障碍而死亡。

(二)X 线检查

胸部 X 线检查是诊断肺水肿的重要依据。

1.间质性肺水肿

肺纹理增多变粗,肺门边缘模糊不清,肺野透光度低而模糊,有 Ker-ley A 线和(或)B 线。

2.肺泡性肺水肿

分三型:①中央型(蝴蝶型)以肺门为中心呈蝴蝶型影,是肺水肿的典型 X 线表现;②弥散型为肺野广泛分布点片状阴影,可融合成大片;③局限型为呈大叶型分布的密度增高影。

(三)CT 检查

CT 具有较高的分辨率,良好的组织对比度,断层像又消除了组织结构重叠的影响。能清楚地显示肺水肿的分布方式,比普通 X 线检查能更及时地发现肺水肿的发生。

二、诊断

当肺水肿发展至显著的肺泡水肿时,患者有严重呼吸困难、端坐呼吸、咳白色或粉红色泡沫痰、双肺布满干性和湿性啰音,诊断并不十分困难。

为赢得治疗时机及早期发现肺水肿,有学者提出,细致观察病情,密切监测肺功能改变,结合 X 线表现,可提高早期诊断阳性率。

三、治疗

(一)纠正缺氧

及时高流量输氧（6~8 L/min），吸入氧浓度（FiO_2）＞50％或纯氧，维持氧分压在 8.0~9.33 kPa，必要时面罩加压或正压（0.53~1.06 kPa）给氧，或配合氧疗使用呼吸机。可使用消泡净加入吸氧器湿化瓶雾化吸入，以利于改善通气。

(二)降低肺毛细血管静水压

1. 体位

取头高脚低位或半坐位，使回心血量减少，肺动脉压降低。必要时四肢加止血带，每 15 min 将止血带轮流放松，以保证肢体循环。

2. 吗啡

吗啡 5~10 mg 皮下或肌内注射。吗啡能扩张周围静脉、减少静脉回流量，吗啡的镇静作用，可消除患者的焦虑，使呼吸变慢变深。但有昏迷、休克、呼吸抑制或肺内感染者禁用。

3. 血管扩张剂

扩张小血管，减轻心脏前、后负荷，减轻肺水肿。方法：酚妥拉明，每次 10~20 mg 静脉注射，或 20~30 mg 加入 500 mL 液体静脉滴注；硝酸甘油片，0.3~0.6 mg 舌下含服；严重病例，硝普钠 50 mg 加入 500 mL 液体，1~2 μg/(kg·min) 的速度滴注。

4. 利尿剂

快速作用的利尿剂可迅速减少血流量，降低肺动、静脉压，常用呋塞米 20~40 mg，1~2 min 内缓慢注射或依他尼酸钠 25~50 mg 稀释后静脉注射，必要时 2 h 后重复。心源性休克时不宜使用强利尿剂。

5. 茶碱

茶碱有强心利尿作用，还能解除支气管痉挛，减轻呼吸困难。常用 0.25 g 加入 20~40 mL 50％葡萄糖液中缓慢注射。

6. 洋地黄苷

洋地黄苷几乎适用于治疗所有急性肺水肿，但以心源性肺水肿最适宜。使用前必须了解是否用过洋地黄，避免造成洋地黄中毒。

(三)降低肺毛细血管和肺泡壁通透性

1. 肾上腺皮质激素

肾上腺皮质激素有极强的抗感染作用，能降低微血管通透性，促进肺水肿吸收；对肺泡 Ⅱ 型细胞有保护作用，促进肺泡表面活性物质的合成和分泌，降低肺泡表面张力；解痉作用，抑制吸入性肺炎的炎性反应等。方法：地塞米松 10~20 mg 静脉注射或氢化可的松 300 mg 静脉滴注。

2. 超氧化物歧化酶和前列腺环素类

动物实验中这两类药均能显著降低肺毛细血管通透性，减轻肺水肿，是治疗肺水肿很有希望的药物。目前尚处于临床试用阶段。

(四)莨菪类药疗法

自 20 世纪 70 年代应用莨菪类药治疗肺水肿，20 余年的实践证明，此法疗效高，安全性大。其治疗机制：①扩张小动脉和小静脉，使淤滞在肺内的血液转向体循环，发挥"内放血"的作用;②稳定生物膜,抑制花生四烯酸代谢物、氧自由基、溶酶体酶等多种生物活性物质的释放,降低微血管的通透性;③抑制大脑皮层,兴奋呼吸和循环中枢;④解除支气管平滑肌的痉挛,减少呼吸道大量分泌物的生成,改善肺通气和换气机能。

(五)病因治疗

病因治疗是治疗肺水肿的根本措施。根据病因不同,在治疗肺水肿的同时,针对引起肺水肿的心、肝、肾疾病和感染、过敏反应的病因应有偏重,如左心衰竭者以强心、利尿、扩血管为主;感染者,抗感染治疗尤为重要,尿毒症者必须抢救肾功能;有机磷中毒以莨菪类药为主要手段。

(六)纠正电解质和酸碱平衡失调

急性肺水肿往往合并有不同程度的酸碱和电解质平衡失调,应及时纠正。

(董慧青)

第九节　大咯血

咯血是指喉部以下呼吸器官的出血,经咳嗽动作从口腔排出,每次咯血量和持续时间不一。通常大咯血指一次咯血量＞200 mL,或24 h内咯血量＞400 mL,或48 h内超过600 mL;或持续咯血而需输液以维持血容量,以及因咯血而引起呼吸道阻塞导致窒息者。急性致死性大咯血是指急剧从口鼻喷射出大量鲜血,出血量＞2 000 mL者。短时间内咯血在300～400 mL者,血压和脉搏可无改变,咯血量增至700～800 mL时,血压和脉搏可有轻度改变,如一次咯血量达1 500～2 000 mL或更多,即可发生休克。

国外报道急性致死性大咯血死亡率50％～90％,因此,及时治疗,对抢救患者生命有重要意义。

一、诊断

(一)病史

询问与大咯血相关疾病史、咯血诱因、咯血量,尤注意其伴随症状。

1.咯血伴发热

咯血伴发热可见于肺结核、肺炎、肺脓肿、肺出血型钩端螺旋体病、流行性出血热、支气管肺癌等。

2.咯血伴胸痛

咯血伴胸痛可见于大叶性肺炎、肺梗死、肺结核、支气管肺癌等。

3.咯血伴大量脓痰

咯血伴大量脓痰可见于肺脓肿、支气管扩张以及支气管癌合并感染等。

4.咯血伴呛咳

咯血伴呛咳可见于支气管肺癌、肺炎、支原体肺炎等。

5.咯血伴皮肤黏膜出血

注意钩端螺旋体病、流行性出血热、血液病、结缔组织病等。

6.咯血伴黄疸

须注意钩端螺旋体病、大叶性肺炎、肺梗死等。

（二）体格检查

应注意有无肺部啰音、皮肤黏膜出血、淋巴结肿大、心脏杂音、肝脾大及体质量减轻等。出血部位的判断可根据肺部体征及 X 线检查确定。

（三）实验室检查

1.胸部 X 线检查

在病情许可情况下,应及时摄胸片,包括后前位和侧位,以便了解病变性质和出血部位。肺动脉和支气管动脉造影可帮助精确判定出血部位,但多仅限于做栓塞治疗前行造影检查。支气管造影有助于支气管扩张的诊断。

2.纤维支气管镜

纤维支气管镜可发现支气管静脉曲张破裂出血,深入亚肺段,对确定出血部位及性质、有无肿瘤能提供极大帮助,并可在直视下行活组织检查作病理学诊断。

3.化验检查

注意痰液的性状及细菌、真菌和细胞学检查。疑为出血性疾病者应做血常规、血小板计数、凝血酶原时间和凝血活酶时间测定。

（四）鉴别诊断

1.咯血首先需与口腔、咽、鼻出血鉴别

鼻腔出血多从前鼻孔流出,常在鼻中隔前下方发现出血灶,有时鼻腔后部出血量较多,可被误诊为咯血。用鼻咽镜检查,可见血液从后鼻孔沿咽壁下流,即可确诊。

2.大咯血与呕血的鉴别

大咯血患者多有呼吸道疾病、心脏病(肺结核、支气管扩张、肺癌等)病史,前驱症状为喉痒、胸闷及咳嗽,出血方式为咯出,血液性状是鲜红的泡沫状,伴有痰液,大咯血后常持续血痰数天,除咽入多量血液外,无黑便。

而呕血患者多有上消化道疾病(消化性溃疡、肝硬化等)史,前驱症状为上腹不适、疼痛,恶心、呕吐等,出血方式为呕出,可为喷射状,血液性状为棕黑色、暗红、酸性,有时鲜红色伴胃内容物,呕血停止后无持续血痰,但柏油便常可持续数天。

二、治疗

大咯血应采取综合治疗措施,即迅速有效止血、保持呼吸道通畅、一般及时对症治疗、并发症的防治。

（一）一般治疗

1.卧床休息

大咯血患者应绝对卧床休息,尽量避免搬动或转送他院,颠簸可加重咯血,甚至导致死亡。一般应取患侧卧位,轻轻将气管内存留的积血咯出,减少出血和避免血液流向健侧。

2.镇静

大咯血时患者常有恐惧、精神紧张,必须稳定患者情绪,解除其顾虑,同时对无严重呼吸功能障碍和体质极度衰弱者适当给予镇静药,口服地西泮 2.5 mg 或艾司唑仑 2 mg,每日 3 次;或肌内注射地西泮 5～10 mg,每日 1～2 次。严重者可口服或肌内注射苯巴比妥。

3.镇咳

原则上一般不用镇咳剂。剧咳者可给予喷托维林 25～50 mg,每日 3 次,或可待因 15～30 mg,每日 3 次口服,作为对症治疗,并有降低胸内肺循环压的作用。年老体弱、肺功能不全者,咯血时慎用镇咳药以免抑制咳嗽反射和呼吸中枢,使血块不能咯出而窒息。气促者应给予氧疗。禁用吗啡,以免抑制咳嗽反射,造成血液滞留于气管内,引起呼吸道阻塞、呼吸困难及继发感染。

4.加强护理

应密切观察患者,随时做好大咯血和窒息的各项抢救准备。注意体温、脉搏、呼吸、血压和心率等生命体征,定期记录咯血量,若有口渴、烦躁、湿冷、面色苍白、咯血不止或窒息者应及时抢救。

(二)止血措施

除采用药物止血外,必须针对不同病因采取相应的措施,才能彻底止血。

1.止血药的应用

视病情选用以下药物。

(1)垂体后叶素:有降低肺循环压力的作用,可使肺小动脉收缩,减少肺内血流量,破裂的肺血管形成的血块可堵塞而止血,因此对大咯血者疗效迅速而显著。①用法:大咯血时以垂体后叶素 5～10 U 加入 50％葡萄糖液 20～40 mL 中,缓慢静脉滴注(持续 10～15 min),每日可用 2 次,必要时间隔 4～8 h 可重复应用。咯血持续或短期内反复咯血者以垂体后叶素 10～20 U 加入 5％～10％葡萄糖液 500 mL 中,缓慢静脉滴注,1～2 h 内滴完,大咯血控制后,仍可维持用 1～2 d,每日 2 次,每次 5～10 U,肌内注射,以控制残余的小量出血;②不良反应:注射过快可引起头痛、面色苍白、心悸、恶心、出汗、胸闷、腹痛、排便感觉和血压升高等,应减慢注射速度,甚至停用;③禁忌证:本药有强烈的收缩冠状动脉和子宫作用,对高血压、冠心病、肺心病、心力衰竭和孕妇忌用,过去对本药有较明显不良反应者应慎用。

(2)普鲁卡因:用于对垂体后叶素有禁忌者,本药具有扩张血管、降低肺循环压力的作用,用前应做皮试。

具体用法:0.5％普鲁卡因 150～300 mg 加入 5％～10％葡萄糖液 500 mL 中缓慢静脉滴注;或 0.5％普鲁卡因 50 mg 加入 50％葡萄糖液 40 mL 中静脉注射,每日 1～2 次。

(3)纠正凝血障碍药物:主要为抑制蛋白溶酶原的激活因子,使纤维蛋白溶酶原不能激活为纤维蛋白溶酶。从而抑制纤维蛋白的溶解,达到止血作用。即时止血作用不如前述药物明显,多用于持续咯血者。但多数咯血者无凝血障碍,故疗效评价不一。常用药物包括:①6-氨基己酸(EACA):EACA 6.0 g 加入 5％～10％葡萄糖液 250 mL 中静脉滴注,每日 2 次;②氨甲苯酸(PAMBA):作用比 EACA 强 4～5 倍。PAMBA 100～200 mg 加入 50％葡萄糖液 40 mL,静脉注射,每日 2 次,或 200 mg 加入 5％～10％葡萄糖液 500 mL 中静脉滴注;③氧甲环酸(AMCA):AMCA 250 mg 加入 50％葡萄糖液 40 mL 中,静脉注射,每日 1～2 次,或 AM-CA 750 mg 加入 5％～10％葡萄糖液 500 mL 中静脉滴注。

(4)其他药物。常用的有:①卡巴克洛,对毛细血管通透性有强大抑制作用,并有增加毛细血管抵抗力和加速管壁回缩作用,10～20 mg,肌内注射,每日 2 次;或 5 mg 口服,每日 3 次。②巴曲酶,可用 1～2 U 静脉注射或肌内注射,每日 1～2 次。③维生素 C,200～300 mg 口服,每日 3 次。④中药中止血药很多,如三七粉、云南白药等均可使用。⑤近年使用凝血酶原复合物,用于凝血机制障碍、凝血酶原时间延长者,疗效较为显著,剂量为 10～20 U/kg 加入 5%～10%葡萄糖液 200 mL 中,开始缓慢静脉滴注,以后可稍快,1 h 左右滴完。

(5)鱼精蛋白注射液:本药为肝素拮抗剂,使肝素迅速失效,丧失抗凝效力,并使组织中的凝血活酶形成凝血酶,加速凝血过程。可用于凝血功能障碍和肝功能不全的咯血者。用法:鱼精蛋白 50～100 mg 加入 50%葡萄糖液 40 mL 缓慢静注,每日 1～2 次,部分患者可出现过敏反应,宜慎用。

2.输血

持续大咯血出现循环血容量不足现象,如收缩压降至<13.3 kPa(100 mmHg)应及时补充血容量,宜少量多次输新鲜血(每次 100～200 mL),除能补充血容量外,尚有止血作用。

3.人工气腹

对反复大咯血,上述治疗无效时,可行人工气腹治疗,尤以病变在两肺中、下肺野疗效更显著,且患者无腹肌粘连,若肺组织纤维硬变则疗效较差。首次注气量 1 000～1 500 mL,必要时隔 1～2 d 重复注气一次,每次 400～600 mL。

4.手术治疗

对于出血部位明确、而无手术禁忌的大咯血患者及时恰当的手术有时可挽救生命。

(1)指征:①肺部病变引起的致死性大咯血经严格内科各种治疗无效者;②可能引起呼吸道阻塞和窒息者;③考虑为结核性或非结核性支气管扩张、结核性空洞内动脉瘤破裂、肺脓肿和肺癌等大咯血,可行肺段和肺叶切除术。

(2)禁忌证:①两肺病变广泛,两肺周围病灶、支气管癌转移或咯血部位未能确定;②肺功能不全;③全身情况太差;④凝血功能障碍;⑤肺切除术后再咯血。

5.局部止血治疗

对严重反复咯血患者,如临床情况严重,肺功能较差,不适于手术治疗者,可考虑做局部止血治疗。用硬质支气管镜放入填塞气囊作止血和防止血液扩散至健侧肺;用纤维支气管镜辨认出血的叶、段支气管口,而后将聚乙烯导管由活检孔插入至病变部位,并注入冷(4 ℃)生理盐水 50 mL,留置 30～60 s 后吸出,重复数次,因冷刺激使血管收缩而止血;或注入凝血酶 5 mL(100 U/mL);或肾上腺素液(1∶2 000)1～2 mL;亦有用血管气囊导管自纤维支气管镜活检孔插入至出血部位的叶、段支气管腔,注入气体充胀气囊后留置。经 24 h 后放松气囊观察,若无继续出血即可拔除气囊导管。

6.支气管动脉栓塞法

经股动脉插管,将导管插到病变区域支气管动脉分支的血管腔内,注入吸收性明胶海绵或聚四氯乙烯栓子(直径 0.5～2.0 mm)10 余个,形成栓塞,以控制支气管动脉出血,能较快达到止血目的。

(三)原发病的治疗

1.抗感染治疗

适用于支气管与肺部感染而大量咯血者。根据经验选择相应的抗生素静脉滴注。

2.抗结核治疗

肺结核大咯血多有活动性病灶,应积极抗结核治疗。如异烟肼 300～400 mg,每日 1 次,口服;链霉素 0.75 g/d 肌内注射(50 岁以上或肾功能减退者可用 0.5 g);利福平每日 1 次,空腹口服450～600 mg。也可根据病情改用其他抗结核药物。

3.其他

根据原发病不同做相应的治疗。

(四)并发症的治疗

1.大咯血并窒息

大咯血致死的主要原因是窒息,应及早预防、识别和抢救。

(1)窒息早期特征:咯血突然减少或停止,同时感胸闷,喉头作响,烦躁不安,呼吸浅速或骤停,表情恐怖或呆滞,全身发绀,双手乱抓,大汗淋漓,眼瞪口张,大小便失禁,一侧或双侧肺呼吸音消失。

(2)抢救措施:应争分夺秒、快速准确,抢救的重点是保持呼吸道通畅和纠正缺氧。①立即抱起患者下身,倒置使身体躯干与床成 40°~90°角,另一人托下部向背部屈曲并拍击背部,倒出肺内的血液;对一侧肺已切除,余肺发生咯血窒息者将患者卧于切除肺的一侧,健侧肺在上方,头低脚高。②清除血块:用开口器把口张开,并用舌钳将舌拉出,清除口咽部积存血块,或用导管自鼻腔插至咽喉部,借吸引器吸出口、鼻、咽喉内的血块,并刺激咽喉部,使患者用力咯出堵塞于气管内的血块;必要时可用气管插管或气管切开,通过冲洗和吸引,亦可迅速恢复呼吸道通畅。③给予高流量吸氧,若自主呼吸极弱或消失,则用呼吸机辅助呼吸治疗;在呼吸道通畅情况下同时用呼吸兴奋剂。④窒息解除后继续各种相应处理,纠正酸中毒,控制休克,处理肺水肿、呼吸道感染、肺不张等。⑤止血:仍继续咯血者,可用垂体后叶素等止血药物。

2.大咯血并发肺不张及肺炎

(1)肺不张:因血块阻塞支气管或因应用大量镇静剂、镇咳剂等抑制了咳嗽而妨碍支气管分泌物的排出,阻塞支气管而导致阻塞性肺不张。处理措施包括:①鼓励患者翻身排痰,侧卧位,病侧(肺不张侧)在上,健侧在下,垫高床脚,轻拍患者背部鼓励患者咳痰。②停用一切镇咳剂及镇静剂。③用解痉药、祛痰药雾化吸入以利排痰,可口服氯化铵、鲜竹沥;氨茶碱口服或静脉注射;雾化吸入糜蛋白酶 5 mg＋生理盐水 10 mL＋庆大霉素 8 万 U,每日 2 次,每次 15 min。

(2)肺炎:血块部分堵塞支气管使其分泌物引流不畅,继发肺部感染处理:①加强排痰,体位引流(侧卧位,病侧在上);②抗生素:青霉素 400 万~800 万 U/d＋生理盐水 500 mL 静脉滴注,或先锋霉素 V6.0 g＋生理盐水 500 mL 静脉滴注,或选用其他抗生素。

3.大咯血并休克

中等量咯血很少引起休克,反复大咯血则可导致休克,如伴有感染的毒素作用,则更易引起休克。

治疗上应迅速补充血容量(输液或输血,适当使用血管活性药,但血压不宜升得太高,以免再咯血;使用广谱有效抗生素,尽快控制感染。

(董慧青)

第四章 消化系统急危重症诊治

第一节 上消化道大量出血

从食管到直肠称为人体的消化道。以十二指肠和空肠的交点为界,上面为上消化道,下面为下消化道。因此,上消化道应包括食管、胃、十二指肠以及胰腺、胆道的出血,统称为上消化道大量出血。其中溃疡病约占半数,食管胃底静脉曲张占 25%。近年来急性出血性胃炎和糜烂性胃炎伴发出血的病例也有所增长,有 5% 左右病例的出血病灶未能确定,即使剖腹探查也未能找到出血原因。其临床表现以呕血和黑便为主,常伴有血容量不足的临床表现,是常见的急症。

一、病因

1. 炎症与溃疡性因素

(1)食管炎、食管糜烂或溃疡(包括 Barrett 食管)、反流性食管炎。

(2)急、慢性胃炎,急性糜烂出血性胃炎(急性胃黏膜病变或称应激性溃疡,其中如系重度烧伤后引起的应激性溃疡常称为 Curling 溃疡;出血性脑血管病变及脑肿瘤所致的溃疡称之为 Curling 溃疡)。急性胃黏膜病变引起的出血占上消化道出血的 20% 左右。

(3)胃、十二指肠溃疡病,是引起出血的最常见病因。尤其是十二指肠溃疡病,占上消化道出血的 70%~80%。

(4)胃十二指肠溃疡手术后(毕罗Ⅰ或Ⅱ式手术)所致的吻合口炎或溃疡,残胃炎或残胃溃疡也是较多见的出血病因。

(5)强酸、强碱及酚类等化学物质引起的食管、胃与十二指肠的烧伤,必然会导致黏膜的糜烂与溃疡形成,最终发生出血。

(6)急性坏死出血性胰腺炎,当发生坏死出血后,血液可经主胰管进入十二指肠,也可因并发出血性十二指肠炎所致。

(7)其他炎症性病变尚有胃及十二指肠结核、克罗恩病、胃血吸虫病及胃嗜酸性肉芽肿等。

2. 机械性因素

(1)食管裂孔疝:当食管下端炎性水肿明显或已发生糜烂、溃疡时常可引起较大量出血。此外,如疝入胸腔的部分胃发生嵌顿或梗阻时,也可引起大出血。

(2)食管下端黏膜裂伤:也称 Mallory-Weiss 综合征。出血多因食管-胃连接部的黏膜发生撕裂所致。占上消化道出血的 5% 左右。

(3)器械或异物损伤食管:如误吞鱼刺而刺破食管黏膜或吞入缝针刺破食管等。

(4)胆道病变:如胆囊、胆管结石嵌顿、胆道蛔虫等均可导致胆管出血。

(5)胃扭转:可能系发生扭转部位的血管和黏膜缺血、损伤而致出血。

(6)胃黏膜脱垂:脱垂的胃黏膜如嵌顿于幽门管,再加之幽门管持续性痉挛,即可引起嵌顿黏膜缺血、糜烂,甚至引起坏死而致出血。但此种情况十分少见。

(7)食管、胃及十二指肠憩室:食管憩室好发于食管上部后壁;胃憩室可发生于胃的任何部位,但较少见;十二指肠憩室较多见,且多位于十二指肠壶腹部或十二指肠降部内侧,常紧邻乳头部。憩室出血多因憩室炎或糜烂所致。

3.血管性因素

(1)食管及胃底曲张静脉破裂:引起静脉曲张的病因较为复杂,可因肝内或肝外的各种病变而导致门静脉高压,最后引起食管、胃底静脉曲张,如发生破裂则可导致大出血,占上消化道出血的8%～10%。

(2)Dieulafoy病(胃黏膜下恒径动脉破裂出血):系紧贴黏膜下的小动脉在胃黏膜的炎症、糜烂后发生破裂而导致出血,也可是胃黏膜下层曲张的小动脉瘤破裂而致出血。近年来随着急诊胃镜的广泛开展,因本病发生大出血者日趋增多,多见于中、老年患者。其出血特点常呈喷射状或呈搏动性出血。

(3)主动脉-食管、胃肠道瘘或动脉瘤破裂:常导致大出血,见于以下疾病:胸主动脉瘤破入食管;腹主动脉、肝总动脉或脾动脉瘤破入胃、十二指肠;胃动脉瘤、胃十二指肠动脉瘤或胰十二指肠动脉瘤破裂出血,胃十二指肠动静脉或胰十二指肠动静脉畸形或血管发育不良而致出血;食管异物(如较大的鱼刺)穿破胸主动脉或主动脉弓后,如时间过长,当拔除异物后可引起食管内大出血。

(4)遗传性毛细血管扩张症:系罕见的家族性先天性疾病。血管扩张可发生于消化道的任何部位。

(5)蓝色橡皮泡痣综合征:此综合征罕见,其特点是皮肤及消化道同时发生海绵状或毛细血管性血管瘤,瘤表现为蓝色斑痣样。如发生破裂,则可导致出血。

(6)动脉炎:①结节性多动脉炎,当病变侵犯胃肠道黏膜下层及肌层小动脉时,常可形成囊状动脉瘤,如发生破裂即导致出血;②系统性红斑狼疮(SLE),发生出血主要是胃肠道黏膜的血管炎所致;③弹性假黄色瘤,属罕见的一种结缔组织疾病,发生出血是因胃肠道血管的弹力纤维遭受破坏所致。

(7)胃动脉硬化:患者多为老年人,常伴全身性的动脉粥样硬化,诱因多为酒精、粗糙食物及药物,出血停止后钡餐或胃镜检查可无异常发现。出血系胃黏膜或黏膜下的微小硬化动脉破裂所致,出血的表现形式与Dieulafoy病有相似之处。

4.肿瘤性因素

(1)良性肿瘤:①食管、胃及十二指肠息肉或息肉病;②食管、胃及十二指肠的平滑肌瘤或神经纤维瘤等。

(2)恶性肿瘤:①食管癌、胃癌,也是引起出血较常见的病因,占上消化道出血的10%～20%;②十二指肠癌,原发性十二指肠癌并不多见;③胃、十二指肠平滑肌肉瘤或淋巴瘤,也较少见;④类癌,发生在胃、十二指肠的类癌较少见;⑤胆囊、胆管癌(主要为胆总管癌)或Vater壶腹癌,在癌肿中,是较为多见的出血原因;⑥肝癌破入胆道、胰腺癌破入胰管,少数胰头癌可因浸润十二指肠后而引起大出血,纵隔恶性肿瘤如破入食管则可表现为上消化道出血,但较少见。

5.全身性疾病

(1)血液系统疾病:包括白血病、血友病、血小板减少性紫癜、过敏性紫癜(尤其是腹型过敏性紫癜)、再生障碍性贫血、弥散性血管内凝血及其他凝血功能障碍性疾病,均可导致上消化道出血。

(2)重度肺气肿及肺源性心脏病:系因高碳酸血症和长期慢性缺氧而引起胃黏膜屏障功能减退,最终导致胃黏膜糜烂出血。

(3)心脏疾病,如风心病、先天性心脏病、心肌病与缩窄性心包炎等,如发生右心衰竭时可引起体循环淤血,若淤血持续时间过长可使胃、十二指肠黏膜缺血、缺氧,重者,胃肠黏膜可发生糜烂、出血。

(4)急性传染病:如流行性出血热、钩端螺旋体病及重症肝炎等可发生上消化道出血。

(5)其他:如尿毒症、败血症等均可引起上消化道出血。

二、临床表现

1.呕血与黑便

提示上消化道出血的最直接证据。患者和家属均能较准确提供呕血和(或)黑便的信息。如呕血和(或)黑便次数多,每次的量亦多,则提示患者出血量大。

2.失血性周围循环衰竭

若在短时间内出血量超过 1 000 mL 以上时,患者常出现周围循环衰竭的症状,除头晕、乏力、心悸外,常伴冷汗、四肢厥冷、脉搏细弱、心跳加速、心音低钝、呼吸气促、血压下降等失血性休克表现。少数患者在出血后有一过性昏厥或意识障碍(系暂时性或一过性脑缺血所致)。部分患者,尤老年患者可有烦躁不安的表现,系脑缺氧所致。

3.发热

上消化道大出血后,多数患者可有低热,但一般不超过 38.5 ℃,可持续 3～5 d。发热可能是失血性周围循环衰竭后,引起背侧丘脑下部体温调节中枢功能不稳定所致。但其确切机制尚不清楚。上消化道大量出血导致急性周围循环衰竭。失血量太大,出血不止或治疗不及时可引起机体的组织血液灌注减少和细胞缺氧。进而可因缺氧、代谢性酸中毒和代谢产物的蓄积,造成周围血管扩张,毛细血管广泛受损,以致大量体液淤滞于腹腔内脏与周围组织,使有效血容量锐减,严重地影响心、脑、肾的血液供应,终于形成不可逆转的休克,导致死亡。在出血周围循环衰竭发展过程中,临床上可出现头昏、心悸、恶心、口渴、黑蒙或昏厥;皮肤由于血管收缩和血液灌注不足而呈灰白、湿冷;按压甲床后呈现苍白,且经久不见恢复。静脉充盈差,体表静脉往往瘪陷。患者感到疲乏无力,进一步可出现精神萎靡、烦躁不安,甚至反应迟钝、意识模糊。老年人器官储备功能低下,加之老年人常有脑动脉硬化、原发性高血压、冠心病、慢性支气管炎等老年基础病,虽出血量不大,也引起多器官衰竭,增加了死亡危险因素。

三、诊断

(一)诊断与鉴别诊断

1.出血量的判断

消化系统急危重症上消化道出血时,若每天出血量达 5 mL 以上,粪便隐血试验即可呈阳性;每天出血量超过 50 mL 以上时,粪便可呈黑色。黑便一般较黏稠,如柏油状。若胃内积聚的血量超过 350 mL 以上时,则可引起呕血。由于血液在胃内停留或停留时间较长,血液中的血红蛋白经胃酸的作用而形成正铁血红蛋白,故呕出物的色泽呈棕褐色或似咖啡渣样。

当血液在肠道停留时间较长，则血红蛋白与硫化物结合而形成硫化亚铁，所以粪便呈黑色。如果患者出血量大，血液在胃内停留时间很短，则呕出的血色可呈暗红，甚至鲜红，且常有凝血块。同样道理，大出血时如血液在肠道内停留时间过短，则可排出暗红色血液，或者看似黑便，但用水稀释后，可见到有暗红的血液混在其中，一般而言，出血量的大小与破裂血管的大小、是动脉或静脉破裂有密切关系。较大静脉血管破裂，其出血量大；小动脉破裂的出血量也大；广泛的毛细血管渗血，其出血量一般也较大。

2. 出血是否停止的判断

(1)呕血和(或)黑便的次数与量：经积极治疗后，患者呕血和(或)黑便的次数与量显著减少，提示出血减轻；当患者无再呕血、黑便或数天无黑便或大便已转为黄色则提示出血已基本停止。

(2)临床表现：患者出血后的症状，如头晕、心悸、冷汗等减轻或消失，脉搏及血压维持在正常水平，即脉搏不再增快，血压不再降低则提示出血已经停止。

(3)实验室检查：红细胞计数、血红蛋白及血细胞比容均较稳定，不再进行性下降或血尿素氮逐渐降至正常，均提示出血已经停止。

(4)如患者留置有胃管，则从胃管抽吸出的血液其色泽逐渐变淡，提示出血已减轻，当抽出含有胆汁的清亮胃液时，则提示出血已经停止(胆汁系从十二指肠反流入胃内，如不伴有血液时，提示降部无出血性病变或者出血病变已停止出血)。

3. 上消化道出血的病因诊断

根据患者的病史、症状与体征，部分患者可做出初步的病因诊断，而确诊常需依赖有关实验室检查和其他辅助检查。

4. 胃与十二指肠溃疡病

(1)胃与十二指肠溃疡病是引起上消化道出血最常见的原因。尤其是十二指肠溃疡病，占上消化道出血的 70%～80%。

(2)既往有溃疡病史或有溃疡病出血史，多数患者以冬春季节好发。

(3)疼痛多位于上腹部，多呈隐痛、烧灼样痛。多数十二指肠溃疡者有饥饿痛或夜间痛醒。

(4)疼痛一般具节律性。胃溃疡多为餐后 0.5～1 h 疼痛发作，持续 1～2 h，至下餐前疼痛逐渐缓解；十二指肠溃疡疼痛多在餐后 3～4 h 发作(即饥饿时疼痛)，进食后疼痛常消失。

(5)服用制酸剂、H_2 受体拮抗药或质子泵抑制剂疼痛可缓解或消失。

(6)少数病例可无上腹痛，无反酸、嗳气等症状，而仅以呕血和(或)黑便为首发症状，此种病例占消化性溃疡病例总数的 10%～15%。

(7)X 线钡餐检查，如发现龛影征对诊断有重要帮助。

(8)胃镜检查，可在直视下观察溃疡的形态与大小，结合活组织病理检查可确立诊断。

5. 急性胃黏膜病变

(1)急性胃黏膜病变是引起上消化道出血的重要病因之一，占上消化道出血病因的 20% 左右。

(2)常有引起胃、十二指肠黏膜损害的诱因存在。这些诱因包括：①服用过阿司匹林等非甾体消炎药、肾上腺糖皮质激素、某些抗生素等；②饮酒，尤其是酗酒后；③多种应激状态，如颅脑外伤、急性脑血管疾病、重度烧伤等；④败血症，严重肝、肾功能损害等。

(3)常有上腹疼痛或隐痛，反酸、恶心、呕吐等前驱症状，也可以呕血和(或)黑便为首发症状。

(4)在出血后的 24~48 h 内做急诊胃镜检查,如发现胃、十二指肠黏膜弥散性充血、水肿,多处有出血糜烂灶时即可确诊。

6.肝硬化

(1)肝硬化是引起上消化道出血的重要病因之一,占上消化道出血病因的 8%~10%。

(2)常有病毒性肝炎史、长期饮酒史或慢性血吸虫病史。

(3)肝功能代偿期,多数患者有食欲缺乏、四肢乏力、腹部膨胀等症状,可有皮肤色素沉着、肝脾肿大等体征。

(4)肝功能失代偿期,患者除有明显的消化道症状外,常有腹壁静脉显露、腹腔积液、蜘蛛痣和肝掌,脾脏大更显著,常伴有脾功能亢进表现,即表现为红细胞、白细胞及血小板都减少。也可呈白细胞与血小板的减少。

(5)多数情况下腹腔积液呈漏出液表现。

(6)B 超检查可发现肝硬化及门静脉高压的特征性改变,如肝脏缩小,边缘呈锯齿状,肝内光点密集,门静脉、脾静脉内径增宽,脾脏肿大,肝前间隙可发现少量腹腔积液或大量腹腔积液(液性暗区)。如系血吸虫病所致,则肝内呈网络状结构。

(7)CT 或 MRI 检查结果与 B 超相类似。

(8)上消化道钡餐检查可发现食管下端与胃底静脉曲张。

(二)实验室检查

1.血常规变化

在出血的早期,患者的血红蛋白、红细胞计数及血细胞比容等可无变化,只有当组织液渗入血管内或补给等渗液体扩充血容量、血液被稀释后才出现贫血的表现,患者常呈正细胞正色素性贫血,网织红细胞常升高。大出血后,白细胞计数可达$(1\sim2)\times10^9/L$,出血停止后 2~3 d 才恢复正常。肝硬化门静脉高压患者出血后白细胞计数可不增高,其原因是患者常存在有脾功能亢进。

2.氮质血症

上消化道出血后,由于血液进入肠道,其蛋白质消化产物被肠黏膜吸收,故可引起血中尿素氮浓度增高,称肠原性尿素氮增高。在出血后的数小时,尿素氮即可增高,一般在 24~48 h 达高峰。如尿素氮继续升高,可能是继续出血或者系大出血后,因有效血容量减少,而致肾血流量与肾小球滤过率降低所导致的肾性尿素氮增高。因此,在排除了肾性尿素氮升高的因素之后,监测血尿素氮的变化是判断出血是否停止的一项有用指标。

3.上消化道出血的病因诊断

常可依赖红细胞、白细胞及血小板都减少除可见于再生障碍性贫血外,还可见于肝硬化、肝功能异常,如血清胆红素浓度增高(结合与非结合胆红素都增高)、总蛋白、清蛋白降低而球蛋白增高、转氨酶增高等有利于肝硬化的诊断。出血后短期内胆红素浓度增高应考虑胆道、胰腺及壶腹部病变。

(三)其他辅助检查

1.B 超检查

如发现肝硬化、门静脉高压的特征性改变,即有利于肝硬化的诊断;如发现局部胃黏膜显著增厚则有利于胃癌的诊断。

2.CT 或 MRI 检查

CT 或 MRI 检查对诊断肝硬化、胆道病变及胰腺病变有较大的帮助,也有利于中、晚期胃癌的诊断。

3.X 线钡餐检查

一般而言,在大出血时不宜行 X 线钡餐检查,因有可能加重出血或再出血,故多主张钡餐检查在出血停止、病情稍稳定以后进行。但此时钡餐检查的病因诊断阳性率则明显降低,例如对急性胃黏膜病变、应激性溃疡等的诊断会发生困难。

因为这些病变可在短期内恢复正常。但是钡餐检查对于食管静脉曲张、消化性溃疡或胃癌等病变仍有重要的诊断价值。

4.胃镜检查

诊断上消化道出血重要的方法之一。且可在出血后的 24~48 h 内行紧急胃镜检查,以确定食管、胃或十二指肠有无出血性病变,其阳性率可达 95% 左右。如发现病变后再行活组织病理检查,则可确定病变的性质;如果是在出血停止后再做胃镜检查,则其阳性率可大为降低,有可能仅达 40%~50%。

5.选择性血管造影

经上述检查手段还不能明确出血的病因时,可行选择性肠系膜上动脉插管造影检查。多主张在出血的情况下立即行造影检查,其出血的部位或病变的性质多数可获得诊断,例如发现造影剂从某破裂的血管处溢出,则该血管处即是出血的部位。当发现异常的病变血管时,可根据该异常血管影做出是否有血管畸形的病因诊断。

四、治疗

1.一般治疗

卧床休息;观察神色和肢体皮肤是冷湿或温暖;记录血压、脉搏、出血量与每小时尿量;保持静脉通路并测定中心静脉压;保持患者呼吸道通畅,避免呕血时引起窒息;大量出血者宜禁食,少量出血者可适当进流质;多数患者在出血后常有发热,一般无须使用抗生素。

2.补充血容量

当血红蛋白低于 90 g/L,收缩血压低于 12 kPa(90 mmHg)时,应立即输入足量的全血。对肝硬化门静脉高压的患者要提防因输血而增加门静脉压力激发再出血的可能性。要避免输血、输液量过多而引起急性肺水肿或诱发再次出血。

3.上消化道大量出血的止血处理

(1)胃内降温:通过胃管以 10~14 ℃冰水反复灌洗胃腔而使胃降温。从而可使其血管收缩、血流减少并可使胃分泌和消化受到抑制。出血部位纤维溶酶活力减弱,从而达到止血目的。

(2)口服止血剂:消化性溃疡的出血是黏膜病变出血,采用血管收缩剂如去甲肾上腺素 8 mg 加入冰盐水 150 mL 分次口服,可使出血的小动脉强烈收缩而止血。

(3)抑制胃酸分泌和保护胃黏膜:H_2 受体拮抗剂如西米替丁因抑制胃酸提高胃内 pH 的作用,从而减少 H^+ 反弥散,促进止血,对应激性溃疡和急性胃黏膜病变出血的防治有良好作用。近年来作用于质子泵的制酸剂奥美拉唑,是一种 H^+-K^+-ATP 酶的阻滞药,大量出血时可静脉注射,一次 40 mg。

4.内镜直视下止血

局部喷洒5%碱式硫酸铁溶液,其止血机制在于可使局部胃壁痉挛,出血周围血管发生收缩,并有促使血液凝固的作用,从而达到止血目的。内镜直视下高频电灼血管止血适用于持续性出血者。由于电凝止血不易精确凝固出血点,对出血面直接接触可引起暂时性出血。

近年已广泛开展内镜下激光治疗,使组织蛋白凝固,小血管收缩闭合,立即起到机械性血管闭塞或血管内血栓形成的作用。

5.食管静脉曲张出血的非外科手术治疗

(1)气囊压迫:是一种有效的,但仅是暂时控制出血的非手术治疗方法。半个世纪以来,此方法一直是治疗食管静脉曲张大出血的首选方法,近期止血率90%。三腔管压迫止血的并发症有:①呼吸道阻塞和窒息;②食管壁缺血、坏死、破裂;③吸入性肺炎。最近几年,对气囊进行了改良,在管腔中央的孔道内,可以通过一根细径的纤维内镜,这样就可以直接观察静脉曲张出血及压迫止血的情况。

(2)经颈内静脉门体分流术(TIPS):经颈内静脉门体分流术(TIPS)是指经颈静脉插管至肝静脉后,穿刺肝实质至肝内门静脉分支,将可扩张的金属支架植入后建立肝内门静脉与下腔静脉之间的分流道,以使整个肝外门静脉系区域的压力显著降低,从而达到治疗胃食管静脉曲张破裂出血和腹腔积液等门脉高压并发症。

当药物治疗和内镜下常规治疗方法均不能控制急性出血时,患者的病死率可达80%。其中,许多患者因全身状况差、病情危重和严重的肝病而不适宜并较少接受外科手术。根据既往经验,这类患者接受急诊外科分流术亦有较高的病死率(31%~77%)。多项研究表明,急诊TIPS对于90%~100%的急性出血患者有效,早期再出血发生率为16%~30%,早期或6周住院病死率为17%~55%。虽然缺乏随机对照研究,但临床实践已达成共识,即TIPS是内科和内镜治疗无效的急诊静脉曲张出血唯一的"救命治疗"。药物和内镜治疗是预防静脉曲张再出血的一线治疗。药物或内镜下治疗对于预期1年内再出血率为40%~50%的患者疗效有限。几项研究结果均提示,与内镜治疗相比,TIPS可显著降低再出血的发生率,但也以增加肝性脑病的发生率为代价,而病死率没有明显差异。因为接受内镜治疗或TIPS之后,患者的病死率没有显著差异,所以TIPS多在药物和内镜止血无效的情况下作为二线治疗进行的。

(3)降低门脉压力的药物治疗:使出血处血流量减少,为凝血过程提供了条件,从而达到止血。不仅对静脉曲张破裂出血有效,而且对溃疡、糜烂,黏膜撕裂也同样有效。可选用的药物有血管收缩剂和血管扩张剂二种:①血管加压素及其衍生物,以垂体后叶素应用最普遍,剂量为0.4 U/min连续静脉滴注,止血后每12 h减0.1 U/min。可降低门脉压力8.5%,止血成功率为50%~70%,但复发出血率高,药物本身可致严重并发如门静脉系血管内血栓形成,冠状动脉血管收缩等,应与硝酸甘油联合使用。该品衍生物有八肽加压素、三甘氨酰赖氨酸加压素。②生长抑素及其衍生物:近年合成了奥曲肽(善得定,Sandostatin),能减少门脉主干血流量25%~35%,降低门脉压12.5%~16.7%,又可同时使内脏血管收缩及抑制胃泌素及胃酸的分泌。适用于肝硬化食管静脉曲张的出血,其止血成功率70%~87%。对消化性溃疡出血之止血效率87%~100%。静脉缓慢推注100 μg,继而每小时静脉滴注量为25 μg。③血管扩张剂:不主张在大量出血时用,而认为与血管收缩剂合用或止血后预防再出时用较好。常用硝苯地平与硝酸酯类在药物如硝酸甘油等,有降低门脉压力的作用。

(袁宝兴)

第二节　急性肝衰竭

急性肝衰竭是急性肝损害或慢性肝损害急性发作,在半年内快速发展的严重肝功能障碍,血浆凝血酶原活动度≤40%,伴有或不伴有肝性脑病。在 10 d 内发生 AHF,以肝性脑病为突出表现称为暴发型 AHF;于 10 d 至 2 个月(8 周)以内发生 AHF 称为亚急性型 AHF;于 2 个月至半年(24 周)以内发生 AHF 称为缓发型 AHF。

一、病因

引起急性肝衰竭的病因有很多,在我国最常见的是由病毒感染,如甲肝、乙肝、戊肝病毒等引起;其次,药物性、酒精性、中毒性、缺血性、代谢性、感染性疾病,都会导致急性肝衰竭的发生。

二、临床表现

我国 AHF 最常见的原因是病毒性肝炎,本节以病毒性肝炎引起的 AAF 为例进行介绍。

(一)急性重型肝炎

一部分患者无明显诱因,既往无肝炎病史,无其他原因引起的慢性肝病史,起病急骤,黄疸急剧加深,出现肝臭、急性肾衰竭,迅速出现精神神经症状。上述情况出现在发病 10 d 以内。

1.一般情况及消化道症状

患者早期出现体质极度虚弱,全身情况极差,高度乏力,伴有中度发热或高热,出现严重的消化道症状,频繁地恶心、呕吐、重度腹胀,亦可出现顽固性呃逆。如肠鸣音减少,甚至消失,提示内毒素血症、中毒性肠麻痹,反映病情严重。

2.黄疸

患者早期出现尿色如浓茶,以后迅速出现皮肤巩膜黄染,随着病情进展,黄疸迅速加深,平均每日血清总胆红素上升超过 17 μmol/L 以上。

3.肝脏改变、肝功能异常

患者肝脏进行性缩小,B 超及 CT 扫描提示肝脏缩小。肝功能出现明显异常,ALT 最初明显升高,在达到一定高峰后,随病情急剧恶化而迅速下降,甚至正常,与此同时黄疸继续增高,称为"胆-酶分离"现象。急性重型肝炎约有 70% 患者出现此现象。

4.凝血机制障碍

急性重型肝炎患者几乎都会出现凝血机制障碍。患者表现为皮肤紫癜或瘀斑、牙龈及口腔黏膜出血、鼻出血和注射部位渗血。少数患者有消化道出血的症状。严重时还可发生上消道出血、颅内出血以及 DIC。约半数左右的患者血小板明显减少。凝血酶原时间明显延长,凝血酶原活动度降低＜40%。急性重型肝炎患者胆碱酯酶活性明显降低。血清铁＞1 800 μg/L,转铁蛋白下降达＜1 000 μg/L。

5.肝性脑病

肝性脑病是急性重型肝炎最突出并具有诊断意义的早期临床表现。一般在起病 10 d 以内迅速出现精神神经症状。从性格改变、迅速出现记忆或定向力失调、睡眠节律倒置,出现谵妄、狂躁不安、嗜睡加深,最后迅速进入昏迷。神经系统体征在早期出现腱反射亢进、踝阵挛、锥体束征。扑翼样震颤是肝性昏迷的特征表现,进入昏迷后各种反射减弱或消失,肌张力从增高变为降低,瞳孔散大或明显缩小。

6.肝臭

在肝昏迷前期即可出现,是一种含有刺激性的水果腐烂气味,与肝昏迷前期患者的病情严重程度有关。

7.肝肾综合征

肝肾综合征是指重症肝炎等严重肝实质性病变时所发生的进行性肾功能障碍。患者尿中出现蛋白、红细胞、管型,血中尿素氮、肌酐增加,二氧化碳结合力下降。

8.循环系统及呼吸系统改变

急性重型肝炎患者,临床上可出现心悸、气短、胸闷、顽固性低血压及休克等,还可出现呼吸衰竭、肺水肿等表现。

9.电解质紊乱及酸碱失衡

常见低钾血症,血钾浓度低于 $3.5\ mmol/L$,重型肝炎后期可出现高钠血症、低钾血症。持续性低血钾是细胞濒临死亡的表现。

患者早期常有换气过度致呼吸性碱中毒,低钾致代谢性碱中毒,肾功能衰弱发生代谢性酸中毒,脑水肿呼吸抑制致呼吸性酸中毒。

10.低血糖

约 40% 急性重型肝炎患者可发生低血糖。

11.脑水肿

急性重型肝炎的患者多有不同程度的脑水肿。

12.其他

急性重型肝炎患者常并发各种感染,还可出现门脉高压、腹腔积液以及胰腺损害。

(二)亚急性重型肝炎临床表现

亚急性重型肝炎是指急性黄疸型肝炎起病后 10 d 以上,2 个月之内出现黄疸迅速上升至高黄疸,肝脏迅速缩小,肝功能严重损害,凝血酶原时间明显延长,凝血酶原活动度 $<40\%$,出现内毒素血症症状,明显食欲缺乏,恶心、呕吐、重度腹胀及腹腔积液,同时出现不同程度神经精神症状,可有明显出血现象,后期可出现肾衰竭及脑水肿等多器官衰竭综合征。亚急性重型肝炎无慢性肝炎及肝硬化病史。

1.全身情况

患者早期出现乏力,消化道症状明显,明显腹胀常是腹腔积液的先兆症状,随病情发展伴鼓肠迅速出现腹腔积液,一般在起病后 2～3 周出现腹腔积液。

2.精神神经症状及肝昏迷

(1)部分患者在发病早期可出现程度不同的精神神经症状。

(2)肝昏迷时(或肝昏迷前):①肝臭;②扑翼样震颤;③锥体束征;④踝阵挛;⑤膝反射:早期亢进、肌张力增强。进入深昏迷后各种反射迟钝甚至消失。肝昏迷时半数左右患者出现血氨明显增高。氨基酸测定时,支链氨基酸与芳香氨基酸比值下降至 1 以下。

3.黄疸与胆-酶分离现象

亚急性重型患者肝功能出现严重损害,临床表现为肝脏进行性缩小。胆红素继续进行性增高,而谷丙转氨酶在达到一定高峰后逐渐下降,甚至可降至正常(但病情不见减轻)形成"胆-

酶分离"现象。

4.出血现象与凝血功能障碍

亚急性重型肝炎有明显的出血倾向,并有严重的凝血功能障碍。凝血酶原时间明显延长,凝血酶原活动度降低<40%,血清胆碱酯酶活力降低。其他化验检查如血清蛋白降低、球蛋白升高、白/球蛋白比例倒置、血清碱性磷酸酶降低。

5.感染

患者常合并细菌或真菌感染。细菌感染多见于原发性腹膜炎、胆道系统感染,肠道、呼吸道及泌尿系统感染等。

三、诊断

(一)临床诊断标准

1.急性重型肝炎(暴发型肝衰竭)

急性黄疸型肝炎,起病10 d内迅速出现精神、神经症状而排除其他原因,患者肝浊音区进行缩小,黄疸迅速加深,肝功能异常(特别是凝血酶原时间延长,凝血酶原活动度低于40%),应重视昏迷前驱症状,以便做出早期诊断。

2.亚急性重型肝炎(亚急性肝衰竭)

急性黄疸型肝炎,起病后10 d以上8周以内具有以下指征。

(1)出现Ⅱ度以上肝性脑病症状。

(2)黄疸迅速上升,数日内血清胆红素上升大于170 mmol/L,肝功能严重损害(血清谷丙转氨酶升高,浊度试验阳性,白/球蛋白倒置,丙种球蛋白升高),凝血酶原时间明显延长。

(3)高度乏力,明显食欲减退或恶心呕吐、重度腹胀及腹腔积液,可有明显出血现象。

(二)病理组织学诊断标准

1.急性水肿性重型肝炎

以严重的弥散性肝细胞肿胀为主,胞膜明显,胞浆淡染或近似透明,细胞相互挤压呈多边形;类似植物细胞。小叶结构紊乱,小叶中有多数大小不等的坏死灶,肿胀的肝细胞间有明显的毛细胆管淤胆。

2.急性坏死性重型肝炎

广泛的肝坏死,肝细胞消失遗留网状支架,肝窦充血,有中性、单核、淋巴细胞及大量吞噬细胞浸润,部分残存的网状结构中可见小胆管淤胆。

四、治疗

AHF病势凶险,预后差,病死率高。治疗原则是全面综合性治疗,维持生命,促进肝细胞的再生,恢复体内生命机能,达到治疗的目的。

(一)一般治疗

1.一般治疗

AHF患者给予重症监护,防止交叉感染。

(1)对昏迷者应注意口腔及皮肤护理,定时翻身。

(2)饮食应保证每日420~840 kJ热量供应,禁食高蛋白饮食。

(3)保持大便通畅,可服用乳果糖(10 mL/次)或乳酸菌冲剂,每晚保留灌肠,可用乳果糖或 1%米醋灌汤,减少肠道氨的吸收。

2.促进肝细胞再生

促肝细胞生长素每天 120 mg,20～30 d 一疗程。

3.胰高血糖素-胰岛素疗法

剂量为胰高血糖素 1 mg 与正规胰岛素 8～10 IU,加入葡萄糖 500 mL,每日静脉滴注 1次,2 周为一疗程。

(二)病因治疗

针对引起 AHF 的不同病因给予治疗。

(三)感染的治疗

1.原发性腹膜炎的治疗

因腹膜炎感染多以大肠埃希菌、副大肠埃希菌等革兰阴性杆菌为主,在腹腔积液的细菌培养结果出来前,先使用针对革兰阴性杆菌为主的抗生素。

(1)氧哌嗪青霉素抗菌谱广,对革兰阴性菌作用较强,并且毒性较低,对绿脓杆菌及大肠埃希菌等有较强的抑制作用,轻度感染用量为 4～8 g/d,分次肌内注射或静脉滴注。重度感染者用量为 8～16 g/d。

(2)头孢类:第二代头孢抗菌谱较广,对革兰阳性、阴性菌及多数肠杆菌科细菌有效,对绿脓杆菌无作用;第二代头孢对肠杆菌群、绿脓杆菌均有较强抗菌活力,对厌氧菌也有效。因腹腔感染常有需氧和厌氧菌混合感染,常用第二代头孢药物。通常剂量均为 2～6 g/d,静脉滴注或肌内注射,甚少有肾毒性。

(3)甲硝唑:对厌氧菌有强大杀菌作用,口服吸收完全,不能口服者可静脉滴注。对严重感染者可联合用药。

(袁宝兴)

第三节 肝性脑病

肝性脑病是严重肝病引起的、以机体代谢紊乱为基础、中枢神经系统抑制为主要特征的复杂神经精神综合征。表现为具有特征性异常脑电图和间断出现的特殊强迫姿势,随意识障碍加重患者可由意识行为改变发展成昏迷。其发生是多种因素共同作用的结果,主要原因是肝细胞功能衰竭和来自胃肠道未被肝细胞代谢去毒的物质经体循环至脑部。

一、病因和发病机制

引起肝昏迷的常见病因有肝硬化、重症病毒性肝炎、重症中毒性肝炎、药物性肝病、原发性肝癌、肝豆状核变性。少见病因有妊娠急性脂肪肝、内脏脂肪变性综合征、严重胆道感染、核黄疸、门静脉血栓形成和原无肝病的严重休克。其诱发因素常见有消化道大出血、感染(胆道感染、原发性腹膜炎、败血症等)、进食过量蛋白质、大量使用利尿药、过量放腹腔积液、低钾、镇静、使用麻醉类药物等。

关于其发病机制目前尚未完全阐明,一般认为是多因素综合作用的结果。

(一)氨中毒学说

血氨主要来自肠、肾及骨骼肌,正常人体内血氨的 90％ 来自肠。血氨增高是肝性脑病的临床特征之一,临床上发现肝硬化患者口服氯化铵或进食过多的蛋白质可导致肝性脑病。食物中的蛋白质被肠道细菌分解而产生氨。氨通过血流,主要经门静脉到达肝脏,通过鸟氨酸循环合成尿素,经肾排出。当肝功能衰竭时,不能有效清除氨,或因广泛的侧支循环开放,使肠道的氨不经肝脏而直接进入体循环使血氨增高,透过血-脑屏障而引起一系列精神神经症状。

氨中毒在慢性肝性脑病的发病机制中十分重要,但也有不少病例血氨并不增高,因此血氨水平与肝性脑病的严重程度不完全一致,说明血氨升高不是昏迷的唯一因素。

(二)硫醇增多

由于蛋白质代谢障碍,硫醇在肝性脑病的血、尿,特别是呼出气中明显增多。硫醇与肝臭有关。近年发现,在肝性脑病中,硫醇、短链脂肪酸和氨中毒之间有相互加强毒性的关系。

(三)假性神经递质学说

当肝功能不全时,某些氨基酸代谢产生的胺类不能进行分解,而进入脑组织,在该处受非特异酶的作用,形成苯乙醇胺和轻苯乙醇胺。这些物质结构上与神经传导递质相类似,称为假性神经传导递质。它取代了正常神经传导递质,从而使脑组织各部分发生功能紊乱。

(四)氨基酸不平衡及假神经传递介质

肝硬化后期有氨基酸不平衡,表现为芳香族氨基酸如酪氨酸、苯丙氨酸、色氨酸等因肝脏不能脱氨降解而增高,支链氨基酸如缬、亮、异亮氨酸等因肝硬化时高胰岛素血症而被横纹肌与肾摄取代谢加快而降低。氨基酸的不平衡可导致脑细胞代谢的严重紊乱。芳香族氨基酸又多为神经触突传递介质的前体(如苯丙氨酸、酪氨酸代谢成肾上腺素及去甲肾上腺素,色氨酸代谢成 5-羟色胺等,均可使神经冲动传递造成紊乱)。但此代谢紊乱为肝硬化后期时的共同性表现,与肝性脑病的临床表现常不一致。

结肠来源的酪胺与苯乙胺等结构类同于多巴胺、肾上腺素等神经传递介质,但传递冲动的作用很弱,故名为假神经递质。肝硬化时这些假神经递质不能被肝灭能而逸入脑内,造成神经功能紊乱。此说于数年前曾风行一时,现认为并非主要发病机制。

(五)其他代谢异常

肝细胞功能衰竭后还有短链脂肪酸增高、低血糖等均为形成肝性脑病的因素。

二、临床表现

(一)病史

常有严重肝病或其他有关病史。不少患者有明显诱因,如上消化道大出血、感染、高蛋白饮食、应用利尿药及镇静药等。

(二)症状和体征

1.原发肝病的表现

如腹腔积液、黄疸、蜘蛛痣等。

2.脑部表现

根据有无扑翼样震颤及脑电图改变,可将其分为四期。

一期(前驱期):轻度性格改变和行为失常,如欣快激动或淡漠少言,衣冠不整或随地便溺。

应答尚准确,吐词不清且缓慢,可有扑翼样震颤。脑电图多正常,此期历时数日或数周,有时因症状不明显而被忽视。

二期(昏迷前期):以意识错乱、睡眠障碍、行为失常为主。症状较前一期加重。定向力、理解力均减退,智力下降明显,如不能完成简单的计算和智力构图,言语不清、书写障碍、举止反常也较常见。睡眠时间倒错,甚至有幻觉、恐惧、狂躁。有腱反射亢进、肌张力增高、踝阵挛及阳性 Babinski 征等,部分可出现不随意运动及共济运动失调。其脑电图有特征性异常表现。

三期(昏睡期):以昏睡和精神错乱为主,各种神经体征持续存在或加重,大部分时间呈昏睡状态,但可唤醒。常有神志不清和幻觉。扑翼样震颤仍可引出。肌张力增加,锥体束征常呈阳性。脑电图有异常波形。

四期(昏迷期):意识完全丧失,不能被唤醒。浅昏迷时对疼痛刺激和不适体位尚有反应,腱反射和肌张力仍亢进,因不合作无法引出扑翼样震颤;深昏迷时,各种反射消失,肌张力降低,瞳孔常散大,可出现阵发性抽搐。脑电图明显异常。

当然,各期的界限并非很清楚,前后期之间可有症状的重叠,因中枢神经受损部位不尽相同,其神经系统的症状和体征也有不同,其严重程度、持续时间也有差异。肝功能损害严重的肝性脑病常有明显黄疸、出血倾向、肝臭,易并发各种感染、肝肾综合征、脑水肿等,使得临床表现变得更加复杂多样。

三、实验室及其他检查

1. 血氨

正常人空腹静脉血氨为 $6\sim35\ \mu mol/L$,动脉血氨含量为静脉血氨的 $0.5\sim2$ 倍。空腹动脉血氨比较稳定可靠。慢性肝性脑病尤其是门体分流性脑病患者多有血氨增高。急性肝功能衰竭所致脑病的血氨多正常。

2. 脑电图检查

脑电图不仅有诊断价值,且有一定的预后意义。典型的改变为节律变慢,主要出现普遍性每秒 $4\sim7$ 次的 θ 波或三相波,有的也出现每秒 $1\sim3$ 次的 δ 波。

3. 诱发电位

诱发电位是体外可记录的电位,由各种外部刺激经感觉器传入大脑神经元网络后产生的同步放电反应。根据刺激的不同,可分为视觉诱发电位(VEP)、听觉诱发电位(AEP)和躯体感觉诱发电位(SEP)。诱发电位检查可用于亚临床或临床肝性脑病的诊断。目前研究指出 VEP、AEP 检查在不同人、不同时期变化太大,缺乏特异性和敏感性,不如简单的心理智能测验,但 SEP 诊断亚临床肝性脑病价值较大。

4. 心理智能测验

目前认为心理智能测验对于诊断早期肝性脑病包括亚临床肝性脑病最有用。常规使用的是数字连接试验和符号数字试验,其结果容易计量,便于随访。

四、鉴别诊断

以精神症状为唯一突出表现的肝性脑病易被误诊为精神病,因此凡遇精神错乱患者,应警惕肝性脑病的可能性。肝昏迷还应与中枢神经系统病变(感染、脑血管意外、肿瘤、外伤)、糖尿病昏迷、尿毒症昏迷、中毒等相鉴别。

五、处理

处理原则:①积极治疗原发性疾病,如重症肝炎、肝硬化、肝癌等;②清除诱发因素,如控制感染,停止放腹腔积液、纠正水、电解质紊乱,抗休克等;③无特殊治疗,故采用综合治疗。

(一)消除诱因

肝性脑病早期治疗效果远比已进入昏迷期好得多,因此,尽快把诱因消除,对减轻病情、使意识障碍向正常方向逆转有较大作用。例如上消化道出血,设法止血,如果要输血应尽量用新鲜血;发现感染,选用有效抗生素控制炎症;有低血钾,应予静脉滴注或口服钾盐予以纠正。有严重肝病的患者,使用镇静药要慎重,选用对肝毒性小的药物,剂量不宜过大,患者有烦躁不安时,可适量口服或静脉注射安定,或肌内注射副醛。

(二)减少氨及其他氮质性毒物的来源

1.饮食

发生严重肝性脑病时,应严格限制甚至暂停蛋白质的摄入,但每日总热量至少供给6694.4 kJ(1600 kcal),除了补充足够的维生素 B、C、K 及微量元素外,可予 20%葡萄糖经胃管滴入或 20%～40%葡萄糖从大静脉滴注,等病情改善应尽早逐步增加蛋白质的供给量,不宜限制过严过久。若每日蛋白质不足 30 g,体内呈负氮平衡,会加剧机体自身蛋白质的分解,对肝脏修复及全身状况均不利。蛋白质可隔日增加 10～20 g,直至每日 40～60 g。供给的蛋白质最初以植物性蛋白比动物性蛋白多为佳,植物性蛋白含少量甲硫氨基酸及少量芳香族氨基酸,几乎不产生氨,并由于有植物纤维,在肠道截留产氨的细菌,增加大便量而排除更多的细菌。

2.灌肠或导泻

常以 0.9%氯化钠注射液或弱酸性溶液灌肠,口服或鼻饲 50%硫酸镁 30～60 mL 可导泻。

3.抑制肠道细菌生长

口服新霉素 1.0～1.5 g,每日 4 次;或甲硝唑 0.2 g,每日 4 次。也可选用巴龙霉素、卡那霉素、氨苄青霉素口服,均有良效。

4.乳果糖

对急、慢性肝性脑病可使临床症状和脑电图均得以改善。乳果糖可口服或鼻饲,开始剂量 30～50 mL(67 g/100 mL),每日 3 次口服,进餐时服用;以后剂量以调整至每日排 2 次糊状便为度,或使新鲜粪便的 pH 降至 6.0 以下。

(三)促进有毒物质的代谢清除,纠正氨基酸代谢的紊乱

1.降氨药物

常用的有:①谷氨酸钠或谷氨酸钾:谷氨酸钠(每支 5.75 g/mL,含钠 34 mmol)、谷氨酸钾(每支 6.3 g/mL,含钾 34 mmol/L),每次剂量为 4 支(谷氨酸钠 23 g 或谷氨酸钾 25.2 g),加入葡萄糖液中静脉滴注,每日 1～2 次。尿少时慎用钾剂,明显腹腔积液或浮肿时慎用钠剂。②精氨酸 10～20 g 加入葡萄糖液中,每日静脉滴注 1 次,此药呈酸性,适用于血 pH 偏高者;或以 γ 氨酪酸 1～3 g(注意可引起血压下降)稀释于葡萄糖溶液中静脉滴注,本药对伴有抽搐、躁动者效佳,对昏迷者疗效不如精氨酸。

2.恢复正常神经递质

(1)左旋多巴:直接使用多巴胺及去甲肾上腺素无治疗作用,因为它们不能通过血脑屏障。

左旋多巴可以通过血脑屏障,在脑内经脱羧酶的作用而形成多巴胺以取代假性介质,以治疗慢性肝昏迷。用法:每日 0.2～0.6 g,最大量可用至每日 1.2 g,加入 5％葡萄糖 500～1 000 mL 静脉缓滴,每日 1 次;2～6 g 分 2～4 次口服或加入 0.9％氯化钠注射液中鼻饲或灌肠。配伍禁忌:不能与单胺氧化酶抑制剂如麻黄碱共用,以免发生血压骤升;与维生素 B_6 同用可有降低左旋多巴的作用,因维生素 B_6 有多巴脱羟酶的作用,使进入脑中的多巴浓度降低。氯丙嗪有削弱左旋多巴的作用,因其可阻断多巴胺与神经受体的连接。

(2)溴隐亭:为左旋多巴受体激动剂,有激动突触后多巴胺受体的作用,可有效地改善肝性脑病。用法:开始口服每日 2.5 mg,每 3 d 递增 2.5 mg/日,达每日 15 mg 时,维持此剂量至少8～12 周,以后需继续给维持量每日 15 mg,才不至很快反复,对难治性肝昏迷效果好。

3.纠正氨基酸代谢失衡

Fisher 认为肝性脑病的发生与人体内氨基酸失衡有关。维持大脑功能必需的支链氨基酸(BCAA)减少,芳香族氨基酸(AAA)增多,BCAA/AAA(正常 3～3.5)可减少至 1 或 1 以下。以支链氨基酸为主的氨基酸溶液治疗肝性脑病,可降低血中 AAA 浓度,并增加 BCAA/AAA 比值,纠正氨基酸代谢的不平衡,促进脑功能恢复。每日用量 250～500 mL,静脉滴注。国外有报道采用口服法,长期治疗慢性潜在性肝性脑病,获得较满意效果。

(四)胎肝细胞悬液

胎肝细胞悬液中含有肝细胞再生因子,可促进肝细胞 DNA 合成增加,促使肝细胞再生。胎肝细胞可改善枯否氏细胞功能,增加对内源性内毒素的清除,从而防止内毒素对肝细胞的损害和内毒素血症的发生。胎肝悬液还具有抗脂质过氧化作用和非特异性免疫增强作用。临床多系用静脉滴注方法。应用时应与输血过滤器连接,于 1～2 h 内滴完,每周 1～2 次,4～6 次为一疗程。为防止过敏,可同时应用异丙嗪(非那根)、扑尔敏及地塞米松等。

(五)胰高血糖素-胰岛素-葡萄糖疗法

胰高血糖素能防止肝细胞坏死的进展,稳定病情,还可改善氨基酸和氨的代谢,增加肝脏血流量。胰高血糖素与胰岛素合用尚可增加 DNA 的合成,有促进肝细胞再生的作用。用法:胰高血糖素 1 mg,正规胰岛素 10～12 U,加入 10％葡萄糖液 500 mL 中静脉滴注,每日 1～2次,2～3 周为一疗程。

(六)并发症的治疗

1.脑水肿治疗

地塞米松每日 20～70 mg,或氢化考的松每日 400～600 mg 或强的松龙每日 40～60 mg 静脉滴注或静脉注射,应用 7～10 d。20％甘露醇静脉滴注快速加压,每日 2～4 次。25％山梨醇 250 mL 同上。50％葡萄糖 60 mL 静脉注射,每日 2～4 次与甘露醇交替,以减少甘露醇反跳。50％甘油盐水溶液口服或鼻饲,每次 50～100 mL,4～6 h 1 次,疗效与甘露醇相似。

2.继发感染

常见肺、泌尿道、肠道、腹膜感染及败血症等,应早期使用足量抗生素。选用抗生素抑制肠道细菌生长,使细菌尿素酶失去活性,以减少氨及胺的生成是降氨治疗中的重要措施。过去多用新霉素口服,每次 1 g,每日 4 次。虽然新霉素在肠道吸收较少,但因其对肾脏及听神经等的毒性作用,使其应用受到一定限制。亦有用卡那霉素、巴龙霉素等药者。目前认为肠道内产氨的主要菌群为革兰阴性厌氧菌,因此主张应用甲硝唑,用量为每次 2 g,口服,每日 3～4 次。对不能口服及鼻饲者,亦可每日用甲硝唑 1 g 或氨苄青霉素 4～6 g,静脉滴入。

3. 纠正水、电解质和酸碱平衡失调

每日入液总量不超过 2 500 mL 为宜。肝硬化腹腔积液患者的入液量应加控制(一般为前日尿量加 1 000 mL),以免血液稀释、血钠过低而加重昏迷。及时纠正缺钾和碱中毒等。缺钾者可用氯化钾,碱中毒者可用精氨酸盐溶液静脉滴注予以纠正。

4. DIC

BPC$<50\times10^9$/L,PT 延长超过正常对照 3 s 以上,Fb$<$1.5 g/L,3P 试验阳性或血浆纤维蛋白(原)讲解产物(FDP)$>$20 mg/L 时,则示 DIC 存在。可用肝素治疗,0.5～1.0 mg/kg 静脉注射或加入葡萄糖中静脉滴注,每 4～6 h 1 次,加强监护,及时调整用量。

(七)其他治疗

国内外曾试用于临床的治疗方法有:换血疗法、交叉循环、血液透析、腹膜透析、体外肝脏灌注、吸附性血液灌流、肝脏移植等。这些疗法有一定的危险因素,现仍在探索之中,不宜广泛应用。诱因明确易消除者预后较好。因门、腔静脉分流术进高蛋白饮食引起的肝性脑病,经适当处理可望恢复。同时有腹腔积液、黄疸、出血倾向者示肝功能甚差,预后不良。暴发性肝炎伴肝昏迷者预后最差。

(董慧青)

第四节 肝外胆管结石

肝外胆管结石较常见,其中绝大多数为原发性肝外胆管结石。继发性肝外胆管结石常由肝内胆管结石下降引起,少部分来自胆囊结石。

一、病因

感染是导致结石形成的首要因素,感染的原因常见的是胆道寄生虫感染和复发性胆管炎,感染细菌主要是来源于肠道,常见的细菌是大肠杆菌及厌氧菌。大肠杆菌属和一些厌氧菌感染时产生的 β-葡萄糖醛酸苷酶和在胆道感染时产生内生性葡萄糖醛酸苷酶,能使结合型胆红素水解生成游离胆红素而沉着。

胆汁滞留是肝内胆管结石形成必要条件,只有在胆汁滞留的条件下,胆汁中的成分才能沉积并形成结石。引起胆汁滞留的原因有胆道炎性狭窄和胆道畸形;在梗阻的远端胆管内压力升高,胆管扩张,胆流缓慢,有利于结石的形成。

此外,胆汁中的黏蛋白、酸性黏多糖、免疫球蛋白等大分子物质,炎性渗出物,脱落的上皮细胞、细菌、寄生虫、胆汁中的金属离子等,均参与结石的形成。

二、临床表现

主要取决于有无梗阻和感染,一般静止期可无症状。如若结石阻塞胆管并发急性化脓性胆管炎时,其典型的表现为夏柯三联征,即腹痛、寒战高热、黄疸。

1. 腹痛

绝大多数患者表现为剑突下和右上腹阵发性剧烈绞痛,或是持续性疼痛阵发性加剧,常向右肩背部放射,伴有恶心、呕吐,进食油腻食物和体位改变常为诱发或加重的因素。

2.寒战高热

约有 2/3 的患者在胆绞痛发作之后出现寒战高热。一般表现为弛张热,体温可高达 39 ℃～40 ℃。这是由于胆管内压升高,胆管感染的细菌及其毒素经肝血窦逆行扩散进入体循环,引起全身性感染所致。

3.黄疸

在胆绞痛和寒战高热后 1～2 d 出现梗阻性黄疸。如梗阻为不完全性或间歇性,黄疸程度较轻且呈波动性;如梗阻完全且合并感染时则黄疸明显,并呈进行性加深;如胆囊已被切除或有严重病变,常于梗阻后 8～24 h 内发生黄疸。黄疸时常有尿色加深,粪色变浅,有的可出现皮肤瘙痒。体格检查:剑突下和右上腹有深压痛,感染严重者则出现右上腹肌紧张、肝区叩击痛,有时可扪及肿大而具有压痛的胆囊。实验室检查:白细胞计数和中性粒细胞升高;血清胆红素升高,尿胆红素增加而尿胆原降低或消失,粪中尿胆原降低;血清转氨酶、γ-转肽酶、碱性磷酸酶等均升高。影像学检查:B 超为首选的检查方法,可发现胆管内结石及胆管扩张,但对胆管下端病变显示较差。必要时可采用 PTC、ERCP、CT、MRI 等检查可进一步明确诊断。

二、诊断

根据病史及典型的夏柯三联征,多可作出诊断,如能结合实验室检查和影像学检查则可确定诊断。

三、治疗

肝外胆管结石以手术治疗为主,并可酌情采用中西医结合治疗。手术的原则:①术中尽可能取尽结石;②解除胆管狭窄及梗阻,去除感染病灶;③确保术后胆汁引流通畅,防止结石再发。

(一)手术治疗

手术时机和手术方法应根据病情和术中探查发现来决定。通常对于症状较轻、初次发作、胆管不完全性梗阻者,可采用非手术治疗,待病情好转或急性发作后行择期手术;对于反复发作或复发性结石患者,也可在发作的间歇期行择期手术;但当结石完全梗阻合并急性重症胆管炎时,则应果断地施行急诊手术。常用手术方法如下。

1.胆总管切开取石 T 管引流术

适应于单纯胆管结石,胆管无狭窄或其他病变。如伴胆囊结石和炎症,可同时切除胆囊。有条件者可采用术中胆管造影、B 超检查或胆管镜检查以防止结石残留。手术时应将 T 管妥善固定、防止压迫和脱落。术后每日观察胆汁的引流量、色泽和性状。T 管引流胆汁量平均每日为 200～400 mL,如超过此量则提示胆总管下端有梗阻。如胆汁正常且流量逐日减少,说明胆总管下端通畅。一般于术后 12 d 左右,可先行试夹管 1～2 d,如患者无腹痛、发热等不适可经 T 管胆管造影,如无异常发现,于造影 24 h 后,可夹管 2～3 d,仍无症状可予拔管。如造影发现结石残留,则需保留 T 管 6 周以上待窦道形成坚固,再拔除 T 管经窦道行纤维胆管镜取石。

2.胆肠内引流术

其适应证为:①胆管明显扩张,下端有炎性狭窄等器质性病变,且用一般手术方法难以解除者,但胆总管上段必须通畅无狭窄;②泥沙样结石难以取尽,以及结石残留或复发者。常用术式有胆管空肠 Roux-en-Y 吻合术,间置空肠胆管十二指肠吻合术(JICD)等。行胆肠内引流术时,无论胆囊有无病变均应同时切除。

3. Oddi 括约肌形成术

其适应证同胆肠吻合术,尤其是胆总管扩张程度较轻而又不适应于做胆肠吻合术者。

4. 内镜下括约肌切开取石术

适用于结石嵌顿于壶腹部以及胆总管下端的良性狭窄。但若胆管内结石多于 5 枚,结石 >1 cm,或狭窄段过长,该手术疗效不佳。

(二)非手术治疗

该疗法不仅是急性胆管炎发作期重要的治疗方法,也是手术前准备的主要措施。主要包括:①禁食和补液,在纠正水电解质和酸碱平衡失调的同时补充热能;②应用足量有效的抗生素,尽快控制感染;③解痉止痛,对症治疗;④补充维生素 K,纠正凝血功能障碍;⑤全身支持,酌情给予输血或血液制品,支链氨基酸等,增强患者的抗病能力。

(王瑞官)

第五节　肝内胆管结石

肝内胆管结石又称肝胆管结石,原发于肝内胆管,多为胆色素性结石,是我国常见而难治的胆管疾病。

一、病因及病理

肝内胆管结石可弥散于整个肝内胆管系统,也可局限于某肝叶或肝段的胆管内。由于肝左叶肝管较长呈水平方向行走,与肝总管成锐角,不利于胆汁的引流,故左叶结石多于右叶。其发病原因复杂,主要与肝内感染、胆汁淤积、胆管蛔虫等因素有关。肝内胆管结石引起肝内胆管炎症,反复炎症导致狭窄,狭窄部位以上的胆管扩张,呈囊状。结石长时间堵塞肝段、肝叶胆管,使该区域细胞坏死、纤维增生、肝组织萎缩。长期的胆管结石或炎症可诱发胆管癌。

二、临床表现

肝内胆管结石如不合并肝外胆管结石,可多年无症状或仅有肝区和胸背部胀痛不适。若合并肝外胆管结石时,其临床表现与肝外胆管结石相似。如发生梗阻和合并细菌感染,可表现为胆管炎症状,主要为寒战、发热,体检有上腹压痛、肝大、肝区叩击痛等,严重者出现急性梗阻性化脓性胆管炎的表现。

除双侧胆管均有梗阻或发生胆汁性肝硬化晚期,肝内胆管结石一般不出现黄疸。肝内胆管结石合并感染容易引起多发肝脓肿,脓肿穿破膈肌可发生胆管支气管瘘。广泛的肝内结石、反复胆管炎易引发胆汁性肝硬化,晚期可继发门静脉高压。对病史较长,年龄较大,近期内频繁发作胆管炎,伴进行性黄疸、腹痛及发热难以控制者,应怀疑合并肝胆管癌的可能。

三、诊断

除病史及临床表现外,主要依靠影像学检查,如 B 超、CT、PTC、MRCP 等,均能有助于肝内胆管结石的诊断和鉴别诊断,并能准确定位,指导治疗。

四、治疗

肝内胆管结石主要采用手术治疗。治疗原则为尽可能取净结石,解除胆管狭窄及梗阻、去除结石和感染病灶、恢复和建立通畅的胆汁引流、防止结石的复发。手术方法包括以下几种。

1.胆管切开取石

胆管切开取石是最基本的方法,应争取切开狭窄的部位。沿胆总管纵行向上作肝总管及左右肝管的 Y 形切开,显露 1～2 级肝管,直视下取出结石。或者在手术中行 B 超检查协助定位,按照位置取出结石。术中胆管镜检查并取石是达到取净胆管内结石的最有效方法。

2.胆肠吻合术

高位肝管切开取石后,多需做各种胆管空肠吻合内引流术,以预防狭窄、利于残留结石的排出及预防结石复发。但胆肠吻合手术决不能代替对胆管狭窄、结石等病灶的有效手术处理。

3.肝切除术

局限于肝段、肝叶的结石,在确定没有其他部位结石的基础上,尤其是合并纤维化、萎缩和丧失功能时,可考虑做肝段、肝叶切除手术。不仅去除了结石的再生源地,并可防止病变肝段的癌变。

4.残留结石的处理

术后结石残留较常见,可通过 T 管窦道插入纤维胆管镜取出残留结石;结石过大可采用激光等其他方法将结石碎裂后取出,经 T 管注入溶石药物也有一定疗效。

(王瑞官)

第六节　胆囊结石

胆囊结石是影响人类健康的常见病、多发病,其发病率呈逐年上升趋势。本病多见于成年人,女多于男。男女之比约 1：3,但随着年龄增长其性别差异减小。

一、病因

胆囊结石与多种因素有关。任何影响胆固醇与胆汁酸浓度比例改变和造成胆汁淤滞的因素都能导致结石形成。个别地区和种族的居民、女性激素、肥胖、妊娠、高脂肪饮食、长期肠外营养、糖尿病、高脂血症、胃切除或胃肠吻合手术后、回肠末段疾病和回肠切除术后、肝硬化、溶血性贫血等因素都可引起胆囊结石。在我国西北地区的胆囊结石发病率相对较高,可能与饮食习惯有关。

二、临床表现

其症状出现与否取决于结石的大小、部位,以及有无梗阻及感染等。约有 20%～40%的胆囊结石患者可终身无症状,即所谓静止性胆囊结石。当结石嵌顿于胆囊颈部或壶腹部时则引起急性胆囊炎,胆绞痛为其典型症状。表现为右上腹阵发性绞痛,并向右肩背部放射,多伴有恶心、呕吐。检查时右上腹有压痛和肌紧张,有时可扪及肿大的胆囊,Murphy 征阳性。

常于夜间发作,饱餐、进食油腻食物常为诱因。若结石长期嵌顿于胆囊颈部,而又未引起继发感染者,则导致胆囊积液,胆囊内充满无色透明胆汁,故称之为白胆汁;较小结石可排入胆总管而成为继发性胆管结石,也可排入十二指肠,如结石阻塞胆总管可引起急性重症胆管炎,如结石嵌顿于壶腹部亦可引起胆源性胰腺炎;持续嵌顿及压迫胆囊颈部和壶腹部的较大结石,可导致肝总管狭窄或胆囊胆管瘘,以及反复发作的胆囊、胆管炎和梗阻性黄疸,故称 Mirizzi 综合征;结石和炎症长期刺激则可诱发胆囊癌变。

二、诊断

临床病史和体格检查可为诊断提供重要线索,但确诊还有赖于影像学检查。B 超检查是诊断胆囊结石的重要首选方法,正确诊断率在 96% 以上。口服法胆囊造影可了解胆囊收缩及排空情况,对诊断有一定的帮助。CT、MRI 虽可显示胆囊结石,但价格昂贵,不宜常规采用。

三、治疗

胆囊结石的治疗原则是切除病变的胆囊。手术时机应根据病情缓急和患者的全身情况而定。对所谓静止性胆囊结石,可暂不手术,但应定时复查。

(一)手术治疗

胆囊切除术是治疗胆囊结石的根本有效方法。对有症状的胆囊良性病变,只要无手术禁忌证,应及时手术治疗。手术方法可分为两类。

1.传统胆囊切除术

将有结石的胆囊切除,为治疗胆囊炎胆结石的经典术式。在胆囊切除的同时如有下列情况之一者,应同时进行胆总管探查术:①胆囊结石合并既往或(和)现在有梗阻性黄疸者;②影像学检查发现胆总管结石或扩张者;③术中扪及胆总管内有结石、蛔虫或其他异物者;④术中发现胆管壁增厚,管腔扩张>1.5 cm 者;⑤胆管穿刺抽出脓性胆汁或胆汁内有泥沙样颗粒;⑥胰腺有慢性炎变且不能排除胆管内病变者。

2.电视腹腔镜胆囊切除术

近年来广泛用于临床的新技术。该手术具有创伤小、手术时间短、痛苦小、恢复快、术后基本无切口瘢痕等特点。

(二)体外震波碎石治疗

适用于胆囊内胆固醇结石,直径>3 cm,且胆囊的收缩排空功能良好。但治疗后部分患者可发生急性胆囊炎,或结石碎粒进入胆总管而引起胆绞痛和急性胆管炎,故有放弃趋势。

(三)药物治疗

对于年老体弱,或伴有心、肝、肺、肾等严重器质性疾病不能耐受手术者,可考虑溶石,排石等中西药物治疗。特别是中医中药治疗对缓解症状,防止复发也有一定作用。溶石药物主要有熊去氧胆酸和鹅去氧胆酸等,该类药物仅对胆固醇结石有一定效果。但服药时间长,毒性反应大,且停药后结石易于复发,故而不宜常规应用。

(王瑞官)

第七节　肝海绵状血管瘤

肝血管瘤是一种较为常见的肝良性疾病,包括肝海绵状血管瘤、毛细血管瘤、血管内皮细胞瘤。肝海绵状血管瘤主要见于成人,很少引起症状,有自发破裂的可能。国外报道尸检中肝海绵状血管瘤的检出率为 0.35%～7%,在肝活检中发现率为 2%,占肝良性肿瘤的41.6%～70%。肝海绵状血管瘤可发生于任何年龄,但以 30～50 岁多见,男女比例1:(1.25～6),但是也有男性发病率高的报道。

有医院报道 371 例肝海绵状血管瘤,占肝良性肿瘤的 74.2%,男女比例为 1:1,平均年龄为 45 岁。

一、病因

确切发病原因不明,有以下几种学说。

1.发育异常学说

目前普遍认为在胚胎发育过程中,由于血管发育异常,引起肿瘤样增生而形成血管瘤。有些在出生时即存在,或在出生后不久即能看到,亦说明为先天发育异常。

2.其他学说

毛细血管组织感染后变形,导致毛细血管扩张;肝组织局部坏死后血管扩张形成空泡状,其周围血管充血、扩张;肝内区域性血循环停滞,致使血管形成海绵状扩张;肝内出血后,血肿机化、血管再通后形成血管扩张。

二、病理

肝海绵状血管瘤一般边界清楚,大小不一,最小直径者仅为数毫米,大者可超过 20 cm。90%为单发,以肝右叶居多。少数为多发,可占据整个肝,又称肝血管瘤病。肝海绵状血管瘤肉眼观为紫红色或蓝紫色,可呈不规则分叶状,质地柔软,有囊性感,亦可坚实较硬。一般位于肝包膜下,也可深居于肝实质内。常与 Glisson 鞘紧密相连,肝表面可呈凹陷或隆起。与周围肝实质分界明显。肝海绵状血管瘤一般不伴有肝硬化。切面呈蜂窝状,内充满血液。显微镜下可见到大小不等的囊状血窦,窦壁内衬有一层成熟的内皮细胞,血窦内常充满红细胞,有时有血栓形成。血窦之间为纤维组织分隔,偶见被压缩的细胞索,大的纤维分隔内有小血管和小胆管,纤维分隔可发生钙化。

三、临床表现

本病的临床表现随肿瘤大小、发生部位、生长速度、患者全身情况及肝组织损害程度不同而异。本病发展缓慢,病程可达数年至数十年之久。肿瘤小时毫无症状,多在体检时被发现或因其他疾病行剖腹术时发现。当肿瘤逐渐增大压迫邻近脏器时,可出现上腹部不适、腹胀、上腹隐痛、嗳气等症状。

有时可因血管瘤破裂大出血而发生急腹症者,儿童患者的破裂倾向要高于成人。也有因肿瘤巨大,在肝内形成动静脉瘘,因回心血量增多,引起充血性心力衰竭者。巨大血管瘤患者少数会因血管瘤内凝血或纤溶亢进出现消耗性凝血障碍,包括血小板减少症和低纤维蛋白原血症,即 Kasabach-Merritt 综合征。

体检时,大的血管瘤可触到随呼吸运动的腹部包块,与肝关系密切,肿瘤表面光滑、质软或中等硬度,有压缩感、弹性感,可能有轻压痛,偶尔能听到血管杂音。

四、辅助检查

(一)实验室检查

检查结果多数在正常范围,有部分巨大肝海绵状血管瘤患者可出现红细胞、白细胞、血小板计数减少或纤维蛋白原减少。

(二)影像学检查

1. B超

直径在 4 cm 以下的肝小血管瘤可表现为:①高回声型,最常见的类型,约占 80%,此型血管瘤血窦壁厚,间隔主要是纤维组织,血窦减少,反射界面多,故出现密集的高回声结节,结节呈圆形或椭圆形,边界清楚,中心有间隔,内部回声均匀;②低回声型,约占 11%。血窦壁薄,血窦稍大,反射界面相对少,多呈低回声肿瘤;③混合型,约占 9%,其内部为高和低回声不规则的混合,光点较粗糙,有明确的边界,多见于稍大的血管瘤。直径大于 4 cm 的中等大的血管瘤倾向于混合型,无明确的边界,期间有多个网眼状或蜂窝状低密度透声区。巨大的肝海绵状血管瘤在表现为实质性不均匀的强回声条索和斑片,有形态不规则和大小不等的液性区与之混杂存在。

2. CT

平扫图像上呈现密度均匀一致的低密度区,在快速注入造影剂做增强显像时则出现由瘤体周边向中心逐渐密度增高,可形成"环形""斑片状"高密度区,这些高密度区逐步弥散、扩大、融合。延迟扫描可见肿瘤完全填充,由高密度逐步变为等密度。

3. MRI

据统计,MRI 对肝良、恶性占位性病变的鉴别诊断正确率超过 90%。通常在 T_1 加权像,肝血管瘤为低信号,稍大的血管瘤信号可有稍不均匀,在 T_2 加权像上,肝血管瘤则具有非常高的信号强度。此点与肝癌的表现不同,后者在 T_1 加权像上信号中等偏低,而在 T_2 加权像上在呈中等偏高。

4. 血管造影

由于海绵状血管瘤是肝动脉末梢的畸形,其结构由"海绵状"的血窦组成,其中无正常血管、胆管及肝细胞,无动静脉瘘的特点,促使造影剂进入瘤体较快,而弥散慢,排除时间长,及所谓"快进慢出"征。在小于 10 cm 的肝血管瘤常表现为"爆米花状",由于肿瘤中心血流缓慢而呈"C"或"环状";巨大血管瘤供应动脉较粗,动脉期表现为"血树枝"或"腊梅花"状,实质期呈"雪片状",大结节呈"米花团"状。

五、诊断及鉴别诊断

由于存在着内出血的危险,经皮穿刺是极为危险的。运用影像学检查方法,可诊断绝大多数的肝海绵状血管瘤。主要与肝癌或其他良性病变相鉴别。

1. 原发性肝癌

原发性肝癌 AFP 阳性者不难与血管瘤相区别,但对 AFP 阴性的原发性肝癌,特别是小肝癌(直径≤5 cm),因其临床症状不明显,有时很难与小血管瘤鉴别,值得重视。一般肝癌患者多有肝炎、肝硬化史。腹部能触及肿块者其肿块质地较硬，表面高低不等，无压缩性。影像学检查有助于两者的鉴别。

2.肝非寄生虫性囊肿

孤立单发肝囊肿易于与肝海绵状血管瘤鉴别，只有少数多囊肝可能与肝海绵状血管瘤混淆。多囊肝50%以上合并多囊肾，病变大多遍布肝，B超、CT示病变为大小不等、边界光滑、完整的囊腔，可能有家族遗传因素。

3.肝包虫病

患者多有牧区生活史或羊、犬接触史，肝包虫皮内试验（Casoni试验）阳性，血嗜酸性粒细胞计数增高。

六、治疗

目前大多数学者认为对肝血管瘤行外科治疗应慎重。因大多数肝血管瘤是良性的，在确诊为较小的和多发的血管瘤，且无临床症状者，可暂时不作处理，仅需定期B超随访。对存在以下情况时应考虑手术：不能排除恶性病变者；有明显症状者；肿瘤迅速增长者；剖腹术中同时处理肝血管瘤估计能耐受者；出现以消耗性凝血障碍或血管瘤破裂导致瘤内或腹腔内出血者。也有人认为肝海绵状血管瘤直径大于10 cm者；直径5～10 cm有破裂出血危险者；直径小于5 cm但诊断不明，不能除外恶性者应考虑手术治疗。总之，肝海绵状血管瘤的治疗方案取决于肿瘤的大小、部位、生长速度和诊断准确性。

1.肝动脉结扎术及肝动脉栓塞术

肝动脉结扎术及肝动脉栓塞术适用于血管瘤病变范围广泛，已累及大部分肝组织或大血管；一般情况差不适合行肝切除等复杂手术；肿瘤周围无正常肝组织，不适合做捆扎术。根据病变部位可选择结扎肝固有动脉、肝左、肝右动脉，结扎后大部分肿瘤可变软缩小，该法对血管瘤疗效甚为满意。在肿瘤缩小的基础的上，术后加用放射治疗可促使肿瘤机化变硬，对改善症状、控制肿瘤生长有一定作用。随着微创外科的发展，现已有腹腔镜下行肝动脉结扎的报道。在不适合行手术切除的患者，还可行经股动脉栓塞术，亦能达到控制血管瘤发展的目的，以免除手术痛苦，一般无不良反应，术后大部分患者可见肿瘤缩小。

2.血管瘤捆扎术

血管瘤捆扎术适用于肿瘤在肝稍浅表部位，血管瘤直径在15 cm以下，肿瘤四周有正常的肝组织，经阻断肝十二指肠韧带后肿瘤明显缩小变软者，可采用血管瘤捆扎术。术中首先阻断第一肝门，使血管瘤尽量缩小后，用长弯针穿以粗丝线从靠近血管瘤一侧的正常肝组织处进针，并经过肿瘤基底部，再从肿瘤另一侧正常肝组织出针，暂不结扎，依血管瘤大小，用同样方法再缝合数针，然后逐一收紧打结。捆扎时应注意进针，不可穿过瘤体，以免放松肝门阻断后，从针眼处发生大量出血。这种方法能很好地控制血管瘤的发展，并使血管瘤机化达到治疗血管瘤的目的。

3.肝切除术

肝切除术为肝海绵状血管瘤的根治方法。但因血管瘤血供丰富，术中极易出血，手术难度大，应严格掌握手术适应证。根据血管瘤的大小、部位，选择具体术式：可选择局部切除、肝叶、段切除或半肝切除；如病变已超过半肝范围，余肝明显代偿增大，无肝硬化，肝功能正常者，可行三叶切除术或超过半肝的不规则切除。近年报道采用腹腔镜行肝血管瘤切除术，但术后常有复发,不宜常规实施。

4.冷冻疗法

对既不能手术切除,又不适合其他方法治疗的肝海绵状血管瘤,可试用冷冻疗法,一般用液氮,可使温度降至－196 ℃。冷冻方法大致有 4 种。

(1)接触冷冻:将圆盘形冷冻头置于组织表面加压冷冻,可产生半球形冰冻块,冷冻深度约为冷冻面积的半径。

(2)插入冷冻:用针形冷冻头插入血管瘤内,以达到较深部位的治疗。

(3)液氮直接喷冻:适用于表面积较大的弥散性浅表病变。

(4)液氮通过漏斗灌入:冷冻时间取决于冷冻方法、病灶大小和深浅度。通常冷冻15 min可达 80%～90%最大冷冻效应,故一般单次冷冻 15～30 min,在快速冷冻、缓慢自然溶解过程中,能使冷冻区产生凝固坏死。

5.微波固化治疗

适用于不能做肝切除的较大的肝海绵状血管瘤。将微波天线插入瘤体内,接上频率为2 450 MHz、输出最大功率为 180 W 的微波治疗机,然后加温凝固。肿瘤即刻明显缩小,如肿瘤较大需多个加温凝固点。固化效应使血管瘤逐渐纤维化,最终得到治愈。一般出血少,尤其适合多发血管瘤。

6.放射治疗

单纯放射治疗效果多不满意,一般是作为肝动脉结扎或栓塞术后的辅助治疗,或手术时已切除主瘤,尚有残存少量血管瘤组织的情况下行放射治疗。术中可对残留血管瘤组织行银夹定位,术后行小视野放射治疗,效果较好。对单纯放射治疗者,多有肝损害,预后不良。

7.硬化剂治疗

常用的硬化剂有鱼肝油酸钠、车前子素、明矾及胶体^{32}P 等。对于体外浅表的海绵状血管瘤疗效较好,对肝海绵状血管瘤,因肿瘤较大,血供丰富,难以获得理想的效果。只有对切除后尚残留一小部分的血管瘤可以试用。但应注意一次注射剂量要适当,以免溃烂发生意外。

(王瑞官)

第八节　非寄生虫性肝囊肿

流行病学先天性肝囊肿可分为单发性和多发性囊肿(亦称多囊肝)。单发性肝囊肿较少见,尸检检出率为 0.16%～0.19%。本病以女性多见,在无症状的肝囊肿患者中男女比例为1∶1.5,在有症状或者有并发症的患者中男女比例为 1∶9。可发生于任何年龄,但以 20～50岁多见,文献报道最小年龄为 2 岁,最大为 82 岁。但是 50 岁以上患者的肝囊肿体积较年轻人为大,巨大的肝囊肿均见于 50 岁以上的女性患者。发病部位以右叶居多,约为左叶的 2 倍。多发性肝囊肿比单发性多见。尸检检出率为 0.15%～0.5%,约有半数患者同时合并肾、胰、脾、肺、脑或卵巢等囊肿。本病多见于 40～60 岁女性,常侵犯全肝。

一、病因

病理病因不详。一般认为肝囊肿或起源于肝内的迷走胆管,或是肝内胆管和淋巴管在胚胎期发育障碍所致。有以下三方面机制。

1.胚胎发育早期

肝管生长过多,有的逐渐消失,有的多余遗留,因分泌物聚积而形成囊肿。

2.胚胎发育中期

肝内产生过多的小胆管,有些未与胆管连接,继发液体潴留而形成囊肿。

3.在胚胎发育期

异常演变而来的肝管构成肝囊肿的囊壁,囊腔内继发炎症增生和液体潴留而形成囊肿。

二、临床表现

先天性肝囊肿生长缓慢,多数患者无明显症状,仅在体检时被 B 超、CT 发现,有时亦在施行腹部其他手术时偶尔发现。当囊肿长大到一定程度,引起的症状如下。

1.上腹部肿块

上腹部肿块是许多患者的早期症状,约 55% 的患者出现。

2.压迫症状

压迫邻近脏器,如胃、十二指肠和结肠,可有食后饱胀、食欲缺乏、上腹不适隐痛等症状。

3.腹痛

约 30% 患者出现,如有囊肿破裂或囊内出血,可出现急腹症症状;若带蒂囊肿扭转,可突发右上腹剧痛。

4.黄疸

压迫胆管引起阻塞性黄疸者较为少见,据报道仅有 5% 的病例出现。

5.全身症状

若合并囊肿感染,可出现畏寒、高热、血白细胞增高等类似肝脓肿的症状。体检时唯一的阳性体征是右上腹部肿块或肝增大,约 40% 的患者出现,可触及肿块表面光滑,有囊性感,无压痛,可随呼吸上下移动。若囊肿较小则无任何阳性体征。

三、辅助检查

1.B 超

准确性和特异性均较高,易于随访,有助于和肝外腹腔囊肿鉴别。是确诊的可靠方法。

2.CT

CT 是诊断特异且灵敏的方法,检查时可显示边界清楚的圆形或卵圆形低密度区,其吸收系数接近于水。增强扫描后,低密度显示更为清楚,其吸收系数增加不明显。

3.X 线

有一定诊断意义,但无特异性,一般不选用。

4.MRI 诊断

灵敏度高于 CT,可显示出 1 cm 大小的囊肿,并能区别囊性扩张的胆管,但对于和海绵状血管瘤的鉴别较为困难。

四、鉴别诊断

1.肝包虫病

患者多来自牧区,有羊、犬接触史,囊肿张力较大,扣之有震颤,皮内试验(Casoni 试验)阳性。B超检查时可见到囊内壁上的子囊影等,这些均有助于鉴别。

2.胆囊积液

多有胆囊炎病史,胆囊造影时胆囊不显影,B超或CT检查可见积液在肝外而非肝内。

3.胰腺囊肿

左外叶巨大囊肿应与之鉴别。胰腺囊肿位置多较深在,常有压痛,既往有外伤或胰腺炎史,B超与CT可见囊肿与胰腺相连。

4.右肾囊肿

右半肝下部的囊肿应与之鉴别。可有泌尿系症状,静脉肾盂造影、B超、CT检查可显示囊肿与肾的关系,较易鉴别。

五、治疗

对于小的(直径≤5 cm)肝囊肿而又无症状者,不需特殊治疗。但对于大的且出现压迫症状者,应给予治疗。治疗原则为去除囊液,充分引流。可采用以下方法。

1.囊肿穿刺抽液术

在B超定位引导下经皮肝穿刺直达囊腔,尽量抽净囊液,每周抽吸1次,一般3或4次即能使囊肿明显缩小。如每次抽液量不见减少,说明该法无效,需改用其他方法。该法操作简单,不需剖腹,对巨大肝囊肿不能耐受手术者,或对剖腹手术有顾虑者可采用此种方法。但许多患者在抽液后不久囊液很快增加,反复抽液并不见囊肿缩小为其缺点。近年来,在抽液的同时注入无水乙醇,反复抽吸数次后再将乙醇抽出,或根据囊腔大小在每次抽液后注入无水乙醇5~20 mL,以促使其内壁分泌细胞凝固坏死,近期疗效满意。对巨大肝囊肿,每次抽液不宜过多,以免因突然减压造成虚脱或休克。巨大囊肿每次放液约1/3,3~5 d抽吸1次。

2.囊肿开窗术

为治疗单发性较大囊肿的首选方法。即在剖腹下将囊壁切除至少1/3,吸净囊液后,囊腔敞开,囊液流入腹腔由腹膜吸收。手术创伤小,术后很少复发。

3.囊肿切除术

一般用于带蒂的囊肿。对于左外叶巨大囊肿或位于肝边缘的囊肿可行肝叶或局部切除术,效果良好。

4.囊肿内引流术

囊液染有胆汁或者囊腔与胆管相通时可行此术,常用空肠Roux-Y型吻合术。但吻合口必须够大,失功能空肠段至少在60 cm以上,以免发生逆行性感染。

5.多发性肝囊肿的处理

多囊肝一般不宜手术,仅在有一巨大囊肿,或几处较大囊肿引起症状时才考虑做一处或几处开窗术,或对其中的一个巨大囊肿做引流术,病变位于一叶者行肝叶切除术。对严重的多囊肝患者,宜先行较大囊肿穿刺放液,减低压力,促进肝细胞再生恢复,待肝功能正常、全身情况改善后再考虑行囊肿开窗术。但应注意对囊肿较多者,不宜一次全部开窗,以免因大量囊液流入腹腔导致腹腔积液,造成不良后果。

(王瑞官)

第九节 胰腺内分泌肿瘤

胰岛素瘤是由胰腺 B 细胞组成的肿瘤,因为 B 细胞分泌胰岛素,大量的胰岛素释放进入血流,引起以低血糖为主的一系列症状。最常见的胰腺内分泌肿瘤是胰岛素瘤。

一、病理

胰岛素瘤的大小以及数目变异可以很大,可以是无数微小的显微镜下才能发现的胰岛素瘤,也可以是大小不等多发的肿瘤。90%以上则是单发的圆形肿瘤,直径多在 1~2 cm 之间。显微镜下肿瘤可以呈有包膜或无包膜,胰岛素瘤主要由细胞构成,间质一般很小,间质中常有淀粉样变,形态有时很像甲状腺髓样癌,可能属同一细胞来源,即产肽激素系(APUD)细胞。电镜下瘤细胞内可见 B 细胞分泌颗粒,这是内分泌细胞肿瘤的特点。

二、临床表现

胰岛素瘤的典型临床症状为低血糖发作,常在空腹时发生,通常呈现以下四组症状。

(1)意识障碍:为低血糖时大脑皮质受到不同程度抑制的表现,如嗜睡、精神恍惚,以及昏睡不醒,也可表现为头脑不清、反应迟钝、智力减退等。

(2)交感神经兴奋的表现:为低血糖引起的代偿反应,如出冷汗、面色苍白、心慌、四肢发凉、手足颤抖等。

(3)精神异常:为多次低血糖发作大脑皮质进一步受抑制和受损的结果,重者有明显精神病表现,故不少患者常常以精神病就诊,经检查才明确系低血糖所致。

(4)颞叶癫痫:与癫痫大发作相似,为最严重的神经精神症状,发作时知觉丧失、牙关紧闭、四肢抽搐、甚至大小便失禁等。

低血糖症状发作如未确诊治疗,发作次数常愈来愈频繁,症状愈来愈重,但进食后则恢复一如常人,对发作时的表现一无所知,有的患者在家属的帮助下,认识到进食可以缓解,夜间加餐可以预防发作。

三、辅助检查及诊断

1.血糖测定

确定症状发作由低血糖所致是诊断胰岛素瘤的重要依据,胰岛素瘤的患者空腹血糖一般在 2.77 mmol/L(50 mg/dL)以下,发作时即刻测血糖其值往往更低,在不典型病例需多次测空腹血糖才可能测到一次低血糖值,有的尚需做激发试验,即在持续禁食条件下,密切观察症状的出现,并立即测定血糖。发作时证实有低血糖,给予静脉注射葡萄糖可立即中止发作,是经典的 Whipple 三联征,可用以诊断胰岛素瘤,但现在的诊断手段更为可靠。

2.72 h 禁食监测试验

诊断胰岛素瘤的最可靠的方法为 72 h 禁食监测试验。禁食过程中,每 4~6 h,特别是当症状发作时,要取血测定血糖及胰岛素水平。禁食时症状性低血糖常合并血胰岛素水平持续高于 25 μU/mL。计算胰岛素(μU/mL)与血糖(mg/dL)的比值也是支持胰岛素瘤诊断的方法,正常值应小于0.3;几乎所有胰岛素瘤患者,经一夜禁食后,胰岛素与血糖比值均大于 0.4。因为胰岛素瘤细胞在过量合成胰岛素时,也合成了大量 C 肽和胰岛素原,因此患胰岛素瘤时,

C 肽和胰岛素原水平常常升高。另外,还可通过筛选排除那些可能使用胰岛素或磺脲类药物的病例,进一步支持胰岛素瘤的诊断。磺脲是一类口服降糖药物,刺激胰岛素分泌,用于治疗非胰岛素依赖型成年高发的糖尿病。通过血清学筛查可检测出磺脲。

3.胰岛素测定

周围血中血清胰岛素的含量受多种因素影响,结果不可靠,经皮经肝门静脉内置管测门脉血中胰岛素含量比较可靠,此法还可用作定性定位诊断,即把导管顺门静脉逆行放到脾静脉开始部,然后自左向右拔出导管,每拔出 1 cm 抽血测血清胰岛素一次。在有胰岛素瘤的部位,其反流静脉中胰岛素含量必高,可在相应的脾门静脉中出现高峰,达到定性和定位诊断的作用,且可发现多发性胰岛素瘤的部位,有助于术中找到和不致遗漏多发肿瘤。

4.影像学检查

影像诊断方法如 B 超、CT 以及腹腔动脉选择性动脉造影对胰岛素瘤的发现和定位均有帮助。但若肿瘤直径小于 1 cm 就不易发现。这些方法也并非均为必需,如第一次手术探查失败,而临床仍支持胰岛素瘤的诊断时,细致的影像诊断则成为必要。

四、治疗

胰岛素瘤的治疗为手术摘除肿瘤,手术应尽早施行,因为长期低血糖发作可致中枢神经永久性损害,即使摘除了肿瘤,仍将遗留神经精神症状。

手术切除肿瘤是治疗胰岛素瘤的唯一有效方法,因此,一旦诊断确定后应及早手术。

手术方法有肿瘤摘除、胰体或胰尾切除、肿瘤部位胰腺局部切除、胰十二指肠切除术等。

1.肿瘤摘除术

肿瘤摘除术是最常用的方法,对单发或散在的、小而表浅的肿瘤,不论在何部位均宜采用。特别是在头体部的肿瘤,决定从胰的哪一面进行摘除。胰钩突部肿瘤近胰的后侧,可向左翻起十二指肠由后侧切除。方法是沿肿瘤的包膜逐渐与胰腺组织分离,仔细结扎止血。剥离深部时可以用丝线贯穿瘤体牵引起来,在直视下完全摘除肿瘤,这样可避免损伤大血管及主胰管,瘤床不宜过多缝合而用大网膜覆盖,并在旁边置引流管。

2.胰尾或远侧胰腺切除术

对胰体尾较大而深在的肿瘤、多发的肿瘤及胰岛增生的病例可行胰体或胰尾切除术,应尽可能保留脾脏,只有在必要时才将脾一并切除。手术方法是如果切除胰尾一般易于保留脾脏,且系良性肿瘤,不必考虑肿瘤周围组织的残留,因此可沿胰尾后间隙仔细地分离脾动静脉,然后切断胰腺。胰体尾切除保留脾脏较难,如能将脾动静脉分离直达其根部则可保留脾脏,但多数病例血管在胰沟内,不易分离,则可以与脾一并切除。方法是先沿胃大弯切断胃脾韧带和胃短血管,用钝和锐相结合的方法切断脾膈、脾肾、脾结肠韧带,将脾向左翻出腹腔,沿胰尾后方间隙将胰体与后腹腔组织分离,显露出腹主动脉前的腹腔动脉,将脾动脉在其根部切断结扎。在靠近门静脉处的脾静脉予以分离并结扎,去除切除的标本,残胰创面找出胰管用细丝线结扎,间断褥式缝合再加数针"8"字缝合以闭合创面,胰床置管引流。如果需 85%～90% 切除,要求在门静脉右侧 1 cm 处切断胰腺。

3.胰腺局部切除术

此法的缺点是对胰腺的损伤大,切除肿瘤和肿瘤周围的一部分正常胰组织,易伤及较大的胰管和血管,导致术后严重的并发症发生,甚至造成患者死亡,因此这一方法目前已很少采用。

但对胰头部较大的单个良性腺瘤手术时不可避免地会伤及主胰管,可应用保留胆总管的胰头切除术。方法是沿结肠中静脉找到胰颈后的肠系膜上静脉,沿静脉前的间隙将胰头与之分离,切断胰颈并止血。将胰头向右翻开,并将门-肠系膜上静脉牵向左侧,分离结扎自胰头进入门静脉的小支血管,但不游离胰钩突,再在胃十二指肠动脉的左侧沿肿瘤的包膜逐渐分离开胰腺,如有必要也可以切断胃十二指肠动脉。注意勿损伤胰内胆总管,在其右侧切除肿瘤及部分胰头,保留胰钩突。切断的主胰管予以结扎,胰腺创面以"8"字缝合关闭,放置引流管。如果在术中发现有胆总管的侧壁损伤,可在胆总管的自由段放置"T"形管,破损部给予修补。

4. 胰十二指肠切除术(Whipple 手术)

只适用于切除巨大的胰头钩突部肿瘤和恶性胰岛素瘤。假如恶性胰岛素瘤已有肝转移,则尽可能将原发瘤或转移瘤切除,这可减轻患者的症状、延长生存期。

胰岛素瘤手术最严重的并发症是急性出血坏死性胰腺炎。这往往与手术过程中探查胰腺造成的损伤有关。特别是进行肿瘤摘除或胰腺局部切除时,可能伤及大血管及大胰管。因此要求操作轻柔,尽可能减少组织的损伤。胰岛素瘤切除术后最常见的并发症是胰瘘,其发生率为 8%～23%,而胰头、颈部肿瘤术后胰瘘发生率可达 50%。胰液外漏可以造成腹腔感染,组织坏死,延迟愈合。其他并发症如胰腺假性囊肿、膈下及腹腔感染、腹腔内出血等也与胰瘘的发生有关。因此摘除肿瘤时要紧贴肿瘤被膜,瘤床彻底止血;仔细寻找较大胰管的破裂并妥善缝扎破裂的胰管;瘤床少缝或不缝合;涂抹生物胶均有助于减少胰瘘的发生。引流管放置位置要合适。术后延长禁食期并应用抗酸制剂和其他抑制胰腺外分泌的药物均有利于预防胰瘘的发生。

(王瑞官)

第五章　泌尿系统急危重症诊治

第一节　急性肾衰竭

急性肾衰竭（acute renal failure，ARF）是由于各种病因引起肾功能急骤、进行性减退而出现的临床综合征。临床主要表现为肾小球滤过率明显降低所致的氮质血症，以及肾小管重吸收和分泌功能障碍所致的水、电解质和酸碱平衡失调。根据尿量减少与否分为少尿型和非少尿型。

一、病因

导致急性肾衰的原发疾病涉及临床多个学科；肾毒物质亦有药物及毒物之分。为便于诊断、治疗，常将急性肾衰的病因分为3类：肾前性、肾实质性、肾后性（梗阻性）。

（一）肾前性

多种疾病引起的血容量不足或心脏排出量减少，导致肾血流量减少，灌注不足，肾小球滤过率下降，出现少尿。这方面的原发病有胃肠道疾病（吐、泻）、大面积创伤（渗出液）、严重感染性休克（如败血症）、重症心脏病（如心肌梗死、心律失常、心力衰竭）等。

此型肾衰竭有可逆性，如能及时识别，经积极处理，肾缺血得到及时改善，肾脏功能恢复，则少尿症状随之消失。反之，可因病情恶化，演变成肾实质性肾衰。

（二）肾实质性

本病中的急性肾小管坏死占全部肾衰竭的75%以上，其原发病因有：严重感染性休克（如败血症）、大面积创伤、挤压伤、大手术、妊娠毒血症等；肾毒物质有：抗生素类（如庆大霉素、头孢菌素）、金属类（如铜、汞）、生物毒类（如鱼胆、蕈类）等。上述病因引起肾脏急性缺血、灌注不足、肾小球滤过率下降；同时肾小管上皮细胞因缺血、缺氧、或肾毒物质的直接作用，发生变性坏死，管腔堵塞、溃破，肾间质广泛炎症、水肿，从而导致肾功能急剧下降，临床出现少尿、氮质潴留、水盐、酸碱代谢紊乱等急性肾衰竭的典型表现。此外，引起本型肾衰竭的疾病还有重症急性肾炎、急进性肾炎、恶性高血压、肾血管栓塞等。

（三）肾后性（梗阻性）

肾后性（梗阻性）主要由于下尿路梗阻致肾盂积水、肾间质损害，久之肾小球滤过率亦下降。此类原发病有：尿路结石、肿瘤、肾外压迫如前列腺肥大等。患者常突然无尿为本型特点，如能及时解除梗死常可迅速恢复排尿功能。反之也可演变成肾实质性肾衰。

关于急性肾衰竭的发病机制有如下几方面的理论：肾血流动力学改变（主要指急性肾衰竭早期肾内血管痉挛，继之缺血损伤）、肾小管堵塞、反漏，肾小管、上皮细胞的黏附改变、能量代谢紊乱、钙离子内流，以及表皮生长因子对急性肾衰竭修复的重要作用等。

为便于理解和指导临床诊疗，以下简述肾小管坏死所致急性肾衰竭。在发病的初期（初发期）和持续进展期（持续期）其发病机制与病理改变各有其特点。当原发病因（如肾缺血）作用于肾脏后 6 h 以内,主要病理改变是肾血管收缩(特别是入球小动脉)、肾血流量减少,肾小球滤过率下降,临床出现少尿,此时肾小管上皮细胞虽有损伤,但尚无严重器质性病变。如原始病因未消除,肾血管持续收缩的结果,导致严重缺血、缺氧,肾小球滤过率进一步下降的同时肾小管上皮细胞发生变性、坏死、脱落,管腔被堵塞、管壁溃破、尿液回漏、溢流于外、间质炎症、淤血,形成尿流障碍。此发病机制对临床诊断治疗及预后均有重要意义。为防止器质性肾损害,保护肾功能,从而改善预后,关键是及早发现肾内血流动力学变化,及早进行有效处理。

二、临床表现

起病急骤,常在各种原发病的基础上或肾毒物质的作用下出现少尿、血尿素氮及血肌酐升高。临床症状包括原发病的表现,急性肾衰竭的表现,及并发症 3 方面。根据本病病情的演变规律,分为 3 期,即少尿期、多尿期、恢复期。部分患者发生急性肾衰竭时,其尿量并无减少,24 h 尿量可超过 500 mL 以上,称之为"非少尿型急性肾衰竭"。

(一)少尿期

1.尿量减少

尿量明显减少,24 h 少于 400 mL 者为少尿,少于 100 mL 者为无尿。一般少尿期持续时间平均 10 d 左右,短则 2 d,长则 4 周;如超过 4 周提示肾实质损害严重。

2.氮质血症

由于代谢产物在体内滞留,血液中尿素氮(BUN)和肌酐(Scr)逐渐升高,其升高速度与患者体内蛋白质分解状态有关。一般情况下,每日 BUN 上升为 3.6~7.1 mmol/L、肌酐 44.2~88.4 μmol/L;如有继发感染发热、广泛组织创伤、胃肠道出血等,则蛋白质分解加速,每日 BUN 上升 10.1~17.9 mmol/L、肌酐 176.8 μmol/L,此为高分解代谢型肾衰竭,提示病情严重。与此同时出现各系统器官受损症状:消化系统可有厌食、恶心、呕吐,严重时不同程度消化道出血、黄疸等;心血管系统可有血压升高、心律失常、心力衰竭、心包积液;神经系统表现为定向障碍、淡漠,严重者嗜睡、抽搐、昏迷;血液系统可有轻度贫血,皮肤黏膜出血,严重者可发生弥散性血管内凝血(DIC)。

3.水、电解质紊乱及酸碱平衡失调

(1)水潴留过多:由于肾缺血,肾小球滤过率下降,肾小管损害等排尿减少,水在体内积聚,如此时进液未予控制可发生"高血容量"危象,并由此导致脑水肿、肺水肿及充血性心力衰竭等严重并发症,为死亡原因之一。

(2)高钾血症:由于肾排钾减少、感染、创伤、出血,输入库存血液、进食含钾丰富的食物以及酸中毒等,血钾浓度可在短期内迅速升高,且临床症状不明显。高血钾对心脏有毒性作用,如不及时发现,进行有效处理(透析等),常可因心室颤动或心搏骤停而迅速导致死亡。

(3)代谢性酸中毒:由于酸性代谢产物在体内滞留所致。

4.继发感染

继发感染常见有肺部及尿路感染、皮肤感染等。

5.急性肾衰竭并发其他脏器衰竭,或多脏器衰竭中存在急性肾衰竭

此等重症常发生于严重败血症(最多见于革兰阴性杆菌败血症)、感染性休克、创伤、战伤、手术后、病理性妊娠等。临床除具备急性肾衰竭表现外,同时并存其他脏器衰竭危象,如呼吸衰竭、循环衰竭、肝功能衰竭、弥散性血管内凝血、广泛小血管栓塞等,预后恶劣。

(二)多尿期

经过少尿期后,排尿逐渐增加,当每日排尿量超过 400 mL 时,进入多尿期。平均持续 10 d 左右,此期尿量逐日增加,一般 3 000 mL/d 左右,也可高达 5 000 mL/d 以上。如补液不及时,可发生脱水、电解质丢失。此期尿素氮、肌酐经过短时间上升后,随之下降到正常范围。此时患者虚弱,抵抗力差,容易并发感染和发生水盐代谢紊乱等,不及时处理,也可引起严重后果。

(三)恢复期

排尿量进入正常,尿素氮、肌酐正常,患者症状改善,一般情况好转。此期长短因病情及肾损害程度而异,一般半年至 1 年肾功能可完全恢复,损害严重者,恢复期可超过 1 年,个别可遗留永久性损害。

非少尿型肾衰竭:排尿量每日超过 400 mL,甚至如常人,但其尿素氮和肌酐仍随病情进展而升高。其病因多与肾毒物质有关,其中又以庆大霉素的不合理使用最为常见,其发病与该类抗生素使用剂量过大或使用后抗体产生变态反应等有关。由于此型,肾衰竭症状不典型,容易为临床忽略或为原发病掩盖而延误诊断。非少尿型肾衰竭经及时发现,正确处理,一般预后较好,病死率比少尿型低。

三、诊断

(一)鉴别诊断

1.肾前性氮质血症

肾脏本身无器质性病变,有循环衰竭和血容量不足病史,尿诊断指标可资鉴别。偶有休克患者收集不到尿标本,可测定中心静脉压,肾前性氮质血症常 <0.49 kPa(50 mmH$_2$O)。而急性肾小管坏死则正常或偏高。对难于鉴别的患者,可行补液试验,用 5％葡萄糖液或生理盐水 500 mL,在 30～40 min 内输入,若血压升高,尿量增多,血尿素氮下降,提示为肾前性氮质血症。

如果血容量已纠正,血压恢复正常,而尿量仍少,可予 20％甘露醇 200～500 mL,20 min 内静脉滴注,或呋塞米 200～300 mg 静脉注射,如尿量增加,提示为肾前性氮质血症,如尿量不增加,则支持肾小管坏死的诊断。

2.肾后性氮质血症

尿路梗阻多有原发病史(如结石、盆腔肿瘤、前列腺肥大等),膀胱触诊和叩诊可发现膀胱因积尿而膨胀。直肠指诊和妇科检查也有助于发现梗阻原因。腹部 X 线片对诊断阳性尿路结石有帮助,B 超和静脉肾盂造影可发现双肾增大,有肾盏、输尿管扩张。同位素肾图示梗阻图形。CT、磁共振检查对诊断肾盂积水和发现结石、肿瘤均有帮助。

3.肾实质疾病

急进性肾炎、重症链球菌感染后肾炎、肾病综合征大量蛋白尿期、系统性红斑狼疮肾炎、过敏性紫癜肾炎等均可引起急性肾衰竭。患者均有原发病的病史、症状和体征,尿蛋白多超过 2 g/d,多伴血尿、红细胞管型、高血压及水肿。鉴别诊断有困难时,应行肾活检。

急性间质性肾炎多由药物过敏引起,突然发生少尿和急剧肾功能减退,伴发热、皮疹、淋巴结肿大,血嗜酸性细胞及 IgE 增高,尿沉渣中有较多嗜酸性细胞,轻度蛋白尿,血尿及红细胞管型少见。

(二)辅助检查

1.尿常规检查

尿常规检查是早期发现肾损害的重要指标之一。少尿期、无尿期尿颜色多呈酱油色或混浊,镜检有蛋白、红细胞、白细胞及管型。多尿期尿色清白。

2.尿比重测定

少尿期尿比重常>1.025;多尿期和恢复期尿比重多在1.010～1.016范围,尿渗透压下降,接近血浆水平,多在300～400 mmol/L范围。

3.尿钠浓度测定

尿钠浓度常>400 mmol/L,尿钠和血浆尿素氮之比<20,有助于急性肾衰竭的早期诊断。

4.血生化检查

血尿素氮、肌酐、钾、磷进行性升高,二氧化碳结合力、血钠、钙降低,内生肌酐清除率明显下降,多在5 mL/min,血肌酐/尿肌酐<15。

5.肾衰竭指数

血钠浓度/尿肌酐或血肌酐>2。

6.其他

B超、肾图、腹部X线片有助于本病的诊断和鉴别诊断,可酌情选用。

四、治疗

(一)少尿期的治疗

1.饮食与维持水平衡

应严格限制蛋白质,可给优质蛋白0.5 g/kg,大量补充氨基酸,补充足够热卡,>8 368 kJ/d(2 000 kcal/d),以减轻高分解代谢状态。控制液体入量,每日液体入量应≤前一日排尿量＋大便、呕吐、引流液量及创面渗液＋500 mL(为不显性失水量－内生水量)。一般认为体温每升高1 ℃,每小时不显性失水量增多0.1 mg/kg。少尿期应严密监测体质量、液体出入量、血钠、血钾、中心静脉压、心率、血压、血尿素氮和肌酐。

2.早期解除肾血管痉挛

(1)小剂量多巴胺每1～4 μg/kg,能扩张肾血管,其单用或与呋塞米合用能有效增加尿量。

(2)静脉滴注甘露醇亦能扩张血管,增加肾血流量和肾小球静脉压,并有助于维持肾小管液流量,防止细胞和蛋白质碎片堵塞肾小管。20%甘露醇60 mL于3 min内静脉注射或20%甘露醇200 mL于15 min内静脉滴注。

(3)应用利尿合剂:普鲁卡因0.5 g、维生素C 3 g、咖啡因0.25 g、氨茶碱0.25 g加入20%葡萄糖200 mL中静脉滴注,也可在此基础上加用甘露醇20～30 g,加强其解痉利尿作用。

(4)苄胺唑啉20～40 mg加入5%葡萄糖500 mL中静脉滴注,滴速以0.1～0.3 mg/min为宜。

3.防止和治疗高钾血症

应严格限制摄入含钾过高的食物,包括橘子、香蕉、海带、紫菜、巧克力、豆类制品等。禁用含钾的药物(如青霉素钾盐、潘南金等)和保钾利尿剂。避免输注陈旧库存血液和清除体内感染病灶和坏死组织。当血钾高于6 mmol/L时,可应用高渗葡萄糖和胰岛素滴注维持,每3～

5 g葡萄糖加 1 U胰岛素;伴有酸中毒者给予碳酸氢钠溶液;钙剂可拮抗高血钾对心肌的毒性;同时可予钠型离子交换树脂口服或灌肠。血钾＞7 mmol/L,应采用透析治疗,以血透为宜。

4.纠正酸中毒

轻度酸中毒(血 HCO_3^- ＜15 mmol/L)不必特殊治疗。高分解代谢者酸中毒程度严重,并加重高钾血症,应及时治疗,常予 5%碳酸氢钠 100～250 mL 静脉滴注,并动态监测血气分析,以调整碳酸氢钠用量,如有心功能不全,不能耐受碳酸氢钠者,则应进行透析治疗。

5.营养支持

营养补充尽可能部分利用胃肠道,重危患者多需要静脉营养,以提供足够热卡,使尿素氮升高速度减慢,增强机体抵抗力,降低少尿期病死率,才能减少透析次数。静脉营养液内含8 种必需氨基酸、高渗葡萄糖、脂肪乳、各种微量元素及维生素。由于其高渗性须由腔静脉插管输入,为避免容量过多致心力衰竭,常需先施行连续性静脉—静脉血液滤过。

6.抗感染治疗

感染是急性肾衰竭的常见并发症,多见于血液、肺部、尿路、胆管等部位感染,应根据细菌培养和药物敏感试验,选用那些对肾无毒性或毒性低的抗生素,并按肌酐清除率调整药物剂量。

7.透析疗法

为抢救急性肾衰竭的最有效措施,可迅速清除体内过多代谢产物,维持水、电解质和酸碱平衡,防止发生各种严重并发症,使患者度过少尿期。透析指征为:①少尿或无尿 2 d 以上;②血钾＞6.5 mmol/L,内科处理无效者;③血尿素氮21～28.7 mmol/L(60～80 mg/dL)或血 Cr＞530.4 μmol/L(6 mg/dL);④体液过多,有急性肺水肿、难控制的高血压、脑水肿和充血性心力衰竭征兆;⑤严重代谢性酸中毒,血 HCO_3^-＜12 mmol/L。

血液透析适用于:高分解代谢型危重患者,心功能尚稳定,腹膜脏器损伤或近期腹部手术者。腹膜透析适用于:非高分解代谢型,心功能欠佳,有心律失常和血压偏低,血管通道建立有困难,有活动性出血或创伤,老年或儿童患者。连续性动(静)脉-静脉血液滤过对心血管系统影响小,脱水效果好,可有效防止少尿期体液潴留导致肺水肿,并可保证静脉内进行高营养疗法。

(二)多尿期治疗

治疗重点仍为维持水、电解质和酸碱平衡,防止各种并发症。须注意防止脱水、低血钾和低血钙。患者每日尿量多在 4 L 以上,补充液体量应比出量少 500～1 000 mL,尽可能经胃肠道补充。在多尿期 4～7 d 后,患者可逐渐恢复正常饮食,仍适当地限制蛋白质,直至血尿素氮和肌酐恢复正常。

(三)恢复期治疗

恢复期治疗可增加活动量,补充营养,服用中药调治以促进肾功能恢复,避免使用对肾脏有害药物,定期随访肾功能。一般经3～6 个月可恢复到原来的健康水平。个别患者遗留下永久性肾小球或肾小管功能损害,极少数患者可发展为慢性肾衰竭。

(袁宝兴)

第二节 肾上腺危象

肾上腺危象又称急性肾上腺皮质功能减退症或急性肾上腺皮质功能不全,是指患者在感染、创伤、治疗突然中断等应激状态下,发生急性肾上腺皮质功能衰竭,使肾上腺皮质激素急剧减少所致的一种临床综合征。表现为恶心、呕吐、腹泻、严重脱水、低血压、心率增快、精神失常、高热、低血糖、低血钠,最后发展至休克、昏迷,甚至死亡。

一、病因

原发肾上腺皮质急性破坏是导致肾上腺危象的常见原因。临床引起肾上腺急性破坏的病因有:①严重感染败血症合并全身和双侧肾上腺出血,如流行性脑脊髓膜炎合并的Waterhause-Friderichsen综合征、流行性出血热合并肾上腺出血等;②全身性出血性疾病合并肾上腺出血,如血小板减少性紫癜、DIC、白血病等;③癌瘤的肾上腺转移破坏;④外伤引起肾上腺出血,或双侧肾上腺静脉血栓形成以及抗凝药物治疗引起的肾上腺出血等。

而原发和继发性慢性肾上腺皮质功能不全患者,在下列情况下可发生肾上腺危象:①Addison患者和肾上腺次全切除术后患者,在感染、劳累、外伤、手术、分娩、呕吐、腹泻和饥饿等应激情况下可致肾上腺危象;②长期激素替代治疗患者突然减停激素;③垂体功能减低患者,如Sheehan征在未补充激素情况下给予甲状腺素或胰岛素时也可能诱发肾上腺危象。

肾上腺皮质激素是维持人的生命活动所必需的。正常人在严重应激情况下皮质醇分泌增加10倍于基础水平,但慢性肾上腺皮质功能减低、肾上腺皮质破坏的患者则不仅没有相应的增加,反而是肾上腺皮质激素严重不足。当盐类皮质激素不足时,肾小管回吸收 Na^+ 不足,失水、失 Na^+,K^+、H^+潴留;而糖皮质激素不足除糖原异生减弱致低血糖外,也有与盐皮质激素对水盐相同的作用,由于失 Na^+、失水引起血容量减少,血压下降以致虚脱和休克,引起肾上腺危象。

二、临床表现

肾上腺危象的发病可呈急性型,即可因皮质激素缺乏或严重应激而骤然发病;发生危象时,既具有共同的临床表现,也可因原发病不同而表现出各自的特点。

(一)原发病的不同与起病特点

各种病因所致的肾上腺危象本身的表现是相同的,他们之间的鉴别有赖于发生危象前各自的临床特征;危象的诱因和起病特点也有参考价值。①手术所致的肾上腺危象多于术后即发生,因失盐、失水有一个过程,常于 48 h 后症状明显;②难产分娩的新生儿若有肾上腺出血也常在出生后数小时至 1~2 d 内发生危象;③弥散性血管内凝血所致者,常有严重的感染、休克、出血倾向、缺氧发绀及多器官栓塞等表现,凝血机制检查有异常发现;④流脑所致者,有烦躁、头痛、呕吐、神志改变、颅内压增高、高热、皮肤黏膜紫斑、血白细胞升高、脑脊液异常等;⑤慢性肾上腺皮质功能减退症常有明显色素沉着、消瘦、低血压、反复昏厥发作等病史;⑥长期应用肾上腺皮质激素者有向心性肥胖、多血质、高血压、肌肉消瘦、皮肤薄等库欣综合征表现。

(二)肾上腺危象的共同表现

典型的肾上腺危象的表现有以下几方面。

(1)循环系统:心率快,可达160次/分钟以上,心律失常,脉搏细弱,全身皮肤湿冷、四肢末梢发绀,血压下降,虚脱,休克。

(2)消化系统:食欲缺乏甚至厌食,恶心、呕吐,腹痛、腹泻、腹胀。部分病例的消化道症状特别明显,出现严重腹痛、腹肌紧张、反跳痛,酷似外科急腹症。

(3)神经系统:极度屡弱,萎靡不振,烦躁不安、谵妄,逐渐出现淡漠、嗜睡、神志模糊,严重者乃至昏迷。有低血糖者常有出汗、震颤、视力模糊、复视,严重者精神失常、抽搐。

(4)泌尿系统:因循环衰竭、血压下降,导致肾功能减退,血中尿素氮增高,出现少尿、无尿等。

(5)全身症状:极度乏力,严重脱水(细胞外液容量丧失约1/5)。绝大多数有高热,亦可有体温低于正常者。原有皮肤、黏膜色素沉着加深,尤以摩擦处、掌纹、乳晕、瘢痕等处为明显。

三、诊断

1.辅助检查

(1)血常规:中性粒细胞减少,淋巴细胞相对增多,嗜酸性粒细胞明显增多;常有轻度贫血,为正常细胞正常色素性贫血。

(2)血液生化:空腹血糖降低;低血钠、高血钾;脱水明显者可有氮质血症;少数患者血钙升高。

(3)激素检查:血液、尿液中的皮质醇减少。

2.诊断

急性肾上腺皮质功能减退症危象有急性糖皮质激素及盐皮质激素缺乏的症状,如低钠、低血压、低血糖、恶心、烦躁、昏迷、休克等。结合病史,存在感染、外伤、手术等应激情况,可做出诊断。遇到上述情况要及时处理,不必等待化验结果。

3.鉴别诊断

要注意和以下情况相鉴别。慢性肾上腺皮质减退者出现发热、食欲缺乏、恶心、呕吐等消化道症状,有淡漠、嗜睡或烦躁等精神系统症状,即使无血压下降、休克,也应高度警惕患者即将进入危象,应及时处理。

遇到原因不明休克或昏迷患者,要仔细询问患者有无肾上腺功能减退的病史、症状,及时化验血糖、电解质、皮质醇,除外本病。

四、治疗

治疗原则是补充肾上腺皮质激素,纠正水、电解质紊乱和维持酸碱平衡,并给予抗休克、抗感染等对症支持治疗。同时应积极地处理诱发疾病。

(一)积极补充肾上腺皮质激素

1.糖皮质激素的补充

(1)氢化可的松(皮质醇):为治疗时的首选药物,对保持糖代谢和防止危象有重要作用。立即静注氢化可的松或琥珀酸氢化可的松100 mg,以后每6 h静脉滴注100 mg。第1 d氢化可的松总量约400 mg,第2天、3天可减至300 mg,分次静脉滴注。如病情好转,继续减至每日200 mg,继而每日100 mg。待患者呕吐症状消失,全身状况好转可改为口服。当口服剂量减至每日50～60 mg时可加用盐皮质激素。

（2）可的松（可的松）需经肝脏转化为氢化可的松，才能发挥生理作用。每日维持补充剂量为 $20\sim37.5$ mg。

（3）泼尼松龙（去氢氢化可的松）：为皮质醇的衍化物，剂量为 $5\sim15$ mg/d。

2.盐皮质激素的补充

为生理性储钠激素，经糖皮质激素合并高盐饮食治疗不够满意时，可同时应用储钠激素。

（1）9α-氟氢可的松：每日 $0.05\sim0.2$ mg，早晨 1 次口服，潴钠作用比氢化可的松强 100 倍。

（2）醋酸去氧皮质酮油剂（DOCA 油剂），适用于低血压、低血钠和血容量减少的患者。每日或隔日肌内注射 $2.5\sim5$ mg。

（3）三甲基醋酸去氧皮质酮，每日肌内注射 $25\sim50$ mg。

（4）甘草流浸膏：有类似去氧皮质酮的作用，每日 $10\sim15$ mg，分次口服，其作用较小，最好与 DOCA 合用。

（二）纠正水、电解质紊乱

补液量及性质视患者脱水、缺钠程度而定，如有恶心、呕吐、腹泻、大汗而脱水、缺钠较明显者，补液量及补钠量宜充分；相反，由于感染、外伤等原因，且急骤发病者，缺钠、脱水不至过多，宜少补盐水为妥。一般采用 5％葡萄糖生理盐水，可同时纠正低血糖并补充水和钠。应视血压、尿量、心率等调整用量。还须注意钾和酸碱平衡。血钾在治疗后会出现急骤下降。

（三）对症治疗

降温、给氧，有低血糖时可静注高渗葡萄糖。补充皮质激素、补液后仍休克者应予以血管活性药物。有血容量不足者，可酌情输全血、血浆或人血白蛋白。因患者常合并感染，须用有效抗生素控制。

（四）治疗原发病

在救治肾上腺危象的同时要及时治疗原发疾病。对长期应用皮质激素的患者须考虑原发疾病的治疗，如有肾功能不全者应选用适当的抗生素并调整剂量。因脑膜炎双球菌败血症引起者，除抗感染外，还应针对 DIC 给予相应治疗。

（袁宝兴）

第三节 急性肾小管坏死

由血管内溶血、肾缺血和肾毒性物质所致的急性肾功能不全称为急性肾小管坏死（acute tubular mecrosis，ANT）。临床主要表现为肾小球滤过率明显降低和进行性氮质血症，根据尿量减少与否分为少尿型和非少尿型。本病多数是可逆的。

一、病因

引起急性肾小管坏死的病因很多，主要分为肾缺血和肾中毒两大类。

（一）肾缺血

由失血、严重脱水、休克、电解质紊乱、急性循环衰竭等引起有效循环血量下降，心脏排出

量下降,肾血管阻塞、急性溶血等持续作用使肾脏急性缺血、缺氧,而造成急性肾小管坏死,

(二)肾毒素中毒

(1)外源性肾毒包括药物(如庆大霉素、卡那霉素、化疗药、造影剂、农药等)、有机溶剂(甲苯、乙二醇等)、重金属(汞、铅等)、生物毒素(蛇毒、鱼胆等)、微生物(细菌、真菌等)、中草药等。

(2)内源性肾毒素包括挤压伤、严重创伤及大面积肌肉损伤时的肌红蛋白及肌肉破坏产物、血管内溶血(血型不合、自身免疫、奎宁、磺胺药、蝎毒等)、肿瘤放化疗后(大量癌细胞破坏产生大量尿酸及磷酸钙沉积并阻塞肾小管)等。

二、发病机制

急性肾小管坏死的发病机制尚未完全阐明,一般认为有以下几种学说,各机制之间可能是相互联系的。

(一)肾小管损害

1.肾小管阻塞学说

毒物、毒素等可直接损害肾小管上皮细胞,坏死的上皮细胞及脱落的碎屑、管型堵塞肾小管。导致阻塞部位近端小管腔内压升高,最终使肾小管滤过平衡停止。

2.肾小管内液反漏学说

肾小管内液反漏学说指肾小管上皮细胞损伤后坏死脱落,基底膜断裂,小管腔与肾间质直接相通,致使小管腔原尿反流扩散到肾间质,引起肾间质水肿,压迫周围毛细血管,使其管腔变窄,阻塞加重,使肾小球滤过率更加降低。这在急性肾小管坏死的初期起重要作用。

(二)肾血流动力学学说

肾单位血流灌注量的减少由肾素、血管紧张素Ⅱ、前列腺素、儿茶酚胺、内皮素、血管加压素等多种缩血管活性物质参与,主要是收缩肾血管影响肾血流,使肾小球滤过率下降。

(三)内皮细胞肿胀学说

实验中发现,急性肾小管坏死时由于肾组织缺氧,钠泵功能下降,细胞内渗透压升高,内皮细胞肿胀,肾血管阻塞,肾脏缺血,肾小球滤过率下降。

(四)管球反馈学说

急性肾小管坏死时,小管对钠离子、氯离子的重吸收下降,到达致密斑处小管内液的钠离子、氯离子浓度升高,通过肾素、血管紧张素使入球小动脉收缩,肾小球滤过率下降。

(五)表皮生长因子学说

肾脏是体内合成表皮生长因子的重要部位之一,并富含表皮生长因子的受体,与肾小管上皮细胞的修复有关。急性肾小管坏死时,肾脏受损,表皮生长因子产生减少,肾小管上皮细胞修复能力下降。

三、临床表现

引起急性肾小管坏死的病因众多,起始表现各异,一旦形成本病,其临床表现和病程均有共同规律。

按尿量可分为两型:少尿—无尿型和多尿型。

(一)少尿—无尿型急性肾衰竭

占大多数,少尿型病程可分为三期:少尿期、多尿期、功能恢复期。

1.少尿期

①尿量减少:少尿指每日尿量少于 400 mL;②进行性氮质血症:由于肾小球滤过率降低引起少尿或无尿,排出氮质及其他代谢废物减少,血肌酐和尿素氮升高;③高钾血症:高钾血症是患者在第 1 周死亡的主要原因,患者表现为嗜睡、恶心、呕吐、肢体麻木、胸闷、心律失常、心脏停搏等,当血钾浓度高于 6.5 mmol/L 时应积极给予治疗;④低钠血症:常合并低氯血症,除可引起胃肠道症状外,还可伴有神经系统症状如无力、淡漠、嗜睡甚至昏迷;⑤酸中毒:出现较早,表现有深大呼吸、嗜睡以至昏迷;⑥低钙血症及高磷血症;⑦水过多:表现为稀释性的低钠血症、高血压、急性左心衰和脑水肿。此亦为患者常见的死亡原因。

2.多尿期

每日尿量超过 2 500 mL 即进入多尿期。多尿期一般持续 1~3 周。在此期肾脏仍不能充分排出血中的代谢产物、钾和磷,故血尿素氮、血肌酐和血钾可持续升高。随尿量增多很容易出现低钠、低钾和低血容量。

此外,此期易发生感染、心血管并发症和上消化道出血等。

3.恢复期

此期大都有消瘦、易疲劳、肌肉软弱无力,一般肾小球滤过功能需经 3~6 个月恢复,部分病例肾小管浓缩功能不全可持续 1 年以上。

（二）非少尿型

急性肾衰竭每日尿量>400 mL。多由手术、肾缺血等引起,肾小管回吸收能力受损远较肾小球滤过率降低为甚。此型患者症状较轻,恢复较快,预后较好,只有少数病例需血液透析。

四、辅助检查

（一）血液检查

(1)血浆肌酐每日升高 44.2～88.4 mmol/L 或更高;血尿素氮每日升高 3.6~10.7 mmol/L,高分解代谢者更高。

(2)血清钾升高,>5.5 mmol/L;血清钠正常或偏低;血清钙降低,血磷升高。

（二）尿液检查

(1)尿量改变:少尿期每日尿量在 400 mL 以下,或每小时<17 mL。非少尿型尿量可正常或增多。

(2)尿常规检查:尿外观混浊,尿色深;尿蛋白为(＋～＋＋),镜检可见肾小管上皮细胞、颗粒管型及红、白细胞等。尿沉渣检查常有不同程度的血尿,以镜下血尿为主。

(3)尿比重降低且较固定在 1.012 左右;尿渗透浓度低于 350 mOsm/(kg·H_2O)。这主要由于肾小管重吸收功能受损,尿液不能浓缩所致。

(4)尿钠含量增高,主要由于肾小管对钠吸收减少。

(5)尿尿素与血尿素之比、尿肌酐与血肌酐之比均低于 10,因尿中此两种物质排泄减少而血中水平增高之故。

(6)滤过钠排泄分数(FENa)降低。急性肾小管坏死患者常>1。

五、诊断依据

主要依据:①有引起急性肾小管坏死的病因;②突然出现少尿或无尿(部分为非少尿型);

③尿检异常,尿中有红、白细胞、肾小管上皮细胞及粗大管型、尿比重减低、等渗尿、尿钠增高等;④血尿素氮、肌酐逐日升高,每日血尿素氨升高>3.6 mmol/L,每日血肌酐升高>44.2 μmol/L;⑤有尿毒症症状;⑥B超显示肾脏体积增大或呈正常大小;⑦能排除肾前性或肾后性氮质血症和其他肾脏疾病导致的急性肾衰竭;⑧肾活检,凡诊断不明均需做肾活检以明确诊断。

六、鉴别诊断

急性肾小管坏死应注意与肾前性、肾后性及肾实质性疾病所致急性肾衰竭进行鉴别。

(1)肾前性少尿多有容量不足或心力衰竭病史,补充血容量后尿量增多。尿比重在1.020以上。对于难以鉴别的病例,可小心地试予补液,如果血容量已纠正血压恢复正常而仍尿量减少则支持急性肾小管坏死。

(2)重症急性肾小球肾炎或急进性肾小球肾炎早期多有水肿、高血压、大量蛋白尿伴明显镜下或肉眼血尿、各种管型等肾小球肾炎改变,红细胞沉降率增快,必要时做肾活检。

(3)肾后性肾衰竭表现为突然无尿,去除梗阻因素后病情好转,尿量迅速增多。B超或X线检查可发现有肾积水和(或)有尿路结石。

七、急诊处理

(一)去除病因

治疗原发病。

(二)预防性治疗

预防性治疗包括去除病因及控制发病环节。

(1)及时纠正血容量:根据尿量、尿比重和中心静脉压,指导液体输入。

(2)解除肾血管的痉挛:可选用多巴胺$60\sim80$ mg加入液体中静脉滴注。也可用山莨菪碱$10\sim20$ mg或酚妥拉明$20\sim30$ mg加入5%葡萄糖液中缓慢静脉滴注。

(3)利尿以解除肾小管阻塞,可用20%甘露醇$100\sim200$ mL静脉滴注,或用呋塞米$20\sim40$ mg静脉注射,每$4\sim6$ h 1次,可有利尿冲刷肾小管的作用。

(三)少尿期治疗

1.水平衡治疗

少尿期严格计算24 h出入量。24 h补液量为显性失水加非显性失水之和减去内生水量。采用"量出为入、调整平衡"的原则,以防液体过多。①每日测量体质量,若体质量每日减轻$0.2\sim0.25$ kg表示补液量适宜;②血钠应保持在$130\sim140$ mmol/L;③水肿与血压的增高,中心静脉压增高,颈静脉怒张等,表示水过多,应及时纠正。

2.纠正电解质紊乱

高钾血症需血液透析或腹膜透析。下列方法可临时降血钾。

①11.2%乳酸钠$40\sim200$ mL静脉滴注,也可给5%碳酸氢钠250 mL静脉滴注;②10%葡萄糖液500 mL加胰岛素12 U静脉滴注;③钠离子交换树脂$15\sim20$ g加入25 g山梨醇100 mL中口服,每天$3\sim4$次。禁食含钾的食物,纠正酸中毒,不输库存血,彻底清除体内坏死组织等。均为治疗高钾血症的重要措施。低钙血症可10%葡萄糖酸钙$10\sim20$ mL加入50%葡萄糖液中静脉推注。

3.纠正代谢性酸中毒

少尿早期,补充足够的热量、减少体内的分解。当血 HCO_3^- 低于 15 mmol/L 或二氧化碳结合力低于 13 mmol/L 时给 5％碳酸氢钠 100～200 mL 静脉滴注。

4.抗感染

根据感染的部位、细菌培养和药敏试验结果选用对肾脏无损害的抗生素。

5.饮食疗法

早期应严格限制蛋白质摄入,每日高生物效价蛋白质摄入应控制在 0.5 g/kg。饮食中要有足够能量保证,以减少体内蛋白质的分解。如不能口服者可进行胃肠外静脉营养支持。

6.营养支持

一般能量供给按 125.4～146.3 kJ(30～35 kcal)/(kg·d)计算,严重高分解代谢患者则给予 167.2 kJ(40 kcal)/(kg·d),其中以高渗葡萄糖提供约 2/3 热量,由脂类供应 1/3;若给予 25％～50％葡萄糖溶液静脉滴注,可很快产生高糖血症,因此可酌情从 10％～15％开始均匀等量给予并密切随访血糖浓度。

7.血液透析或腹膜透析

早期预防性透析可减少发生感染、出血、高钾血症等威胁生命的并发症。紧急血液透析指征:① 急性肺水肿;② 高钾血症,血钾高于 6.5 mmol/L;③ 严重的酸中毒,血 CO_2CP＜13.5 mmol/L;④无尿 2 d 以上并有液体过多,如结膜水肿、胸腔积液、心脏奔马律或中心静脉压高于正常。

(四)多尿期治疗

多尿期开始,威胁生命的并发症依然存在。故已行透析治疗者仍继续直至 SCr 降至 265 μmol/L 以下并稳定在此水平。应控制水、电解质和酸碱平衡,控制氮质血症,防止各种并发症。每日尿量多于 3000 mL 时,补液量要控制(比出量少 500～1 000 mL),并尽可能经胃肠道补充。

(五)恢复期治疗

一般无特殊处理,避免应用对肾脏有损害的药物。定期随访肾功能。

(董慧青)

第四节　肝肾综合征

肝肾综合征(hepatorenal syndrome,HRS)是严重肝病并发的无其他原因可解释的进行性肾功能衰竭,以肾功能不全、内源性血管活性物质异常和血流动力学异常为特征。患者可突然出现少尿或无尿、氮质血症、稀释性低钠血症和低尿钠。常继发于胃肠道出血、感染、电解质紊乱、大量放腹腔积液、剧烈呕吐、严重腹泻。在肝功能衰竭患者中,HRS 发生率为 60％～80％。一旦发生,治疗相当困难,预后差,3 个月病死率高达 80％～100％。

一、发病机制

HRS 发生的基本过程:通常认为,肝硬化合并腹腔积液的患者存在典型的"高动力型血液循环"，即外周及内脏动脉系统的广泛舒张，从而造成动脉血压和系统血管阻力下降。这种血流动力学改变的直接后果就是有效血容量的不足。作为代偿，机体增强内源性血管收缩反应，如激活肾素-血管紧张素-醛固酮系统(RAAS)和交感神经系统，分泌抗利尿激素和各种血管活性因子等，以代偿外周阻力及动脉压下降趋势；机体增强心输出量以代偿中心血容量下降。肾脏血管对这种代偿机制尤为敏感，从而引起肾血管的广泛收缩和钠水潴留，引起肾功能障碍。上述过程可以在肝硬化腹腔积液的患者中自然发生，也可以在某种(些)诱因(即所谓的"二次打击")的作用下出现(尤其是Ⅰ型 HRS)，如自发性细菌性腹膜炎、上消化道出血和大量放腹腔积液后未扩容等。参与这种功能改变的因素主要包括以下几个方面。

(一)代偿机制

肝硬化初期，全身血管阻力下降，心率增快，心输出量增加。当疾病进展、内脏小动脉进一步扩张时，有效血容量的下降和动脉低血压状态刺激压力感受器，激活 RAAS 和交感神经系统，刺激抗利尿激素的分泌以尽量维持血流动力学的稳定，但同时也造成水钠潴留、稀释性低钠血症，成为 HRS 典型的临床特征。

除此之外，机体也通过分泌一些其他的缩血管因子来代偿有效血容量的下降，如内皮素-1(ET-1)。但由于内脏循环局部产生大量的扩血管因子如 NO 等，通过旁分泌方式加重内脏小动脉的扩张及局部高浓度的扩血管因子使内脏血管对代偿性缩血管机制的"反应迟钝"，上述代偿性反应并不能很好地纠正内脏循环小动脉的广泛性扩张，形成从内脏小动脉扩张到代偿性缩血管及钠水潴留的一种恶性循环，从而造成肾脏、脑及肝脏等脏器的血管床进一步收缩，诱发相应器官的功能障碍。在失代偿期肝硬化早期，由于肾内局部产生扩血管因子(主要是前列腺素)，使肾脏灌注得以勉强维持。但随着疾病的进展，肾脏灌注进一步减少，肾脏内部代偿性分泌大量缩血管因子，促使肾灌注明显减少和肾小球滤过率的下降。

(二)内脏小动脉的舒张状态

在严重肝病时，内脏血管局部扩血管因子，包括一氧化氮、一氧化碳、胰高血糖素、前列环素、心房利钠肽等产生过多；同时，肝脏对这些因子的灭活减弱或摄取减少，引发扩血管的效应增大。内脏血管缩血管因子的产量也相对不足，并在各种扩血管因子的作用下，对缩血管因子的敏感性明显下降。以上两方面作用的结果最终使内脏小动脉广泛舒张。

(三)HRS 时心输出量的改变

血容量减少可能是心输出量下降的主要原因。当患者并发感染、出血或经历大量放腹腔积液而没有及时补液时，血容量进一步减少，结果使心输出量的下降更为显著。心肌本身的损伤也可能是造成心输出量下降的另一个原因。此外，如患者合并感染，则感染本身也可以影响到心肌的收缩功能使心输出量下降。

二、诊断

1996 年，国际腹腔积液俱乐部(IAC)首次提出了 HRS 的诊断标准，2007 年 IAC 再次进行了修订。2009 年，《美国肝病学会成人肝硬化腹腔积液处理指南》及《2010 年欧洲肝病学会肝硬化腹腔积液、自发性细菌性腹膜炎、肝肾综合征临床实践指南》中均引用 IAC 修订后的诊断标准。

其诊断的主要依据为：①肝硬化合并腹腔积液；②肌酐＞133 μmol/L；③排除休克；④停利尿剂至少 2 d 以上，并经清蛋白扩容后肌酐值没有改善(未降至 133 μmol/L 以下)，清蛋白推荐剂量为 1 g/(kg·d),最大量可达 100 g/d;⑤目前或近期没有应用肾毒性药物;⑥排除肾实质性疾病:尿蛋白<0.5 g/d、尿红细胞<50 个/HP 和(或)超声下无肾实质病变。

三、临床分型

(一)肝肾综合征 I 型

肝肾综合征 I 型为急性型,以肾功能急剧恶化为主要临床特征,其标准为 2 周内肌酐超过原水平 2 倍至>226 μmol/L(2.5 mg/dL)。常发生于大量应用利尿剂、消化道出血、大量排放腹腔积液(未补充清蛋白)、感染特别是自发性细菌性腹膜炎(SBP)后,也可发生于严重的肝脏疾病患者,进展快速,预后险恶。

(二)肝肾综合征 II 型

肝肾综合征 II 型呈现中等程度功能损害,肌酐为 133~226 μmol/L。进展较缓慢,较长时间内可保持稳定,常常自发性发生,SBP 等亦可为诱发因素。通常见于肝功能相对稳定,但应用利尿剂无效的肝硬化难治性腹腔积液患者。尽管 HRS II 型患者平均存活时间长于 I 型患者,为 4~6 个月,但预后仍十分险恶。

四、鉴别诊断

HRS 需与下列疾病鉴别。

(一)急性肾小管坏死

肝硬化患者合并低血容量性或感染性休克、大手术、使用肾毒性药物时可发生急性肾小管坏死。特征为突发的肾功能损害,表现为高尿钠浓度、尿/血浆渗透压比小于 1、异常尿沉淀等。

(二)肾小球疾病

如有明显的蛋白尿、镜下血尿或经超声证实肾脏大小异常,则应怀疑器质性肾脏疾病。肾脏活组织检查有助于拟定进一步治疗方案,包括评价肝肾联合移植的潜在需要。

(三)肾前性氮质血症

肾前性氮质血症的原因包括应用利尿剂、呕吐、腹泻、放腹腔积液等,充分扩容后能改善肾功能,对扩容缺乏反应是 HRS 的一个主要诊断依据。

(四)药物诱发的肾衰竭

氨基糖苷类抗生素和非类固醇类抗炎药物是导致肝硬化患者肾衰竭的最常见药物,临床表现类似急性肾小管坏死。

五、治疗

(一)一般支持疗法

食用低蛋白、高糖和高热量饮食,以降低血氨、减轻氮质血症,并使机体组织蛋白分解降至最低限度。

肝性脑病患者应严格限制蛋白摄入,并给予泻剂、清洁灌肠以清洁肠道内含氮物质。积极治疗肝脏原发病及其他并发症如上消化道出血、肝性脑病,维持水、电解质及酸碱平衡。如继发感染,应积极控制感染,宜选用第三代头孢菌素,避免使用氨基糖苷类等肾毒性较大的抗生素。应密切监测尿量、液体平衡、动脉压以及生命体征。

(二)药物治疗

1.特利加压素

2010 年欧洲肝病学会关于腹腔积液、自发性腹膜炎以及肝肾综合征的指南建议特利加压素(1 mg/4～6 h,静脉推注)联合清蛋白作为 I 型 HRS 的一线用药,对于改善患者的短期生存率有较好疗效。其治疗目标是充分改善肾功能至肌酐＜133 μmol/L(1.5 mg/dL)(完全应答)。如治疗 3 d 后肌酐未能下降 25％,则应将特利加压素的剂量逐步增加,直至最大剂量(2 mg/4～6 h)。对于部分应答患者(肌酐未降至 133 μmol/L 以下)或肌酐未降低的患者,应在 14 d 内终止治疗。特利加压素联合清蛋白治疗对 II 型 HRS 患者的有效率达 60％～70％,但尚无足够数据评价该治疗对临床转归的影响。特利加压素治疗的禁忌证包括缺血性心血管疾病。对于应用特利加压素治疗的患者应密切监测心律失常的发生、内脏或肢端缺血体征以及液体超负荷。治疗后复发的 I 型 HRS 相对少见,可再次给予特利加压素治疗,且通常仍有效。

2.米多君、奥曲肽、去甲肾上腺素

2009 年美国肝病学会成人肝硬化腹腔积液处理指南关于 HRS 部分建议 I 型 HRS 可应用米多君加奥曲肽,并联合清蛋白治疗。该指南同时指出去甲肾上腺素联合清蛋白在一些研究中同样有效。米多君初始剂量为 2.5～7.5 mg/8 h,口服,可增大至 12.5 mg/8 h。去甲肾上腺素使用剂量为 0.5～3 mg/h 持续静脉滴注。奥曲肽初始剂量为 100 μg/8 h,皮下注射,剂量可增大至 200 μg/8 h。

3.其他药物

持续应用小剂量多巴胺 3～5 μg/(kg·min)可直接兴奋肾小球多巴胺受体,扩张肾血管,增加肾血流灌注,使尿量增多,单独应用多巴胺并不能使肾小球滤过率显著改善,与清蛋白和缩血管药物联合应用才可使肾功能得到一定改善。

(三)控制腹腔积液

支持 I 型 HRS 患者应用腹腔穿刺放液的数据尚少,但如果存在张力性腹腔积液,腹腔穿刺放液联合清蛋白输注有助于缓解患者症状。对于 II 型 HRS 患者,适度腹腔穿刺放液可减轻腹内压、肾静脉压力和暂时改善肾血流动力学。但大量放腹腔积液,特别是不补充清蛋白或血浆扩容,可诱发或加重肾衰竭。

(四)经颈静脉肝内门体分流术

经颈静脉肝内门体分流术(TIPS)是应用介入放射技术建立门静脉—肝静脉分流,对于提高肾小球滤过率,改善肾功能有肯定疗效。虽然 TIPS 支架置入可改善部分患者的肾功能,但目前尚无足够证据支持 TIPS 用于 I 型 HRS 的治疗。而有研究表明在 II 型 HRS 患者中 TIPS 可改善肾功能并控制腹腔积液。由于 TIPS 可使肝窦血流减少、诱发肝性脑病、并发门静脉和肝静脉狭窄或栓塞等严重并发症,限制了其在临床的应用。

(五)连续性肾脏替代治疗

连续性肾脏替代治疗(CRRT)是近年在血液透析基础上发展起来的一种新型血液净化技术。CRRT 具有稳定血流动力学,精确控制容量,维持水、电解质和酸碱平衡,改善氮质血症作用的血液净化技术,是治疗急、慢性肾功能衰竭的有效方法。CRRT 对 HRS 可能有一定疗效,但它仅起到血液净化作用,不能改善肝脏的合成和代谢功能。

(六)分子吸附再循环系统

分子吸附再循环系统(MARS)是改良的血液透析系统,含有清蛋白的透析液和活性炭—离子交换柱,可选择性清除与清蛋白结合的各种毒素及过多水分和水溶性毒素。目前认为,MARS 可以清除肿瘤坏死因子、白细胞介素-6 等细胞因子,对减轻炎性反应和改善肾内血液循环有益。一些患者经 MARS 治疗可改善肝肾功能,提高短期生存率。由于 MARS 只是一种过渡性治疗,多用于等待肝移植的患者。

(七)肝移植

肝移植是Ⅰ型和Ⅱ型 HRS 最有效的治疗方法。2009 年美国肝病学会成人肝硬化腹腔积液处理指南推荐存在肝硬化、腹腔积液、Ⅰ型 HRS 患者应尽快转诊行肝移植。HRS 患者的肝移植效果比无 HRS 的患者差。

因此,在肝移植前应采用前述手段治疗,尽量恢复肾功能,以达到无 HRS 患者的疗效。对血管收缩剂有应答的 HRS 患者,可仅给予肝移植治疗;对血管收缩剂无应答且需要肾脏支持治疗的 HRS 患者,一般亦可仅给予肝移植治疗,因为大多数患者的肾功能在肝移植后可完全恢复。需长期肾脏支持治疗(>12 周)的患者,应考虑肝肾联合移植。随着器官移植术的发展和术后抗排斥措施的完善,目前肝移植术已趋向成熟,但因供体肝源不足,使其应用受到限制。

六、预防

HRS 防治措施包括避免大量放腹腔积液和过度利尿;避免使用或慎用肾毒药物;同时防治消化道出血、感染、低血压、低血容量及电解质紊乱等。部分肾衰竭的诱因,如早期发现并得到合理治疗,常可改善预后。

2010 年欧洲肝病学会肝硬化腹腔积液、自发性细菌性腹膜炎、肝肾综合征临床实践指南建议对于存在 SBP 的患者,应给予静脉清蛋白治疗,可使 HRS 的发生率下降,并改善生存率。有数据表明,已酮可可碱(400 mg,每日 3 次)可降低严重酒精性肝炎和晚期肝硬化患者的HRS 发生率,诺氟沙星也可降低晚期肝硬化患者的 HRS 发生率,但尚需进一步研究。

(袁宝兴)

第六章　内分泌系统急危重症诊治

第一节　糖尿病酮症酸中毒

糖尿病酮症酸中毒(DKA)是糖尿病最常见的急性并发症之一,是体内胰岛素严重缺乏引起的高血糖、高血酮、酸中毒的一组临床综合征。最常发生于Ⅰ型糖尿病患者,2型糖尿病患者在某些情况下亦可发生。本症主要是由于糖代谢紊乱,体内酮体产生过多,导致血中HCO_3^-浓度减少,失代偿时,则血液pH下降,引起酸中毒症。

据国外专家统计,本病的发病率约占住院的Ⅰ型糖尿病患者的14%,国内为14.6%。随着糖尿病知识的普及和胰岛素的广泛应用,DKA的发病率已明显下降。

一、病因

(1)感染:呼吸道感染最为常见,如肺炎、肺结核等;泌尿系统感染,如急性肾盂肾炎、膀胱炎等;此外还有阑尾炎、腹膜炎、盆腔炎等。

(2)未得到有效控制的糖尿病。

(3)未被诊断治疗的1型糖尿病患者。

(4)急性心肌梗死、心力衰竭、脑血管意外、外伤、手术、麻醉及严重的精神刺激。

(5)妊娠尤其在妊娠后半阶段,孕妇对胰岛素的需求显著增加,有诱发酮症,甚至酮症酸中毒的可能。

(6)其他:某些疾病如库欣病、肢端肥大症、胰高血糖素瘤,某些药物如糖皮质激素的应用等。

二、临床表现

DKA分为以下几个阶段:①早期血酮升高称高酮血症;②酮症酸中毒,早期代偿,晚期失代偿;③酮症酸中毒昏迷。除感染等诱因引起的症状外,早期酮症或酸中毒代偿阶段常仅有多尿、口渴、多饮、乏力、疲劳等原有糖尿病症状加重或首次出现。当酸中毒发展至失代偿后,病情迅速恶化,出现食欲减退、恶心、呕吐或有腹痛(易误诊为急腹症),极度口渴、尿量显著增多等症状,常伴有头痛、烦躁、嗜睡、呼吸深大,呼气中含有烂苹果味,面颊潮红,口唇樱红。后期患者严重失水、尿量减少,皮肤黏膜干燥、弹性差、眼球下陷、声音嘶哑、脉搏细速、血压下降、四肢厥冷,甚至并发心、肾功能不全。出现低体温或与感染不相称的"正常体温"是一个重要的体征。发展至晚期,各种反射迟钝甚至消失,终致昏迷。

三、诊断

(一)辅助检查

1.尿液分析

尿糖强阳性,尿酮体强阳性,可有蛋白尿和管型尿。但当肾功能严重损害时,肾糖阈值增加使尿糖、酮体减少,甚至阴性。当有尿路感染时,出现相应变化,尿糖可减少。尿酮体含量一般与酸中毒程度平行,而尿糖与酮症酸中毒程度无一致关系。

2.血液分析

①血糖多在 16.6~33.3 mmol/L,极高血糖常合并高渗状态,部分患者血糖也可低于16.6 mmol/L,此类患者一般年龄较轻,常无明显脱水表现;②血酮体 β-羟丁酸或乙酰乙酸定量超过 4.8 mmol/L 可确诊。临床常采用的是硝普盐试验,硝普钠(亚硝基铁氰化钠)仅能与乙酰乙酸起反应,与丙酮反应弱,与羟丁酸无反应。因此,在那些 β-羟丁酸/乙酰乙酸比例较高者,硝普盐试验可为弱阳性,甚至阴性,易漏诊。

3.血白细胞计数常增高

胸部 X 线检查可排除肺部感染;心电图可显示低钾或高钾,可确定有无心肌梗死。

4.机械检查

(二)诊断

根据糖尿病病史,或有诱发因素,原糖尿病症状急剧加重及酸中毒性深大呼吸等临床表现,结合尿糖、尿酮体阳性,血糖、血酮体升高,二氧化碳结合力降低等变化,可诊断为糖尿病酮症酸中毒。对昏迷、酸中毒、失水、休克的患者,均应考虑有本病单独或合并存在的可能性,特别对原因未明、呼吸有烂草果味或虽血压低而尿量仍较多者,应警惕本病。

(三)鉴别诊断

1.高渗高血糖综合征

多见于高龄糖尿病患者,发病率较酮症酸中毒低,但较严重;常有诱发因素。主要有显著高血糖(血糖一般在 33.3 mmol/L 以上)、严重失水和高钠血症,因而引起血浆渗透压升高(>330 mmol/L),导致神经细胞及各种组织的脱水,出现各种症状如反应迟钝、嗜睡、谵妄、反射亢进或消失,肢体瘫痪抽搐,重度昏迷。尿糖强阳性,尿酮体阴性或轻度阳性,血糖升高,而血二氧化碳结合力正常或轻度降低。

2.乳酸性酸中毒

多见于高龄糖尿病患者,往往有较重的心、肺、肝或肾脏病变。在血压降低或缺氧状态下,很容易发生,也可因感染、应激、酗酒、服用苯乙双胍等药物而诱发。临床上有酸中毒表现:呼吸深快、恶心、呕吐、脱水、低血压、意识模糊、昏迷等或并发其他脏器功能不全。血浆乳酸可大于 5 mmol/L。

3.低血糖昏迷

常见于应用胰岛素或口服降血糖药物治疗的糖尿病患者,临床表现有饥饿感、头晕、心悸、手抖、出汗、软弱、乏力、脸色苍白,甚至抽搐、昏迷,但呼吸正常,无脱水,血压正常或偏高。尿糖、尿酮体均阴性。发作时血糖明显低于 2.8 mmol/L 为确诊依据(糖尿病患者血糖未低至2.8 mmol/L就可发生昏迷)。怀疑低血糖昏迷时,可试用 50% 葡萄糖 40 mL 静脉注射,低血糖者会迅速好转。

4.脑血管病变

长期糖尿病患者,尤其中年以上伴高血压及动脉硬化者,容易并发脑血管病变,起病急骤,有神经系统阳性体征,尿酮体阴性,血二氧化碳结合力正常。

四、治疗

治疗原则:尽快补液以恢复血容量,纠正失水状态,降低血糖,纠正电解质及酸碱平衡失调,同时积极寻找和消除诱因,尽量防治并发症,降低病死率。

1.补液

补液为重症 DKA 首要治疗措施,既有利于脱水的纠正,也有助于酮体的消除和血糖的下降。

(1)补液总量:一般按患者体质量(kg)的10%估算,成人 DKA 一般失水 4～6 L。

(2)补液种类:开始应以 0.9%氯化钠溶液为主,起始输液时若血糖未严重升高,或经治疗血糖下降至 13.9 mmol/L 后,应输入 5%葡萄糖或糖盐水、糖胰岛素液以消除酮体。

(3)补液速度:遵守"先快后慢"原则。前 4 h 输入总失水量的 1/3～1/2,在前 12 h 内输入量为 4 000 mL 左右,达输液总量的 2/3。其余部分在 24～28 h 内补足。

2.胰岛素治疗

一般采用小剂量短效胰岛素治疗方案,即以每小时 0.1 U/kg 的胰岛素剂量连续静脉滴注,可使血清胰岛素浓度恒定达到 100～200 μU/mL,这一血清胰岛素水平已有抑制脂肪分解及酮体生成的最大效应,并有相当强的降低血糖的生物效应,而对钾离子转运的作用较弱。血糖下降的速度以每小时降低 3.9～6.1 mmol/L 为宜,每 1～2 h 复查血糖。当血糖降至 13.9 mmol/L 时,应将胰岛素用量减至每小时 1.0～2.0 U,此时仍需每 4～6 h 复查血糖,维持 12 h 左右。当血糖逐渐下降,且不再升高,患者神志、血压、酮症等均得以改善后,可改为胰岛素皮下注射常规治疗。

3.纠正电解质及酸碱平衡失调

通常在经过输液和胰岛素治疗后,酮体水平下降,酸中毒可自行纠正,一般不必补碱。若需要补碱,也不宜过多过快,一般采用等渗碳酸氢钠溶液。

根据血钾和尿量情况补钾:治疗前血钾低于正常,每小时尿量＞40 mL,应立即开始补钾,临床上习惯在前 2～4 h 通过静脉输液每小时补钾 13～20 mmol/L;在酸中毒纠正后,血钾值仍有继续降低的可能,所以即使血钾正常,也应立即开始补钾;血钾正常,尿量每小时小于 30 mL 时,暂缓补钾,待尿量增加后再开始补钾;若血钾高于正常,暂缓补钾。治疗过程中密切监测血钾值和尿量,以调整补钾的量及速度。病情恢复后仍应继续口服钾盐数天。

4.针对感染、心衰、心律失常等进行对症治疗

①治疗中胰岛素剂量使用较大,易造成血糖下降速度过快,导致血浆渗透压骤然降低,造成细胞水肿,不利于细胞功能恢复;②密切观察治疗中的病情变化,定时检测生命指标、血糖、渗透压、CO_2 结合力的变化,并及时进行有效的处理;③患者昏迷期要加强临床护理,防治并发症并防止意外的发生;④根据患者的全身状况与血象,适时给予抗感染治疗。

(袁宝兴)

第二节　糖尿病乳酸性酸中毒

糖尿病乳酸性酸中毒是糖尿病患者组织缺氧,药物使用不当,肝肾功能损害等情况下,造成体内乳酸堆积而出现的代谢性酸中毒。常与长期过量服用双胍类药物有关,尤以老年人多见,儿童较少见。

一、病因

①糖代谢障碍;②糖尿病患者发生急性并发症时,可造成乳酸堆积,诱发酸中毒;③糖尿病患者存在慢性并发症时,可造成组织乳酸堆积,诱发酸中毒;④器官缺氧,可引起乳酸生成增加,此外,肝肾功能障碍又可影响乳酸的代谢、转化和排泄,进而导致乳酸性酸中毒。

二、临床表现

糖尿病乳酸性酸中毒发病急,但症状与体征无特异性。轻症可仅有乏力、恶心、食欲降低、头昏、嗜睡、呼吸稍深快。中至重度可有恶心呕吐、头痛头昏、全身酸重、口唇发绀、呼吸深大,但无酮味,血压下降、脉细弱、心率加快,可有脱水表现,反应迟钝、意识障碍、四肢反射减弱、肌张力下降、瞳孔扩大、深度昏迷或出现休克。乳酸性酸中毒依据机体是否存在缺氧可分为以下两类。

(1)A 型乳酸性酸中毒发生于机体组织严重缺氧情况下,如心肌梗死、心源性休克、严重的败血症。此时乳酸的大量产生超过了机体的清除能力从而导致乳酸的堆积。这一类型的乳酸性酸中毒并不仅见于糖尿病患者,但是糖尿病患者,尤其是 2 型糖尿病患者发生缺氧性心血管并发症的危险性大大高于非糖尿病患者。

(2)B 型乳酸性酸中毒罕见,其发生与机体缺氧无关,可见于多种系统性疾病(包括糖尿病)、药物、毒素和内在的代谢障碍。双胍类药物被认为与 B 型乳酸性酸中毒的发生有关。苯乙双胍因其可引起严重的乳酸性酸中毒而在很多国家中禁止使用。因使用二甲双胍而导致乳酸性酸中毒的发生率很低。

三、诊断

(一)实验室检查

实验室检查是乳酸性酸中毒诊断的关键。

(1)血气分析:pH 降低一般小于 7.3,有的甚至降至 7.0 以下;血 CO_2CP 下降可低于11.23 mmol/L。

(2)血浆阴离子间隙(AG)增高>18 mmol/L,HCO_3^-≤10 mmol/L。AG 增高常见于糖尿病酮症酸中毒、酒精性酮症酸中毒、尿毒症酸中毒、乳酸性酸中毒、某些药物毒性所致者,临床上若排除前两者,又不存在药物毒性的可能,AG 增高强烈支持乳酸性酸中毒。

(3)乳酸浓度>5 mmol/L(25 mL/dL),血丙酮酸增加 0.2~1.5 mmol/L,血乳酸/丙酮酸≥30∶1,静息时血丙酮酸浓度与乳酸之比值一般<1/15。

(4)电解质:K^+ 常增高或正常,Na^+ 和 Cl^- 变化不大。

(5)血白细胞:大多在 $10×10^9/L$ 以上。

(6)血糖:依据糖尿病或是否使用降糖药物而定。如口服双胍类降糖药,患者呈严重酸中毒而酮体无明显增高者,应考虑本症的可能性。有休克和酸中毒者,应注意监测血乳酸。

(二)病史

(1)糖尿病患者用过量双胍类药物(降糖灵超过 75 mg,双胍类药物每日 2 片,二甲双胍超过 2 000 mg/d)后出现病情加重。

(2)糖尿病患者有肝肾功能不全、缺氧或手术等同时使用双胍类降糖药物。

(3)糖尿病患者出现多种原因休克,又出现代谢性酸中毒者,应高度怀疑本病。有代谢性酸中毒呼吸深大、意识障碍等表现。

四、治疗

乳酸性酸中毒的病死率高,确诊后应积极治疗原发疾病,纠正诱发乳酸性酸中毒的基础病因、诱因,补充有效血容量,改善组织灌流,去除组织缺氧状态,要密切监测血气分析情况,乳酸、电解质、血糖、酮体,监测血压、脉搏、呼吸、出入量。必要时还要监测中心静脉压,并且还要注意是否同时合并糖尿病酮症酸中毒和低血糖等。

(一)一般处理措施

立即停用可诱发乳酸性酸中毒的药物及化学物质,如双胍类、水杨酸、山梨醇及酒精等。积极给予输液扩容、控制感染等措施,改善组织灌注。应用血管活性药物纠正休克时,应避免应用强烈收缩血管药物。及时给患者吸氧,做好人工辅助呼吸的准备。治疗过程中注意血压、呼吸等的变化,及时监测血气分析、血生化、血乳酸等,并定时复查。

(二)纠正酸中毒

1.碳酸氢钠

理论上应立即纠正酸中毒,但目前围绕乳酸性酸中毒治疗中是否应用碱性药物仍有争议。乳酸性酸中毒对机体有明显损害作用,抑制心肌收缩,使心肌对儿茶酚胺反应性下降,心输出量减少,对洋地黄、抗心律失常药物及其他心血管活性药物的反应减弱,并在促进休克的发生和发展中起着关键作用;肝脏只产生乳酸而不清除乳酸,会进一步加重酸中毒;酸中毒可通过降低心肌收缩力等机制导致休克,休克导致组织灌注障碍,而缺氧可导致无氧酵解增多从而产生更多的乳酸,加之肝、肾血流量下降,机体清除乳酸能力下降。血乳酸增多,加重组织缺氧,形成机体酸中毒加重的恶性循环。

研究表明,对乳酸性酸中毒大剂量使用碳酸氢盐可引起高钠血症和血渗透压增高,并且降低门静脉血流以及降低肌肉和肝细胞内 pH 值,使体循环乳酸增多。此外,碳酸氢钠仅能使细胞外液的 pH 值升高,细胞内液未能即刻生效甚至导致 pH 值相反下降。

因此,用碳酸氢钠治疗乳酸性酸中毒与治疗糖尿病酮症酸中毒相似,建议小剂量的等渗碳酸氢钠溶液(1.3%),使 pH 值逐渐回升,以防止组织缺氧,避免反常性酸中毒,使 HCO_3^- 渐升至 $14\sim16$ mmol/L。

2.二氯醋酸

机制为:①可抑制糖酵解和乳酸的产生;②丙酮酸脱羧酶的强力激活药,加速乳酸的代谢;③改善心肌的葡萄糖利用,增加正性肌力作用和组织灌注。虽然它在动物实验研究中发现有良效,但毒性很大,动物实验中常发现大多数动物死于内脏坏死与出血。一般用量 $35\sim50$ mg/kg 体质量,静脉滴注,使用量为 4 g/d。

3.亚甲蓝

亚甲蓝是降低血乳酸的可供选择方法,亚甲蓝可使乳酸氧化为丙酮酸,疗效不确切。一般可采用 $1\sim5$ mg/kg 静脉注射,持续 14 h。

4.透析

可应用碳酸氢钠代替透析液中乳酸钠进行腹膜透析和血液透析,既可以清除药物,使苯乙双胍等药物浓度进一步降低,还可以调整乳酸血浓度与体液中酸碱平衡,但疗效尚待进一步研究。

同时,使用不含乳酸钠的透析液进行透析,可促进乳酸排泄,纠正血乳酸浓度。但血液透析不能去除氢离子,故仍需大剂量碳酸氢钠纠正酸中毒。

(三)应用葡萄糖和胰岛素

针对糖尿病乳酸性酸中毒时常伴有胰岛素分泌不足,可补充胰岛素相对或绝对不足,抑制拮抗胰岛素的激素增多,提高丙酮酸脱羧酶活性,抑制脂肪动员分解,抑制酮体生成以增加丙酮酸和乳酸的利用,减少无氧糖酵解。一般给予小剂量胰岛素即可。但是对于合并糖尿病酮症者,胰岛素及葡萄糖氯化钠液应必须采用。并为避免补碱和胰岛素而导致的血钾下降,要注意酌情补钾。

(袁宝兴)

第三节　甲状腺功能亢进症危象

甲状腺功能亢进症危象(简称甲亢危象),常常由于甲状腺功能亢进症未及时诊治,或未得到有效的控制,在感染、创伤等应激情况下,使得原有病情急剧加重和恶化,可危及患者生命的一种紧急状态,其治疗处理较为困难。一旦患者发生甲亢危象,必须积极抢救。成功救治的关键在于早期诊断、早期治疗,并及时去除诱因,即"怀疑时,就进行诊断治疗"。

一、病理生理

甲状腺激素(TH)大量释放入血,使原有的甲状腺功能亢进症状迅速加重;应激状态下,机体对 TH 的耐受性下降、儿茶酚胺效应增强,肾上腺皮质功能相对不足等参与了甲亢危象的发生。

二、临床表现

患者原有的甲状腺功能亢进病情迅速发生变化,详见疾病评估。

三、疾病评估

一般根据病情进展情况将甲状腺功能亢进危象分为危象前期(先兆)及危象期两个阶段,但目前尚无统一的标准。

1.根据临床表现综合判断

(1)先兆期:原有的甲状腺功能亢进症状加重。体温不超过 39 ℃,心率常达 120 次/分钟以上,乏力、多汗、烦躁、食欲缺乏、恶心,短期内体质量明显减轻。

(2)危象期:先兆期的症状进一步加重。体温超过 39 ℃,心率可达 140～160 次/分钟,呕吐、腹泻加重,大汗淋漓,极度烦躁,谵妄,甚至昏迷。

2.Burch 评分定量评估的方法

根据患者临床表现进行打分,≥45 分为甲亢危象,25～44 分为危象前期,<25 分则排除甲亢危象。

四、诊断依据

任何一个甲状腺功能亢进患者,当病情突然加重时,不应忽略甲亢危象的可能。

1.病史

既往甲状腺功能亢进病史及诊治情况,病情变化等。

2.诱发因素

如感染、创伤、劳累、紧张、妊娠、分娩、手术、甲状腺放射性核素治疗或甲状腺介入栓塞治疗等。

3.化验与检查

血清总三碘甲状腺原氨酸(TT_3)、总甲状腺素(TT_4)、游离三碘甲状腺原氨酸(FT_3)、游离甲状腺素(FT_4)、反三碘甲状腺原氨酸(rT_3)明显增高,促甲状腺激素(TSH)减低;血白细胞总数可升高也可降低;有水、电解质及酸碱平衡紊乱、肝功能异常;心电图提示心动过速、心律失常等。

五、鉴别诊断

临床上需要与具有高热、心动过速、神经精神症状的有关疾病进行鉴别。

1.急性严重的感染性疾病(败血症等)

可有甲亢危象的一些表现,但无甲状腺功能亢进病史及特征,血甲状腺激素(TH)水平无明显增高,TSH 水平正常。

2.嗜铬细胞瘤危象

有消瘦、震颤、烦躁不安、大汗淋漓、心动过速、心力衰竭、休克等与甲亢危象相同的表现,但是嗜铬细胞瘤患者常伴有头痛、高血压、视力减退,血儿茶酚胺明显增高,而血 TH 水平正常,影像学检查可发现肾上腺包块或是异位嗜铬细胞瘤。

3.不典型甲亢危象

老年人、淡漠型甲状腺功能亢进者的甲亢危象的表现可以不典型,如高热、大汗、心率增快等可不明显,应提高警惕,虽临床较少见,但也应避免漏诊,此时应该结合血清 TH 的检测而确诊。

六、治疗方案

甲亢危象的治疗包括一般治疗和特殊治疗两部分,旨在去除诱因,纠正严重的甲状腺毒症,防治器官功能衰竭。

1.一般治疗

(1)全身支持疗法:保持气道通畅,保证足够热量摄入及液体补充。患者因发热、大量出汗及呕吐、腹泻等,往往有较明显脱水,故每日补充液体量应在 3 000~6 000 mL。有心力衰竭、肺淤血者可使用洋地黄及利尿药,心房颤动伴快速心率者可使用洋地黄及钙通道阻滞药(如维拉帕米)等。

(2)解热镇静:高热患者必须使用冰袋、乙醇擦浴等物理降温措施,必要时实施人工冬眠疗法。可使用对乙酰氨基酚等退热药。避免使用水杨酸制剂(如阿司匹林),因其可竞争性与甲状腺激素结合球蛋白结合,而使 FT_3 和 FT_4 水平升高。此外,大剂量水杨酸制剂还可使代谢率加快。烦躁不安者可肌内注射或静脉注射地西泮 5~10 mg。

(3)去除诱因:有感染者,应根据感染的性质,给予适当的抗感染治疗。

2.特殊治疗

(1)抑制 TH 合成:此项措施应在确诊后立即并最先进行。首选丙硫氧嘧啶(PTU),首次剂量 600 mg 口服或经胃管注入。如无 PTU，也可用等量的甲巯咪唑（他巴唑，MM）60 mg。随后 PTU 200 mg 或 MM 20 mg，每 6～8 h 1 次，口服，待症状减轻后改为常规治疗剂量。

（2）减少 TH 释放：①碘剂，大剂量的碘可迅速阻断甲状腺释放 TH，其效果确切肯定，理论上应该在服用抗甲状腺药物 1 h 后使用碘剂，但严重患者也可抗甲状腺药与碘剂同时使用。口服复方碘溶液（Lugol 液），首剂 30～60 滴，随后每 6～8 h 5～10 滴；或碘化钠 0.5～1.0 g 加入 5% 葡萄糖氯化钠溶液 500 mL 静脉滴注 12～24 h，1～3 g/d，病情缓解后减量，通常使用 3～7 d。②锂剂，对碘过敏者，可改用碳酸锂 0.5～1.5 g/d，分 3 次口服，连服数日。

（3）拮抗 TH 外周作用：甲状腺释放的 TH 主要为甲状腺素（T_4），其在外周组织中在脱碘酶的作用下转化为生物活性更强的三碘甲状腺原氨酸（T_3）。PTU、β 受体拮抗药普萘洛尔、碘剂及糖皮质激素均可抑制外周组织中 T_4 向 T_3 的转化，从而降低 TH 的生物活性。如无哮喘或心功能不全，应口服普萘洛尔 30～50 mg 每 6～8 h 1 次，也可 1 mg 经稀释后缓慢静脉注射，视需要可间歇给药 3～5 次。有心力衰竭迹象者、支气管哮喘或喘息型支气管炎者、分娩的患者禁用 β 受体拮抗药，如确有必要则使用短效制剂（如拉贝洛尔）较安全。甲状腺功能亢进患者皮质激素的降解和廓清加速，甲亢危象时对皮质激素的需求增加，因此有皮质功能的相对不足。大剂量皮质激素可抑制外周组织中 T_4 向 T_3 的转化，抑制甲状腺激素的释放，还具有退热、抗休克作用。氢化可的松 50～100 mg 加入 5% 或 10% 的葡萄糖氯化钠溶液中静脉滴注，每 6～8 h 1 次。亦可用地塞米松 2 mg，每 6～8 h 1 次。

（4）降低血 TH 浓度：经过上述治疗，病情依然可能重笃，效果不满意，甚至出现多脏器功能衰竭的征象等，这种情况常常与血循环中存在高水平的 TH 有关，因此需要迅速地去除血浆中的 TH。可采用血液透析、腹膜透析、血浆置换等措施迅速清除各种有害物质，可重复数次，直到病情缓解。

经上述治疗，有效者病情可在 1～2 d 内明显改善，1 周内恢复。此后应逐渐减少碘剂及激素的剂量直至停药。一切病因的甲状腺功能亢进症均可发生甲亢危象，占甲状腺功能亢进患者的 1%～2%，女性明显高于男性，可发生于任何年龄，但老年人较多见。其病死率很高，即使是在诊断、治疗及时的情况下，仍有 5%～15% 的患者死亡，因此医患双方应该提高警惕，正规、合理地治疗甲状腺功能亢进，注重细节，预防危象发生。一旦危象发生，应早诊断早治疗，并向患者交代相关病情，以得到其理解和支持。

（董慧青）

第四节　高血钙危象

血钙浓度高于或等于 2.75 mmol/L（11.0 mg/dL）为高钙血症。当血钙高于或等于 3.75 mmol/L（15.0 mg/dL）时称为高钙危象（也有认为高于 14 mg/dL 或高于 16 mg/dL 者），系内科急症，需紧急抢救。

一、病因和发病机制

约 90% 的高钙血症是由于恶性肿瘤和甲状旁腺功能亢进症所引起的。

1. 恶性肿瘤

10%～20%的肿瘤患者有高钙血症。异源性甲状旁腺激素综合征又称假性甲状旁腺功能亢进症：支气管肺癌、胰腺癌、肾癌和卵巢癌等分泌甲状旁腺素（PTH）或 PTH 样的多肽物质而致高钙血症。

已证实肺、前列腺和肾癌等分泌过多的前列腺素 E 而使骨吸收增加。恶性肿瘤未伴骨转移者，如肾癌、胰腺癌、头颈部肿瘤、食管鳞状上皮癌、肺癌和子宫颈癌等能分泌一种溶骨因子，促使骨吸收，致血钙增高。恶性肿瘤伴溶骨性转移，多见于乳腺癌、肾癌、肺癌和前列腺癌等，溶骨性转移，大量骨质破坏，其释放出的钙超过肾和肠清除钙的能力。多发性骨髓瘤、白血病和淋巴瘤等分泌破骨细胞刺激因子，促使骨溶解，引起血钙增高。

2. 甲状旁腺机能亢进症

由于甲状旁腺肿瘤（约 80%为腺瘤，3%为腺癌）和增生分泌过多的甲状旁腺素，促进破骨细胞活性增加，动员骨钙释放入血，近端肾小管对钙的回吸收增加，并间接促进肠钙吸收而形成高钙血症。也见于多发性内分泌腺瘤（MEN I 型和 II 型）的患者。原发性甲旁亢患者中 1.6%～6.8%血钙升达 3.75 mmol/L（15 mg/dL）或以上，称甲旁亢危象。

二、临床表现

不同疾病所致的高钙血症有各自原发病的临床表现，高钙血症的征象决定于血钙增高的程度和速度，主要有以下几方面。

1. 消化系

食欲缺乏、恶心、呕吐为最常见，伴有体质量减轻，便秘、腹胀、腹痛。高钙血症时胃酸和胃蛋白酶分泌均增加。

2. 泌尿系

高钙血症时，肾浓缩能力降低同时有溶质性利尿，患者有多尿、烦渴、多饮。长期高尿钙可致肾钙盐沉着而发生肾结石，钙化性肾功能不全，进而发展为尿毒症。脱水是常见的，由于摄入不足、严重呕吐和多尿等因素所致。

3. 神经系

可损害神经传导，轻者情绪低沉。记忆力减退，注意力不能集中，失眠和表情淡漠等。重者有嗜睡、恍惚、幻觉、妄想、低张力、低反射、深腱反射消失、僵呆，甚至昏迷。Wilkins 提出每例原因不明的昏迷患者都应急测血钙，排除高钙危象的可能。

4. 心血管系

高钙血症可增强心脏收缩，影响心脏传导，有心动过速或心动徐缓，心律紊乱，传导阻滞，心电图示 Q-T 间期缩短，T 波增宽，血压轻度增高，易发生洋地黄中毒。

5. 钙沉着于组织器官

眼的钙沉着多见于前房、球结膜和角膜，为一种白色的微细结晶沉着，急速发生时球结膜充血、角膜混浊。钙也可沉着于肾、血管、肺、心肌、关节和皮肤软组织等。总之当血钙高于或等于 3.75 mmol/L 时，多数患者病情迅速恶化，十分凶险，如不及时抢救，常死于肾衰竭或循环衰竭。

三、治疗

一般治疗为限制钙的摄入，补充足量水分，纠正电解质与酸碱平衡失调，治疗肾衰竭等。

通常采用0.9％生理盐水静脉点滴,它可补充血容量纠正脱水,又能抑制肾小管再吸收钙,随着尿钠排出增加,尿钙的排出亦增加。针对病因治疗原发性疾病,恶性肿瘤引起的严重高钙血症可静脉或口服磷制剂;原发性甲状旁腺功能亢进症主要采用手术治疗;维生素D过量者停用之,必要时加服激素;结节病、多发性骨髓瘤、白血病、淋巴瘤等也可用激素治疗。

高钙血症的治疗原则和措施如下。

(1)预防钙的吸收,减少饮食中钙和维生素D的摄入,停用维生素D和钙剂。如已用大量维生素D者可口服泼尼松。

(2)增加尿钙的排出,尿钠和尿钙一起排出,轻者增加口服液体量和含氯化钠的饮食。重症大量补充氯化钠200 mL/h静脉点滴。呋塞米20～100 mg,每2～6 h一次静脉注入(最大量1000 mg/d),可作用于肾小管抑制钠和钙的再吸收。禁用噻嗪类利尿剂。谨防液体过量和心力衰竭的发生,应监测血钾和血镁,注意低血钾和低血镁发生,必要时补充钾和镁。

(3)减少骨吸收和增加骨形成。皮质激素对维生素D中毒、多发性骨髓瘤、结节病、淋巴瘤、白血病和乳腺癌等恶性肿瘤均有效,泼尼松每日40～80 mg。光辉霉素(Mithramycin)为25 μg/kg一次静脉注入,几小时之内即有抑制骨吸收,降低血钙的作用,可持续有效2～5 d,72 h后再重复应用;其毒性作用有血小板减少,肝肾损害。降钙素(Calcitonin)安全,有中等度的立刻降钙作用,100～200 MRC肌内注射或皮下注射,每8～12 h一次,少数患者有恶心、脸部潮红等反应。磷可抑制钙的吸收,并与钙形成不溶性盐类沉着于骨,一般口服磷1～4 g/d,重症昏迷者可用50 mmol(1.5 g磷酸盐基质)于6～8 h内静脉输入。肾衰竭和高血磷时禁用。

还可采用乙二胺四乙酸二钠(EDTA-Na$_2$),与钙结合成可溶性络合物而降低血钙浓度,每日静脉注射1～3 g,加入5％葡萄糖液中静脉点滴,对肾脏有毒性作用应加注意。危急状态下,也可做腹膜透析、血透析等应用无钙透析液以降低血钙水平。

(董慧青)

第七章 其他急危重症诊治

第一节 多器官功能障碍综合征

多器官功能障碍综合征(multiple organ dysfunction syndrome,MODS)是 20 世纪 90 年代对 70 年代"序贯性系统衰竭""多器官衰竭(multiple organ failure,MOF)"等命名的重新修订,是指在严重创伤、感染等原发病发生 24 h 后,同时或序贯发生 2 个或 2 个以上脏器功能失常以至衰竭的临床综合征。

一些病因学上互不关联的疾病,同时发生脏器功能衰竭,虽也涉及多个脏器,但不属于 MODS 的范畴。

一、病因

1.组织损伤

严重创伤、大手术、大面积深部烧伤及病理产科。

2.感染

感染为主要病因,尤其脓毒血症、腹腔脓肿、急性坏死性胰腺炎、肠道功能紊乱、肠道感染和肺部感染等较为常见。

3.休克

尤其创伤失血性休克和感染性休克。凡导致组织灌注不良,缺血缺氧均可引起 MODS。

4.心脏、呼吸骤停后

心脏、呼吸骤停后造成各脏器缺血、缺氧,而复苏后又可引起"再灌注"损伤,同样可诱发 MODS。

5.诊疗失误

在危重病的处理使用高浓度氧持续吸入使肺泡表面活性物质破坏,肺血管内皮细胞损伤;在应用血液透析和床旁超滤吸附中造成不均衡综合征,引起血小板减少和出血;在抗休克过程中使用大剂量去甲肾上腺素等血管收缩药,继而造成组织灌注不良,缺血缺氧;手术后输液过多引起心肺负荷过大,微循环中细小凝集块出现,凝血因子消耗,微循环障碍等均可引起 MODS。

6.高龄

老年患者器官功能处于临界状态,许多不严重的应激因素即可导致 MODS。

二、临床表现

尽管 MODS 的临床表现很复杂,但在很大程度上取决于器官受累的范围及损伤是由一次打击还是多次打击所致。MODS 临床表现的个体差异很大,一般情况下,MODS 病程为 14～21 d,并经历 4 个阶段,包括休克、复苏、高分解代谢状态和器官衰竭阶段。每个阶段都有其典型的临床特征,且发展速度极快,患者可能死于 MODS 的任何一个阶段。

三、诊断

国内外尚无统一的 MODS 诊断标准,强调认识早期器官功能不全,及时进行相关的脏器支持治疗,避免发展到器官衰竭的晚期阶段。但是器官功能不全的概念较模糊,具体数据上明确区分器官"正常"与"功能不全"十分困难,它们之间并非界限分明,而且有相当范围重叠与断档。与其力图精确功能不全的指标,不如更重视器官功能的发展趋势,只要患者器官功能不断恶化并超过目前公认的正常值范围,即可认定"器官功能障碍"。同时全身失控的炎症反应过程中出现或加重器官功能不全才可诊断 MODS。因此认为,完整的 MODS 诊断标准是器官功能障碍+全身炎症反应,即至少在器官功能障碍的同时具有以下指标中的两项。

(1)体温>38 ℃或<36 ℃。

(2)心率>90 次/分钟。

(3)呼吸>20 次/分钟或 $PaCO_2$<32 mmHg。

(4)血白细胞>12×10^9/L 或<4×10^9/L 或幼稚杆状白细胞>10%。

(5)全身高代谢状态。

四、治疗

MODS 病因复杂、涉及器官和系统多、急救时往往面临许多矛盾,为此应遵循以下原则。

1. 积极控制原发病

控制原发疾病是 MODS 治疗的关键,应重视原发疾病的处理。对于存在严重感染的患者,必须积极引流感染灶和应用有效抗生素。若为创伤患者,则应积极清创,并预防感染的发生。当重症患者出现腹胀、不能进食或无石性胆囊炎时,应采用积极的措施,如导泻、灌肠等,以保持肠道通畅,恢复肠道屏障功能,避免肠源性感染。对于休克患者,则应尽快复苏,尽可能缩短休克时间,避免引起进一步器官功能损害。

2. 改善氧代谢,纠正组织缺氧

主要手段包括增加全身氧输送(DO_2)、降低全身氧需、改善组织细胞利用氧的能力等。提高 DO_2 是目前改善组织缺氧最可行的手段。DO_2 是单位时间内心脏泵出的血液所携带的氧量,由心脏泵功能、动脉氧分压/血氧饱和度和血红蛋白浓度决定,因此提高 DO_2 也就是通过心脏、血液和肺交换功能三个方面来实现。降低氧需在 MODS 治疗中常被忽视。镇静、降低体温、机械通气等均是降低氧需的重要手段。

MODS 和休克可导致全身血流分布异常,肠道和肾脏等内脏器官常常处于缺血状态,持续的缺血缺氧,将导致急性肾衰竭和肠功能衰竭,加重 MODS。因此,改善内脏灌注是 MODS 治疗的重要方向。心源性休克时,小剂量多巴胺[5~10 μg/(kg·min)]+多巴酚丁胺[5~10 μg/(kg·min)]可增加肾脏及肠系膜血流,可增加心肌收缩力,增加心排出量和氧输送。感染性休克时,去甲肾上腺素(2~20 μg/min)+多巴酚丁胺[5 μg/(kg·min)]联合应用是最为理想的血管活性药物,可改善异常的血管扩张,增加外周血管阻力;增加肾脏、肠系膜及冠脉血流。

3. 代谢支持和调理

MODS 使患者处于高度应激状态,导致机体出现以高分解代谢为特征的代谢紊乱。器官及组织细胞功能的维护和组织修复有赖于细胞得到适当的营养底物,机体高分解代谢和外源性营养利用障碍,可导致或进一步加重器官功能障碍。因此,在 MODS 的早期,代谢支持和调理的目标应当是试图减轻营养底物的不足,防止细胞代谢紊乱,支持器官、组织的结构功能,参与调控免疫功能,减少器官功能障碍的产生;而在 MODS 的后期,代谢支持和调理的目标是进一步加速组织修复,促进患者康复。

4.免疫调节治疗

基于炎症反应失控是导致 MODS 的根本原因这一认识,抑制 SIRS 有可能阻断炎症反应发展,最终降低 MODS 病死率。免疫调控治疗实际上是 MODS 病因治疗的重要方面。目前临床上研究较多的连续血液净化(continuous blood purification,CBP)可能是一种较为理想的途径。糖皮质激素和非激素抗感染药,如布洛芬,吲哚美辛等有利于减少过度应激反应。炎症介质拮抗药,如肿瘤坏死因子(TNF)与抗体、前列腺素、抗内毒素血清,理论和实验研究效果较好,临床研究尚未获得一致结论。

5.控制血糖

Van den Berghe 等证明采用胰岛素加强治疗能显著改善脓毒症和 MODS 患者的预后。虽然胰岛素加强治疗降低脓毒症和 MODS 的病死率的机制尚不十分清楚,但在感染及脓毒症治疗过程中,将血糖水平控制在 $4.4 \sim 6.1$ mmol/L($80 \sim 110$ mg/dL)对于改善脓毒症和 MODS 患者的预后有重要的意义。但要注意避免低血糖的发生。

(袁宝兴)

第二节　中　暑

中暑是指人体处于高热和湿度较大的环境中,以体温调节中枢障碍,汗腺功能衰竭和水电解质丢失过多为特征的一组急性疾病。根据发病机制和临床表现可分为热射病、日射病、热衰竭和热痉挛几种类型,上述几种情况可顺序发展、交叉重叠。

一、病因

对高温环境的适应能力不足是导致中暑的主要原因。在大气温度升高(>32 ℃)、湿度较大($>60\%$)环境中,长时间工作或强体力劳动,又无充分防暑降温措施时,缺乏对高热环境适应能力者,极易发生中暑。中暑的诱发因素如下。

(1)老年人、体弱者、长期卧床者、营养不良者、产妇。

(2)过度劳累。

(3)肥胖。

(4)饮酒、饥饿、失水失盐、水土不服者。

(5)患有某些疾病,如糖尿病、心血管疾病,先天性汗腺缺乏征、震颤麻痹、智能低下、甲亢以及广泛性皮肤损害(如硬皮病、皮肤烧伤后瘢痕形成等)。

(6)服用某些药物如阿托品、巴比妥、氯丙嗪等。

因此,在室温较高、通气不良、空气潮湿的环境中,上述情况者容易发生中暑。

二、临床表现

按病情轻重可分为如下几种。

1.先兆中暑

高温下工作或生活,出汗较多,可产生疲乏、头昏眼花、胸闷、心悸、恶心、呕吐,体温正常或低热。如及时阴凉处休息,补充水、盐后,短时间可恢复。

2.轻度中暑

除先兆中暑症状外,尚有面色潮红、皮肤干热,或出现循环衰竭的早期表现,如大汗淋漓、面色苍白、脉搏细速,体温38 ℃左右。经有效治疗,3~4 h可恢复。

3.重症中暑

按发病机制和临床表现又可分为以下几种。

(1)热射病:由于体内热蓄积过多而引起。主要表现为高热无汗及昏迷。常见于健康年轻人,在高温环境下劳动,因通风不良,防暑降温措施不当,工作数小时后即可发病;年老、体弱、患有慢性疾病者,即使静坐家中,也可在持续高温数天还未完全适应时发病。一般先出现先兆中暑症状,亦可突然发病。体温高达40 ℃以上,颜面潮红,皮肤灼热、无汗,嗜睡或谵妄,甚至昏迷、惊厥,瞳孔缩小(晚期放大),对光反射迟钝,呼吸浅快,脉搏加速,脉压增宽,血压下降或有心律失常。严重者可出现脑水肿、心力衰竭、肺水肿、肝肾衰竭、休克、代谢性酸中毒、弥散性血管内凝血,可在数小时内因并发症而死亡。

(2)日射病:由于头部直接受强烈阳光辐射而引起。主要表现为剧烈头痛,可伴有头晕、眼花、耳鸣、呕吐、烦躁不安,甚至昏迷、惊厥。体温正常或略增高。

(3)热衰竭:由于大量出汗及皮肤血管扩张,心血管对高温不能发生相应的反应,引起血容量不足、周围循环障碍。多见于刚从事高温作业,尚未适应气候者;心脏功能不全及血管舒张调节功能不能适应高温者;服用利尿剂或饮水不足的年老体弱者。起病较急,先出现先兆中暑症状,继而面色苍白、冷汗淋漓、脉搏细弱、血压偏低、心律失常,可有昏厥、抽搐、瞳孔散大,重者出现循环衰竭。体温一般不高。

(4)热痉挛:由于失盐过多,引起肌肉痉挛性疼痛。多见于健康青壮年,常在强体力劳动、大量出汗后发病,或在冷水沐浴后出现肌肉痉挛及疼痛。肌肉痉挛好发于活动较多的四肢和腹部,以腓肠肌最多见,呈对称性,为短暂的间歇性发作,可自行缓解。腹直肌、肠平滑肌痉挛可引起腹绞痛,膈肌痉挛可引起呃逆。

在临床上,热射病、日射病、热衰竭和热痉挛可同时存在,不能截然分开。

三、诊断

(一)辅助检查

1.热射病

高钙、血液浓缩、血白细胞总数增多、血小板减少、蛋白尿和管型尿及血尿素氮、ALT、AST、LDH、CPK增高,代谢性酸中毒,β-内啡肽(β-EP)升高。心电图可有各种心律失常,ST段压低,T波改变。血钠、血钾高或低。

2.热痉挛

血常规一般无大的变化,血清生化检查见血清钠、氯降低,血清肌酸磷激酶增高,尿肌酸增高。

3.热衰竭

血常规提示血液浓缩,高钠血症,氮质血症。

(二)诊断要点

诊断需结合季节、气温、临床表现和实验室检查,排除其他类似的疾病,可诊断为中暑。

1.环境与体质

有在高温环境中工作或生活的病史,或有引起中暑的身体状况(体弱多病、产妇等),或其他诱因(失水、失钠等)。

2.临床表现

体温升高、肌痉挛或晕厥。

3.实验室检查

①血常规:可见白细胞总数、中性粒细胞分类增高,以及血液浓缩现象;②血清生化:电解质代谢紊乱,低钠、低氯或高钠,丙氨酸转氨酶、乳酸脱氢酶等增高;③其他:可见轻度酸中毒,血尿素氮增高等;④心电图变化:ST-T改变,各种心律失常等。

(三)鉴别诊断

主要与其他引起高热伴有昏迷的疾病相区别。如热射病必须与脑型疟疾、脑炎、脑膜炎、有机磷农药中毒、中毒性肺炎、菌痢等鉴别;热衰竭应与消化道出血、宫外孕或低血糖等鉴别;热痉挛伴腹痛应与各种急腹症鉴别。

1.乙型脑炎

发病季节相似,均有昏迷、高热。但乙型脑炎有蚊虫叮咬史,起病过程较慢,往往二三日后才出现高热、昏迷,且有脑膜刺激征,病理反射阳性,脑脊液异常等,而与环境温度无关,有助于区别。

2.急性脑血管病

特别是脑出血,大多数有高血压病史,头痛呕吐剧烈,意识障碍,肢体瘫痪,失语,颈部有抵抗感,可有发热。与中暑不同,此病起病较快,意识障碍程度与中风性质、病变部位有关,一般有定位表现,体温升高较慢,CT检查有助于鉴别两种疾病。

3.有机磷农药中毒

本病患者有接触或吞服毒物病史,初起体温不高,有瞳孔缩小、皮肤湿冷、肺部啰音等表现,实验室检查发现血清胆碱酯酶活性降低,有助于确定诊断。

四、治疗

采用"四早一支持"的治疗原则:早期快速降温,早期快速扩容,早期抗凝,早期改善微循环,积极支持脏器功能。

(一)一般治疗

热衰竭和热痉挛患者应转移到通风阴凉处休息,热痉挛患者口服冰盐水和含盐饮料或静脉注射生理盐水,可迅速好转。有循环衰竭者应静脉补给生理盐水并加葡萄糖液和氯化钾。一般患者30 min至数小时内可恢复。

热射病患者应积极处理,给氧、吸痰,保证呼吸道通畅。补液不宜过速,以免发生心力衰竭;纠正酸中毒和电解质紊乱;低血压可用升压药。

（二）降温

通常要求在 1 h 内使直肠温度降至 38.5 ℃以内。常用如下方法。

1. 物理降温

体外降温：①脱去患者衣服，吹送凉风并喷以凉水或以凉湿床单包裹全身；以冰水浸泡治疗已不再推荐，因发生低血压和寒战的并发症较多，但如其他方法无法降温时，亦可考虑此方法，但此时需要监测深部体温，一旦低于 38.5 ℃时需停止冰水降温，以防体温过低。②冰敷：在头部、腋部、腹股沟处放置冰袋，以防体温回升，本法更适用于不能耐受 4 ℃浸浴、浅昏迷、老年、体弱以及有心血管疾病的患者，避免患者在 4 ℃浸浴过程中发生寒战而加重心脏负担，引起严重的心律失常和心力衰竭。③酒精擦浴：用 50%的酒精擦浴颈动脉、股动脉、腘动脉等大血管处。

体内降温：体外降温无效者，用冰盐水进行胃或直肠灌洗；也可用 20 ℃或 9 ℃无菌生理盐水进行血液透析或腹膜透析；或将自体血液体外冷却后回输体内降温。

2. 药物降温

①氯丙嗪（冬眠灵）能降低体温调节中枢兴奋性，降低机体代谢，阻断交感神经，扩张血管，松弛肌肉和降低氧耗量，剂量为 25～50 mg 加入葡萄糖 500 mL 中静脉滴注 1～2 h，用药过程中注意血压变化，血压下降时，应减慢滴速或停用，可酌情加用间羟胺等 α-受体兴奋剂；②地塞米松 10 mg 静脉注射，根据病情半小时后可重复一次，无合并溃疡和严重感染时可用；③纳洛酮 0.4～1.2 mg 静脉注射，60～90 min 重复给药。

（三）扩容

患者重度脱水，常表现脉搏细速，心率＞150 次/分钟，血压偏低，红细胞压积＞45%，血红蛋白＞150 g/L，无尿，表明血液浓缩，血容量明显减少。在排除心功能不全的情况下，应予早期快速扩容，开放多路静脉通道或中心静脉置管。输液以晶体液为主，并结合血浆、蛋白，尽快补足血容量，纠正低钾、低钠等电解质紊乱。低钠血症如处理不当，病死率高达 50%～80%；用晶体液复方林格氏液，1 000～1 500 mL/h 速度输入体内，最好在前 4 h 内输入丢失量的 1/5～1/3，约 3 000～5 000 mL，在第 1 个 24 h 内补足丧失的体液量。重症中暑的脱水比慢性消耗性疾病的脱水对器官的损伤更加危急，应高度重视早期液体复苏的重要性与必要性。

（四）抗凝

①使用低分子肝素钠 5 000 IU，皮下注射，每 12 h 1 次，连续 7 d；②肝素 50 mg 静脉滴注或泵入，每天 3 次；③低分子右旋糖酐 500 mL 或羟乙基淀粉 500 mL 静脉滴注，每天 1 次。应用抗凝剂的同时，每天补充新鲜血浆 400 mL，人血白蛋白 20～40 g。FDP 达正常 2 倍以上时补充纤维蛋白原，血小板＜$50×10^9$/L 时补充血小板 10 U。尽早预防性应用抗凝剂，可有效避免和减轻 DIC，减少重症中暑病死率。

（五）改善微循环

静脉滴注小剂量多巴胺提高内脏灌注量，静脉滴注山莨菪碱改善微循环。

（六）积极支持脏器功能

1. 防治肝衰竭

肝脏是中暑后最易损伤的脏器之一，维生素 C 是血浆中的抗氧化剂，对脂质过氧化反应具有阻断作用，同时在细胞内有清除氧自由基和抗脂质过氧化作用。中暑患者补充大剂量维生素 C,能起到避免脂质过氧化损伤、保护肝脏的作用,静脉滴注维生素 C 5 g,每日 1 次;ALT 水平升高明显者($>300U/L$),加用甘草酸二铵注射液静脉滴注;伴黄疸者,静脉滴注清开灵注射液。

2.防治脑功能障碍

重症中暑患者易发生脑损伤而遗留后遗症。抽搐可加重脑缺氧,使昏迷程度加深,治疗难度增加。因此,治疗中应注意有效降温并维持体温正常,对有昏迷及脑水肿表现者静脉应用甘露醇、呋塞米等降颅内压、脱水治疗,对抽搐的患者及时行镇静止惊治疗,对中暑后抽搐的患者,立即缓慢静脉注射地西泮 10 mg 或肌内注射苯巴比妥钠,每次 0.1~0.2 g,反复抽搐者可给予地西泮缓慢静脉滴注。中暑患者常规应用能量合剂、细胞色素 C、胞二磷胆碱保护脑细胞。

3.防治横纹肌溶解症及肾衰竭

Scr、BUN 水平轻度增高时及时应用多巴胺、盐酸山莨菪碱等改善肾脏微循环。有肌红蛋白尿表现者,碱化尿液,防止发生肾功能不全。急性肾衰者可进行血液透析。

4.保护心脏及外周循环

常规应用能量合剂保护心肌细胞。有心动过缓或外周循环不良表现者,早期应用盐酸山莨菪碱提高心室率、改善微循环,从而避免严重心律失常的发生。心力衰竭时用毛花苷 C。

5.保护胰腺

有腹痛及血淀粉酶水平升高者,给予禁食、胃肠减压、抑酸,静脉滴注生长抑素治疗。

6.应激性溃疡的防治

常规应用 H_2 受体拮抗药或质子泵抑制药等,对发生胃肠道出血者,禁食,给予胃肠外营养。

(袁宝兴)

第三节　急性中毒

某些物质进入人体后,在一定的条件下与体液、组织相互作用,进而损害组织、破坏神经及体液的调节功能,使正常的生理功能发生严重障碍,引起功能性或器质性病变及一系列代谢紊乱,称为中毒。中毒可分为有机磷类化学物中毒、硝基化合物中毒、阿片类中毒、一氧化碳中毒等类型。

一、病因

毒物品种繁多,按其使用范围和用途可分为下列几种。

1.工业性毒物

工业性毒物包括工业原材料,如化学溶剂、油漆、重金属、汽油、氯气、氰化物、甲醇、硫化氢等。

2.农业性毒物

有机磷农药、化学除草剂、灭鼠药、化肥等。

3.药物过量中毒

许多药物(包括中药)过量均可导致中毒,如地高辛抗癫痫药、退热药、麻醉镇静药、抗心律失常药等。

4.动物性毒物

毒蛇、蜈蚣、蜂类、蝎、蜘蛛、河豚、新鲜海蜇等。

5.食物性毒物

过期或霉变食品、腐败变质食物、有毒食品添加剂。

6.植物性毒物

野蕈类、乌头、白果等。

7.其他

强酸强碱、一氧化碳、化妆品、洗涤剂、灭虫药等。

二、临床表现

(1)通过询问患者或陪送人员和现场调查了解中毒的毒物品种、中毒途径、接触毒物的量和时间、尽快确诊和初步判断中毒程度。职业中毒的诊断实行以当地违章为主和以职业病防治机构诊断为主的原则。非职业性中毒应详细询问患者有无意外接触各类毒物,包括工业毒物、农药、动植物性毒物,被污染的饮料食品或其他毒品等。

(2)病史中要了解发病的症状、症状出现的顺序、程度(轻、中、重)、病情进展情况、主要诊疗情况,以及患者近期思想情绪、有无异常行为以及服药情况等。

此外,还应该了解急性中毒的一些特殊发病特点:①潜伏期长,指吸收毒物后经一较长的潜伏期才突然发生严重病变,如急性光气、氮氧化合物中毒,经数小时或十几小时后才发生肺水肿,称迟发性肺水肿;吸入某些有机溶剂后表现轻度神衰综合征,2~3 d后才出现严重中毒性脑病;潜伏期内处理不当,后果严重。②病程中有早发和晚发中毒的表现:某些毒物在机体吸收后,出现较轻中毒症状,短期内缓解,可误认为疾病已愈,但经数日或数十日出现严重的晚发症状,这一缓解期称"假愈期"。③"中间综合征"。④急性中毒恢复期的迟发性病变(后述)。

三、诊断

1.测定生物材料中有害物质

如检测血、尿、头发、指甲、呕吐物或首次洗胃内容物中的毒物定性和定量以及毒物的代谢产物。

2.检测某些生化指标或细胞形态的改变

如测定全血或红细胞胆碱酯酶活力、碳氧血红蛋白、高铁血红蛋白,测定尿中粪卟啉、红细胞锌原卟啉或游离原卟啉、点彩红细胞、碱性粒红细胞等。

四、治疗

(一)一般治疗

急性中毒的患者应卧床休息,保暖,注意神志、呼吸、循环、尿量等情况,加强护理。

(二)呼吸困难的对症处理

吸氧,吸痰,呼吸停止者立即人工呼吸、气管插管或气管切开,辅助呼吸;同时给以呼吸兴奋药尼可刹米、洛贝林等;喉头水肿或痉挛者应同时给以地塞米松10 mg、氨茶碱0.25 g静脉注入,也可用0.5%异丙肾上腺素0.5~1 mL或氨茶碱0.25 g、地塞米松2~5 mg,加入适量生理盐水,超声雾化吸入。

(三)维持循环功能

输液、输血、纠酸、强心、利尿,升压药维持血压;心跳停止者,迅速心肺复苏。

(四)急性中毒脑病的处理

1. 氧疗

可用鼻导管或面罩吸氧,有条件时,进行高压氧治疗;必要时气管插管或气管切开加压给氧。

2. 脱水疗法

考虑有脑水肿者立即使用脱水剂,首选20%甘露醇,每次250 mL,静脉注射或滴注,15~30 min内注射完毕,每4~12 h 1次,依病情而定。

急性中毒性脑水肿一般在中毒第5 d后出现或达高峰,根据毒物特性和病情,掌握用药时间。治疗过程中应注意水电酸碱平衡,当有酸中毒时,应先给碱性药物再脱水;若伴有血容量不足,应先补充胶体溶液再行脱水。

3. 限制水盐入量

一般每日以10%葡萄糖液1 000~1 500 mL及5%葡萄糖盐水500 mL静脉滴注即可,可视病情加减,若2~3 d意识仍不恢复,应给予鼻饲。

4. 降低脑代谢,低温冬眠疗法

(1)局部降温:尽早头部置以冰帽,必要时在颈部、腋下、腹股沟等处置以冰袋。

(2)人工冬眠疗法:适于抽搐、高热、极度兴奋的患者。冬眠合剂氯丙嗪50 mg、异丙嗪50 mg、哌替啶100 mg;如心动过速,以双氢麦角碱0.3~0.6 mg代替氯丙嗪,如有肝损害以乙酰普吗嗪代替氯丙嗪,若出现呼吸抑制,不用哌替啶。将上述冬眠合剂加入5%~10%葡萄糖液250 mL中在1~2 h内静脉滴注,之后用其半量,每8~12 h静脉滴注1次。酌情持续用药2~7 d。治疗后使体温控制在肛温33 ℃~35 ℃,不宜低于32 ℃。加强护理,每0.5~1 h测血压、脉搏、呼吸1次。停用人工冬眠时,应逐步撤除。

5. 控制躁动和惊厥

安定为最有效的快速抗抽搐剂,静脉注射10~20 mg,速度不超过每分钟5 mg,20 min后,若抽搐未能控制,可间隔20~30 min重复给药,24 h总量不超过200 mg。必要时可应用苯巴比妥钠、苯妥英钠、水合氯醛、副醛等。

6. 激素疗法

应早期、足量、短程使用,可增强全身应激性和抗毒作用,减少毛细血管通透性,抑制垂体后叶抗利尿激素分泌,增加肾血流,降低颅内压。地塞米松静脉注入,首剂10~20 mg,每天40~60 mg,最多每天可达100 mg以上;或氢化可的松300~600 mg静脉输注,每天用量可达1 000 mg,一般2~7 d停药。

7. 纠正酸中毒

常见代酸,应及时补充碱性药物,5%碳酸氢钠150~200 mL,静脉滴注,根据血气分析或二氧化碳结合力测定结果补充。

8. 抗生素

在昏迷期间,注意保持呼吸道通畅,维持呼吸、循环功能,使用抗生素预防和控制感染;加强护理;如昏迷较深,可用苏醒药,甲氯芬酯100~250 mg肌内注射或加入5%~10%葡萄糖液250~500 mL,静脉滴注,每天1~2次;贝美格500 mg加入葡萄糖液中,静脉滴注。

9.改善脑代谢

改善脑代谢,促使脑功能恢复。能量合剂:三磷酸腺苷 $20\sim40$ mg、辅酶 A $50\sim100$U、肌苷 200 mg、维生素 B_6 100 mg、氯化钾 $1\sim2$ g、胰岛素 $8\sim12$ U 加入 10%葡萄糖液中,静脉滴注,每天 1 次;还可加用细胞色素 C $15\sim30$ mg,但使用前应皮试。其他药物还可选:三磷酸腺苷、胞磷胆碱、γ-氨酪酸、乙酰谷氨酸、吡拉西坦及维生素 B_1、B_{12} 等。

(五)中毒性肺水肿的处理

(1)卧床,安静休息,保暖,镇静,吸氧,必要时间歇正压给氧。

(2)保持呼吸道通畅:①吸痰,可雾化吸入 α-糜蛋白酶或 4%碳酸氢钠;②如呼吸道泡沫样分泌物多,可用消泡剂,即 1%二甲硅油气雾剂吸入,也可用 20%～30%酒精,加入氧气湿化瓶中,雾化吸入。

(3)糖皮质激素治疗:是防治中毒性肺水肿的关键性药物,药物选择及使用参阅中毒性脑水肿。

(4)胆碱能阻滞剂:可解除肺血管及支气管痉挛,改善肺部微循环,减少支气管腺体分泌。一般用 654-2 $20\sim30$ mg,加入葡萄糖液中静脉输注或静脉注射,酌情重复使用。

(5)选用适合的抗生素预防和控制感染。

(6)抗休克,纠酸,维持水、电酸碱平衡,利尿强心,必要时可输新鲜血液。

(六)急性肺心病的处理

如心率快、心界扩大、颈静脉怒张,可用毛花苷 C 0.4 mg 或毒毛花苷 K $0.125\sim0.25$ mg,加入葡萄糖液中静脉推注,必要时可重复使用;酌情使用利尿剂。

(七)其他系统损害

如中毒性心肌、肝、血液系统以及精神、神经系统的损害,应及时给予相应的治疗。

(八)毒物的排泄

临床急诊常见的中毒仍是口服毒物中毒,在此主要介绍口服中毒未被吸收与已被吸收毒物的排出。毒物的吸收途径不外乎经消化道、呼吸道、皮肤黏膜;使毒物排出的途径,最主要的是经肾、肺(易挥发气体)、消化道,也经皮肤、乳汁、汗腺、泪腺排出体外,部分排泄慢的毒物常蓄积在体内某器官或组织。

1.未被吸收毒物的排出——立即清洗胃肠

(1)催吐法:适用于清醒、合作、服毒量少、病情轻或插管条件不具备者。但由于洗胃不彻底,尽可能不采用。

禁忌证:意识障碍、惊厥、肝硬化、妊娠、心力衰竭以及吞服腐蚀性毒物者。方法简单易行,让患者饮温水 $300\sim500$ mL,后用手指、压舌板或筷子刺激咽后壁或舌根诱发呕吐,反复进行,直到胃内容物完全吐出为止;也可用吐根糖浆 $10\sim30$ mL,加水 100 mL,口服;或阿扑吗啡$5\sim8$ mg 皮下注射;中药苦丁香、甘草各 10 g,共研末水煎服。

(2)洗胃法:常用胃管洗胃法、洗胃机洗胃法(电动洗胃机、ZK-Ⅰ型自控洗胃机、SC-Ⅰ和 SC-Ⅱ自动洗胃机);必要时,甚至要切开洗胃。

适应证:口服毒物(非腐蚀性)<6 h 者,但>6 h 者也不放弃。

禁忌证:吞服腐蚀剂、惊厥未控制、食管静脉曲张、胸主动脉瘤、昏迷患者。但近年来人们在临床实践中总结了许多经验,当洗胃在抢救生命中占首位时,有些禁忌证不是绝对的,比如对昏迷患者的洗胃，可先气管插管，再洗胃，往往取得成功。

另外，对吞服腐蚀剂者的洗胃，也不是洗胃的绝对禁忌证，有人主张，如吞服时间不长，估计消化管壁尚未穿透，可酌情洗胃；在操作时应先吸净胃内容，控制入水压，注入蛋清、奶、吸附剂，洗胃后置以胃管，用于减压、吸出坏死组织、监测消化道出血、感染等；同时短程、大量使用激素，以防瘢痕形成；如已穿孔，腹膜炎切忌轻易手术，可低位造瘘，减轻毒血症，促使伤口愈合，病情稳定后，可在空腹时通过胃管喂水，达到清洗胃管的目的。

步骤：①左侧卧位，头低或头转向左侧，防止误吸入肺，也可用带气囊的胃管；②选粗胃管，管的胃腔侧涂以液状石蜡，由鼻腔插入至 50 cm 处，此时，用抽吸胃液或注气上腹部听诊的办法证实胃管已置于胃中，可开始洗胃；③开始洗胃前，首先抽吸胃液 200～300 mL，作为毒物分析的标本；④洗胃液选择：一般用温开水，每次注入 200～500 mL，反复抽洗，反复洗胃，出入量要相符，直至抽出胃液无色、无味、无毒物沉渣，且毒物定性阴性为止。洗胃液总量为 5～20 L，必要时还可加量或持续时间更长。

如已知毒物种类，也可选用下列洗胃液。①保护剂：对吞服腐蚀性毒物的，为保护胃肠黏膜，可用牛奶、蛋清、米汤、植物油等；②溶剂：针对饮入脂溶性毒物，如汽油、煤油等有机溶剂，可先用液状石蜡 150～200 mL 注入，然后洗胃；③吸附剂：活性炭，可吸附多种毒物，一般 20～30 g，加水 200 mL，由胃管注入；④解毒药：可与胃中毒物起中和、氧化、沉淀作用，改变毒物理化性质，使其失去活性。如：a.氧化剂，1∶5 000 高锰酸钾液，可使巴比妥、阿片类、氰化物、生物碱、蕈类氧化解毒；b.中和剂，吞服强酸时用弱碱、镁乳、氢氧化铝凝胶中和，吞服强碱时用弱酸中和，如稀醋、果汁等；c.沉淀剂，可将毒物生成溶解度低的、毒性小的物质，乳酸钙或葡萄糖酸钙与氟化物或草酸盐作用生成氟化钙或草酸钙沉淀，2％～5％硫酸钠与可溶性钡盐生成不溶解的硫酸钡，生理盐水与硝酸银作用生成无毒的氯化银等。

（3）洗胃完毕即可撤管，应先将胃管的体外端夹住，以免反流入气管内，病情需要时，拔管时间可延迟 24～48 h。

（4）导泻：洗胃完毕撤管之前由胃管注入泻药，以清除已进入肠道的毒物，一般不用油类，常用硫酸钠（中药芒硝）或硫酸镁，15～30 g 加入 100～200 mL 水，溶解后经胃管注入，或 20％甘露醇 500 mL 加 5％葡萄糖盐水，经胃管注入。但昏迷与肾衰者不宜用镁盐。

2.已被吸收毒物的排出

（1）利尿：①静脉滴注葡萄糖液或生理盐水，或多饮水，可稀释并促进毒物由尿排出，对巴比妥、可卡因、士的宁中毒较好。②利尿剂：呋塞米 40 mg 静脉滴注，或肌内注射，或酌情口服；20％甘露醇 250 mL 静脉滴注，每天用量视病情而定，但有心、肾衰竭、糖尿病者慎用或禁用；依他尼酸 25～50 mg 口服或静脉滴注，每天 1 次或 2 次；其他，还可选双氢克尿噻、氨苯蝶啶、氯噻酮、环戊氯噻嗪等。③改变尿 pH，促使毒物排出：碳酸氢钠碱化尿液，使尿 pH 8.0，可增加弱酸性化合物，如苯巴比妥和水杨酸类离子化，使之不易在肾小管重吸收而利尿排出。

（2）换血疗法：本法是将含有毒物的患者血液抽出，再用供血者的血液予以补偿，其作用为供给正常的血红蛋白、酶类、抗体等，同时去除部分毒物，临床经验表明，此疗法简单易行，勿需特殊设备，对某些毒物中毒的疗效十分显著。

换血疗法特别对于可引起高铁血红蛋白的毒物效果好，如硝酸盐、亚硝酸盐、氯化物、溴化物、磺胺、硝基苯、含氮化合物；也常用于严重巴比妥类、安定类、水杨酸类、有机磷杀虫药中毒以及一氧化碳中毒。

方法。①患者的准备:放血前先测血压、脉搏、呼吸,要了解尿量及心脏情况,患者具有良好的循环条件,易获成功,必要时可加用升压药,术中应监测血压等生命体征;②选择两侧对称的静脉,一侧放血,另一侧输血,两侧速度要相近,一般每 20～30 min 换血 500 mL,严格无菌操作规程;③放血量与输血量要相当,以同型、新鲜血为最佳,视病情换血总量为 1 500～2 500mL。

(董慧青)

第四节　感染性休克

一、主要特点

严重感染(severe sepsis)及其相关的感染性休克(septic shock)和继发的 MODS 是当前入住 ICU 患者的主要死亡原因,也是当代重症医学面临的主要焦点及难点。在美国,每年 75 万例严重感染病例发生,其中有一半病例发展为感染性休克,病死率达到 20%～63%。其在高龄以及因创伤、糖尿病、恶性病、烧伤、肝硬化或因使用抗肿瘤化疗等原因而处于免疫功能抑制状态的人群中有较高的病死率。最常见的原因为需氧革兰阴性细菌感染,葡萄球菌等革兰阳性菌和真菌也可引起感染性休克。

二、发病机制

(一)细胞因子和炎症介质作用

感染性休克的发病机制极为复杂,目前的研究已深入到细胞、亚微结构及分子水平。当机体抵抗力降低时,侵入机体或体内正常寄居的病原得以大量繁殖,释放其毒性产物,并以其为动因激活人体体液和细胞介导的反应系统,产生各种炎性介质和生物活性物质,从而引起机体一系列病理生理变化,使血流动力学发生急剧变化,导致循环衰竭。

一般认为,革兰阴性细菌细胞壁脂多糖(lipopolysaccharide,LPS)、革兰阳性细菌细胞壁磷壁酸(teichoic acids)和肽糖苷(peptide dextran)、真菌的酵母多糖(zymosan)、金黄色葡萄球菌的毒素(中毒休克综合征毒-1,TSST-1)等可直接损伤组织细胞,或形成抗原抗体复合物损伤组织细胞,引发感染性休克。至于病毒、立克次体和寄生虫的毒性物质尚未弄清。既往对感染性休克发病机制的研究主要集中在革兰阴性细菌细胞壁 LPS 与各体液途径的相互作用上,而目前研究的焦点集中于被刺激的巨噬细胞和其释放的细胞因子方面。LPS 对多个调节系统都有影响,包括补体、激肽、凝血、血浆磷脂酶、细胞因子、β-内啡肽、白三烯、血小板活化因子(platelet-activated factor,PAF)和前列腺素等。

感染性休克中有几种血浆蛋白酶被激活,包括激肽系统、凝血级联和补体系统。LPS、磷壁酸、肽糖苷、TSST-1、酵母多糖等可经替代途径(alternative pathway)和经典途径(classical pathway)激活补体,经典途径可由抗原抗体复合物激活,替代途径由上述产物直接激活。补体激活产生的 C2b、C4a 具有激肽样作用,使血管通透性增加,产生 C3a、C5a,称过敏毒素,能使肥大细胞、血流中的嗜碱细胞释放组胺,引起血管扩张,通透性增加,形成局部水肿,还使平滑肌痉挛；中性粒细胞活化、聚集并黏附于血管内皮细胞上，进而血小板凝集，血栓形成。最后导致血流动力学改变。诸多因素造成组织、血管内皮细胞损伤，细胞膜损伤导致胞膜磷脂在磷脂酶 A_2 作用下释放花生四烯酸（Arachidonic acid），产生大量的白细胞产物。被动员的花生四烯酸可通过脂氧酶途径转化为白三烯（Leukotriene，LT）或通过环氧酶途径产生依前列醇（Prostacyclin，PGI_2）和血栓素（Thromboxane，TXA_2），这些产物均有明确的作用。磷脂酶 A_2 还可释放膜复合烷基磷脂，后者可转化为 PAF。中细粒细胞、嗜碱性粒细胞、内皮细胞和血小板均可以产生 PAF。

补体激活不仅增加血管通透性，还可通过激活吞噬细胞释放毒性氧代谢产物，增强中细粒细胞和巨噬细胞的吞噬作用。激活的吞噬细胞可产生氧自由基，杀死被吞噬的细胞，当这些产物从细胞漏出的时候可产生严重的组织损伤。伴随凝血因子 ⅩⅡa 的激活与感染引起的 DIC 有关。凝血因子 ⅩⅡa 的激活还可导致环激肽的释放，引起低血压。内毒素和 TNF 作用于中性粒细胞、血管内皮细胞和库普弗细胞等细胞系，产生 NO。NO 是内皮源性舒张因子（endothelium derived relaxingfactor，EDRF），是另一种毒性自由基。少量 NO 可以改善微循环血流，较高浓度则可引起血管扩张和低血压。

循环中的 LPS 可以刺激白细胞产生多种细胞因子，激发炎症反应过程。研究表明 TNF、IL-1、IL-2、IL-6 与人类感染反应明确相关。在动物实验中，TNF 可导致低血压和心室功能下降。细胞因子可使反向调节激素如高血糖素、肾上腺素和皮质醇释放，这些激素产生的反应都与感染的反应有关。细胞因子如 IL-4、IL-6、IL-10、IL-11、IL-13、IL-1Ra（受体拮抗药），与调节免疫反应有关。IL-8、IL-12、L-18 及 PAF、血清素和二十烷类还与扩大免疫反应有关。

(二)血流动力学影响

感染性休克最明显的表现为体循环阻力下降和血压下降同时伴有心排出量正常或增加，肺循环阻力通常略有升高。心动过速与维持血压稳定有关。体循环阻力下降被认为是感染性休克的首要血流动力学改变，这种状态通常被称之为高动力型血流动力学状态。过去曾认为感染性休克存在高血流动力学期和低血流动力学期的观点已遭到质疑。近期的研究表明感染性休克的心排出量持续升高到终末前期发生心排出量下降为止，早期的研究可能是对未充分液体复苏的患者进行研究的结果。

严重感染常导致左右心室的功能受到明显抑制，表现为左、右室射血分数以及左心室心搏做功均下降，心肌顺应性下降。与低容量性休克不同，通过输液增加前负荷仅轻度增加左室心搏做功，这可能与心室顺应性改变有关。常于早期发生的肺动脉高压也与右心功能不全部分有关。心脏肾上腺素受体下调，受体数量和其亲和力下降。从感染性休克恢复的患者可见左心室搏出功增加，相反死于感染性休克的患者未见这种改变。放射性核素扫描显示，在休克发生 1~2 d 内即发生左心室扩张。这使得心脏在射血分数降低的情况下，增加舒张末容积以增加心搏量。左心室扩张可以促进患者的恢复。除了心室的异常以外，冠状动脉循环也表现高于正常的血流、正常的心肌氧耗和心肌乳酸的产生。

血流动力学改变的基础是外周血管的收缩舒张功能的异常，从而导致血流的分布异常。在感染性休克发生的早期，由于血管的扩张和通透性的改变，可出现循环系统的低容量状态。经过容量补充后，血流动力学则表现为高动力状态。外周阻力下降、心排出量正常或升高，作为循环高流量和高氧输送的形成基础而成为感染性休克的主要特点。感染性休克的这种氧输送正常或增高状态下的组织缺氧是分布性休克的主要特征，与低容量性休克、心源性休克和梗阻性休克氧输送减少的特点有明确的不同。

严重感染时,组织对氧的摄取和利用功能也发生改变。微循环的功能改变及组织代谢功能障碍可以存在于感染过程的始终。炎症反应导致毛细血管内皮系统受损、凝血功能异常、血管通透性增加,使血管内容量减少、组织水肿;组织内通血微血管密度下降,无血流和间断血流的微血管比例增加。这些改变直接导致微循环和组织间的物质交换障碍,在器官功能不全的发展过程中起着关键作用。同时,炎症反应导致的线粒体功能障碍使细胞对氧的利用也受到明确的影响。这些改变的共同作用使组织缺氧及代谢功能障碍进行性加重,加速了休克的发展。

感染产生的心肌抑制因子(myocardial depressant factor,MDF)是一种低分子量蛋白质(<1 000)的蛋白质,合并心脏疾病、存在感染但未出现休克的患者不表现出 MDF 的活性。MDF 主要由缺血的胰腺产生,除引起心肌收缩力下降外,还可以引起肠系膜上动脉等内脏阻力血管收缩,进一步减少胰腺血流量,胰腺灌注减少又更促进 MDF 的形成。MDF 还可以抑制单核-巨噬细胞系统,使已产生的 MDF 清除减少,导致体内 MDF 不断形成和积累,进一步加重了血流动力学障碍。从感染的血流动力学病理生理学角度看,循环血容量的下降是由于毛细血管的通透性增加所致。心脏前负荷下降的原因除了毛细血管渗漏导致液体转移到组织内以外,还有外周血管的淤血、肝脾血管的淤血、胃肠道和伤口的失血以及特发性多尿。

血流分布形式的改变是感染性休克的特征。存在血流和代谢所需不匹配,有些器官氧供过量时,其他器官却存在缺氧。此时,摄氧受到影响,导致血流依赖性氧耗,存在混合静脉血氧饱和度正常或升高以及动静脉氧含量差值降低。乳酸性酸中毒提示存在病理性氧供依赖性氧耗。

(三)代谢异常

感染对代谢的影响程度不仅取决于疾病的病程和严重程度,还与既往营养状态及免疫状态有关。尽管系统氧耗是下降的,但感染时代谢率是明显上升的,混合性能量供应作为能源,表现为高分解代谢,合成代谢减弱,糖异生增加,加上胰岛素低抗作用,应激性高血糖(stress-induced hyperglycemia,SHG)十分常见。急性期反应物生成量增加,而清蛋白和转铁蛋白下降。

(四)多器官功能障碍

感染性休克几乎影响所有器官。常见器官衰竭为呼吸、肝脏、肾衰竭。病死率与器官衰竭的数目成正比,当存在 3 个以上器官功能衰竭时,其病死率达 80%～100%。

呼吸功能障碍发生率较高,据统计高达 83%～100%,这种损伤过去称为"休克肺"。如果损伤较轻,称为急性肺损伤(acute lung injury,ALI),病情进一步发展可导致急性呼吸窘迫综合征(acute respiratory distresssyndrome,ARDS),其特征为呼吸频数、顽固性低氧血症、肺内分流增加,增加吸氧浓度并不能改善低氧血症,伴有肺动脉高压、非心源性肺水肿以及肺顺应性下降。呼吸肌乏力和膈肌收缩受限进一步加重了上述情况。常需要机械通气支持治疗。

由于肝脏的解剖部位和组织学特征,肝功能障碍的发生率也较高,可高达 95%左右。肝功能障碍表现为高胆红素血症以及转氨酶和碱性磷酸酶升高。肝脏氨基酸清除率下降伴血清氨基酸浓度上升为后期表现。组织学检查可发现肝内淤胆和微小管坏死。

肾功能障碍发生率仅次于肺和肝。严重感染引起的急性肾衰竭常发生在感染 5 d 后。患者一般经临床治疗后,病情趋于稳定,甚至有所好转,以后又再次出现恶化,即属于迟发双相型。肾衰竭的存在与否在决定 MODS 患者的预后上起关键作用。

感染常是导致胃黏膜损伤的重要因素。休克早期腹腔内脏血管收缩,胃肠道血流量大为减少。胃肠道缺血、缺氧、淤血和 DIC 形成,导致肠黏膜变性、坏死、黏膜糜烂,形成应激性溃疡(stress ulcer)。另外,肠道细菌大量繁殖加上长期静脉高营养,没有食物经消化道进入体内,引起胃肠黏膜萎缩,屏障功能破坏,大量 LPS 甚至细菌经肠道和门脉系统入血。消化道功能紊乱是休克晚期发生肠源性败血症和 SIRS、MODS 以至 MSOF 的主要原因之一。

三、临床特征

在休克尚未明显表现出来之前,患者的体征可提示休克的进展。在血流动力学改变发生前,通常先表现出感染的症状。感染性休克通常定义为临床上有感染证据的患者的 MBP<60 mmHg(SBP<90 mmHg),或 SBP 较基础血压下降 40 mmHg 以上,伴有发热或体温低、心动过速和呼吸急促。患者通常反应迟钝。如无低血容量发生,患者的皮肤是温暖的。

肺动脉导管显示心排出量增加且系统循环血管阻力下降。当心排出量下降时,应该考虑到可能存在血容量不足。由于血管的反应性和肺血管阻力增加,肺动脉压升高十分常见。右室射血分数和每搏量下降,左室心搏做功指数同样下降。PCWP 常下降或正常。为提高 PCWP 而增加输液量,仅轻度升高心排出量。

四、辅助检查

(一)血常规检查

常见白细胞增多伴幼稚细胞比例升高。少数患者白细胞减少,常提示预后不良。还常见 DIC 伴凝血时间延长、纤维分解产物增多以及纤维蛋白原浓度下降。50%患者出现血小板减少。不到 5%的患者可以发生出血。

(二)血生化检查

应激性高血糖十分常见。低血糖是病程晚期表现。血乳酸浓度升高,反映细胞内灌注不足。肝功能检查显示胆红素、转氨酶和碱性磷酸酶升高。

(三)血气分析

动脉血气常提示轻度低氧血症和代谢性酸中毒。当发生严重的呼吸肌疲劳,$PaCO_2$ 一般正常或仅轻度升高。动脉低氧血症的程度与伴随的 ARDS 的严重程度相关。CO_2 浓度的下降可能会大于乳酸浓度升高的程度。静脉血气分析提示血红蛋白氧饱和度增加。尽管外周氧供提高,但外周氧耗和氧摄取能力下降。动静脉血氧含量差变小,<3 mL/dL。随着血容量的改善,相应的氧耗也会增加。这种氧供依赖性氧耗是感染的一个特征。

(四)微生物学检查

约 45%患者发现血培养阳性。革兰阴性需氧菌属占据主要地位。研究表明血培养阳性和阴性患者相比,病死率无差别。真菌感染在一些合并全身免疫抑制如糖尿病的患者中尤为重要。长期应用广谱抗生素和多重细菌感染病史也提示可能存在真菌感染。

五、诊断

(一)诊断依据

必须具备感染及休克综合征这两个条件,其要点包括如下。

(1)血压下降的同时心排出量增加。

(2)外周氧耗减少。

(3)系统血管阻力下降。

(4)心室射血分数下降。

(5)相关多器官功能衰竭。

(二)诊断标准

(1)临床上有明确的感染。

(2)有 SIRS 的存在,即出现下列两种或两种以上的表现　①体温>38 ℃或<36 ℃;②心率>90 次/分钟;③呼吸频率>20 次/分钟;或 $PaCO_2$<32 mmHg;④血白细胞>12×10^9/L,或<4×10^9/L,或幼稚型细胞>10%。

(3)收缩压<90 mmHg 或较原基础值下降的幅度>40 mmHg 至少 1 h,或血压依赖输液或药物维持。

(4)有下列一条以上证据证明器官灌注不良或功能衰竭:①神志差或有改变;②低氧血症(PaO_2<75 mmHg);③血浆乳酸增高;④少尿>1 h[尿量<30 mL/h 或<0.5 mL/(kg·h)]。

六、鉴别诊断

真正的感染性休克与感染综合征的差别只是病情轻重程度的问题,主要差别在于后者无低血压。另外,需要与分布型休克的其他类型包括过敏性休克和神经源性休克相鉴别。诊断时要考虑近期用药史,创伤等因素。

七、急救措施

(一)液体复苏

保证足够的循环血容量对于感染性休克是最早的、也是最重要的治疗措施。血管内容量的丢失可能是由于毛细血管漏出、瘘、腹泻或呕吐。患者经口摄入液体不足或静脉输液不充分。肺动脉漂浮导管有利于指导液体治疗,根据左心室充盈压和心排出量来调节输入液体量。由于感染时伴随心肌抑制,所以在心排出量和血压尚未达到正常范围前,PCWP 常常需要升高超过正常值。一般情况下,PCWP 需要在 10～15 mmHg,这需要输入数千毫升的平衡盐溶液才能达到。而毛细血管渗漏还要求进一步加强输液治疗。可能发生血液稀释,从而需要输血。血红蛋白需要维持到一定水平。如果心排出量持续较低,则需要提高血红蛋白浓度来改善外周氧供。同样,因 SaO_2 不足导致低氧血症的患者也需要输血来增加其携氧能力,改善氧供。

一旦临床诊断严重感染,应尽快进行积极的液体复苏,6 h 内达到复苏目标:CVP 8～12 cmH_2O(1 cmH_2O=0.098 kPa),PAWP 12～15 mmHg;平均动脉压≥65 mmHg;尿量>0.5 mL/(kg·h),中心静脉或混合静脉血氧饱和度($ScvO_2$ 或 SvO_2)≥0.70。若液体复苏后 CVP 达 8～12 cmH_2O,而 $ScvO_2$ 或 SvO_2 仍未达到 0.70,需输注浓缩红细胞使血细胞比容达到 0.30 以上,和(或)输注多巴酚丁胺[最大剂量 20 μg/(kg·min)]以达到上述复苏目标。

复苏液体包括天然的或人工合成的晶体或胶体液,尚无证据表明某种液体的复苏效果优于其他液体;对于疑有低容量状态的严重感染患者,应行快速补液试验,即在 30 min 内输入

500～1 000 mL 晶体液或 300～500 mL 胶体液,同时根据患者反应性(血压升高和尿量增加)和耐受性(血管内容量负荷过多)来决定是否再次给予快速补液试验。

(二)呼吸支持

感染性休克患者极易并发 ALI 或 ARDS,不能满足增加呼吸做功这一要求。在发展至呼吸骤停前,推荐使用机械通气来降低呼吸做功。机械通气治疗策略推荐早期采用小潮气量(如在理想体质量下 6 mL/kg),使吸气末平台压不超过 30 cmH_2O,允许 $PaCO_2$ 高于正常,即达到允许性高碳酸血症;采用能防止呼气末肺泡塌陷的最低呼气末正压(PEEP)。为防止并发呼吸机相关肺炎,患者应采用 45°半卧位;需要应用高吸氧浓度(FiO_2)或高气道平台压通气的 ARDS 患者,若体位改变无明显禁忌证,可考虑采用俯卧位通气。

(三)升血压药物支持

如果充分的液体复苏仍不能恢复动脉血压和组织灌注,有指征时应用升压药。存在威胁生命的低血压时,即使低血容量状态尚未纠正,液体复苏的同时可以暂时使用升压药以维持生命和器官灌注。必要时还应辅以应用低剂量的糖皮质激素。常用的药物包括去甲肾上腺素、多巴胺、血管升压素和多巴酚丁胺。前两者是纠正感染性休克低血压的首选升压药。

1.去甲肾上腺素

去甲肾上腺素具有兴奋 α 和 β 受体的双重效应。其兴奋 α 受体的作用较强,通过提升平均动脉压(MAP)而改善组织灌注;对 β 受体的兴奋作用为中度,可以升高心率和增加心脏做功,但由于其增加静脉回流充盈和对右心压力感受器的作用,可以部分抵消心率和心肌收缩力的增加,从而相对减少心肌氧耗。因此被认为是治疗感染中毒性休克的一线血管活性药物。其常用剂量为 0.03～1.50 μg/(kg·min),但剂量>1.00 μg/(kg·min),可由于对 β 受体的兴奋加强而增加心肌做功与氧耗。近年来的一些研究还报道,对于容量复苏效果不理想的感染性休克患者,去甲肾上腺素与多巴酚丁胺合用,可以改善组织灌注与氧输送,增加冠状动脉和肾的血流以及肌酐清除率、降低血乳酸水平,而不加重器官的缺血。

2.多巴胺

作为感染性休克治疗的一线血管活性药物,多巴胺兼具多巴胺能与肾上腺素能 α 和 β 受体的兴奋效应,在不同的剂量下表现出不同的受体效应。小剂量(<5 μg/(kg·min))多巴胺主要作用于多巴胺受体(DA),具有轻度的血管扩张作用。中等剂量(5～10 μg/(kg·min))以使受体兴奋为主,可以增加心肌收缩力及心率,从而增加心肌的做功与氧耗。大剂量多巴胺((10～20 μg/(kg·min))则以 α_1 受体兴奋为主,出现显著的血管收缩。既往认为小剂量(<5 μg/(kg·min))多巴胺还可以通过兴奋多巴胺受体而扩张肾和其他内脏血管,增加肾小球滤过率,起到肾保护效应。但近年来的国际合作研究提示,小剂量多巴胺并未显示出肾保护作用。

3.肾上腺素

由于肾上腺素具有强烈的 α 和 β 受体的双重兴奋效应,特别是其较强的 β 受体兴奋效应在增加心脏做功、增加氧输送的同时也显著增加氧消耗,其促进组织代谢的产热效应也使得组织乳酸的生成增多,血乳酸水平升高。因此目前不推荐作为感染中毒性休克的一线治疗药物,仅在其他治疗手段无效时才可考虑尝试应用。

4.血管加压素

已发现感染性休克患者血中的血管加压素水平较正常显著降低。某些观察显示在感染中毒性休克患者,血管加压素通过强力收缩扩张的血管,提高外周血管阻力而改善血流的分布,起到提升血压、增加尿量的作用;也有人推测其作用可能与抑制交感神经冲动及增益压力反射有关。

血管加压素还可以与儿茶酚胺类药物协同作用。由于大剂置血管加压素具有极强的收缩血管作用,使得包括冠状动脉在内的内脏血管强力收缩,甚至加重内脏器官缺血,故目前多主张在去甲肾上腺素等儿茶酚胺类药物无效时才考虑应用,且以小剂量给予(0.01~0.04 U/min)。

5.多巴酚丁胺

多巴酚丁胺具有强烈的 β_1、β_2 受体和中度的 α 受体兴奋作用,其叫受体正性肌力作用,可以使心脏指数增加 25%~50%,同时也相应使心率升高 10%~20%;而 β_1 受体的作用可以降低 PAWP,有利于改善右心射血,提高心排出量。总体而言,多巴酚丁胺既可以增加氧输送,同时也增加(特别是心肌)氧消耗,因此在感染性休克治疗中一般用于经过充分液体复苏后心脏功能仍未见改善的患者;对于合并低血压者,宜联合应用血管收缩药物。其常用剂量为 2~20 $\mu g/(kg \cdot min)$。

6.糖皮质激素

严重感染和感染性休克患者往往存在有相对肾上腺皮质功能不足,当机体对血管活性药物反应不佳时,可考虑应用小剂量糖皮质激素。一般选择氢化可的松,每日补充量不超过300 mg,分为 3~4 次给予,持续输注。超过 300 mg 的氢化可的松并未显示出更好的疗效。

7.抗胆碱能药

抗胆碱能药为我国创造性使用,有良好的解除血管痉挛作用,并有兴奋呼吸中枢、解除支气管痉挛以及提高窦性心律等作用。大剂量阿托品可致烦躁不安,东莨菪碱可抑制大脑皮质而引起嗜睡。在休克时山莨菪碱用量可以很大,患者耐受量也较大,不良反应小,临床用于感染性休克,常取代阿托品或东莨菪碱。常用剂量山莨菪碱成人每次 10~20 mg,阿托品成人每次 0.3~0.5 mg,儿童每次 0.03~0.05 mg/kg;每隔 15~20 min 静脉注射 1 次。东莨菪碱成人每次 0.3~0.5 mg,儿童每次 0.01~0.03 mg/kg,每 30 min 静脉注射 1 次。有青光眼者忌用本组药物。

(四)抗感染治疗

确定感染来源是首要任务。要及时准确地评估和控制感染病灶,根据患者的具体情况,通过权衡利弊,选择适当的感染控制手段。若感染灶明确(如腹腔内脓肿、胃肠穿孔、胆囊炎或小肠缺血),应在复苏开始的同时,尽可能控制感染源。如果受累组织未引流或菌血症未治疗,预后将极其不利。若深静脉导管等血管内有创装置被认为是导致感染性休克的感染源时,在建立其他的血管通路后,应立即去除。

一旦确定感染可能来源,即可用覆盖常见病原体的抗生素进行抗感染治疗。早期经验性抗感染治疗应根据社区或医院微生物流行病学资料,采用覆盖可能致病微生物(细菌或真菌)的广谱抗生素,而且抗生素在感染组织具有良好的组织穿透力。经验性抗生素的选择是否合适,是影响感染性休克患者预后的关键性因素。已行腹部手术的外科患者,应着重考虑是否有革兰阴性菌和厌氧菌感染。注意抗生素治疗前应尽可能首先进行及时正确的病原学培养。

应该明确认识到,多数感染性休克患者的血培养为阴性。因此,应该根据临床治疗反应及其他培养结果做出决定,或继续使用目前的抗生素,或改用窄谱抗生素。当然,若认为症状由非感染因素引起，就应果断停用抗生素，以减少耐药和二重感染。

(五)营养支持治疗

尽管支持治疗本身不是感染性休克治疗的一部分，但必须注意营养支持。感染性休克患者处于严重的高分解代谢状态，持续利用结构蛋白作为能量来源。为提供足够的蛋白和热卡，完全胃肠外营养通常是必要的。如果能安全使用肠内营养，则应用肠内营养支持。

(六)其他治疗

(1)镇静药物常用于辅助治疗感染性休克患者的焦虑和躁动。注意每天需中断或减少持续静脉给药的剂量，以使患者完全清醒，并重新调整用药剂量。机械通气患者可能在充分镇静条件下仍存在与呼吸机不同步，为降低呼吸肌氧耗需要可应用肌松药，但应注意到有延长机械通气时间的危险。

(2)循证医学证据表明血糖水平与感染性休克患者的预后明显相关，严格控制血糖能够明显降低其病死率。患者早期病情稳定后应维持血糖水平低于 8.3 mmol/L，并尽可能保持在正常水平。研究表明，可通过持续静脉输注胰岛素和葡萄糖来维持血糖水平。早期应每隔 30～60 min 测定 1 次血糖，稳定后每 4 h 测定 1 次。

(3)并发急性肾衰竭时，需要实施肾替代治疗以维持机体内环境稳定，清除炎性介质，抑制炎症反应，避免 MODS 的发生。目前尚缺乏证据证实何种肾脏替代治疗方法更优越。持续静脉—静脉血液滤过与间断血液透析治疗效果相同。但对于血流动力学不稳定的全身性感染患者，持续血液滤过能够更好地控制液体平衡。

(4)其他措施：包括预防深静脉血栓形成(DVT)、应激性溃疡等治疗措施。

(董慧青)

第五节　恶心与呕吐

恶心、呕吐是临床常见症状。恶心为上腹部不适和紧迫欲吐的感觉，可伴有迷走神经兴奋的症状，如皮肤苍白、出汗、流涎、血压降低及心动过缓等，常为呕吐的前奏。一般恶心后随之呕吐，但也可仅有恶心而无呕吐，或仅有呕吐而无恶心。两者均为复杂的反射动作，可由多种原因引起。

一、病因

引起恶心与呕吐的病因很多，按发病机制可归纳为下列几类。

1.反射性呕吐

(1)咽部受到刺激：如吸烟、剧咳、鼻咽部炎症或溢脓等。

(2)胃、十二指肠疾病：急慢性胃炎、消化性溃疡、功能性消化不良、急性胃扩张、幽门梗阻等。

(3)肠道疾病：急性阑尾炎、各型肠梗阻、急性出血坏死性肠炎、腹型过敏性紫癜等。

(4)肝胆胰疾病：急性肝炎、肝硬化、肝淤血、急慢性胆囊炎或胰腺炎等。

(5)腹膜及肠系膜疾病：如急性腹膜炎。

（6）其他疾病：肾输尿管结石、急性肾盂肾炎、急性盆腔炎、异位妊娠破裂等。急性心肌梗死早期、心力衰竭、青光眼、屈光不正等亦可出现恶心、呕吐。

2.中枢性呕吐

（1）神经系统疾病。①颅内感染：各种脑炎、脑膜炎、脑脓肿；②脑血管疾病：脑出血、脑栓塞、脑血栓形成、高血压脑病及偏头痛等；③颅脑损伤：脑挫裂伤、颅内血肿、蛛网膜下隙出血等；④癫痫，特别是持续状态。

（2）全身性疾病：尿毒症、糖尿病酮症酸中毒、甲状腺危象、甲状旁腺危象、肾上腺皮质功能不全、低血糖、低钠血症及早孕均可引起呕吐。

（3）药物：某些抗生素、抗癌药、洋地黄、吗啡等可因兴奋呕吐中枢而致呕吐。

（4）中毒：乙醇、重金属、一氧化碳、有机磷农药、鼠药等中毒均可引起呕吐。

（5）精神因素：胃神经官能症、癔症、神经性厌食等。

3.前庭障碍性呕吐

凡呕吐伴有听力障碍、眩晕等症状者，需考虑前庭障碍性呕吐。常见疾病有迷路炎，是化脓性中耳炎的常见并发症；梅尼埃综合征，为突发性的眩晕伴恶心呕吐；晕动病，一般在航空、乘船和乘车时发生。

二、临床表现

（一）一般表现

1.呕吐的时间

育龄妇女晨起呕吐见于早期妊娠，亦可见于尿毒症、慢性酒精中毒或功能性消化不良；鼻窦炎患者因起床后脓液经鼻后孔流出刺激咽部，亦可致晨起恶心、干呕。晚上或夜间呕吐见于幽门梗阻。

2.呕吐与进食的关系

进食过程中或餐后即刻呕吐，可能为幽门管溃疡或精神性呕吐；餐后 1 h 以上呕吐称为延迟性呕吐，提示胃张力下降或胃排空延迟；餐后较久或数餐后呕吐，见于幽门梗阻，呕吐物可有隔夜宿食；餐后近期呕吐，特别是集体发病者，多由食物中毒所致。

3.呕吐的特点

进食后立即呕吐，恶心很轻或阙如，吐后又可进食，长期反复发作而营养状态不受影响，多为神经官能症性呕吐。喷射状呕吐多为颅内高压性疾病。

4.呕吐的性质

带发酵、腐败气味提示胃潴留；带粪臭味提示低位小肠梗阻；不含胆汁说明梗阻平面多在十二指肠乳头以上，含多量胆汁提示在此平面以下；含有大量酸性液体者多有胃泌素瘤或十二指肠溃疡，无酸味者可能为贲门狭窄或贲门失弛缓症。

上消化道出血常呈咖啡色样呕吐物。

（二）伴随症状

（1）伴腹痛、腹泻多见于急性胃肠炎、霍乱、副霍乱、细菌性食物中毒及其他原因引起的急性食物中毒。

（2）伴右上腹痛及发热、寒战或有黄疸应考虑急性胆囊炎或胆石症。

（3）伴头痛及喷射性呕吐常见于颅内高压症或青光眼。

(4)伴眩晕、眼球震颤见于前庭器官疾病。

(5)应用阿司匹林、某些抗生素及抗癌药物呕吐可能与药物副作用有关。

(6)已婚育龄妇女早晨呕吐应注意是否早孕。

三、急诊治疗

1.胃肠道疾病

包括食管、胃、十二指肠直至空肠、回肠、结肠及直肠在内的任何部位的病变都有可能导致恶心、呕吐的症状,其中以食管狭窄、食管癌、贲门失弛缓、贲门癌、胃窦部嗜酸性肉芽肿、胃窦部巨大溃疡或癌肿、十二指肠溃疡或郁积症、多种原因导致的小肠与大肠梗阻或急性胃、小肠或大肠炎症病变为最常见的病因。因消化道良性或恶性病变造成的狭窄或梗阻所致的呕吐,药物治疗是无效的,只有经扩张、置入支架或手术治疗解除狭窄或梗阻后,呕吐症状才会消失。对于贲门失弛缓症患者,在未进行扩张或手术治疗之前可用钙离子通道拮抗剂,或硝酸甘油餐前半小时口服或餐前 15～30 min 舌下含化治疗,早期可改善呕吐及梗阻症状。胃肠道急性炎症病变引起的呕吐,应积极选用抗生素并纠正电解质紊乱及补充维生素;胃肠动力障碍引起的恶心与呕吐则可应用莫沙比利 5 mg 口服,每日 3 次、甲氧氯普胺(胃复安,5～10 mg 口服或 10～20 mg 肌内注射)等促胃肠动力剂;如果呕吐是由胃肠道痉挛所致,则可应用东莨菪碱(0.3 mg 口服或注射)等抗胆碱能药物。

2.肝脏、胆管及胰腺疾病

肝脏、胆管及胰腺疾病是导致恶心、呕吐最常见的病因之一。恶心、呕吐可以是急性病毒性肝炎的早期症状,可与食欲减退、厌食油腻食物及上腹部饱胀同时出现,随着护肝治疗及适当的休息之后,恶心与呕吐可逐渐消失。呕吐也是胆管梗阻或绞痛常伴随的症状,只有当胆管梗阻或炎症消除之后,呕吐才会停止;急性胰腺炎时常伴随有恶心、呕吐的症状,采用胃肠减压、减少胰液分泌等措施后呕吐逐渐缓解或终止。

3.中枢神经系统病变

各种原因所致的脑炎、脑膜炎、脑肿瘤、脑寄生虫病、脑血管病及颅脑外伤等病变,均可引起颅内压力增高而导致恶心、呕吐。治疗的重要措施之一就是应用降低颅内压、减轻脑细胞水肿的药物治疗。脱水治疗后,不仅可改善呕吐的症状,更重要的是起到了保护脑神经功能的作用。

4.药物所致的呕吐

多种药物可引起恶心与呕吐的不良反应。一般而言,只要立即停止应用引起呕吐的药物,呕吐症状就会减轻直到消失,因此并不需要应用镇吐类药物。目前临床上对某些恶性肿瘤或血液系统的恶性疾病采用联合化疗或放疗,对某些恶性肿瘤采用抗癌药物进行介入治疗,在治疗过程中或治疗之后,均可引起较为严重的胃肠道不良反应,最突出的表现就是恶心与呕吐。为了预防或减轻此不良反应,常可应用镇吐药物进行治疗。

5.神经、精神因素所致的呕吐

对此类原因所致的呕吐,心理治疗是关键。首先应消除患者的精神心理障碍,其次可配合药物治疗,常用的药物是镇静药与胃肠动力药,重者可采用多塞平或氟西汀等抗抑郁药物治疗。禁忌应用昂丹司琼等作用强烈的镇吐药。

(白玉莹)

第八章　心内科疾病护理

第一节　急性心力衰竭

急性心力衰竭(AHF)是指由于短时间内心肌收缩功能障碍和(或)舒张功能障碍使心脏泵血功能降低而导致心排出量减少,不能满足机体组织代谢需要的一种病理过程或临床综合征。可分为急性左心衰竭和急性右心衰竭,临床上以急性左心衰竭比较常见,主要表现为急性肺水肿或心源性休克,属于临床急危重症,需及时抢救。

一、护理评估

1.健康史

紧急了解患者既往史和发病诱因。

2.临床表现

(1)症状:突然出现严重的呼吸困难,呼吸可达30~40次/分钟,呈端坐呼吸,频繁咳嗽,咳出粉红色泡沫样痰,面色苍白、口唇青紫、大汗、皮肤湿冷、烦躁不安、恐惧,极重者神志模糊。

(2)体征:双肺可闻及广泛的水泡音和哮鸣音,心尖部可闻及奔马律,血压早期可升高,随后下降,严重的导致心源性休克。

3.心理与社会支持状况

因病情突然加重,发病时有窒息感,易产生濒死的恐惧心理。患者病情变化快,家属心理紧张和恐惧加重。

4.辅助检查

(1)实验室检查:脑钠肽(BNP)、动脉血气分析、血常规、血糖、电解质和心肌损伤标志物等。

(2)心电图:可帮助了解有无心律失常、急性心肌缺血等表现。

(3)影像学 X 线检查:可确定心影大小及外形,观察肺淤血、肺动脉高压及肺部病变情况,并可大致判断心力衰竭的程度。

(4)超声心动图:可显示左心房、左心室肥大,心室壁运动幅度明显减低,左室射血分数减低及基础心脏病表现等。

(5)血流动力学监测:肺动脉楔压(PAWP)>18 mmHg,右心房压正常或轻度升高,左心室舒张终末压力升高,心脏指数(CI)则相反。

二、护理诊断/问题

(1)气体交换受损与左心衰竭致肺淤血有关。

(2)体液过多与右心衰竭致体静脉淤血、水钠潴留、低蛋白血症有关。

(3)活动无耐力与心排出量下降有关。

三、护理措施

1. 即刻护理

将患者置于坐位或半卧位，双腿下垂，以减少静脉回流，减轻心脏负担。

注意患者体位的舒适性与安全性，必要时加用床档以防患者坠床。

2. 氧疗

首先应保持呼吸道通畅，及时清除气道分泌物。立即用鼻导管给氧，流量为 $6\sim8$ L/min，肺水肿患者泡沫痰明显时，湿化瓶内可放入 $20\%\sim30\%$ 的酒精湿化，可使泡沫表面张力降低而破裂，有利于改善通气，病情特别严重者可予面罩给氧或无创机械通气支持。

3. 开放静脉通道

开放两条静脉通道，遵医嘱正确使用药物，观察疗效与不良反应。

(1)吗啡：给予吗啡 $3\sim5$ mg 静脉注射，患者常因呼吸困难而精神紧张、烦躁不安，导致全身耗氧量和心脏负担加重。吗啡可使患者镇静，降低心率，同时扩张小血管而减轻心脏负荷。必要时 15 min 后重复一次。使用时注意观察患者有无出现意识改变和呼吸抑制的表现。老年患者应减量或改为肌内注射。

(2)快速利尿剂：呋塞米 $20\sim40$ mg 静脉注射，4 h 后可重复一次，可迅速利尿，有效降低心脏前负荷。使用时应熟悉常用利尿剂的名称、应用方法及剂量，观察药物的不良反应，记录尿量及入水量，测量血压、心率，检查精神状态、皮肤弹性、周围静脉充盈度。大剂量强效利尿剂静脉注射速度宜慢或改为静脉滴注。

(3)血管扩张剂：可选用硝普钠、硝酸甘油或酚妥拉明等静脉滴注，需监测血压，有条件者可用输液泵控制滴速。根据血压调整剂量，严格按照医嘱用药维持收缩压在 $90\sim100$ mmHg 左右。①硝普钠：为动、静脉扩张剂，静脉注射起效快，一般剂量每分钟 $12.5\sim25$ μg；硝普钠见光容易分解，宜现用现配，避光保存，连续使用不得超过 24 h；硝普钠含有氰化物，不得与其他药物配伍及应用同一静脉通路。②硝酸甘油：可扩张小静脉，降低回心血量，患者对本药的耐受性差异较大，使用时应注意观察；一般从 10 μg/min 开始，每 10 min 调整一次每次增加 $5\sim10$ μg。③洋地黄制剂：尤其适用于心房颤动伴快速心室率或已知有心脏增大伴左心室收缩功能不全者，可选用毛花苷 C 缓慢静脉注射，首剂 $0.4\sim0.8$ mg，2 h 后可酌情再给 $0.2\sim0.4$ mg，急性心肌梗死患者 24 h 内不宜使用。④氨茶碱：适用于伴支气管痉挛的患者，对解除支气管痉挛特别有效，并有一定的正性肌力及扩张血管、利尿的作用。

4. 病情观察

注意体温、脉搏、呼吸、血压的变化，注意早期心力衰竭的表现，尤其警惕左心衰竭患者出现的夜间阵发性呼吸困难。如发现患者出现血压下降，脉搏加快时要警惕心源性休克的发生。由于心排出量下降，脑供血不足、缺氧及二氧化碳增高，常出现头晕、烦躁、迟钝、嗜睡、昏厥等表现，及时发现有利于早期、准确地诊断。注意观察心率的快慢、心律的规则与否、心音的强弱等情况，有条件最好做心电监护并及时记录，以便于及时处理。如患者出现心率>130 次/分钟或<40 次/分钟、心率突然加倍或减半、心律不规则应及时报告医生。

5. 心理护理

恐惧或焦虑可使呼吸困难加重，所以医护人员在抢救时应保持镇静、操作熟练、忙而不乱，对待患者要态度和蔼、诚恳热情、耐心细致、体贴入微；帮助患者增强信心，配合治疗。

6.其他

病床旁应准备好除颤器、吸痰器等抢救器材,并将抢救车推至病房内,密切观察监护仪。计算各种静脉滴注药物的剂量,防止剂量不足或过量。同时做好漂浮导管检查或脉波指示连续心排血量监测(PiCCO)的术前准备和术后的各项准备工作。

7.健康指导

积极治疗原发心血管疾病,避免各种诱发因素;掌握活动量,以不出现心悸、气促为度,保证充分睡眠;按医嘱按时服药,定期门诊随访;避免饮食过饱及控制钠盐摄入,指导食谱的选择。防止呼吸道感染。

(崔妍婷)

第二节　急性心包炎

急性心包炎是由于心包脏层和壁层发生急性炎症所引起的以胸痛、心包摩擦音和一系列心电图改变为特征的综合征,可同时合并心肌炎和心内膜炎,也可作为唯一的心脏病损而出现。其病因很多,大多继发于全身性疾病,临床上以非特异性、结核性、化脓性和风湿性心包炎较为常见,近年来,病毒感染、肿瘤及心肌梗死性心包炎发病率明显增多。

一、临床表现

1.症状

(1)心前区疼痛:常于体位改变、深呼吸、咳嗽、吞咽时发生。卧位尤其当抬腿或左侧卧位时加剧,坐位或前倾位时减轻。疼痛通常局限于胸骨下或心前区,常放射到左肩、背部、颈部或上腹部,偶向下颌、左前臂和手放射。有的心包炎疼痛较明显,如急性非特异性心包炎;有的则轻微或完全无痛,如结核性和尿毒症性心包炎。

(2)心脏压塞的症状:可出现呼吸困难、面色苍白、烦躁不安、发绀、乏力、上腹部疼痛、水肿、甚至休克。

(3)心包积液对邻近器官压迫的症状:肺、气管、支气管和大血管受压迫引起肺淤血,肺活量减少,通气受限制,加重呼吸困难,使呼吸浅而速。患者常自动采取半卧坐位,使心包渗液向下及向前移位,以减轻压迫症状。气管受压可产生咳嗽和声音嘶哑。食管受压可出现咽下困难症状。

(4)全身症状:心包炎本身亦可引起畏寒、发热、心悸、出汗、乏力等症状,与原发疾病的症状常难以区分。

2.体征

(1)心包摩擦音:是急性纤维蛋白性心包炎的典型体征。在胸骨左缘第三、四肋间、胸骨下部和剑突附近最清楚。常仅出现数小时、数天、数星期不等。当渗液出现两层心包完全分开时,心包摩擦音消失;如两层心包有部分粘连,虽有大量心包积液,有时仍可闻及摩擦音。在心前区听到心包摩擦音,就可作出心包炎的诊断。

(2)心包积液:积液量在 200 mL 以上或渗液迅速积聚时产生以下体征。①心脏体征:心尖冲动减弱、消失或出现于心浊音界左缘内侧处；心浊音界向两侧扩大，相对浊音区消失，患者由坐位转变为卧位时第二、三肋间的心浊音界增宽；心音轻而远，心率快；少数患者在胸骨左缘第三、四肋间可听得舒张早期额外者（心包叩击音），此音在第二心音后 0.1 s 左右，声音较响，呈拍击样。②左肺受压迫的征象：有大量心包渗液时，心脏向后移位，压迫左侧肺部，可引起左肺下叶不张；左肩胛肩下常有浊音区，语颤增强，并可听到支气管呼吸音。③心脏压塞的征象：快速心包积液，即使仅 100 mL，可引起急性心脏压塞，出现明显的心动过速，如心排血量显著下降，可产生休克；当渗液积聚较慢时，除心率加速外，静脉压显著升高，可产生颈静脉怒张，搏动和吸气时扩张，肝大伴触痛，腹腔积液，皮下水肿和肝-颈静脉反流征阳性等体循环淤血表现；可出现奇脉。

二、辅助检查

1.实验室检查

原发病为感染性疾病可出现血白细胞计数增加、红细胞沉降率增快及 C 反应蛋白浓度增加。

2.X 线检查

渗出性心包炎心包积液量＞300 mL 时，心脏阴影向两侧扩大，上腔静脉影增宽及心膈角呈锐角，心缘的正常轮廓消失，呈水滴状或烧瓶状，心脏随体位而移动。心脏搏动减弱或消失。

3.心电图检查

其改变取决于心包脏层下心肌受累的范围和程度。①常规 12 导联（aVR 导联除外）有 ST 段弓背向下型抬高及 T 波增高，一天至数天后回到等电位线；②T 波低平、倒置，可持续数周至数月或长期存在；③可有低电压，大量积液时见电交替；④可出现心律失常，以窦性心动过速多见，部分发生房性心律失常，还可有不同程度的房室传导阻滞。

4.超声心动图检查

超声心动图检查对诊断心包积液和观察心包积液量的变化有重要意义。M 型或二维超声心动图均可见液性暗区可确诊。

5.心包穿刺

心包穿刺对心包炎性质的鉴别、解除心脏压塞及治疗心包炎均有重要价值。①心包积液测定腺苷脱氨酶（ADA）活性，≥30 U/L 对结核性心包炎的诊断有高度的特异性；②抽取定量的积液可解除心脏压塞症状；③心包腔内注入抗生素或化疗药物可治疗感染性或肿瘤性心包炎。

6.心包活检

心包活检可明确病因。

三、治疗原则

急性心包炎的治疗与预后取决于病因，因此诊治的开始应着眼于筛选能影响处理的特异性病因，检测心包积液和其他超声心动图异常，并给予对症治疗。胸痛可以服用布洛芬600～800 mg，每天 3 次，疼痛消失可以停用，如果对非甾体抗感染药物不敏感，可能需要给予糖皮质激素治疗，泼尼松 60 mg 口服 1 d 1 次，1 周内逐渐减量至停服，也可以辅助性应用麻醉类镇痛剂。

急性非特异性心包炎和心脏损伤后综合征患者可有心包炎症反复发作成为复发性心包

炎,可以给予秋水仙碱 0.5～1 mg,1 d 1 次,至少 1 年,缓慢减量停药。如果是心包积液影响了血流动力学稳定,可以行心包穿刺,病因明确后应该针对病因进行治疗。

四、护理评估

1. 健康史

评估患者有无结核病史和近期有无纵隔、肺部或全身其他部位的感染史;有无风湿性疾病、心肾疾病及肿瘤、外伤、过敏、放射性损伤的病史。

2. 身体状况

(1)全身症状:多由原发疾病或心包炎症本身引起,感染性心包炎常有畏寒、发热、肌肉酸痛、大汗等全身感染症状,结核性心包炎还有午后低热、盗汗、乏力等。

(2)心前区疼痛:为最初出现的症状,是纤维蛋白性心包炎的重要表现,多见于急性非特异性心包炎和感染性心包炎(不包括结核性心包炎)。部位常在心前区或胸骨后,呈锐痛或刺痛,可放射至颈部、左肩、左臂、左肩胛区,也可达上腹部,于体位改变、深呼吸、咳嗽、吞咽、左侧卧位时明显。

(3)呼吸困难:是渗出性心包炎最突出的症状。心脏压塞时,可有端坐呼吸、呼吸浅快、身体前倾和口唇发绀等。

(4)心包摩擦音:是心包炎特征性体征,在胸骨左缘第 3～4 肋间听诊最清楚,呈抓刮样粗糙音,与心音的发生无相关性。部分患者可在胸壁触到心包摩擦感。

(5)心包积液征及心脏压塞征:心浊音界向两侧扩大,并随体位改变而变化,心尖搏动弱而弥散或消失,心率快,心音低而遥远。颈静脉怒张、肝大、腹腔积液、下肢水肿。血压下降、脉压变小、奇脉,甚至出现休克征象。

(6)其他:气管、喉返神经、食管等受压,可出现刺激性咳嗽、声音嘶哑、吞咽困难等。

3. 心理状况

患者常因住院影响工作和生活,因心前区疼痛、呼吸困难而紧张、烦躁,急性心脏压塞时可出现昏厥,患者更感到恐慌不安。

五、护理诊断

(1)疼痛(心前区疼痛)与心包纤维蛋白性炎症有关。

(2)气体交换受损与肺淤血及肺组织受压有关。

(3)心排出量减少与大量心包积液妨碍心室舒张充盈有关。

(4)体温过高与感染有关。

(5)焦虑与住院影响工作、生活质量及病情重有关。

六、护理措施

1. 一般护理

(1)卧床休息,取半卧位。给予持续低流量氧气吸入。

(2)胸痛明显者可遵医嘱给予镇痛药、镇静剂。

(3)采取高热量、高蛋白、高维生素易消化饮食,水肿者应限制钠盐摄入。保持大便通畅。

(4)护士应积极与患者交谈接触、宽慰,给予生活上的帮助,使患者有安全感,有利于配合治疗。

2.重点护理

（1）病情观察

1）观察生命体征的变化，有无呼吸困难及呼吸频率、呼吸节律的改变。

2）心前区疼痛的性质、程度及有无放射，是否随呼吸或咳嗽而加重。

3）有无心脏压塞的征象。

4）观察应用药物的反应及不良反应。

（2）症状护理

1）定时测量体温：密切观察体温变化，及时做好降温护理，保持衣服干燥，并做好记录。

2）一旦发现患者出现心包积液引起心脏压塞征象时，立即通知医师并协助抢救。做好心包穿刺术准备并做好患者的解释工作，协助医师进行心包穿刺并做好术后护理。

3）呼吸困难者给予半卧位或前倾卧位，以及氧气吸入。

4）手术治疗：护士应积极做好患者术前的准备工作及术前指导工作。

（3）合并水肿时的护理

1）遵医嘱予利尿剂、强心药等治疗，并观察疗效，准确记录 24 h 出入量。

2）指导患者饮食，以低钠食物为主。

3）抬高水肿的下肢，穿宽松的衣服，保持床单位的整洁。

4）病情允许，适当进行活动，经常变换体位。

七、健康教育

1.疾病知识指导

帮助患者及时了解相关知识，缓解心理压力，消除焦虑，保持情绪稳定，可减轻心脏负担，促进恢复。

2.饮食指导

心包炎患者的机体抵抗力减弱，应注意充分休息，加强营养。

（1）给予高热量饮食：高热量饮食是在平常饮食基础上，另外供给高糖类食品以增加热量。一般在三餐基本饭食以外，可在上、下午或晚间各加点心 1 次。有条件的可采用牛乳、豆浆、藕粉等甜食，另加蛋糕、面包、饼干之类。

（2）给予高蛋白饮食：富含蛋白质的食物可分为豆类、山产类、动物内脏、肉类、家禽类、水产类、蛋类等。

（3）给予易消化的饮食：易消化的食物有青菜、豆腐、绿豆粥、鲜奶、各类蛋、鱼、瓜类，如冬瓜、丝瓜、苦瓜、水瓜、黄瓜，还有西红柿、白菜等。助消化的食物肯定易消化，如山楂、萝卜等。

3.出院指导

继续进行药物治疗，教会患者如何正确服药及观察疗效、不良反应。

告知患者大多数心包炎可以治愈。结核性心包炎病程较长，鼓励患者坚持治疗；而急性非特异性心包炎则易复发，部分患者可演变为慢性缩窄性心包炎，因此应加强日常生活的护理，定期复查。

（侯君子）

第三节　心脏性猝死

心脏性猝死是指由心脏原因引起的突发的不可预测的自然死亡,患者可伴或无心脏病史,常在急性症状发作后1 h内发生生物学死亡。

一、临床表现

该病主要临床表现是心搏骤停和呼吸停止。可依次出现以下症状和体征。

①心音消失;②脉搏触不到,血压测不出;③意识突然丧失,若伴抽搐,称之为阿-斯综合征,发作可自限,数秒或1~2 min可恢复,持续时间长可致死;④呼吸断续,呈叹息样,随后停止;⑤昏迷;⑥瞳孔散大。

判断心搏骤停最主要的特征是意识丧失和大动脉搏动消失。心源性猝死患者的心电图表现有三种类型:心室颤动、窦性静止及心脏电-机械分离。

二、护理诊断

患者出现心搏骤停和呼吸停止是猝死的主要表现。室颤、窦性静止及心脏电-机械分离是心源性猝死患者心电图表现的三种类型。

三、护理措施

1.一般护理

(1)卧床休息:绝对卧床休息,严禁搬动,不要摇晃患者。用最短的时间判断患者有无呼吸和心跳,若没有立刻进行心肺复苏。

(2)吸氧:医院内患者常用呼吸机,开始可以给予100%浓度的氧气,然后根据血气分析结果进行调整。改善心肌缺氧,降低心肌耗氧量,缓解胸闷、气促等症状,纠正低氧血症。

(3)迅速建立两条静脉通路:此类患者病情发展快,使用药物复杂,只有保持有效的静脉通路才能及时有效地用药。一路静脉输注抗心律失常药物,同时另一路可以静脉输注营养心肌等药物。建立静脉通道时首选一次性静脉套管针,为使急救药尽快显效,同时考虑到有些患者需行急诊介入手术,为方便医生手术,应首选左侧上肢静脉(如前臂静脉、头静脉)穿刺和给药,以提高患者抢救成功率。

(4)心理护理:心源性猝死患者发病突然,复苏后一般均有不同程度的紧张、恐慌,甚至濒死感。因此在患者病情平稳时,应允许家属陪护以激励患者的求生欲,并向患者及家属讲述心理因素在疾病治疗过程中的重要性,鼓励患者注意休息,坚持治疗,减轻思想负担。

2.重点护理

(1)建立人工循环:检查颈动脉搏动,如动脉搏动消失,立即胸外按压。按压节律均匀,切忌用力猛击造成胸骨或肋骨骨折和血气胸等并发症。胸外按压连续进行,直至心跳恢复。如需描记心电图、心内注射或更换操作者,间断时间不宜超过10 s。

(2)畅通气道:应迅速畅通气道,这是复苏成功的重要步骤。采用仰头抬颏法开放气道,即术者将一手置于患者前额加压使患者头后仰,另一手的示指、中指抬起下颏,使下颏尖、耳垂的连线与地面垂直,以通畅气道。迅速清除患者口中异物和呕吐物,必要时使用吸引器,取下活动性义齿。

（3）人工呼吸：迅速确定呼吸是否停止。若无自主呼吸，即行口对口人工呼吸。用手捏住患者鼻孔，深吸一口气，用口唇把患者的口全部罩住然后缓慢吹气。在人工呼吸过程中应注意观察患者的胸廓运动，参照其胸廓起伏情况控制吹气量。避免发生胃胀气而导致胃内容物反流。如患者出现胃胀气，应将其侧转并压迫上腹部，排出胃气后继续进行心肺复苏。

（4）严密心电监护：心脏危象往往突然发生，有效的心电监护能够及时提供心脏信息，心电图的表现是识别症状的重要依据，故心电监护及心电图检查对恶性心律失常的识别至关重要。护理人员应认真监护患者心电波形，当出现频发室性期前收缩、多源性室性期前收缩、短阵室性心动过速时应立即通知医生。注意电极片贴放的位置要避开电复律的位置。

四、健康教育

1.定期体检

不管心脏病患者还是身体健康的人都应定期进行体检，因为心血管疾病以及心脏性猝死经常会"盯"上貌似健康的人，尤其是心脏有器质性病变而症状又不明显的中年人。

2.戒烟

吸烟的危害很大，吸烟者的冠心病发病率较不吸烟者高3.6倍。吸烟与其他危险因素，如高血压、高胆固醇有协同作用，可以使冠心病心绞痛、急性心肌梗死的发病危险性成倍增加。

3.平衡膳食

摄入高蛋白质、易消化的食物，如鱼、鸡、牛奶、大豆等；宜吃植物食用油，如花生油、玉米油等；多食富含粗纤维的粗粮、蔬菜，多食新鲜瓜果增加维生素的摄入，控制甜食，低盐饮食，少吃煎、炸、熏、烤和腌制食品。另外，进餐不宜过饱。

4.控制体质量

防止肥胖给心血管系统带来负担。据研究表明，体质量超过标准5 kg，心脏的负担即增加10%。

5.避免精神过度紧张

精神紧张可使血压升高，心脏负担加重。精神过度紧张还会诱发心律失常。而情绪激动很容易诱发冠心病心绞痛发作，甚至还可以使已患有心血管疾病的老年人发生心肌梗死等意外。因此，要做好自我调整，让情绪平和。

6.积极治疗原有疾病

例如高血压、冠心病、糖尿病等。

7.生活要有规律

规律的生活起居包括按时起床、定时进餐、适量锻炼、按时睡眠、适当休息、注意劳逸结合、保持良好的卫生习惯。

8.适量运动

适量的体育锻炼可以改善心血管功能，使身体的血液循环，特别是微循环得到改善。步行是最简单而安全的运动。步行可以使心脏收缩加强，心跳加快，血流加速，使冠状动脉的血流量增多，从而使心脏及全身适应步行运动的需要。

9.谨防感冒和保持大便通畅

对于心脏病患者来说，感冒和便秘都可能成为猝死的诱因。

（李冰洁）

第四节　心源性休克

一、概述

心源性休克是由于心脏泵功能衰竭,不能维持其最低限度的心排出量,导致血压下降,重要脏器和组织供血严重不足,引起全身性微循环功能障碍,从而出现一系列以缺血、缺氧、代谢障碍及重要脏器损害为特征的病理生理过程。常见的病因是急性大面积心肌梗死、重症心肌炎、晚期心肌病时的泵衰竭、严重心脏瓣膜病变、恶性心律失常或急性右心衰竭等。心源性休克病死率极高,国内报道为70%~100%,及时、有效的综合抢救可增加患者生存的机会。

二、治疗原则

①维持血压在12/8 kPa以上,保证全身组织器官的血液供应;使用多巴胺、去甲肾上腺素、肾上腺素等。②有效止痛和镇静,减少氧耗。③经鼻导管供氧5~8 L/min;意识不清或动脉血二氧化碳分压上升时,应做气管内插管,行辅助呼吸,纠正低氧血症。④若血容量不足,根据肺毛细血管楔压、动脉血氧饱和度和心排出量来补液,保证有效循环血量,并保持电解质平衡;肺毛细血管楔压应控制在2.67~3.2 kPa,CVP的上升限于1.47~1.96 kPa,并结合临床肺水肿体征适当掌握输液量和速度。⑤及时做出病因诊断,针对病因治疗。⑥正性肌力药:多巴酚丁胺、米力农等。⑦血管扩张药:硝普钠等。⑧利尿。⑨纠正心律失常。⑩积极控制感染。⑪维持内环境稳定,纠正酸碱平衡失调;纠正电解质紊乱。⑫机械性辅助循环:主动脉内球囊反搏(IABP)、左室或双室辅助装置。⑬防治并发症,积极保护肾、脑、肺、肝等重要器官功能。

三、护理评估

1.评估血流动力学状态

收缩压<12 kPa或原有高血压者,其收缩压下降幅度超过4 kPa;心脏指数≤2.2 L/(min·m²),且肺毛细血管楔压≥2 kPa。

2.评估心源性休克的症状和体征

神志淡漠、反应迟钝、烦躁不安,甚至昏迷、口渴、皮肤苍白、湿冷、肢端冰冷、青紫、口唇发绀、尿少或无尿(≤30 mL/h)、呼吸急促、心动过速、脉搏细弱或触不到、血压低甚至测不到,可同时合并急性肺水肿表现。

3.辅助检查和监测结果的评估

(1)有关的化验检查:血、尿常规、肝肾功能、电解质、血糖、血气分析、心肌标志物、心力衰竭标志物、凝血功能等。

(2)无创仪器检查:心电图、胸部X线片检查、超声心动图等。

(3)有创检查:漂浮导管,CVP等。

(4)持续监测项目:持续心电监测、持续有创血压监测、持续无创血氧饱和度监测。

4.心理状况评估

有无紧张、恐惧、焦虑等。

四、护理要点

(1)护士应紧急对患者进行心电、呼吸、血压、血氧饱和度等监护,严密观察病情变化,注意神志情况,如有无烦躁、淡漠、兴奋、恐惧、谵妄甚至昏迷,有无皮肤湿冷、花斑、发绀;及时了解患者的心率、心律、体温、呼吸、血压、尿量、瞳孔、胸痛的变化,积极配合医师进行抢救。

(2)建立静脉通路,尽可能行深静脉穿刺术,在便于抢救用药的同时能随时监测CVP;对于测不到外周血压的患者,要及时行有创血压监测,以及时了解血压情况;必要时,配合医生行漂浮导管检查,监测右房压、肺动脉压、肺毛细血管楔压等的变化。

(3)绝对卧床休息,床头抬高15°～20°,并将下肢抬高20°～30°,以减少腹腔器官对心肺的压迫,利于呼吸与促进冠状循环,并利于下肢静脉的回流。这样既可促进休克的恢复,又可使患者感到舒适。

(4)保持上呼吸道通畅,当患者意识不清时,舌根容易后坠,此时应去掉枕头,使前颈部伸展。

(5)采用开放面罩或麻醉机给予较高流量的氧气吸入,一般为4～6 L/min,待血氧饱和度明显改善可降至2～4 L/min,以改善组织器官的缺氧、缺血及细胞代谢障碍,直到病情明显好转为止。保持呼吸道通畅,当呼吸衰竭发生时,应立即行气管插管,给予呼吸机辅助呼吸。

(6)严密观察尿量,必要时留置导尿,准确记录出入量,注意电解质情况,做好护理记录。

(7)应注意观察大面积心肌梗死的患者在应用吗啡、哌替啶等药物后的血压变化;将患者取侧卧位,避免呕吐时窒息。

(8)遵医嘱使用升压药及血管扩张药,以提高血压及改变循环状况。对使用大剂量升压药的患者,在更换升压药时应尽量使用泵对泵,即提前配置好同剂量的升压药并与患者的静脉连接,打开泵,确认药液输入后再关闭输完的同种的升压药,避免由于升压药中断造成血流动力学改变。

(9)若无条件做深静脉穿刺,应格外注意大剂量的血管收缩药物对患者血管的影响,避免皮肤坏死。

(10)注意保暖,但不要在患者体表加温,以免引起皮肤血管扩张,破坏人体的调节作用,对纠正休克不利;最好不用热水袋,以加盖棉被为佳。寒冷可加重休克,故应维持正常体温。做好口腔及皮肤护理,预防压疮及肺部并发症的发生。

(11)合理补充液体,输液速度要按医嘱执行,避免出现肺水肿。

(12)做好口腔护理,预防肺部感染。

(13)注意加强营养,供给足够的热量,给予高维生素、高蛋白质、低脂肪为主的流质或半流质饮食,鼓励进食,如不能进食者可给予鼻饲或静脉高营养。

(14)对实施IABP或其他机械辅助治疗的患者,应按IABP或机械辅助治疗术后护理常规护理。

五、健康宣教

①积极治疗原发病;②遵医嘱按时服药,不得随意停药、改药;③戒烟、酒,规律生活,放松精神;④定期到门诊复查;⑤如有病情变化,及时就医。

(黎张双子)

第五节　慢性心力衰竭

慢性心力衰竭(chronic heart failure,CHF)又称充血性心力衰竭和慢性充血性心力衰竭,是多数心血管疾病的主要死亡原因。

一、护理评估

(一)病史

详细询问患者有无冠心病、高血压、风湿性心瓣膜病、心肌炎、心肌病等病史;有无呼吸道感染、心律失常、劳累过度等诱发因素。是否有夜间睡眠中憋醒,不能平卧或活动后心悸、气促,甚至休息状态下的呼吸困难。若有劳累性呼吸困难,还需了解患者产生呼吸困难的体力活动类型,如快步行走、上楼或洗澡等;有无咳嗽、咳痰或痰中带血;有无疲乏、头晕、失眠等。以上症状常是左心衰竭患者的主诉。对于右心衰竭的患者,应了解患者是否有恶心、呕吐、食欲缺乏、体质量增加及身体低垂部位水肿。既往病史及相关检查和目前的用药情况,病情是否有加重趋势。

(二)身体状况

临床上根据病变的心腔和临床表现,可分为左心、右心和全心衰竭。

1.左心衰竭

主要为肺循环淤血的症状和体征。

(1)症状

1)呼吸困难:是左心衰竭最早出现和最重要的症状,为肺淤血和肺顺应性降低导致肺活量减少的结果。在不同情况下肺淤血的程度有差异,因而呼吸困难的表现有以下不同形式。

①劳力性呼吸困难;②端坐呼吸;③夜间阵发性呼吸困难,重者则可发展为肺水肿。

2)咳嗽、咳痰和咯血:系肺泡支气管黏膜淤血所致,痰常呈白色泡沫样浆液性,有时带血而呈粉红色泡沫样痰。咯血可由肺毛细血管或支气管黏膜下静脉破裂所致。

3)其他症状:心排出量降低所致的倦怠、乏力等。严重时,由于脑缺血、缺氧可出现烦躁或嗜睡、精神错乱等。

(2)体征:除原有的心血管疾病体征外,左心室增大,可发生相对性左房室瓣关闭不全而出现心尖区收缩期吹风样杂音,心率增快,心尖部舒张期奔马律,两肺底湿性啰音,若继发支气管痉挛,可伴有哮鸣音或干啰音。偶有胸腔积液,以右侧多见。部分病例可有交替脉。严重者有发绀。

(3)急性肺水肿:急性肺水肿是急性左心衰竭最严重表现。表现为极度呼吸困难,伴有窒息感,被迫端坐呼吸,咳出大量白色或粉红色泡沫痰。两肺满布湿啰音及哮鸣音。心率增快,心尖舒张期奔马律。血压在起始时可升高,以后可降至正常或低于正常。如不及时抢救,可引起神志模糊,休克或窒息而死亡。急性肺水肿的发生机制是肺静脉压显著增高,肺毛细血管超过渗透压后,血浆渗入肺间质及肺泡内,使气体交换发生障碍。

2.右心衰竭

主要为体循环静脉回流受阻和静脉压增高,引起脏器淤血及缺氧所致。

(1)症状

1)水肿:多由下肢开始,如踝部、胫骨前、卧位时臀部显著等。因水肿最早出现在身体的下垂部位,故又称下垂性浮肿。多在白天活动后于傍晚加重,经休息一夜后可消退或减轻。随着病情发展可发生全身性浮肿,甚至出现胸腔积液或腹腔积液。

2)颈静脉充盈:右心衰竭的早期表现,是静脉压增高的表示。当静脉压显著升高时,身体其他部位的表浅静脉也充盈,并可见颈静脉搏动,肝颈静脉回流征阳性。

3)内脏淤血:①肝淤血;②肾淤血;③胃肠道淤血。

4)发绀:是静脉血氧低下所致。首先出现于循环末端,如指端、口唇、耳郭等部位。右心衰竭比单一左心衰竭时发绀更重。

(2)体征

1)心脏扩大:右心衰竭时,右心室肥厚,在胸骨左缘或剑突下心脏搏动增强。如右心衰竭继发于左心衰竭,则见全心明显增大。心力衰竭好转时,扩大的心腔可以回缩变小。右心衰竭时,心率增快,部分患者可在胸骨左缘相当于右心室表面听到舒张期奔马律,右心室明显扩大,形成功能性三尖瓣关闭不全,产生三尖瓣区收缩期杂音,吸气时杂音增强。

2)颈静脉怒张:患者半卧位时,可见膨胀的颈外静脉超出胸骨柄水平。当按压肿大的肝脏时,可引起颈静脉充盈加剧,称肝-颈回流征阳性。如舌下静脉亦有明显怒张,则表示有明显静脉压升高,是右心衰竭比较早的表现。

3)肝大和压痛:充血性肝大,触诊时常在剑突下明显触及,边缘钝圆,有弹性、膨胀感及明显压痛。随着心力衰竭好转或恶化,肝大可短期内减轻或加剧。长期慢性右心衰竭可引起心源性肝硬化,肝脏扪诊质地较硬,压痛可不明显,常伴有黄疸、脾大、腹腔积液及慢性肝功能损害。

4)水肿:是右心衰竭较晚的表现,常表示钠水潴留在 $4\sim5$ kg 以上。水肿从低垂部位开始,因为起初患者尚能自由活动。夜晚时,两下肢出现水肿,逐渐上升。待被迫卧位时,水肿以骶尾部明显,严重者可全身水肿及胸、腹腔积液。

5)胸腔积液和腹腔积液:胸腔积液多见于右侧,也可为双侧胸腔积液。腹腔积液常发生在疾病的晚期。

3.全心衰竭

左右心衰竭的临床表现并存,右心衰竭时因排出量减少,可使左心衰竭的肺淤血临床表现减轻或不明显。

(三)实验室及其他检查

1.X 线检查

左心衰竭可见心影增大,有间质性肺水肿或肺淤血。右心衰竭可见心影增大,有时可见上腔静脉扩张及搏动。

2.血流动力学监测

左心衰竭肺毛细血管楔压达 $2.67\sim3.33$ kPa,心脏指数 <2.2 L/(m^2 · min)。

3.静脉压测定

右心衰竭时静脉压升高。

4.肺活量测定

左心衰竭时肺活量降至 $1\,000$ mL 左右,肺残气增加;右心衰竭时最大通气量、时间肺活量均降低。

5.心电图

左心功能不全时,在心电图上 V_1 导联的 P 波终末负电势(PtV_1)增大,其值≤-0.03 mm·s。

二、护理目标

①活动耐力增加;②保持良好的气体交换状态;③水肿减轻或消失;④患者焦虑感减轻或消失;⑤患者了解疾病有关防治常识。

三、护理措施

(一)一般护理

(1)保持病室安静,室温适宜,空气新鲜。根据心功能的情况安排休息:心功能Ⅰ级,不限制一般的体力活动,适当参加体育锻炼,但必须避免剧烈运动和重体力劳动;心功能Ⅱ级,适当限制体力活动,增加午睡时间,强调下午休息,可不影响轻体力劳动和家务劳动;心功能Ⅲ级,严格限制一般的体力活动,每日有充分的休息时间,但日常生活可以自理或在他人协助下自理;心功能Ⅳ级,绝对卧床休息,生活由他人照顾,患者采取坐位或半卧位,病情好转后可逐渐增加活动量,活动量的增加以不出现症状为限。

(2)给予低钠、清淡、易消化、不胀气、富含维生素的食物,每日钠盐的摄入量在 5 g 以下,如心功能Ⅲ级、Ⅳ级,则钠盐的摄入量应分别在 2.5 g 和 1 g 以下,应用利尿剂者可适当放宽;限制含钠量高的食品如发酵面食、腌制品、碳酸饮料等。注意少量多餐,尤其晚餐宜少。此外,在应用排钾利尿剂时,应适当补充含钾丰富的食物,如深色蔬菜、瓜果、红枣、蘑菇、豇豆等。

(3)根据患者缺氧程度调节给氧的流量,一般为 2~4 L/min,肺心病患者应为 1~2 L/min 持续吸氧。

(4)饮食中需增加粗纤维食物,必要时给缓泻剂或开塞露塞肛,保持大便通畅。对不习惯床上使用便器的患者,若病情许可,可小心扶起使用床边便椅。注意不能使用大剂量液体灌肠。

(5)要鼓励患者说出内心的感受,鼓励家属探视患者,指导患者进行自我心理调整。对高度焦虑、情绪不易放松的患者可遵医嘱应用小量镇静剂。

(二)病情观察与护理

对心功能不全住院的患者,需每日按时测量体温、呼吸、心率、脉搏及血压。对患有心血管疾病的患者,在测量心率、脉率时,不应少于 1 min。本病需注意观察以下几点。

(1)观察患者的呼吸状态,必须加强夜间巡视,发现患者不能入眠、烦躁、不能平卧、呼吸短促、伴有咳嗽或有阵发性夜间呼吸困难,提示患者的病情尚未控制,应给予取半卧位,吸氧,同时报告医生,按医嘱给予用药。

出现急性肺水肿时护理应注意:①协助患者采取端坐位,两腿下垂;②四肢轮流结扎止血带;③鼻导管持续高流量吸氧 4~6 L/min,必要时给予 50% 酒精湿化吸氧,氧流量 6~8 L/min;④遵医嘱给予镇静剂,皮下注射吗啡或杜冷丁,安慰患者不要紧张、恐惧,以消除顾虑;⑤遵医嘱迅速给予强心、利尿及血管扩张剂、激素治疗,并密切观察患者的面色、心率、心律、血压、神志等变化并准确记录;⑥症状缓解后,仍需继续密切观察病情,以免病情反复。

(2)对于有大咯血患者,应注意安定患者情绪,测量血压,记录咯血的时间、量及颜色,及时报告医生,按医嘱给予治疗措施。

（3）注意观察水肿的消长情况，每日测量体质量，准确记录出入量。遵医嘱正确使用利尿剂，在应用快速利尿药时；最好在上午注射，以使患者在白天利尿，有利于夜间休息；如尿量过多，必要时可建议医生减量或停用利尿剂，对严重水肿的患者，应给予按时翻身，保持床铺平整干燥。大量利尿者应测血压、脉搏和抽血查电解质，观察有无利尿过度引起的脱水、低血容量和电解质紊乱的表现，尤其是应用排钾利尿剂后有无乏力、恶心呕吐、腹胀等低钾表现。对于利尿反应差者，应找出利尿不佳的原因，如了解肾脏功能情况，是否存在低血压、低血钾、低血镁或稀释性低钠血症，及用药是否合理等。

（4）遵医嘱给予扩血管药物时，应注意观察和预防药物的不良反应，应用血管扩张药物前测血压、心率，调整静脉滴数，如出现胸闷、出汗、气急、脉速、恶心、呕吐等不良反应时，应通知医生，立即停止注射。口服血管扩张剂时，应从小剂量开始，防止患者出现体位性低血压。

（5）应用洋地黄类药物应注意：①使用洋地黄前，应先测心率（律），如心率＜60 次/分钟或出现室性期间收缩，应暂缓给药并及时与医生联系；②由于洋地黄治疗量和中毒量接近，而且个体对洋地黄的反应有差异，使用时应注意观察有无恶心、呕吐、食欲缺乏或头昏、头痛、嗜睡、视力模糊、黄视等洋地黄毒性反应，如有上述情况，应停用洋地黄及利尿剂，并报告医生，协助处理；③在应用洋地黄药物期间，不宜同时服用钙剂，以免与洋地黄起协同作用而导致中毒；④老年人、肺心病、心肌炎及心肌梗死并发心功能不全需用洋地黄药物时，由于其敏感性较强，易造成中毒，故剂量宜适当减少，不宜长期应用；⑤静脉给药时应用 5％～20％ 的葡萄糖溶液稀释，混匀后缓慢静推，一般不少于 10～15 min，用药时注意听诊心率及节律的变化。

（6）注意休克的临床表现，观察患者面色、神志、呼吸、血压、心率、心律及尿量的变化，测心率至少一分钟以上。

（7）对必须静脉输液、输血的患者，应注意每天输液量不宜过多。输液量原则是量出为入，入量略少于出量。成人每天以 750～1 000 mL 为宜，以糖液为主，糖盐比例一般是 2∶1，同时补充钾盐，以防因糖的氧化及利尿作用而发生低钾血症。应严格掌握静脉滴注速度，一般每分钟在 20～30 滴。也不宜过慢，以免影响用药效果及影响患者休息，使患者过于劳累，而促发心力衰竭加重。输血量应掌握为少量多次，滴注速度不应超过每分钟 20 滴。

（8）患者突然胸痛、呼吸急促、发绀，且有咳血时，需考虑可能因下肢静脉血栓或右心室内附壁血栓脱落，随血流进入肺内而并发肺栓塞或肺梗死，应立即给予吸氧，测血压，同时做好 X 线检查准备，协助医生进行处理。

（闫灵君）

第六节　病毒性心肌炎

病毒性心肌炎是指嗜心肌病毒感染引起的、以心肌非特异性间质性炎症为主要病变的心肌炎。病毒性心肌炎呈全球性分布，发展中国家居多，各年龄均可发病，儿童和 40 岁以下成年人多见。

一、病因和发病机制

有 30 余种病毒可致本病发生，如柯萨奇病毒、埃可病毒、巨细胞病毒、流感病毒、肝炎病毒、腺病毒、人免疫缺陷病毒、风疹病毒、脑炎病毒和单纯疱疹病毒等,以柯萨奇 B 组病毒最常见。

发病机制主要包括:①急性或持续性病毒感染所致直接心肌损害;②病毒介导免疫损伤,以 T 细胞免疫为主;③多种致炎细胞因子和一氧化氮等介导的心肌损害和微血管损伤等。

二、临床表现

50％以上患者在发病前 1～3 周有上呼吸道或消化道病毒感染的前驱症状。根据病变范围、感染病毒类型和机体状态的不同,临床表现差异很大。轻者无自觉症状,重者可出现严重心律失常、心源性休克、心力衰竭甚至猝死。可分为 5 型。

1.亚临床型

病毒感染后无自觉症状,心电图示 ST-T 改变、房性期前收缩和室性期前收缩,数周后心电图改变消失或遗留心律失常。

2.轻症自限型

病毒感染 1～3 周后出现轻度心前区不适、心悸,无心脏扩大及心力衰竭表现。心电图示 ST-T 改变,各种期前收缩,CK-MB 和心脏 cTnT 或 cTnI 升高,经治疗可逐渐恢复。

3.隐匿进展型

病毒感染后有一过性心肌炎表现,数年后心脏逐渐扩大,表现为扩张性心肌病。

4.急性重症型

病毒感染后 1～2 周内出现胸痛、心悸和气短等症状,伴心动过速、奔马律、心力衰竭甚至心源性休克。病情凶险,可于数日内因泵衰竭或严重心律失常死亡。

5.猝死型

多于活动中猝死,死前无心脏病表现。尸检证实为急性病毒性心肌炎。

三、辅助检查

1.血液生化检查

红细胞沉降率增快,C 反应蛋白增加,急性期或活动期 CK-MB、肌钙蛋白 T、肌钙蛋白 I 增高。

2.病原学检查

血清柯萨奇病毒 IgM 抗体滴度明显增高、外周血肠道病毒核酸阳性或肝炎病毒血清学检查阳性,心内膜活检有助于病原学诊断。

3.心电图检查

心电图检查对心肌炎的诊断敏感性高,但特异性低,可见 ST-T 改变及多种心律失常,严重心肌损害时可出现病理性 Q 波。

4.X 线检查

1/4 患者心脏不同程度扩大,可见肺淤血征象。

四、护理评估

1.身体评估

评估患者神志、面色、生命体征(特别是体温);目前饮食构架及营养状况;睡眠及排泄型态是否改变;患者是否留置静脉通道,管路是否通畅,有无红肿及药物渗出;评估患者活动耐力。

2.病史评估

评估患者本次发病的病因,有无胸痛、气短、心律失常症状及体温变化;有无家族史,病毒感染史及引起或加重不适的因素,如劳累、紧张等;了解患者的相关辅助检查,日常用药情况及用药后的效果;评估患者的生活习惯及工作环境,对疾病的认知程度、经济能力、配合及心理情况,有无焦虑、抑郁等。

五、护理措施

1.一般护理

(1)休息与活动:急性期卧床休息可减轻心脏负荷,减少心肌氧耗。病室内应保持空气新鲜,注意保暖。卧床患者做好生活护理及皮肤护理,指导患者活动,防止肌肉萎缩,预防下肢静脉血栓的发生。

(2)吸氧:有心功能不全者给予间断低流量吸氧。

(3)饮食:给予富含维生素、蛋白质易于消化吸收的饮食,少食多餐,如伴明显心功能不全给予低钠饮食。

2.病情观察

观察患者有无临床症状,如心前区不适、心悸、胸痛、气促等。给予持续心电监护,注意患者心率、心律变化,密切观察体温、呼吸频次等变化。

3.用药护理

(1)遵医嘱使用改善心肌营养与代谢、抗感染药物,注意观察药物的不良反应。使用 α-干扰素的患者注意观察有无发热、畏寒等流感样表现及消化道症状。辅酶 Q_{10} 会引起胃部不适,导致食欲缺乏,嘱患者餐后服用。

(2)发生心力衰竭患者应用洋地黄类药时须谨慎,从小剂量开始,注意观察有无头晕、呕吐、神志改变、黄绿视等洋地黄中毒表现。

(3)应用扩血管药物时注意患者血压变化,应用利尿剂时注意观察电解质情况。

4.并发症护理

对重症病毒性心肌炎患者,急性期应严密心电监测直至病情平稳。注意患者心率、心律、生命体征变化,有无呼吸困难、胸痛、颈静脉怒张、水肿、奔马律、肺部啰音等表现。同时准备好抢救仪器及药物,一旦发生严重心律失常或急性心力衰竭,立即配合急救处理。

5.心理护理

青少年发病率高,往往担心疾病预后,特别是害怕影响今后的工作和生活,思想负担比较重,故应多关心患者,耐心地向其介绍疾病的有关知识,告知患者只要配合治疗,大多数可痊愈,使患者树立信心,积极配合治疗。

6.健康宣教

(1)饮食指导:嘱患者进食高热量、高蛋白、高维生素、易消化饮食,以促进心肌细胞恢复,注意少食多餐,尤其注意补充富含维生素 C 的食物,如新鲜蔬菜和水果,戒烟、酒,避免刺激性食物。

(2)活动指导:急性期一般卧床休息 2 周,至少 3 个月内不参加重体力活动,严重心律失常、心力衰竭者需卧床 4 周,待症状消失、血液学指标等恢复正常后患者方可逐渐增加活动量;恢复期可逐渐恢复日常活动,与患者及家属一起制订并实施每天活动计划;严密监测活动时的心率、血压变化,若活动后出现胸闷、心悸、呼吸困难、心律失常等,应停止活动,以此作为限制最大活动量的指征。患者在出院后休息 3～6 个月,无并发症可考虑学习或轻体力工作,6 个月至 1 年内避免剧烈运动或重体力劳动,女性患者应避免妊娠。

(3)用药指导:遵医嘱用药,尤其是抗心律失常药物,必须按时、按疗程服用。用药后症状不减轻或出现其他症状时,应报告医生,不可擅自停药或改用其他药物。

(闫灵君)

第七节　急性心脏压塞

急性心脏压塞是指心包腔内液体急剧聚积,心包囊不能迅速伸张扩大,导致心包内压力增高,妨碍心室舒张期充盈,静脉血液回流受阻,以致静脉压不断升高,回心血量减少,出现心输出量降低和血压下降,心率增快等一系列变化的临床综合征。

一、病因和病理生理

(一)病因

(1)急性心肌梗死后室壁瘤破裂,冠状动脉瘤或主动脉夹层破裂。

(2)心包、心脏和大血管因外伤破裂出血。

(3)医源性:如心脏手术后出血、心肺复苏的并发症,心脏起搏电极穿破心脏,心导管检查或造影致心脏穿孔,心脏瓣膜成形术使心脏穿破,或冠状动脉成形术造成冠脉破裂使心包积血。此外,慢性心包炎、系统性红斑狼疮、尿毒症、黏液性水肿及放射病等引起心包积液压力升高超过右室舒张压时也可发生急性心脏压塞。

(4)肿瘤转移心包:为最常见。

(5)其他少见原因:心包结核或新生物出血,坏血病或血小板减少症,血管胶原病等引起的出血。

(二)病理生理

正常心包腔含 10～20 mL 液体,为血浆超滤液,超过生理性的液体称为心包积液。肉眼观察可将心包积液分为浆液性、纤维素性、血性及胆固醇性。

生理状态下心包腔内的压力接近于 0,心包壁层的弹性很小,当心包积液增加时,引起心包内压力升高,开始压力上升缓慢,当心包扩展到极限时,压力会迅速升高,对心腔和大血管形成压迫,即心脏压塞。就引起心脏压塞而言,积液产生的速度比积液量更重要,短时间内产生的积液,即使只有 100～200 mL,也会引起心脏压塞。而较长时间积液量,即使很大也不一定发生心脏压塞。右心室是一个低压力系统,较左心室更容易受压。生理情况下,中心静脉压、右房压、右室舒张压及心包腔的压力是相等的,所以当心包腔内压力迅速增高,超过 10～12 mmHg(1.3～1.6 kPa)时,右心室的充盈就受到影响。右心室回流受阻,会直接影响体静脉回流,出现颈静脉充盈,外周静脉压升高,肝脏增大,由于回心血量减少导致心搏出量减少,最终出现低血压、休克。患者会出现发绀、烦躁、心悸、出汗等症状,还可以扪到奇脉。奇脉产生的原因主要是由于吸气状态下,心室腔由于受心包内压力的影响,不能随胸腔负压牵拉而扩张,此时回心血量减少,血压下降超过 10 mmHg(1.33 kPa),脉搏在吸气时明显减弱,称为奇脉。

二、护理评估

(一)病史

心脏压塞发病凶险,病情转归急骤,因心包积液量不一定很大,临床的误诊率较高,临床出现原因不明的休克时应考虑心脏压塞的可能。心肌贯通伤和有创检查引起的心包积血,也是引起心脏压塞的常见原因。

(二)身体状况

1.症状

胸闷和呼吸困难是主要的症状,严重时患者往往采取坐位,身体前倾,呼吸快而费力。同时可出现心前区疼痛、出汗、乏力、恶心、焦虑、谵妄甚至休克和意识丧失。

2.体征

面色往往苍白,多伴发绀。动脉压下降,脉压差小。早期有明显的心动过速,晚期心率变慢,可有奇脉。静脉压升高,体循环静脉淤血,包括颈静脉怒张,呼气时颈静脉扩张(Kussmaul征),肝大和肝颈静脉回流征阳性等。部分患者可有心尖搏动消失或微弱,心脏浊音界扩大,心音遥远和心包摩擦音等心包积液的体征。

(三)实验室及其他检查

(1)心电图:往往对诊断帮助不大,有时可有非特异性的 ST-T 改变和 QRS 综合波低电压,窦性心动过速等,有时出现各种心律失常。

(2)胸部 X 线检查:如果急性心脏压塞系创伤等急性病变所致,心脏的大小和形状多未发生明显变化。如果心脏压塞发生在大量心包积液基础上,则有心包积液的相应 X 线表现。

(3)超声心动图对诊断多有很大的帮助,不仅有助于明确诊断,也有助于选择穿刺部位,但在急症情况下,应进行床边检查,同时不宜过分因等待本检查而延误处理。

(4)心导管和血流动力学检查对诊断、处理和预后判断均有一定帮助,但往往由于病情急重和条件限制而不便实施。在持续低血压情况下,测定中心静脉压高,对诊断很有帮助。

三、护理诊断及合作性问题

(1)疼痛与心包积液有关。

(2)心排出量减少与心脏前、后负荷改变有关。

(3)活动无耐力与心前区疼痛、呼吸困难、氧供需失调有关。

(4)气体交换受损与心包积液、心脏受压、肺淤血有关。

四、护理目标

①患者疼痛减轻;②患者焦虑的情绪减轻或消失;③患者平卧时呼吸正常。

五、护理措施

1.一般护理

急性心脏压塞患者多有一定程度的神经精神方面的变化,应加强心理护理。急性心脏压塞患者病情危重时,多处于强迫体位,应注意体位变化和按摩等护理,防止发生压疮。并应注意呼吸道护理,注意吸氧流量,监测患者的尿量、出入量等。

2.病情观察与护理

在急性心脏压塞的发病和发展过程中,病情可以出现较大的变化,应严密观察,以便为诊断提供更多的资料,也有助于判断病情的发展和预后。

(1)仔细观察以明确有无急性心脏压塞及其发病原因。根据患者的症状和体征,尽早明确诊断,有利于积极处理,改善患者的预后。有的患者急性心脏压塞的原始病因不明确,需要进行进一步的临床观察和详细的实验室检查。

(2)急性心脏压塞患者在行心包穿刺术后,有可能复发,应严密观察患者的自觉症状、体征,必要时进行 X 线和超声心动图等检查,及时发现,及时处理。

(3)多次反复发生急性心脏压塞、进行反复心包穿刺引流的患者,机体大量消耗营养物质、水和电解质,特别是血液、蛋白质等,可发生贫血、低蛋白血症和电解质紊乱等,应当经常检查,及时补充。若有饮食障碍,应进行相应的静脉高营养治疗。

(4)由于急性心脏压塞患者往往血压较低,重要脏器灌注受到影响,有可能出现肝肾等脏器的功能障碍,应严密监测。

3.心包穿刺术的护理

(1)护理人员应向患者说明此项手术的必要性和临床意义,取得患者的理解和协助,解除思想顾虑。

(2)嘱患者在术中勿剧咳或深呼吸,必要时于术前应用少量镇静剂。

(3)抽液过程中注意随时夹闭胶管,防止空气进入心包腔,首次抽液量以 100 mL 为宜。此时心包腔内压力便可明显下降,填塞症状可显著减轻和缓解。还应注意观察患者的表现,注意脉搏、心率、心电和血压,如有异常及时报告医师。为防止穿刺中因迷走神经反射所致的低血压,可于术前注射 0.5～1.0 mg 阿托品。重症患者穿刺前可采用一些应急措施,如静脉补液以提高静脉压,增加心脏充盈,或静脉滴注异丙肾上腺素,以增加心肌收缩力,使心室排空更为完全,增加心室充盈。合并休克时应使用去甲基肾上腺素等。在上述情况下,护理人员应注意维持静脉通畅,并准备好抢救的器械和药物。

六、健康教育

(1)加强心理指导,鼓励患者表达焦虑的感觉,使患者情绪稳定,在良好的心理状态下接受治疗和护理。

(2)有胸痛和发热时应卧床休息,因活动会使症状加重,应指导患者采取坐位前倾的姿势以减轻胸痛。

(3)指导患者了解疾病的知识、按时服药,发现异常立即就诊。

(闫灵君)

第八节　感染性心内膜炎

感染性心内膜炎(IE)为心脏内膜表面的微生物感染,伴赘生物形成。赘生物为大小不等、形状不一的血小板和纤维素团块,内含大量微生物和少量炎性细胞。

一、病因与发病机制

1. 自体瓣膜心内膜炎

链球菌和葡萄球菌分别占自体瓣膜心内膜炎病原微生物的 65％和 25％。急性者,主要由金黄色葡萄球菌引起;亚急性者,草绿色链球菌最常见。亚急性中至少占据 2/3 的病例,发病与以下因素有关。

(1)血流动力学因素:亚急性者主要发生于器质性心脏病,首先为心脏瓣膜病,其次为先天性心血管病。约 3/4 的感染性心内膜炎患者有基础心脏病。

(2)非细菌性血栓性心内膜炎:当内膜内皮受损暴露其下结缔组织的胶原纤维时,血小板在该处聚集,形成血小板微血栓和纤维蛋白沉着,成为结节样无菌性赘生物,称非细菌性血栓性心内膜炎,是细菌定居瓣膜表面的重要因素。无菌性赘生物偶见于正常瓣膜,最常见于湍流区、瘢痕处(如感染性心内膜炎后)和心外因素所致内膜受损区。

(3)短暂性菌血症:各种感染或细菌寄居的皮肤黏膜的创伤(如手术、器械操作等)常导致暂时性菌血症。

(4)细菌感染无菌性赘生物:取决于发生菌血症频度和循环中细菌的数量以及细菌黏附于无菌性赘生物的能力。

2. 人工瓣膜心内膜炎

发生于人工瓣膜置换术后 60 d 以内者为早期人工瓣膜心内膜炎,60 d 以后发生者为晚期人工瓣膜心内膜炎。早期者,致病菌约 1/2 为葡萄球菌;晚期者以链球菌最常见。除赘生物形成外,常致人工瓣膜部分破裂、瓣周漏,瓣环周围组织和心肌脓肿。最常累及主动脉瓣。早期者常为急性暴发性起病,晚期以亚急性表现常见。术后发热、出现新杂音、脾大或周围栓塞征,血培养同一种细菌阳性结果至少 2 次,可诊断本病。预后不良,早期与晚期者的病死率分别为 40％～80％和 20％～40％。

二、临床表现

1. 发热

发热是感染性心内膜炎最常见的症状。亚急性者起病隐匿,可有全身不适、乏力、食欲缺乏和体质量减轻等非特异性症状。可有弛张性低热,一般<39 ℃,午后和晚上高。急性者呈暴发性败血症过程,有高热寒战。

2. 心脏杂音

80％～85％的患者可闻及心脏杂音,可由基础心脏病和(或)心内膜炎导致瓣膜损害所致。急性者要比亚急性者更易出现杂音强度和性质的变化,或出现新的杂音。

3. 周围体征

①淤点,可出现于任何部位,以锁骨以上皮肤、口腔黏膜和睑结膜常见,病程长者较多见;②指和趾甲下线状出血;③Roth 斑,为视网膜的卵圆形出血斑,其中心呈白色,多见于亚急性感染;④Osler 结节,为指和趾垫出现的豌豆大的红或紫色痛性结节,较常见于亚急性者;⑤Janeway损害,为手掌和足底处直径 1～4 mm 无痛性出血红斑,主要见于急性患者。引起这些周围体征的原因可能是微血管炎或微栓塞。

4. 动脉栓塞赘生物

引起动脉栓塞占 20％～40％,尸检检出的亚临床型栓塞更多。栓塞可发生在机体的任何部位。脑栓塞、肺栓塞常见。

5.感染的非特异性症状

①脾大；②贫血。

三、辅助检查

1.实验室检查

(1)尿液：常有显微镜下血尿和轻度蛋白尿。

(2)血液：C反应蛋白的正常化常常预示着病情好转、需要手术的机会降低以及治疗有效。亚急性者正色素型正细胞性贫血常见，白细胞计数正常或轻度升高，分类计数轻度核左移。急性者常有血白细胞计数增高和明显核左移。

(3)免疫学检查：25％的患者有高丙种球蛋白血症。80％的患者出现循环中免疫复合物。病程6周以上的亚急性患者中50％类风湿因子试验阳性。上述异常在感染治愈后消失。

(4)血培养：是诊断菌血症和感染性心内膜炎的最重要方法。在近期未接受过抗生素治疗的患者血培养阳性率可高达95％以上，其中90％以上患者的阳性结果获自入院后第1天采集的标本。本病的菌血症为持续性，无须在体温升高时采血。每次取静脉血10～20 mL做需氧和厌氧培养。血培养阴性率为2.5％～64％。

2.X线检查

肺部多处小片状浸润阴影提示脓毒性肺栓塞所致肺炎。左侧心力衰竭时有肺淤血或肺水肿征。主动脉细菌性动脉瘤可致主动脉增宽。CT扫描有助于脑梗死、脓肿和出血的诊断。

3.心电图

偶可见急性心肌梗死或房室、室内传导阻滞，后者提示主动脉瓣环或室间隔脓肿。

4.超声心动图超声

常是入院后可疑IE患者的最重要检查。经胸超声检查可检出50％～75％的赘生物；经食管超声(TTE)可检出<5 mm的赘生物敏感性高达95％以上，有研究显示TTE和TEE对瓣环周围脓肿检测的敏感性分别为42.8％和92.8％。当临床诊断或怀疑IE时，主张行TEE检查。但由于TTE具有费用低和非侵入性等优点，应该作为超声检查的首选。

四、护理评估

(1)评估患者有无发热情况。

(2)评估患者的皮肤情况，有无皮肤淤点、甲床下出血、Osler结和Janeways结等皮肤、黏膜病损及其消退情况。

(3)评估心脏杂音：如杂音的部位、强度、性质有无改变；新杂音的出现、杂音性质的改变多与赘生物导致瓣叶破损、穿孔或腱索断裂有关。

(4)评估有无栓塞征象。

(5)评估患者是否因疾病造成的躯体不适引起的烦躁焦虑、情绪低落、悲观、厌世情绪。

五、护理诊断及医护合作性问题

(1)体温过高：与感染有关。

(2)营养失调，低于机体需要量，与食欲下降、长期发热导致机体消耗过多有关。

(3)焦虑与发热、疗程长或病情反复有关。

(4)潜在并发症:栓塞、心力衰竭。

六、护理措施

(一)病情观察

1.体温

动态监测体温变化,每 4~6 h 测量 1 次,并准确绘制体温曲线,判断病情进展及治疗效果。

2.皮肤

观察患者皮肤情况,检查有无指、趾甲下线状出血,手掌和足底无痛性出血红斑,Osler 结节等皮肤黏膜病损及消退情况。

3.心脏杂音

观察心脏杂音的部位、强度、性质有无变化,如有新杂音出现或杂音性质的改变,往往与赘生物导致瓣叶破损、穿孔或腱索断裂有关。

4.栓塞

注意观察有无脑、肾、冠状动脉、肠系膜动脉及肢体动脉栓塞征象,重点观察瞳孔、神志、肢体活动及皮肤温度等。当患者突然出现胸痛、气急、发绀和咯血等表现,要考虑肺栓塞的可能;出现腰痛、血尿等考虑肾栓塞的可能;当患者出现神志和精神改变、失语、吞咽困难、瞳孔大小不对称,甚至抽搐或昏迷征象时,应警惕脑栓塞的可能;若肢体突发剧烈疼痛,局部皮肤温度下降,动脉搏动减弱或消失,要考虑外周动脉栓塞的可能。如出现可疑征象,应及时报告医生并协助处理。

(二)休息与活动

(1)保持病室内环境清洁整齐,定时开窗通风,保持空气新鲜,注意防寒保暖。

(2)急性患者应卧床休息,采取舒适体位,限制活动;亚急性者可适当活动,避免剧烈运动。心脏超声见巨大赘生物患者,应绝对卧床休息,防止赘生物脱落,从而减少发生栓塞的机会。

(3)饮食护理:给予高热量、高蛋白、高维生素、低胆固醇、易消化的半流食或软食,鼓励患者多饮水,多食新鲜蔬菜、水果,变换膳食花样和口味,促进食欲,补充营养。如患者有心力衰竭征象,应进低钠饮食,限制水分。脑栓塞不能进食者可给予鼻饲。

(三)对症护理

1.发热

给予物理降温,如温水擦浴、冰袋等,及时记录降温后体温变化。及时补充水分,必要时补充电解质,保证水及电解质的平衡。及时更换汗湿的床单、衣被。对于出汗较多的患者,可在衣服与皮肤之间衬以柔软毛巾,便于及时更换,增加患者舒适感,同时避免因频繁更换衣服而受凉。

2.栓塞

①对易发生动脉栓塞的部位,进行严密的观察,及时发现动脉栓塞的早期表现,并做好紧急处理的必要准备;②患者平卧,栓塞部位稍放低,以增加供血;③遵医嘱使用抗凝药物,酌用镇静、止痛剂;④局部保暖,但忌热敷,因热敷不仅对缺血肢体不利,而且易发生烫伤。

3.呼吸困难

嘱患者取半卧位,给予吸氧。注意输液的速度,避免加重心脏负荷。

(四)用药护理

(1)遵医嘱给予抗生素治疗,观察药物疗效、可能产生的不良反应,并及时报告医生。由于抗生素用量大、疗程长,常联合二种或三种药物进行治疗,应合理安排给药时间、静脉给药速度,严格按时间、剂量准确用药,确保维持有效的血药浓度。

(2)用药过程中,注意观察药物疗效,重点注意体温变化,监测是否有新的栓塞出现。

(3)注意保护患者静脉,有计划地选择血管,以保证长时间的药物治疗,可使用静脉留置针,避免多次穿刺增加患者痛苦。

(五)心理护理

鼓励患者说出内心感受,倾听患者主诉,并给予理解,向家属做好解释工作,争取他们的配合,共同为患者提供有效的心理支持。当患者接受检查,尤其是留取血培标本时,应解释每项检查的目的及注意事项,并耐心解答患者提出的问题,解除患者的顾虑。

(六)其他

正确采集血培养标本。告诉患者及家属为提高血培养结果的准确率,须多次采血,且采血量较多,必要时暂停抗生素,以取得患者理解和配合。对于未经治疗的亚急性患者应在第1天每隔1 h采血1次,共3次。如次日未见细菌生长,重复采血3次后,开始抗生素治疗。已使用过抗生素者,停药2～7 d后采血。急性患者入院后应立即安排采血,在3 h内每隔1 h采血1次,共取3次血标本后,按医嘱开始治疗。本病的菌血症为持续性,无须在体温升高时采血。每次采血量10～20 mL,同时做需氧菌和厌氧菌培养。

(七)健康教育

1.知识宣教

向患者及家属讲解感染性心内膜炎的相关知识,包括病因、发病机制、临床表现、致病菌侵入途径和足够疗程抗生素治疗的重要性。在进行拔牙、扁桃体摘除术或其他侵入性诊治及外科手术治疗前,应说明自己患有心内膜炎病史,以预防性使用抗生素。保持口腔及皮肤清洁,勿挤压痤疮、疖、痈等感染病灶,减少病原体侵入的机会。

2.休息与活动

嘱患者平时注意防寒保暖,避免感冒,少去公共场所。合理安排作息时间,避免劳累。

3.饮食

指导患者进高热量、高蛋白、高维生素、低胆固醇、易消化的半流食或软食,多食新鲜蔬菜、水果,鼓励患者多饮水,心力衰竭时进低盐饮食,戒烟戒酒。

4.病情监测

教会患者自我监测体温变化,观察有无栓塞表现。

5.定期随访

定期门诊随访,若出现栓塞表现或发热,应及时就医。

(闫灵君)

第九章　消化内科疾病护理

第一节　消化性溃疡

消化性溃疡(PU)主要是指发生在胃和十二指肠的慢性溃疡,即胃溃疡(GU)和十二指肠溃疡(DU),溃疡的形成与胃酸/胃蛋白酶的消化作用有关。本病是常见病,临床上十二指肠溃疡比胃溃疡多见,男性多于女性。十二指肠溃疡好发于青壮年,胃溃疡发病年龄较十二指肠溃疡约迟10年。消化性溃疡是自限性疾病,但易复发。多数消化性溃疡患者具有典型临床特点,即慢性、周期性、节律性上腹痛。秋冬和冬春之交是本病的好发季节。

一、病因与发病机制

消化性溃疡的病因和发病机制较为复杂,迄今尚未完全阐明。概括起来,是胃、十二指肠局部黏膜损害因素(致溃疡因素)和黏膜保护因素(黏膜抵抗因素)之间失去平衡所致,这是溃疡发生的基本原理。

(一)损害因素

1.幽门螺杆菌(Hp)感染

Hp为消化性溃疡的一个重要发病原因。Hp感染导致消化性溃疡的确切机制未明,可能的机制是Hp感染改变了黏膜侵袭因素与防御因素之间的平衡。Hp凭借其毒力因子的作用,诱发局部炎症和免疫反应,损害局部黏膜的防御/修复机制。另一方面,Hp感染可增加促胃液素和胃酸的分泌,增强了侵袭因素。这两方面的协同作用造成了胃十二指肠黏膜损害和溃疡形成。故消除Hp可降低消化性溃疡复发率。

2.胃酸和胃蛋白酶

在损害因素中,胃酸-胃蛋白酶,尤其是胃酸的作用占主导地位。此外,胃蛋白酶的蛋白水解作用与胃酸的腐蚀作用一样,是引起消化性溃疡形成的组织损伤的组成部分。胃酸加胃蛋白酶更具有侵袭力。DU患者多存在胃酸分泌增高,因该类患者多为慢性胃窦炎,胃体黏膜未受损或轻微受损,仍保留旺盛的泌酸能力。

3.药物

NSAIDs是消化性溃疡的另一个常见病因,引起的溃疡以GU多见。NSAIDs除可直接损害胃黏膜外,更主要的是此类药物通过抑制环氧化酶(COX)而导致胃肠黏膜生理性前列腺素E合成不足,削弱前列腺素对胃及十二指肠的保护作用。NSAIDs所致的溃疡形成与药物的种类、剂量、用药持续时间具有相关性,高龄、同时服用抗凝血药或肾上腺糖皮质激素等因素可加重或促发NSAIDs所致的溃疡及其并发症发生的危险性。NSAIDs和幽门螺杆菌是引起消化性溃疡发病的两个独立因素,至于两者是否有协同作用则尚无定论。

4.饮食失调

粗糙和刺激性食物或饮料可引起黏膜的物理性和化学性损伤。不定时的饮食习惯会破坏胃酸分泌规律。饮料与烈酒除直接损伤黏膜外,还能促进胃酸分泌,咖啡也能刺激胃酸分泌。这些因素均可能与消化性溃疡的发生和复发有关。

5.精神因素

持久和过度精神紧张、情绪激动等精神因素可引起大脑皮质功能紊乱,使迷走神经兴奋和肾上腺皮质激素分泌增加,导致胃酸和胃蛋白酶分泌增多,促使溃疡形成。

6.吸烟

研究证明吸烟可增加 GU 和 DU 的发病率,同时可影响溃疡的愈合,但机制尚不很清楚。

(二)保护因素

1.胃黏液-黏膜屏障

该屏障可以阻碍胃腔内 H^+ 反弥散入黏膜。

2.黏膜的血液循环和上皮细胞的更新

胃、十二指肠黏膜的良好血液循环和上皮细胞强大的再生力,对黏膜的完整性起着重要作用。

3.前列腺素

前列腺素对黏膜细胞有保护作用,能促进黏膜的血液循环,促进胃黏膜细胞分泌黏液及 HCO_3^-,是增强黏膜上皮更新,维持黏膜完整性的一个重要因素。

(三)其他因素

1.遗传因素

研究发现,O 型血者比其他血型容易患 DU。家族中有患消化性溃疡倾向者,其亲属患病机会比没有家族倾向者高三倍。

2.全身疾病

慢性肾衰竭、类风湿性关节炎、肝硬化等疾病可能与消化性溃疡的发病有关。

在上述因素中,胃酸/胃蛋白酶在消化性溃疡发病中起决定性作用,因胃蛋白酶活性受到胃酸的制约,所以胃酸是溃疡形成的直接原因。但胃酸的这一损害作用一般只有在正常黏膜防御/修复功能遭受破坏时才能发生。GU 和 DU 的病因各有侧重,前者着重于保护因素的削弱,而后者则侧重于损害因素的增强。十二指肠溃疡好发部位为十二指肠球部,发生在十二指肠降部的溃疡称为球后溃疡。胃溃疡的好发部位为胃角和胃窦小弯侧。与糜烂不同,溃疡的黏膜缺损超过黏膜肌层。一般为单个溃疡,2 个以上者称为多发性溃疡;溃疡形状多呈圆形或椭圆形,直径小于 10 mm,GU 要比 DU 稍大,直径大于 2 cm 的称为巨大溃疡。溃疡边缘光整、底部洁净,由肉芽组织构成,上面覆盖有灰白色或灰黄色纤维渗出物。活动期溃疡周围黏膜常有炎症水肿。溃疡浅者累及黏膜肌层,深者达肌层甚至浆膜层,溃破血管时引起出血,穿破浆膜层时引起穿孔。溃疡愈合时周围黏膜炎症、水肿消退,边缘上皮细胞增生覆盖溃疡面,其下的肉芽组织纤维转化,变为瘢痕,瘢痕收缩使周围黏膜皱壁向其集中。

二、临床表现

临床表现不一,少数可无症状,或以出血、穿孔等并发症为首发症状。典型的消化性溃疡有如下临床特点:①慢性过程,呈反复发作,病史可达数年至数十年;②周期性发作,发作与自发缓解相交替,反映了溃疡急性活动、逐渐愈合、形成瘢痕的病程周期。发作期可为数周或数月,缓解期亦长短不一,短者数周、长者数年,因患者的个体差异、溃疡的发展情况和治疗效果及自我护理措施而异。发作与下列诱因有关：季节（多在秋冬或冬春之交发病）、精神紧张、情绪波动、饮食不调或服用与发病有关的药物等，少数也可无明显诱因；③发作时上腹痛呈节律性，以 DU 更明显。

1. 症状

（1）上腹痛：为本病的主要症状。多位于中上腹，可偏右或偏左。高位或前壁溃疡常向胸部放射，后壁溃疡则放射至脊柱旁的相应部位。性质多为灼痛，亦可为钝痛、胀痛、剧痛或饥饿样痛。一般为轻至中度持续性痛。可通过休息、进食、服制酸药物、以手按压疼痛部位、呕吐等方法而减轻或缓解。由于疼痛的发生与溃疡面接触胃酸和胃酸的酸度有关，而食物是引起胃液分泌的主要原因，因此，临床上疼痛常与饮食之间具有明显相关性，GU 与 DU 的疼痛各有特点。部分患者仅表现为无规律性的上腹隐痛不适。也可因并发症而发生疼痛性质及节律的改变。

（2）其他：可伴有反酸、嗳气、上腹胀、恶心、呕吐等，患者可因疼痛而减食或为止痛而多餐。也可有自主神经功能失调表现，如失眠、多汗、脉缓等。

2. 体征

溃疡缓解期无明显体征，活动期上腹部可有局限性轻压痛，胃溃疡压痛多在剑突下或左上腹，十二指肠溃疡压痛常偏右上腹。少数患者于背部第 6～12 胸椎棘突附近有压痛点（称 Boas 征）。应当注意胃与十二指肠是空腔内脏，体表的定位不能完全确切反映病灶的解剖部位。

3. 特殊类型的消化性溃疡

（1）复合溃疡：指胃和十二指肠同时发生的溃疡。DU 往往先于 GU 出现。幽门梗阻发生率较高。

（2）幽门管溃疡：幽门管溃疡与 DU 相似，胃酸分泌一般较高。幽门管溃疡腹痛的节律性不明显，对药物治疗反应较差，呕吐较多见，较易发生幽门梗阻、出血和穿孔等并发症。

（3）球后溃疡：指发生在十二指肠球部以下的溃疡，多发生在十二指肠乳头的近端。具有 DU 的临床特点，但午夜痛及背部放射痛多见，对药物治疗反应较差，较易并发出血。

（4）巨大溃疡：指直径大于 2 cm 的溃疡。对药物治疗反应较差、愈合时间较慢，易发生慢性穿透或穿孔。胃的巨大溃疡注意与恶性溃疡鉴别。

（5）老年人消化性溃疡：近年老年人发生消化性溃疡的报道增多。多发生在胃，且多见于胃体部，胃溃疡直径常＞2.5 cm。多发性溃疡和复合性溃疡在老年人均较常见。临床表现不典型，疼痛多无规律，食欲缺乏、恶心、呕吐、消瘦、贫血等症状突出，易误诊为胃癌。

（6）无症状性溃疡：约 15％消化性溃疡患者可无症状，而以出血、穿孔等并发症为首发症状。可见于任何年龄，以老年人较多见；NSAIDs 引起的溃疡近半数无症状。

4. 并发症

（1）出血：出血是消化性溃疡最常见的并发症，也是上消化道大出血最常见的病因，发生于 15％～25％的患者，DU 比 GU 易发生。溃疡基底部穿破血管为出血的主要原因。一般出血前腹痛加剧，出血后疼痛会有所缓解。出血量与被侵蚀的血管大小有关，轻者粪便隐血阳性或黑便，重者呕血，超过 1000 mL 可引起周围循环衰竭。

（2）穿孔：溃疡病灶穿透浆膜层则并发穿孔，见于 2％～10％病例，是消化性溃疡最严重的并发症。十二指肠溃疡比胃溃疡多见。临床上可分为：①急性穿孔，最常见，溃疡病灶多位于十二指肠前壁或胃前壁，又称游离性穿孔。穿孔后胃肠内容物渗入腹膜腔而引起急性弥散性腹膜炎。临床上可突然出现剧烈腹痛，腹肌高度强直，并有全腹压痛和反跳痛，肠鸣音减弱或消失，肝浊音界缩小或消失。②亚急性穿孔，邻近后壁的穿孔或游离穿孔较小，只引起局限性腹膜炎，症状较急性穿孔轻而体征较局限。③慢性穿孔，溃疡穿透并与邻近器官、组织黏连，穿孔时胃肠内容物不流入腹腔，又称穿透性溃疡。这种穿透性溃疡改变了腹痛规律，变得顽固而持续，疼痛常放射至背部。老年人消化性溃疡穿孔，腹痛及腹膜刺激征不明显。

（3）幽门梗阻：主要是由 DU 或幽门管溃疡引起，见于 2％～4％的患者。溃疡急性发作时可因炎症水肿和幽门部痉挛而引起暂时性梗阻，可随炎症的好转而缓解，内科治疗有效，故称为功能性或内科性幽门梗阻。反之，由于溃疡愈合、瘢痕形成和瘢痕组织收缩或与周围组织黏连而阻塞幽门通道者，则属持久性，非经外科手术不能缓解，称为器质性或外科性幽门梗阻。幽门梗阻临床表现为餐后上腹饱胀、上腹疼痛加重，伴有恶心、呕吐，大量呕吐后症状可以改善，呕吐物含发酵酸性宿食。严重呕吐可致失水和低氯低钾性碱中毒，发生营养不良和体质量减轻。体检可见胃型和胃蠕动波，空腹时胃有振水音。进一步做胃镜或 X 线钡剂检查可确诊。

（4）癌变：DU 癌变者罕见，GU 癌变率在 1％以下，对胃溃疡应提高警惕。长期慢性 GU 病史、年龄在 45 岁以上、经严格内科治疗 6～8 周疼痛无好转，出现进行性消瘦，粪便隐血试验持续阳性者，应怀疑癌变，需进一步检查和定期随访。

三、辅助检查

1.内镜和胃黏膜组织活检

这是确诊消化性溃疡首选的检查方法。可直接观察溃疡部位、大小、性质、分期。胃的良、恶性溃疡鉴别必须由活组织检查来确定。胃镜下溃疡可分为活动期（A 期）、愈合期（H 期）和瘢痕期（S 期）。A 期：溃疡灶周边炎症浸润，溃疡面白色苔；H 期：溃疡周边炎症消失，黏膜新生，溃疡变浅变小；S 期：溃疡灶内肉芽形成。

2.X 线钡餐检查

此检查适用于对胃镜检查有禁忌或不愿接受胃镜检查者。龛影是直接征象，对溃疡诊断有重要价值。

3.幽门螺杆菌检测

这是消化性溃疡的常规检查项目，有无幽门螺杆菌感染决定治疗方案的选择。检测方法分为侵入性和非侵入性两大类。侵入性需通过胃镜取胃黏膜活检，主要包括快速尿素酶试验、组织学检查和幽门螺杆菌培养。快速尿素酶试验是侵入性检查的首选方法。非侵入性主要有血清学检查及^{13}C 或^{14}C 尿素呼气试验，可作为根除治疗后复查的首选方法。

4.胃液分析和血清胃泌素测定

此检查一般仅在疑有胃泌素瘤时做鉴别诊断之用。

5.大便隐血试验

阳性提示溃疡处于活动期，一般经治疗 1～2 周内可转阴，如持续阳性，应考虑癌变。

四、诊断要点

根据慢性病程、周期性发作的节律性上腹疼痛病史，可做出初步诊断。确诊有赖胃镜检查。X 线钡餐检查发现龛影亦有确诊价值。

五、治疗要点

治疗的目的是消除病因、缓解症状、愈合溃疡、防止复发和防治并发症。

1.降低胃内酸度的药物

药物有 H_2 受体拮抗剂（H_2RA）、质子泵抑制剂（PPI）和碱性抗酸剂。H_2RA 能阻止组胺与 H_2 受体结合，使壁细胞分泌胃酸减少。PPI 可使壁细胞胃酸分泌中的关键酶 H^+-K^+-ATP 酶失活，从而阻滞壁细胞胞浆内 H^+ 转移至胃腔而抑制胃酸分泌，因此抑酸的作用比 H_2RA 更强且持久，对 DU 的疗效优于 H_2RA。PPI 还是根除幽门螺杆菌治疗方案中最常用的基础药物。抗酸剂即氢氧化铝、铝碳酸镁等及其复方制剂，为碱性药物，具有中和胃酸的作用，可迅速缓解疼痛症状，目前多作为加强止痛的辅助治疗。溃疡的愈合与抑酸治疗的强度和时间成正比。

2.保护胃黏膜药物

此类药物有 3 类，即硫糖铝、胶体铋、前列腺素类。在酸性环境下，硫糖铝能与溃疡的蛋白质渗出物相结合，形成一层保护膜，促进溃疡的愈合；并能促进内源性前列腺素 E 的合成以及吸附表皮生长因子，使之在溃疡或炎症处聚集，有利于黏膜再生。用法是硫糖铝 1.0 g，每日 3～4 次。枸橼酸铋钾（胶体次枸橼酸铋）除具有类似硫糖铝作用外，兼有较强抑制幽门螺杆菌作用，可作为根除幽门螺杆菌联合治疗方案的组分。用法是枸橼酸铋钾 120 mg，每日 4 次。前列腺素类代表药物为米索前列醇，具有抑制胃酸分泌、增加胃十二指肠黏膜的黏液及碳酸氢盐分泌和增加黏膜血流等作用，主要用于 NSAIDs 溃疡的预防。

3.根除幽门螺杆菌治疗

凡有幽门螺杆菌感染的消化性溃疡，无论初发或复发、活动或静止、有无并发症，均应予以根除幽门螺杆菌治疗。目前推荐以 PPI 或胶体铋为基础加上两种抗生素的三联治疗方案。治疗后应常规复查幽门螺杆菌是否已被根除，复查应在根除幽门螺杆菌治疗结束至少 4 周后进行。

4.NSAIDs 溃疡的治疗及初始预防

对服用 NSAIDs 后出现的溃疡，如情况允许应立即停用 NSAIDs，予常规剂量常规疗程的 H_2RA 或 PPI 治疗；如病情不允许可换用对黏膜损伤少的 NSAIDs，如特异性 COX-2 抑制剂（如塞来昔布），选用 PPI 治疗。对初始使用 NSAIDs 的患者是否应常规给药预防溃疡的发生仍有争论。已明确的是，对于发生 NSAIDs 溃疡并发症的高危患者，如既往有溃疡病史、高龄、同时应用抗凝血药（包括低剂量的阿司匹林）或糖皮质激素者，应常规给予抗溃疡药物预防，目前认为 PPI 或米索前列醇预防效果较好。

5.手术治疗

对于大量出血经内科治疗无效、急性穿孔、瘢痕性幽门梗阻、胃溃疡癌变、严格内科治疗无效的顽固性溃疡者，可行外科手术治疗。

六、主要护理诊断/问题

(1)疼痛：腹痛，与胃酸刺激溃疡面或穿孔有关。

(2)营养失调：低于机体需要量，与疼痛导致摄入量减少、消化吸收障碍有关。

七、护理措施

1.病情观察

观察腹痛的部位、性质、程度、发作规律及与饮食、服药的关系，以判断是胃溃疡还是十二指肠溃疡,为疾病的治疗提供依据。剧烈腹痛要警惕穿孔及上消化道出血。注意观察大便颜色,及早发现黑便。

2. 起居护理

生活要有规律,避免过度劳累和精神紧张。对溃疡活动期、大便隐血试验阳性者应嘱其卧床休息,以促进溃疡愈合。

3. 饮食护理

(1)进餐方式:指导患者定时进餐,细嚼慢咽,避免暴饮暴食,以维持正常消化活动的节律。在溃疡活动期,以少量多餐为宜,每天进餐4~5次,避免餐间零食和睡前进餐,使胃酸分泌有规律。一旦症状控制,应尽快恢复正常的饮食规律。饮食不宜过饱,以免胃窦部过度扩张而增加促胃液素的分泌。

(2)食物结构:选择营养丰富、易消化的食物,补充足够的热量、蛋白质、维生素。除并发出血或症状较重外,一般无须规定特殊食谱。主食最好以面食为主或以软饭、米粥为主。蛋白质食物具有中和胃酸的作用,可以促进溃疡的愈合和修复,但牛奶中的钙含量高,吸收后刺激胃酸分泌,故不宜多饮,可在两餐间适量摄取脱脂牛奶。脂肪到达十二指肠时虽能刺激小肠分泌抑促胃液素而抑制胃酸分泌,但同时又可引起胃排空减慢,胃窦扩张,致胃酸分泌增加,故脂肪摄取应适量。

(3)食物禁忌:避免食用生、冷、硬、油炸、辛辣食物和粗纤维多的蔬菜及水果,忌食浓茶、咖啡。戒除烟酒嗜好。

4. 用药护理

指导患者正确服药,注意服药时间、服药禁忌及药物不良反应。

(1)碱性抗酸剂:饭后1 h服用,片剂嚼服,乳剂摇匀。避免与奶制品同时用,不宜与酸性食物及饮料同用。

(2)H_2受体拮抗剂:餐中或餐后即刻服用,也可一日剂量睡前服。若需同时服用抗酸剂,则两药应间隔1 h以上。西咪替丁有乏力、皮疹、血清氨基转移酶升高、粒细胞减少、男性乳房发育等不良反应;雷尼替丁疗效优于西咪替丁,且不良反应少,无抗雄激素作用;法莫替丁疗效优于前两者,极少数人有头痛、头晕、腹泻和便秘不良反应。药物可随母乳排出,哺乳期应停止用药。

(3)质子泵抑制剂:每日晨餐前或空腹口服。奥美拉唑可引起头晕,特别是用药初期,应嘱患者用药期间避免开车等须高度集中注意力的工作。此外,奥美拉唑有延缓地西泮及苯妥英钠代谢和排泄的作用,联合应用时需谨慎。

(4)胃黏膜保护剂:餐前1 h与睡前服用,片剂要嚼碎。合并应用制酸药,须在硫糖铝服前半小时或服后1 h给予。不宜与多酶片同服。不良反应有便秘、口干、恶心等。

5. 对症护理

(1)疼痛:疼痛较重时嘱患者卧床休息。详细了解疼痛的规律和程度,指导患者缓解疼痛的方法。如DU表现为空腹痛或午夜痛,指导患者在疼痛前或疼痛时进食碱性食物或服用碱性抗酸剂。轻度疼痛可采取局部热敷或压迫止痛。

(2)出血:当出现大出血时应嘱患者卧床休息,并立即配合医生进行抢救,给予紧急输血、补充血容量、吸氧、止血等处理。

(3)穿孔:若出现穿孔应早期发现病情,立即给予禁食、禁水、胃肠减压、静脉输液等处理,争取在穿孔后 6～8 h 内明确诊断,及早手术。

(4)幽门梗阻:如发生幽门梗阻,严重者应立即禁食,给予胃肠减压、静脉输液和补充电解质,以维持水、电解质及酸碱平衡,必要时可每晚睡前用 3% 盐水做胃灌洗,准确记录出入水量。完全性梗阻,需手术治疗时,应立即配合做好术前准备。

6.心理护理

不良的心理因素可诱发和加重病情,而消化性溃疡的患者因疼痛刺激或并发出血,易产生紧张、焦虑不良情绪,使胃黏膜保护因素减弱,损害因素增加,病情加重,故应为患者创造安静、舒适的环境,减少不良刺激。同时多与患者交谈,使患者了解本病的诱发因素、疾病过程和治疗效果,增强治疗信心,克服焦虑、紧张心理。

八、健康教育

(1)帮助患者及家属了解本病的主要病因,诱发和加重溃疡病的相关因素,建立合理的饮食习惯和食物结构。

(2)指导患者生活规律,劳逸结合,保持乐观情绪,避免精神过度紧张,注意季节转换对溃疡病的影响。

(3)指导患者按医嘱正确服药,学会观察药效及不良反应。慎用或勿用致溃疡的药物,如阿司匹林、咖啡因、泼尼松、利血平等。

(4)嘱患者按时复诊。平素注意观察上腹痛的节律性及大便颜色,若上腹疼痛节律发生变化或加剧,或出现黑便时,应及时就诊。

(牛永杰)

第二节　溃疡性结肠炎

溃疡性结肠炎(ulcerative colitis,UC)是一种病因不明的慢性非特异性结肠炎症。病变主要在直肠和乙状结肠,累及结肠黏膜和黏膜下层,范围多自远段结肠开始,可逆行向近段发展,甚至累及全结肠和末段回肠,呈连续性分布,临床主要表现为腹泻、腹痛和黏液脓血便,可合并不同程度的全身症状。多呈反复发作的慢性病程。

本病多见于 20～40 岁,亦可见于儿童或老年。男女发病率无明显差别。本病在我国较欧美少见,且病情一般较轻,但近年患病率有明显增加,重症也常有报道。

一、病因和发病机制

溃疡性结肠炎和克罗恩病均属于炎症性肠病,病因和发病机制尚未完全明确,已知肠道黏膜免疫系统异常反应所导致的炎症反应在其发病中起重要作用,目前认为这是由多因素相互作用所致,主要包括遗传、感染、环境和免疫因素。

1.遗传因素

本病有家族聚集倾向。单卵双胎可同患本病,有 5%～15% 的本病患者的家属患有此病,白人发病率为黑人的 3 倍,犹太人为非犹太人的 3～5 倍,提示遗传素质在本病发病中占一定的地位。

2.感染

常为本病的诱发因素。因本病在病理变化与临床表现方面与细菌性痢疾相似,故曾认为感染为病因,但迄今未发现直接特异性的病原体。

3.环境因素

流行病学提出许多环境因素,如精神神经因素、过敏、氧自由基损伤等与本病的发生有较大的关系,其中可以肯定的是吸烟,可能与尼古丁降低肠黏膜通透性,减少肠道黏液分泌,降低前列腺素水平,抑制自然杀伤细胞和中性粒细胞的活性,减少直肠血流等有关。

4.免疫因素

本病常有免疫调节的异常,在本病患者的血清中常能检出特异性自身抗体、抗结肠上皮抗体。多数认为系因肠黏膜的正常防御功能削弱,免疫调节失常引起组织破坏与炎性病变。

二、临床表现

起病多数缓慢,少数急性起病,偶尔见急性暴发起病。本病病程长,呈慢性经过,常有发作期及缓解期交替。部分患者在发作间歇期可因饮食失调、劳累、精神刺激、感染等诱因诱发或加重症状。临床表现与病变范围、病型及病期等有关。

1.消化系统表现

(1)腹泻和黏液脓血便:腹泻为最主要的症状,系因炎症刺激使肠蠕动增加及肠腔水、钠吸收障碍所致,粪便中的黏液脓血则为炎症渗出、黏膜糜烂及溃疡所致。黏液脓血便是本病活动期的重要表现。腹泻程度轻重不一,轻者每天3～4次,或因病变引起直肠排空功能障碍而致腹泻与便秘交替出现,重者1～2 h 1次。粪质多糊状,混有黏液、脓血,也可只排黏液、脓血,而无粪质,重者可为稀水样。里急后重常见。

(2)腹痛:轻型患者可无腹痛或仅有腹部不适。一般诉有轻度至中度腹痛,多为左下腹或下腹的阵痛,亦可涉及全腹。有疼痛-便意-便后缓解的规律,常有里急后重。若并发中毒性巨结肠或炎症波及腹膜,有持续性剧烈腹痛。

(3)其他症状:可有腹胀,严重病例有食欲缺乏、恶心、呕吐。

(4)体征:轻、中型患者仅有左下腹轻压痛,有时可触及痉挛的降结肠或乙状结肠。重型和暴发型患者常有明显压痛和鼓肠。若有腹肌紧张、反跳痛、肠鸣音减弱应注意中毒性巨结肠、肠穿孔等并发症。

2.全身表现

发热较少见,中、重型患者活动期常有低度至中度发热,高热多提示并发症或见于急性暴发型。重症或病情持续活动可出现衰弱、消瘦、贫血、水电解质平衡紊乱、肠道蛋白质丢失所致的低清蛋白血症及营养障碍等表现。

3.肠外表现

本病国内报道肠外表现的发生率低于国外。可伴有多种肠外表现,包括外周关节炎、结节性红斑、坏疽性脓皮病、巩膜外层炎、前葡萄膜炎、口腔复发性溃疡等,这些肠外表现在结肠炎控制或结肠切除后可以缓解或恢复。骶髂关节炎、强直性脊柱炎、原发性硬化性胆管炎及少见的淀粉样变性、急性发热性嗜中性皮肤病等,可与溃疡性结肠炎共存,但与溃疡性结肠炎本身的病情变化无关。

三、辅助检查

1.血液检查

血液检查可有红细胞和血红蛋白减少,急性期白细胞计数增多。红细胞沉降率加快和C反应蛋白增高是活动期的标志。

2.粪便检查

显微镜检有红细胞、白细胞与巨噬细胞。粪便病原学检查的目的是要排除感染性结肠炎,是本病诊断的一个重要步骤,需反复多次进行(至少连续3次)。

3.结肠镜检查

结肠镜检查是重要的诊断方法。可见病变呈连续性、弥散性分布,从肛端直肠开始逆行向上扩展,黏膜有多发性溃疡、充血、水肿,或黏膜粗糙呈颗粒状、血管模糊、脆而易出血,也可见假性息肉,结肠袋变钝或消失。黏膜活检组织学见弥散性慢性炎症细胞浸润,活动期表现为表面糜烂、溃疡、隐窝炎、隐窝脓肿,慢性期表现为隐窝结构紊乱、杯状细胞减少和化生。急性期重症患者应暂缓进行此检查,防止肠穿孔。

4.X线钡剂灌肠检查

①黏膜粗乱和(或)颗粒样改变;②多发性浅溃疡,表现为管壁边缘毛糙呈毛刺状或锯齿状以及见小龛影,亦可有炎症性息肉而表现为多个小的圆或卵圆形充盈缺损;③肠管缩短,结肠袋消失,肠壁变硬,可呈铅管状。对重型或急性暴发型不宜作此检查,防止加重病情或诱发中毒性巨结肠。

四、治疗要点

治疗目的是控制急性发作,维持缓解,减少复发,防治并发症。

1.药物治疗

①氨基水杨酸制剂:柳氮磺吡啶(SASP)是治疗本病的常用药物,适用于轻、中度患者或重度经糖皮质激素治疗已有缓解者;②糖皮质激素:对急性发作期有较好疗效,适用于对氨基水杨酸制剂疗效不佳的轻、中度患者,特别适用于重度患者及急性暴发型患者;③免疫抑制剂:硫唑嘌呤或巯嘌呤可试用于对激素治疗效果不佳或对激素依赖的慢性持续型病例,加用这类药物后可逐渐减少激素用量甚至停用。

2.手术治疗

紧急手术指征:并发大出血、肠穿孔、重型患者特别是合并中毒性巨结肠经积极内科治疗无效且伴严重毒血症状者。择期手术指征:①并发结肠癌变;②慢性持续型病例内科治疗效果不理想而严重影响生活质量,或虽然用糖皮质激素可控制病情但糖皮质激素不良反应太大不能耐受者。

五、主要护理诊断

(1)腹泻与肠黏膜的炎症致水钠吸收分泌失衡和肠运动功能异常有关。

(2)疼痛与肠黏膜的炎症、溃疡有关。

(3)营养失调:低于机体需要量,与腹泻和吸收不良有关。

(4)有体液不足的危险与频繁腹泻有关。

六、护理措施

1. 生活护理

（1）休息与活动：患者处于急性发作期宜卧床休息，注意居室环境的清洁卫生，避免呼吸道感染发生。要注意劳逸结合，指导患者进行适当的放松活动。

（2）饮食护理：急性发作期，饮食应限于无渣半流质，避免冷饮、水果、多纤维素的蔬菜及其他刺激食物。病情严重或进食困难者，应静脉补充葡萄糖、氨基酸、脂肪乳剂、维生素等，必要时补充血清清蛋白、电解质及微量元素。病情稳定后饮食要有规律，一日三餐做到定时定量，不过分饥饿、不暴饮暴食，这样有利于肠道消化平衡，避免因无节制饮食而致肠道功能紊乱。可给予高营养低纤维普通饮食，以清淡、易消化、少油腻为基本原则。同时，注意补充富含铁剂、叶酸、维生素 B_{12} 等食物，以纠正贫血。

2. 病情观察

观察腹泻的次数和大便的性状。若大便次数频繁，应注意观察是否有水、电解质、酸碱平衡失调和营养障碍的表现。严密观察腹痛的特点及生命体征的变化，以了解病情的进展情况。测量患者的体质量，观察血红蛋白、血浆清蛋白的变化，了解营养改善状况。

3. 用药护理

需观察药物的不良反应。如水杨酸柳氮磺吡啶、硫唑嘌呤可出现恶心、呕吐、皮疹、血白细胞减少、溶血反应、肝功能异常或肾损伤等。嘱患者餐后服药，服药期间定期检查血常规及肝、肾功能，罕有发生严重不良反应者。如有严重不良反应应及时停药。应用糖皮质激素时，嘱患者不可随意停药，防止反跳现象。

4. 对症护理

（1）腹痛：指导患者放松自己，分散注意力的一些技巧。遵医嘱给予解痉药，如阿托品、山莨菪碱等，但注意应用解痉剂时，剂量宜小，避免引起中毒性结肠扩张。

（2）腹泻：注意腹部保暖，以减少肠道运动；稳定情绪，以减轻症状；腹泻频繁者，嘱便后用温水清洗，防止肛周皮肤黏膜破溃、糜烂。

5. 心理护理

护士应有针对性地对患者进行有关炎性肠病发病、复发、症状控制等方面的教育。从理论上讲，溃疡性结肠炎与精神因素关系密切，精神异常或情绪波动可构成其病因或诱因之一。强调良好的自我护理是防止复发的关键，指导保持心态平和，情绪稳定。另外，要帮助炎性肠病患者识别压力源和减轻压力的方法，鼓励患者表达自己的感受，鼓励其学习解决问题的策略，培养其自尊、自立的思想。

（牛永杰）

第三节　急性胰腺炎

急性胰腺炎（AP）是比较常见的一种急腹症，是由胰腺消化酶对胰腺自身消化所致的急性化脓性炎症。其发生与胆道结石、胆道蛔虫症、胆道感染等使胆汁及十二指肠内容物反流入胰管,激活胰酶和卵磷脂而引起的炎症密切相关,酗酒、暴饮暴食也可诱发本病。

根据病理变化可分为急性水肿型和出血坏死型两类。发病率占急腹症的第 3～5 位。其中 80％以上的患者病情较轻,即急性水肿性胰腺炎,可经非手术治愈,基本上是一种内科病。10％左右的患者属于重症胰腺炎,即急性出血性坏死性胰腺炎(AHNP),胰腺的炎症已非可逆性或自限性,常须手术治疗,应视为外科病。由于对急性胰腺炎的认识较前深入,诊断技术和治疗方法更有了较大的发展,已成为外科医师很感兴趣的问题,同时因病死率仍居高不下,达 30％～60％,且易发生各种严重合并症,对医师是一个严峻的挑战。

一、病因病理

引起急性胰腺炎的病因甚多,存在地区差异。在我国半数以上由胆道疾病引起,在西方国家,除胆石症外,酗酒亦为主要原因。

1.胆道系统疾病

正常情况下,胆总管和胰管共同开口于 Vater 壶腹者占 80％,汇合后进入十二指肠,这段共同管道长约 2～5 mm,在此"共同通道"内或 Oddis 括约肌处有结石、胆道蛔虫或发生炎症、水肿或痉挛造成阻塞,胆囊收缩,胆管内压力超过胰管内压力时,胆汁便可反流到胰管内激活胰酶原引起自身消化,即所谓"共同管道学说"(common duct theory),50％的急性胰腺炎由此引起,尤其以胆管结石最为常见;若胆石移行过程中损伤胆总管、壶腹部或胆管炎症引起 Oddis 括约肌功能障碍,如伴有十二指肠腔内高压,导致十二指肠液反流入胰管,激活胰酶产生急性胰腺炎;此外,胆道炎症时,细菌毒素释放出激肽可通过胆胰间淋巴管交通支激活胰腺消化酶引起急性胰腺炎。

2.酒精或药物

在欧美国家酗酒是诱发急性胰腺炎的重要病因之一,在我国近年也有增加趋势。酒精能刺激胃窦部 G 细胞分泌胃泌素,使胃酸分泌增加,十二指肠内 pH 下降,使胰泌素分泌旺盛,胰腺外泌增加;长期酗酒可刺激胰液内蛋白含量增加,形成蛋白"栓子"阻塞胰管;同时,酒精可刺激十二指肠黏膜使乳头发生水肿,妨碍胰液排出,其原因符合"阻塞-分泌旺盛学说"。

有些药物和毒物可直接损伤胰腺组织,或促使胰液外分泌亢进,或促进胰腺管上皮细胞增生、腺泡扩张、纤维性变或引起血脂增高,或促进 Oddis 括约肌痉挛而引起急性胰腺炎,如硫唑嘌呤、肾上腺皮质激素、四环素、噻嗪类利尿药、L-天门冬酰胺酶、有机磷杀虫剂等。

3.感染

很多传染病可并发急性胰腺炎,症状多不明显,原发病愈合后,胰腺炎自行消退,常见的有腮腺炎、病毒性肝炎、传染性单核细胞增多症、伤寒、败血症等。蛔虫进入胆管或胰管,不但可带入肠液,还可带入细菌,能使胰酶激活引起炎症。

4.高脂血症及高钙血症

家族性高脂血症患者合并急性胰腺炎的机会比正常人明显升高。高脂血症时,脂肪栓塞胰腺血管造成局部缺血,毛细血管扩张,损害血管壁;在原发性甲状旁腺功能亢进症患者,7％合并胰腺炎且病情严重,病死率高;25％～45％的患者有胰腺实质钙化和胰管结石。结石可阻塞胰管,同时钙离子又能激活胰酶原,可能是引起胰腺炎的主要原因。

5.手术创伤

上腹部手术或外伤可引起胰腺炎。手术后胰腺炎多见于腹部手术,如胰、胆道、胃和十二指肠手术,偶尔见于非腹部手术。其原因可能为术中胰腺损伤、术中污染、Oddis 括约肌水肿或功能障碍,术后使用某些药物,如抗胆碱能、水杨酸制剂、吗啡、利尿药等。此外,ERCP 也可并发胰腺炎,多发生于选择性插管困难和反复胰管显影的情况下。

一般情况下,ERCP 时胰管插管成功率在 95% 以上,但偶有在胰管显影后,再行选择性胆管插管造影时不顺利,以致出现多次重复胰管显影,刺激及损伤胰管开口;或因无菌操作不严格,注入感染性物达梗阻胰管的远端;或注入过量造影剂,甚至引致胰腺腺泡、组织显影,诱发 ERCP 后胰腺炎。国外学者认为,反复胰管显影 3 次以上,ERCP 后胰腺炎的发生率明显升高。轻者只有血尿淀粉酶升高,重者可出现重症胰腺炎,导致死亡。

6. 其他

(1)血管因素:动脉粥样硬化及结节性动脉周围炎,均可致动脉管腔狭窄,胰腺供血不足。

(2)妊娠后期:妇女易并发胆结石、高脂血症,增大的子宫可压迫胰腺,均能致胰液引流障碍、胰管内高压。

(3)穿透性溃疡:十二指肠克罗恩病波及胰腺时,可使胰腺腺泡破坏释放并激活胰酶原引起胰腺炎。

(4)精神、遗传、过敏和变态反应、糖尿病昏迷和尿毒症:精神、遗传、过敏和变态反应、糖尿病昏迷和尿毒症也是引起急性胰腺炎的因素。

(5)胰管阻塞:胰管结石、狭窄、肿瘤等可引起胰液分泌旺盛,胰管内压增高,胰管小分支和胰腺腺泡破裂,胰液与消化酶渗入间质,引起急性胰腺炎。少数胰腺分离时主胰管和副胰管分流且引流不畅,也可能与急性胰腺炎有关。

(6)特发性胰腺炎:原因不明者占 8%～25%。

二、临床表现

1. 腹痛

急性胰腺炎多数为突然发病,表现为剧烈的上腹痛,并多向肩背部放射,患者自觉上腹及腰背部有"束带感"。腹痛的位置与病变的部位有关,如胰头的病变,重者腹痛以右上腹为主,并向右肩放射;病变在胰尾者,则腹痛以左上腹为重,并向左肩放射。疼痛强度与病变程度多相一致。若为水肿性胰腺炎,腹痛多为持续性伴有阵发加重,采用针刺或注入解痉药物而能使腹痛缓解;若为出血性胰腺炎,则腹痛十分剧烈,常伴有休克,采用一般的止痛方法难以止痛。腹痛常在3～5 d 内消失,有时亦可有反复或拖延较长。如病情恶化,胰腺周围广泛坏死,则可产生腹胀,肠蠕动音消失,全腹广泛压痛,腹肌紧张等急性腹膜炎征象,甚至出现腹腔积液。

2. 恶心呕吐

急性胰腺炎发病之初即出现恶心呕吐,其特点是呕吐后不能使腹痛缓解。呕吐的频度亦与病变的严重程度相一致。水肿性胰腺炎中,不仅有恶心,还常呕吐1～3 次不等;在出血性胰腺炎时,则呕吐剧烈或为持续性频频干呕。

3. 全身症状

可有发热,黄疸等。发热程度与病变严重程度多一致。大多数患者有中等度发热,超过39 ℃者较少见,并在 3～5 d 内热退。水肿性胰腺炎,可不发热或仅有轻度发热;出血坏死性胰腺炎则可出现高热,若发热不退,则可能有并发症出现,如胰腺脓肿等。黄疸的发生,可能为并发胆道疾病或为肿大的胰头压迫胆总管所致。

以上这两种原因引起的黄疸需要结合病史、实验室检查等加以鉴别。有极少数患者发病非常急骤,可能无明显症状或出现症状不久,即发生休克或死亡,称为猝死型或暴发性胰腺炎。

三、辅助检查

1.X 线检查

轻型胰腺炎一般无异常发现,重型胰腺炎可见两侧膈肌中度升高,或有少量至中等量的胸腔积液。腹部可见局限性胃扩张积气(拇指征)、横结肠扩张(结肠截断征),胃及十二指肠有外压切迹,第二、第三腰椎左侧可见腹腔内有散在液平,伴肠麻痹。胰腺及胆囊区有钙化阴影。

2.B 超检查

B 超可较清晰地扫描出胰腺的轮廓,测定其肿大程度。炎性水肿的胰组织一般回声较低,胰腺弥散性增大,内有光点反射,但较稀疏。若出现脓肿或囊肿,则在相应部位出现液性暗区,有坏死组织则出现反射光点。

3.CT 检查

早期可见胰腺增大,密度不均,病情发展时可见左肾前筋膜增厚,在横结肠系膜部位出现团块,这些征象提示感染已向腹膜后扩散。若有假性囊肿或脓肿时,可在胰周出现厚薄不均的囊性包块。CT 扫描以不受肠道充气、肥胖和临床状况的干扰为其优点。大量的临床实践显示,"增强的 CT"是诊断胰腺炎坏死最主要而有价值的手段,它不仅可诊断胰腺的坏死和坏死的范围,还可以诊断向胰外侵犯的范围及程度,在 CT 引导下用细针穿刺胰腺组织可确定坏死与感染的程度。通过连续动态的监测,可作为是否采取再次手术的重要依据。其诊断率可达96%。然而就目前医疗设备及经济条件,CT 尚不能普及时,连续"增强检查"是有困难的,但可以肯定,"增强检查"是先进的、必须的,将来定可普及,而且是指导治疗的重要方法之一。

4.腹腔穿刺

对于重型胰腺炎是一个较好的诊断方法。一般伴有腹腔积液的患者,穿刺抽出混浊的血性腹腔积液,即有参考价值。若化验证实其胰淀粉酶高于 500 IU(索氏单位)诊断即可确立。还可在 B 超引导下穿刺测定积液。若量较多,还可置管引流或进行腹腔灌洗。

四、护理措施

1.疼痛解除的护理

患者应绝对卧床休息,协助患者更换体位,按摩背部,以增加舒适感。禁食、胃肠减压,以减少胰液的分泌,减轻对胰腺及周围组织的刺激。遵医嘱给予抗胰酶药、解痉药或者止疼药。

2.基础护理

禁食期间患者常有口干,咽部不适,向患者解释禁食禁水及胃肠减压的意义,使其接受,可用棉签蘸水湿润口唇或含漱,对不能洗漱者予口腔护理,每日 2 次。做好皮肤护理,若体温超过 39 ℃,则给予物理降温并遵照医嘱给予退热药,患者出汗较多时,及时擦干汗液,更换清洁衣服和被褥,增加患者舒适度,注意保暖,避免受凉。

密切观察患者神志、生命体征、腹部体征变化以及有无出血倾向并做好记录,反复监测血尿淀粉酶、血糖、肝肾功能及血气分析,记录 24 h 出入量,为治疗提供依据。体温过高时,注意观察发热的类型及伴随症状。休克是急性胰腺炎常见的致死原因,往往是突发性的。

在实施治疗过程中,要密切观察生命体征的变化,及时向医师反映,协助医师积极抢救。通过补液、输血、止血等抗休克治疗及加强营养支持,维持水电解质平衡和补充热量等使患者转危为安。

3.营养护理

急性胰腺炎的患者均采取禁食,一般禁食 7～20 d。早期治疗时应用全胃肠外营养(TPN),营养主要以糖、脂肪、蛋白质、维生素、胰岛素等为主。

(1)中心静脉导管操作:妥善固定导管,每日定时检查导管的深度,防止脱出。每天消毒静脉穿刺部位,更换敷料,加强局部护理。观察穿刺部位有无红、肿、热、痛等感染征象,若患者发生不明原因的发热、寒战等现象时,应通知医师,协助医师拔出导管并作微生物培养和药敏实验,避免在导管处抽血或者输血及血浆,想要输血或者血浆时,在外周另建输液通路。

(2)营养液的配置和管理:营养液应在层流环境中配置,如无上述条件可用消毒液擦拭处置台后,紫外线消毒 30 min 后配置,TPN 的配置时一定要严格按照顺序配置:将电解质溶液分别放入葡萄糖和氨基酸溶液内,水溶性维生素加入葡萄糖液内,脂溶性维生素加入脂肪乳内,将葡萄糖液和氨基酸混入 3 L 营养袋内,最后把脂肪乳混入 3 L 营养袋内,配置的营养液应保证在 24 h 内输完,可应用输液泵,在输注过程中应保证输注系统和输注过程连续性,期间不宜中断,避免将营养液长时间暴露于阳光和高温下,配置后暂时不输注的放在 4 ℃的冰箱内保存。输注过程中容易引起血糖升高,可用血糖仪按时监测血糖的变化。

4.胃管护理

重症急性胰腺炎由于应激反应,腹腔神经丛受刺激和渗液直接作用于肠管,可导致不同程度的肠运动受抑制,患者常腹胀明显。大承气汤药液中含生大黄,大黄对胰腺有明显的抑制作用,能降低奥狄括约肌张力,改善微循环,提高血流灌注,增强黏膜屏障,促进胃肠运动,加速肠腔内容物排出。给患者放置胃管,间断行胃肠减压,并可从胃管中注入中药大承气汤药液加减,每天 1～3 剂,喂药后夹管 1 h 再开放,保持引流通畅,观察引流液的色、量和性质。操作时注意将负压引流器妥善固定,以免活动时将胃管脱出。

5.应激性溃疡的防护

应激性溃疡并出血是急性胰腺炎的主要并发症之一。为减少其发生,主要防护措施是保持胃肠减压管的通畅,并持续负压,记录胃液总量、颜色,每日检查腹肌紧张、压痛程度及范围。及时检测血白细胞记数、尿淀粉酶、电解质,注意观察出血前的前驱症状。将病情变化及时向医师汇报,配合预防性使用奥美拉唑等药物治疗。

6.心理护理

患者对疾病产生焦虑、急躁、挑剔、恐惧、悲观失望心理,甚至有拒医拒护行为。因此,进行心理护理,使患者情绪稳定,配合治疗与护理,对提高疗效极为重要。应建立良好的护患关系,多关爱、多安慰、多倾听,耐心解释急性胰腺炎的病理特点、治疗方法及治疗过程中的反复性。使患者及家属从思想上充分认识该病,并树立良好的态度,以积极配合治疗,提高疗效。

五、健康指导

因人而异,对患者及家属进行有关疾病的诱因预防和治疗护理知识的讲解,以减少复发。

对胆道疾病患者指导其积极治疗、进食清淡饮食,定期复查肝胆 B 超;酗酒者劝其戒酒;暴饮暴食者指导患者节制饮食,戒除暴饮暴食的不良习惯,减轻胰腺负担。介绍出院后的饮食、休息、活动以及复诊时间,出院后给予电话回访,了解疾病恢复情况,增加护患关系。

(牛永杰)

第十章 急诊科疾病护理

第一节 急症的护理常规

一、心脏骤停的急救护理常规

(一)心肺复苏

1.基本生命支持护理

一旦确诊心脏骤停,立即呼救并积极就地抢救。

2.紧急实施徒手心肺复苏术,建立呼吸通道

1)将患者仰卧于硬板床上,双下肢伸直抬高,解开上衣,放松裤带。

2)胸外心脏按压:抢救者位于患者右侧,快速确定按压部位为胸骨中下1/3处。双手掌根部相叠,双肘关节伸直,利用上身重量垂直下压。使患者胸骨下陷为成人至少5 cm,按压频率至少100次/分钟。儿童用单手掌根部按压胸骨中段,每次下压至少1/3前后径(约5 cm),婴儿用两拇指按压胸骨中点,下压至少1/3前后径(4 cm),保证每次按压后胸廓回弹,按压和松开比例为1:1。每按压30次吹气2次,即胸外按压与人工呼吸比例为30:2。

3)开放气道:有两种方法。仰头提颏法:患者仰卧,急救者一手放在患者前额,使头部后仰,另一手的示指与中指置于下颌,使下颌尖、耳垂的连线与地面垂直,同时清除口腔、鼻腔内的异物;怀疑有外伤时,采取托举下颌法:双手置于患者头部两侧下颌角,用力向前上托起下颌,并使头后仰。

4)人工呼吸:最简单、有效、及时的是口对口人工呼吸法。抢救者用一手拇指与食指捏住患者鼻孔,另一手托下颌,深吸气后紧贴患者口部用力吹气,吹气持续2 s以上,确保胸廓抬起。每分钟均匀吹气10~12次。应用简易呼吸器法:将简易呼吸器连接氧气,氧流量8~10 L/min,一手以"EC"手法固定面罩,另一手挤压简易呼吸器,每次送气400~600 mL,频率10~12次/分钟。送气同时观察患者胸廓起伏。必要时立即行气管内插管或人工呼吸机辅助呼吸。

3.迅速建立有效的静脉给药通路

遵医嘱及时准确给予各种抢救药物,纠正水、电解质和酸碱平衡失调,并密切观察药物的效果。

4.进行心电监护

如出现室颤,经药物治疗无效,应尽快进行电除颤术。

(二)心肺复苏高级和延续生命支持护理

(1)进行连续心电监护。每15~30 min监测1次生命体征,严密观察意识、瞳孔等变化,出现异常立即处理。

(2)继续吸氧。严密监测呼吸频率、节律、深度、皮肤色泽、血气分析、血氧饱和度等。

（3）保持呼吸道通畅。气管插管者定时湿化气道，及时抽吸气道及口腔内分泌物，防止呼吸道阻塞。吸引过程中严格无菌操作，气管切开者按气管切开护理常规护理。

（4）高热者按高热护理常规。

（5）保护脑组织，及早使用冰帽。遵医嘱给予脱水剂、激素、促进脑细胞代谢等药物，从而减轻脑缺氧，降低颅内压，防止脑水肿。

（6）记录 24 h 出入水量，注意每小时尿量的变化。

（7）做好各项基础护理，预防压疮、肺部感染等并发症，做好各项记录。

（8）备好各种抢救用物，做好心脏骤停复发的抢救。

二、急腹症的护理常规

1.观察

腹痛的部位、性质、程度及有无伴随症状并做好记录。观察有无腹膜炎体征及全身中毒症状。

2.迅速建立静脉通路

维持水电解质、酸碱平衡。

3.体位

无休克时取半卧位。

4.吸氧、解热、镇痛，必要时胃肠减压

外科急腹症患者在没有明确诊断前，应严格执行四禁，即禁食、禁用镇痛药（吗啡、哌替啶等）、禁服泻药、禁止灌肠，对诊断未明确的患者以免造成感染扩散或病情加重。但蛔虫性肠梗阻的口服液状石蜡、肠套叠的灌肠复位等治疗性措施除外。

5.饮食

手术、禁食期间给予静脉营养支持，如病情和治疗允许，可给予清淡饮食。

三、高热的护理常规

1.测量体温

定时测量体温，注意热型、程度及经过，同时观察呼吸、脉搏、血压及伴随症状的变化。

2.开放静脉输液通道

补充电解质；给予物理降温法或药物降温法。遵循热者冷降，冷者温降的原则。

3.保持气道通畅

吸氧，记录出入量。

4.休息

绝对卧床休息，低热者可酌情减少活动。患者应处于安静、通风、温湿度适宜的环境中。及时更换汗湿的衣裤、床单，保持皮肤清洁干爽，并定时翻身，防止压疮。

5.饮食

高热时，应给予高热量、高蛋白、高维生素、易消化的流质或半流质饮食。鼓励多饮水。

6.辅助排痰

采用雾化吸入、翻身、拍背，以协助排痰。

7.心理护理

给予恰当的心理护理，以减轻其焦虑、恐惧情绪。

四、昏迷的护理常规

1. 观察

观察生命体征、意识、瞳孔大小、角膜反射及眶上压痛反应等。

2. 体位

取平卧头偏向一侧,防止舌后坠,避免搬动,松解衣服、腰带,取出义齿。

3. 保持呼吸道通畅

清除口腔及呼吸道分泌物、呕吐物,防止窒息。给予氧气吸入。必要时进行气管插管,自主呼吸停止者,则应给予人工呼吸或机械通气。每 2~3 h 翻身拍背一次,避免受凉。

4. 躁动不安者,加用床档或保护带

牙关紧闭、抽搐者,使用牙垫垫于上下磨牙之间,防止咬伤。经常修剪指甲以免抓伤。室内光线宜暗,动作宜轻。给予热水袋时水温不可超过 50°,以免烫伤。

5. 保持清洁

床单元保持清洁、干燥、平整。避免局部长期受压。保持皮肤干燥清洁。骨隆起处出现局部红肿、硬块者,可用透明贴或减压贴覆盖,避免继续受压,如出现破溃给予泡沫贴覆盖,促进上皮组织修复。溃疡形成后每天做好压疮换药。

6. 饮食

昏迷患者一般禁食 3~5 d,如无不良反应,可正常鼻饲高热量、高营养的流质食物。

7. 留置导尿护理

留置导尿管者按留置导尿护理,便秘时可给予开塞露或清洁灌肠等治疗。

五、休克的护理常规

1. 观察

观察生命体征及意识、尿量、伤口情况。观察皮肤、黏膜的颜色、湿度与温度以评估末梢循环状况。

2. 就地抢救

休克患者应就地进行抢救,避免过多搬动或远距离的转运,保持患者安静。取休克卧位,即头和躯干抬高 20~30°,下肢抬高 15~20°。

3. 使用抗休克裤

抗休克裤充气后在腹部与腿部加压,使血液回流入心脏,改善组织灌流,同时可以控制腹部和下肢出血。当休克纠正后,由腹部开始缓慢放气,每 15 s 测量血压 1 次,若血压下降超过 5 mmHg 应停止放气,并重新注气。

4. 保持呼吸道通畅

清除口咽部异物、血块、分泌物等。同时抬起下颌,头偏向一侧,防止舌后坠,必要时气管插管或气管切开。给予氧气吸入,必要时可通过面罩给氧或人工辅助呼吸。

5. 输液护理

(1)迅速建立 1~2 条静脉通道,尽快补充血容量,快速输入晶体液。

(2)使用碱性溶液纠正酸中毒,如 5% 碳酸氢钠溶液、11.2% 乳酸钠溶液等。

(3)使用血管活性药物应从低浓度、慢速开始,停药时逐渐减量;使用去甲肾上腺素时,切忌药液渗出血管引起皮肤坏死。使用血管扩张药之前应补充血容量。心率大于 120 次/分钟者忌用异丙肾上腺素以免引起心律失常。

(4)静脉注射洋地黄制剂如西地兰过程中,观察心率及药物不良反应。

6.对症处理

(1)对失血性休克患者,应立即采取直接压迫出血处止血,脏器血管破裂出血,应快速做好手术前准备,在抢救休克的同时手术止血。

(2)有创伤或剧烈疼痛时给予镇痛剂,吗啡 5～10 mg 肌肉或静脉注射。有严重颅脑外伤、呼吸困难、急腹症患者诊断未明确者禁用。

7.监测

监测心电、中心静脉压、肾功能。

8.室内温度以 20 ℃左右为宜

可采用盖棉被、毛毯等措施保暖,绝对禁止使用热水袋、电热毯等进行体表加温。

9.安抚

对烦躁不安不合作者,应体谅劝解,温和耐心地加以抚慰。如果患者意识模糊,则应避免在患者面前谈论危重病情,以免给患者增加恶性刺激。

六、过敏性休克的护理常规

(1)一旦确认患者发生过敏性休克,立即停用或消除引起过敏反应的物质。

(2)就地抢救,将患者平卧,保暖。

(3)立即皮下或肌内注射 0.1％肾上腺素 0.5～1 mg,小儿酌减。症状不缓解,遵医嘱每 20～30 min 再皮下或静脉注射 0.5 mg。

(4)建立静脉输液通路。

(5)吸氧,改善缺氧状况。呼吸抑制时,遵医嘱注射尼可刹米、洛贝林;如呼吸停止,行人工呼吸;喉头水肿或明显呼吸困难者可行气管切开。

(6)遵医嘱给予地塞米松 5～10 mg 静脉注射或氢化可的松 100～200 mg 加入 5％葡萄糖溶液 500 mL 中静脉滴注;抗组胺类药物(异丙嗪、苯海拉明)及血管活性药(多巴胺、间羟胺)等应用。

(7)心脏骤停者,应立即给予心肺复苏术。

(8)评估患者生命体征、尿量,并记录。

七、呼吸困难的护理常规

1.观察

观察患者呼吸节律、频率与深度的异常。有无呼吸费力、鼻翼扇动、张口耸肩,口唇、皮肤、黏膜发紫的现象。

2.体位

协助患者取合适体位,减轻呼吸困难。如急性左心衰竭、严重哮喘、肺气肿等患者取坐位或半坐位;肋骨骨折患者取健侧卧位;胸腔积液的患者取患侧卧位;急性呼吸窘迫综合征(ARDS)患者取平卧位。

3.保持气道通畅

有效清除气道分泌物。可采取协助患者咳嗽、咳痰的各种方法。

行雾化吸入,给予祛痰药以及采取机械吸痰措施。根据缺氧程度,给予合适的氧流量。必要时建立人工气道,给予机械通气,辅助呼吸。

八、惊厥的护理常规

(1)取平卧位,解开其衣领、衣扣,保持呼吸道通畅。同时头偏向一侧,清除口咽分泌物及呕吐物,或将患者下颌托起,防止舌后坠而阻塞呼吸道。

(2)尽快用牙垫或压舌板置于患者口腔的一侧上下臼齿之间,防止患者咬伤舌头及颊部。

(3)保持气道通畅,取下义齿。出现呼吸困难、发绀,应及时给予氧气吸入。

(4)环境安静,避免刺激。保证患者安全,加床档,防止坠床;对肢体进行保护或适当约束,但不能暴力硬压,以防骨折和关节脱位等。

(5)立即建立静脉通道,按医嘱给予快速、足量、有效的镇静、抗惊厥药物,控制抽搐与惊厥的发作。

(6)观察并详细记录惊厥发作的次数、持续时间、临床表现,还应观察患者的神志、瞳孔、生命体征的变化。

(7)发热者给予物理降温。

(刘　辉)

第二节　临床危象的护理常规

一、高血压危象的护理常规

(1)严密监测血压、呼吸、心率、意识、瞳孔及心肾等器官功能变化。

(2)迅速降压。首选硝普钠静脉滴注,应现配现用,注意调整给药速度,同时密切观察血压,有条件者用输液泵控制滴速,滴注过程中避光。在停用静脉降压药之前,应开始长期口服降压药。

(3)绝对卧床休息,抬高床头30°,以利体位性降压。安慰患者以使其保持情绪稳定,避免躁动,避免其他诱发因素。

(4)给予氧气吸入。躁动、抽搐者加强保护,防止坠床,必要时用镇静药,有高血压脑病时给予脱水药,甘露醇快速静脉滴注。

(5)待血压降低、病情稳定后,根据患者具体情况进一步检查,以明确病因,并采取针对性治疗。

二、甲状腺危象的护理常规

(1)观察神志、生命体征的变化,准确记录出入水量。若原有的甲亢症状加重,并出现严重乏力、烦躁、发热(T>39 ℃)、多汗、心悸、心率>140 次/分钟以上,伴恶心、呕吐、腹泻、脱水等应警惕甲状腺危象的发生,立即通知医生并紧急配合抢救。

(2)绝对卧床休息,呼吸困难时半卧位,给予吸氧。

(3)建立静脉通道,及时准确按医嘱使用丙硫氧嘧啶和碘剂。并注意碘过敏反应。

(4)高热时采用物理降温,对于病情特重者采用人工冬眠疗法。密切观察并详细记录降温效果。

(5)高热昏迷患者应加强口腔护理。

三、糖尿病酮症酸中毒的护理常规

(1)严密观察患者神志、瞳孔大小和光反射、呼吸、血压、心率、出入液量,并做详细记录。

(2)取患者静脉血送实验室检查。

(3)建立静脉通道,首选生理盐水补液,补液的总量按患者体质量的 10% 估算,补液速度先快后慢。根据中心静脉压来调整输液速度;监测每小时尿量,当尿量超过 40 mL/h,提示脱水已改善,当尿量超过 120 mL/h,应减慢输液速度。

(4)准确执行胰岛素治疗,做到制剂种类正确,剂量准确,按时注射,最好采用输液泵调节。使用胰岛素治疗过程中应定期监测尿糖、血糖的变化。

(5)可在补液及使用胰岛素的同时补钾。

(6)保持皮肤清洁,做好口腔护理及泌尿道的护理。加强足部观察与检查。

四、低血糖昏迷的护理常规

(1)立即留取血标本检测血糖。

(2)协助吞咽饮食,给患者喂糖水。

(3)立即建立静脉通道,推注 50% 葡萄糖溶液 40~60 mL。为防止低血糖反复发作,最好再持续静脉滴注 10% 葡萄糖溶液,直到患者清醒,血糖正常。

(4)定期监测血糖,每 2 h 查血糖一次。

(5)严密观察患者意识、面色、呼吸的变化,每半小时测一次生命体征,发现异常立即与医生取得联系。

(6)低血糖发作时患者应绝对卧床休息,给氧吸入,保持呼吸道通畅。

(刘　辉)

第三节　环境及理化因素损伤的护理常规

一、创伤患者的护理常规

1. 紧急救护

(1)优先抢救窒息、大出血、开放性气胸、张力性气胸、休克等特别危急的伤员。若发生心跳和呼吸骤停,应立即复苏,抢救生命。

(2)迅速、全面、简略并有重点判断伤情。

(3)保持呼吸道通畅和换气。

(4)有大出血的开放性损伤,首选无菌或清洁的敷料包扎伤口,用压迫法、肢体加压包扎、止血带或器械止血。使用止血带止血时,应注意正确的缚扎部位、方法和止血时间,一般每隔 1 h 放松 1 次止血带,防止肢体缺血坏死。

(5)迅速补充血容量。

（6）包扎、封闭开放的体腔伤口，保护腹腔脱出脏器。

（7）有效固定骨折、脱位。

（8）现场处理后要及时安全转运。搬动前对四肢骨折应妥善固定；疑有脊柱骨折，应 3 人以平托法或滚动法将患者轻放、平卧于硬板床上，防止脊髓损伤；胸部损伤重者，宜取伤侧向下的低斜坡卧位，以利健侧呼吸；运转途中患者应头部朝后（与运行方向相反），避免脑缺血突然死亡。严格监护和创伤评估。

2.减轻疼痛

抬高患肢 15～30°并制动，以减轻局部肿胀和疼痛。小范围软组织闭合性损伤后早期局部冷敷，24 h 后热敷和理疗。

3.软组织开放性创伤的护理

（1）污染伤口清创缝合后护理：①严密观察伤口情况，注意感染和伤肢末梢循环情况，及时处理；②输液、输血，加强营养，防治水、电解质紊乱，促进愈合；③选用合适抗生素，及时使用破伤风抗毒素；④心理护理，减轻患者心理压力；⑤指导患者早期进行肢体功能锻炼，促进功能恢复，预防并发症。

（2）伤口换药护理：①换药顺序为先清洁伤口、再污染伤口、最后感染伤口。②换药次数，一期缝合伤口术后 2～3 d 换药 1 次，如无感染至拆线时再换药；伤口分泌物不多，肉芽组织生长良好，可每日或隔日换药 1 次；伤口感染重，脓性分泌物多，应每日 1 次或数次。③浅表肉芽组织护理：健康肉芽组织外敷等渗盐水或凡士林纱布；肉芽生长过度，可将其剪平后压迫止血，或用 10%～20%硝酸银烧灼后生理盐水湿敷；肉芽水肿可用 5%氯化钠溶液湿敷；创面脓液量多而稀薄可用 0.02%呋喃西林溶液纱布湿敷；创面脓液稠厚且坏死组织多，应使用硼酸溶液等湿敷。④缝合伤口拆线时间：头面颈部 4～5 d，下腹部及会阴部 6～7 d，胸部、上腹部和背臀部 7～9 d，四肢 10～12 d，减张伤口 14 d；年老体弱、营养不良患者应适当延迟拆线时间。

二、腹部损伤患者的护理常规

1.急救护理

现场急救应首先处理窒息、开放性气胸、明显的外出血等威胁生命的症状，保持气道通畅，确定为腹腔器官破裂后，应迅速输液、输血、抗休克，同时紧急手术。腹部损伤内脏脱出时不能强行还纳回腹腔，病情不明时禁用镇痛药。对于诊断明确的患者，使用镇痛药可减轻损伤疼痛所致的不良刺激，防止疼痛剧烈导致的神经源性休克。

2.非手术治疗的护理措施

绝对卧床休息，不随便搬动伤者。床上大、小便，以免加重伤情；若病情稳定，尽量取半卧位，病情不稳定时应取平卧或休克卧位；如需离床检查，应有专人护送；严格执行外科急腹症的"四禁"，即禁食禁饮、禁忌灌肠、禁用泻药、禁用吗啡等镇痛药物；输血、输液、防治休克，应用抗生素、预防感染；禁食、胃肠减压，营养支持；严密观察生命体征，注意腹膜刺激征的程度和范围变化；疑有腹腔内出血者，动态了解红细胞变化，必要时重复做诊断性腹腔穿刺术、B 超等检查；注射破伤风抗毒素。

3.手术前护理

严密的病情观察，禁食，胃肠减压，建立静脉输液通道，交叉配血。遵医嘱输液、输血，及早使用抗生素，协助做好各项检查，备皮、备血，药物过敏试验，留置尿管、胃管。

4.术后护理

全麻清醒或硬膜外麻醉平卧 6 h 后,血压平稳者改为半卧位,利于腹腔引流,减轻腹痛,改善呼吸循环功能。协助患者有效咳嗽,翻身拍背,痰液黏稠时多饮水,防止肺部感染。术后禁食 2～3 d,并做好胃肠减压的护理。禁食期间静脉补液,维持水、电解质和酸碱平衡,使用有效抗生素控制感染。注意腹部体征的变化,及早发现腹腔脓肿等并发症。观察切口愈合情况,及早发现切口出血和感染。及早下床活动,促进肠蠕动恢复,预防肠粘连。观察腹腔内乳胶引流管或烟卷引流条的引流情况。防止盆腔脓肿、肠下脓肿或肠间脓肿。

三、颅骨骨折患者的护理常规

(1)明确有无脑脊液外漏,准确估计脑脊液外漏量,注意有无继发性损伤。注意观察有无剧烈头痛、呕吐、眩晕、厌食、反应迟钝、脉搏细弱、血压偏低等颅内低压综合征。头痛在立位时加重,卧位时缓解。

(2)颅前窝骨折神志清醒者,取半坐位,昏迷者床头抬高 30°,头偏向患侧。维持上述特定体位至停止脑脊液漏后 3～5 d,目的是借助重力作用使脑组织移向颅底,使脑膜逐渐形成粘连而封闭脑膜破口。

(3)每日 2 次清洁、消毒鼻前庭或外耳道,避免棉球过湿导致液体逆流颅内。劝告患者勿挖鼻、抠耳,不堵塞鼻腔。

(4)嘱患者勿用力屏气排便、咳嗽、擤鼻涕、打喷嚏等,以免颅内压骤然升降导致气颅或脑脊液逆流。

(5)脑脊液漏者不可经鼻腔进行护理操作:如冲洗、滴药、经鼻腔置胃管、吸痰及鼻导管给氧。禁止做腰穿。

(6)注意有无颅内感染迹象。

(7)遵医嘱使用抗菌药物及破伤风抗毒素(TAT)。

四、烧伤患者的护理常规

(一)迅速脱离热源

火焰烧伤应尽快灭火,脱去燃烧衣物,就地翻滚或跳入水池,切忌用手扑打火焰、奔跑呼叫;热液浸渍衣裤,冷水冲淋后剪开取下;酸、碱烧伤,即刻脱去或剪开衣服,大量清水冲洗;生石灰烧伤,先去除石灰粉粒,再用清水长时间地冲洗;磷烧伤时立即将烧伤部位浸入水中或用大量清水冲洗,在水中拭去磷颗粒,不可将创面暴露在空气中以免磷继续燃烧,创面忌用油质敷料以免吸收中毒。若发生心跳和呼吸骤停,应立即复苏,抢救生命,预防休克,给予镇静和镇痛,保护创面和保温,尽快转送。

(二)休克期护理

大面积烧伤患者 24 h 内主要的护理措施是保证液体输入,以迅速恢复有效的循环血量。伤后第 1 个 24 h 补液量按患者每千克(kg)体质量每 1%烧伤面积(Ⅱ度～Ⅲ度)补液 1.5 mL(小儿 1.8 mL,婴儿 2 mL)计算,即第 1 个 24 h 补液量＝体质量(kg)×烧伤面积(%)×1.5 mL,另加生理日需水量 2 000 mL,即为补液总量。一般情况下晶体液:胶体液为 2:1,特重度烧伤时为 1:1。总量的一半,应在伤后 8 h 内输完,另一半在其后的 16 h 内输完。伤后第 2 个 24 h 补液量为第 1 个 24 h 计算量的一半,日需量的 2 000 mL 不变。

晶体液首选平衡盐液,其次选用等渗盐水等。胶体液首选血浆,也可用全血。重度烧伤应多输新鲜血。生理日需量常用 $5\%\sim10\%$ 葡萄糖溶液。补液原则一般是先晶后胶、先盐后糖、先快后慢,胶、晶液体交替输入。监测每小时尿量是评估休克是否纠正的重要指标之一,也是调整输液速度最有效的观察指标,一般婴儿应维持在 10 mL,小儿 20 mL,成年人 30 mL 以上;老年人或有心血管疾病、吸入性烧伤或合并颅脑伤的伤员,每小时尿量应维持在 20 mL 左右;有血红蛋白尿时要维持在 50 mL 以上。

(三)创面护理

1.包扎疗法

包扎疗法适用于四肢Ⅰ度和Ⅱ度烧伤、无条件暴露者、不合作或门诊患者。

2.暴露疗法

暴露疗法适用于Ⅲ度烧伤,特殊部位(头面部、颈部、会阴部)烧伤,特殊感染(真菌、铜绿假单胞菌)的创面及大面积烧伤。

3.半暴露疗法

磺胺嘧啶银具有磺胺嘧啶和银盐的双重作用,用于治疗烧烫伤创面感染,除控制感染外,还可促使创面干燥、结痂和促进愈合。涂药后,遇光渐变成深棕色。

五、溺水患者的护理常规

(一)现场急救

1.恢复呼吸道通畅

①迅速清除溺水者呼吸道内的淤泥、杂草、呕吐物及口内假牙等;牙关紧闭的,可按捏两侧颌肌或用开口器撬开口腔,可用手帕或纱布等包住手指将舌拉出口外以防回缩堵塞呼吸道;松解衣服,恢复呼吸道通畅。②倒水:如果溺水者还有心跳、呼吸,但有明显呼吸道被水阻塞时,可先倒水,动作力求敏捷,时间在 1 min 以内。具体方法:采用腹部垫高或横置于救护者屈膝部,头部下垂,用手按压其背部,帮助呼吸道及消化道内的水流出;或抱住溺水者的两腿,腹部放在急救者的肩部并快步行走。

2.心肺复苏

若溺水者呼吸已停,在保持呼吸道通畅的条件下,立即行口对口(口对鼻)人工呼吸。如心搏停止,行人工呼吸与胸外心脏按压按比例同时进行,以便重建有效循环。

3.体位

疑有脊髓损伤者,应沿身体长轴保持头、颈及躯体整体转动。

(二)院内急救

(1)迅速脱去浸湿衣裤,擦干身体,注意保暖。可根据病情进行向心性肢体按摩以促进血液循环。

(2)清除呼吸道内残留水分及分泌物后,有自主呼吸者立即高流量乙醇湿化吸氧。无自主呼吸者或呼吸极度困难且不规则者,应立即气管插管或气管切开、呼吸机辅助通气。

(3)严密观察神志、呼吸频率、节律、深浅度,判断呼吸困难的程度,准确记录 24 h 尿量。

(4)建立静脉通道,维持水电解质平衡、纠正酸中毒。对淡水淹溺者严格控制静脉输液速度,静脉滴注 3% 氯化钠溶液,以纠正血液稀释。对海水淹溺者出现血液浓缩症状时,应静脉滴注 5% 葡萄糖溶液或低分子右旋糖酐,切忌输入生理盐水。

（5）溺水者因胃内大量积水而发生胃扩张，应放置胃管排除胃内容物，必要时行胃肠减压，以防呕吐及呕吐物误吸引起窒息。患者复苏后应禁食，待胃功能恢复后逐渐给予饮食，昏迷者应鼻饲。

（6）加强对肺水肿、肺部感染、急性肾衰竭、脑水肿等并发症的护理。

六、中暑患者的护理常规

1.病情观察

（1）注意神志，测量口温及肛温、脉搏、呼吸、血压；观察皮肤颜色、温度、湿度变化；注意瞳孔大小、对光反应的有无及灵敏程度；检查心、肺及腹部情况；注意有无肌肉抽搐及病理反射等。

（2）询问发病时的情况：包括当时所在环境温度、湿度及辐射强度、通风情况，以及停留时间、劳动强度、有无慢性病、了解是何种类型的中暑，以便配合医生进行抢救。

2.降温措施

（1）物理降温：①将患者置于 20 ℃～25 ℃通风良好的房间，用 30％～50％的酒精，或者 4 ℃左右的冰水、自来水、井水等进行全身擦浴，按摩四肢皮肤，使皮肤血管扩张，加速血液循环，促进散热。头、颈、腋下、腹股沟大动脉处放冰袋。②昏迷、休克、心力衰竭的危重患者降温时，可采用冰毯降温；昏迷患者还可采取头部冰槽或冰帽降温。

（2）药物降温：药物降温与物理降温同时进行效果更好。中暑高热休克时最适宜的降温措施是动脉快速推注 4 ℃的 5％葡萄糖氯化钠溶液。可用氯丙嗪 25～50 mg 加入生理盐水（或 5％葡萄糖氯化钠溶液）300～500 mL 内，1～2 h 内静脉滴注。必要时可再加异丙嗪或冬眠合剂等，以加强药效。滴注过程中密切观察血压变化，需 5～15 min 测量一次，如收缩压降至 90 mmHg 以下应停药并向医生报告，及时处理。

（3）降温过程中注意血压、心率变化，并且每 5～10 min 测量肛温一次。肛温降至 38 ℃时应暂停降温，立即擦干身体，避免体温过低。

3.对症处理

（1）在日射病患者头部置冰袋或冷水敷料。

（2）热痉挛患者可口服含盐清凉饮料，重者输入 5％葡萄糖氯化钠溶液 1 000～2 000 mL 或更多。

开始 2 h 内快速输入 120 滴/分钟，以后改成 80 滴/分钟（有心肺疾病患者，应根据病情决定每分钟滴数），以补充钠、氯离子和水分，纠正出汗过多导致的血液浓缩与全身肌肉痉挛。也可缓慢静脉推注 10％葡萄糖酸钙 10～20 mL 或肌注安定等。

（3）对于周围循环衰竭者应输入血浆代用品，或静脉补给生理盐水、葡萄糖溶液与氯化钾以纠正体内水分与盐类丧失所致血容量不足引起的休克。低钠血症严重者可给予 3％氯化钠溶液 100 mL，必要时 2 h 后重复 1 次。年老体弱或循环衰竭的患者输液速度不宜过快（16～30 滴/分钟）以防肺水肿。

（4）保持呼吸道通畅，充分给氧，危重者可行高压氧治疗，呼吸衰竭者应注射呼吸中枢兴奋剂，如洛贝林、尼可刹米。若有呼吸停止倾向，应做气管插管行人工呼吸。

（5）脑水肿时，除降温外，还应快速静脉滴注 20％甘露醇溶液、呋噻米等。出现抽搐，可用地西泮和氯丙嗪；抽搐频繁者，可以用 10％水合氯醛 15 mL 保留灌肠。

（6）对于昏迷者应按昏迷常规护理，保持呼吸道通畅、吸氧、吸痰，定时翻身、拍背，做好口腔护理、皮肤卫生。

（刘　辉）

第四节　器官功能衰竭的护理常规

一、急性左心衰竭护理常规

（1）鼓励患者说出内心感受，减轻焦虑和恐惧，稳定患者情绪，必要时可遵医嘱给予镇静剂。

（2）取坐位，双腿下垂。

（3）20％～30％氧气乙醇湿化后高流量吸氧（6～8 L/min），必要时机械通气辅助呼吸。

（4）严密观察生命体征、神志、心电变化，注意监测血流动力学指标的变化，准确记录出入量。详细作好各种护理记录。

（5）迅速建立静脉通路，遵医嘱正确使用药物，控制输液速度（20～30 滴/分钟），观察药物的不良反应。

（6）必要时用止血带或血压表气带每 5～10 min 轮流结扎四肢。

（7）给予富含营养、高蛋白、高维生素、易消化的清淡饮食，限制钠盐（<5 g/d），少食多餐，避免增加心脏负担。

（8）保持大便通畅，必要时使用缓泻剂，但禁忌大剂量灌肠。

二、急性呼吸衰竭的护理常规

1.合理休息

取半卧位或坐位休息，患者衣服应宽松，被褥要松软、轻、暖，以减轻对呼吸运动的限制，增加舒适感。

2.保持呼吸道通畅

痰液过多时吸痰，吸痰不可过频，一般每 2 h 一次，且吸痰前给氧，吸痰时动作轻柔，负压不宜过大，时间不宜过长，吸痰后要做肺部听诊，以观察效果。

3.按医嘱合理用氧

（1）一般选择鼻导管法、面罩或头罩法等，若需要长期吸氧者最好选用鼻塞法、面罩法及头罩法；上述吸氧方式效果不佳时可考虑持续正压给氧。

（2）严重缺氧紧急抢救时，可用 60％～100％的纯氧，但持续时间不超过 4～6 h，以免造成失明。

（3）氧疗期间定时做血气分析进行监护，一般要求氧分压在 65～85 mmHg 为宜。

（4）吸氧过程中应经常检查导管是否通畅，每日更换鼻导管 1 次，两侧鼻孔宜交替使用。以免一侧长时间吸入冷空气，使鼻黏膜干燥、出血；湿化瓶内水应每日更换 1 次。

4.维持有效呼吸，做好人工辅助呼吸的护理

对呼吸停止的患者可按医嘱用尼可刹米、洛贝林等呼吸中枢兴奋药物。

5.用药注意

尼可刹米、洛贝林等药物安全范围小,小儿过量易致惊厥。应用呼吸兴奋药后,患者若出现颜面潮红、面部肌肉颤动、烦躁不安等现象,表示过量,应减慢滴速或停用。

三、急性呼吸窘迫综合征(ARDS)的护理常规

(1)保持呼吸道通畅,常用气管内插管和气管切开,注意保持人工通气管的湿化。每小时评估患者的呼吸状况,及时吸痰,吸痰过程中注意给氧,观察患者的生命体征,监测血气分析。每2 h翻身叩背1次,指导患者咳嗽、深呼吸。

(2)维持循环功能,持续监测患者的心率、血压变化,监测尿量,合理补液,监测中心静脉压的变化。

(3)危重患者加强肺部护理,气管插管每天更换位置,气管切开处每日换药1次。

(4)观察氧疗效果和不良反应,防止发生氧中毒,避免高浓度氧气的长期吸入。氧气应湿化,防止气道黏膜干裂受损。

(5)重症创伤、严重感染等积极预防ARDS发生,控制液体输入速度。大量库存血的输入可诱发DIC发生,不宜多输。

(6)经静脉或胃管提供足够的营养。

(7)人工气道患者选择合适的沟通方法,鼓励患者说出自己的感受。

四、急性肝性脑病的护理常规

(1)观察患者性格、行为及意识状态;监测生命体征、瞳孔、皮肤黄疸和出血情况,及时发现各种并发症;观察水分、营养状态和胃肠道出血情况,准确记录液体摄入量和每小时尿量;测量腹围、体质量。

(2)避免应用镇静催眠药、快速利尿和大量放腹腔积液、大量输液等诱发因素。加强基础护理,防止感染。保持大便通畅,忌用肥皂水灌肠。导泻时注意观察血压、脉搏、尿量、排便量。积极预防和控制上消化道出血,出血停止后也应灌肠和导泻,以清除肠道积血,减少氨的吸收。

(3)发病开始给予无蛋白、高热量饮食,以糖类为主。清醒后可逐步给予植物性蛋白。昏迷患者以鼻饲25%葡萄糖溶液供给热量,不宜应用B族维生素。

(4)长期服用新霉素不宜超过1个月。应用谷氨酸钾和谷氨酸钠的患者,尿少时少用钾剂,明显腹腔积液和水肿时少用钠剂。大量输注葡萄糖的过程中,警惕低钾血症、心力衰竭和脑水肿。

(5)昏迷患者取仰卧位,头偏向一侧,保持呼吸道通畅。保持床单元整洁,定时翻身,防止压疮;谵妄躁动者加床档,防止坠床;慎用热水袋,防止烫伤。

五、急性肾功能衰竭的护理常规

1.少尿期或无尿期

(1)观察患者的神志及生命体征的变化。

(2)准确记录出入量,补液原则是"量出为人,宁少勿多"。

(3)监测肾功能的各项指标,准确记录尿量及尿比重。监测血清电解质的变化。

(4)在少尿期3 d内不宜摄入蛋白质,严禁含钾食物。3～4 d后适当摄入少量优质蛋白质。

（5）调整电解质平衡，纠正高血钾及酸中毒。

（6）透析治疗时注意无菌操作，预防感染。准确记录排出量及输入量。

2.多尿期

（1）记录出入量，合理补液。

（2）密切监测血钾、血钠的浓度，保持电解质平衡。

（3）预防感染。

（4）给予营养支持。

3.恢复期

指导摄入易消化和吸收的高蛋白饮食，防止疲劳、定期复查。

六、多器官功能障碍综合征(MODS)的护理常规

（1）立即建立静脉通路，遵医嘱给予病因、对抗炎症介质、营养支持、中和毒素、器官功能支持等治疗。

（2）严密观察生命体征、意识的变化。注意心率、心律和 ECG 图像变化并及时处理。注意尿量、色、质量密度、酸碱度和血尿素氮、肌酐的变化。注意皮肤颜色、湿度、弹性、皮疹、出血点、淤斑等。观察有无缺氧、脱水、过敏、DIC 等现象。观察药物反应。了解 MODS 发生病因，做到掌握病程发展的规律并有预见性地护理。了解各系统脏器衰竭的典型表现和非典型变化。

（3）保证营养与热量的摄入。

（4）MODS 患者最好住单人房间，严格执行床边隔离和无菌操作，注意呼吸道护理。

（刘　辉）

第五节　常见疾病的护理常规

一、急性心肌梗死的护理常规

1.院前急救措施

（1）取半卧位或平卧位，停止患者一切活动。持续吸氧。

（2）用救护车上的车载设备行心电图检查，确认是急性心肌梗死后立即通知指挥中心，指挥中心通知导管中心和心脏介入治疗组，做好 PTCA 的一切准备。嚼服阿司匹林 150 mg。

（3）迅速止痛，吗啡 5～10 mg 或杜冷丁 50～100 mg，肌内注射。

（4）开通一、二条静脉通道，便于抢救用药。

（5）心率低于 50 次/分钟者，阿托品 0.5～1 mg 静脉或肌内注射。

（6）对出现室性早搏或室性心动过速者，用利多卡因 50～100 mg 静脉注射，5～10 min 后重复一次，必要时 10 min 后再重复一次，并以每分钟 1～3 mg 的速度静脉滴注维持，护送入院。

（7）从急救现场转送到医院必须有医护人员陪护，并给予心电监护，配有除颤器随时备用。

（8）对心跳骤停者，立即就地进行心肺复苏，待血压恢复，窦性心率达 60～100 次/分钟，有

自主呼吸、心跳后再转送医院。

2.院内急救措施

(1)无并发症的患者卧床休息3～4 d,保持环境安静,减少探视,防止不良刺激,解除焦虑。

(2)最初 3 d 持续鼻导管或面罩吸氧。

(3)给予心电监护,监测心率、心律、血压和呼吸的变化。

(4)解除疼痛,遵医嘱给予哌替啶或吗啡止痛。给予硝酸甘油静脉滴注,烦躁不安者给予肌内注射地西泮,注意监测有无呼吸抑制、心率增快和血压降低等不良反应。

(5)低盐、低热量、低脂、易消化饮食,少食多餐、避免饱餐。忌烟酒,适量增加纤维素饮食,避免便秘。

(6)控制心源性休克、心律失常、心力衰竭等并发症的发生。

(7)应用抗血小板及抗凝药物时注意观察有无出血倾向。

(8)经皮冠状动脉介入治疗术后观察足背动脉搏动情况、术区有无出血、血肿。停用肝素4 h后,复查全血凝固时间。

二、心律失常的护理常规

(1)应注意劳逸结合,避免劳累及感染,一般可维持正常工作和生活。如影响心脏排血功能或有可能导致心功能不全者,应绝对卧床休息,协助做好生活护理。

(2)避免过饱及刺激性食物,宜选择低脂、易消化、营养饮食,保持大便通畅,减少和避免任何不良刺激,以利身心休息。

(3)多与患者沟通,指导患者采用放松术,参加适当的活动及娱乐。

(4)密切观察生命体征及神志、面色(发绀或苍白)、出汗等全身变化。对严重心律失常的患者进行心电监护,监测心律变化,特别注意有无引起猝死的危险征兆,对心室颤动者须紧急配合抢救。

(5)给予吸氧,开放静脉通路,准备抗心律失常药物、除颤器、临时起搏器等。心肺复苏首选肾上腺素。

(6)观察药物不良反应

1)奎尼丁:对心脏毒性较严重,给药前须测血压、心率,在使用期间应经常监测血压、心电图。如有明显血压下降,心率减慢或心律不规则,心电图示 Q-T 间期延长时,须暂停给药,并与医师联系。

2)利多卡因:可引起中枢抑制,静脉注射过快、过量可致传导阻滞、低血压、抽搐甚至呼吸抑制和心搏骤停。

3)胺碘酮:心外毒性最严重的为肺纤维化,可致死亡,应严密观察患者的呼吸状况,及早发现肺损伤情况。

(7)心脏电复律护理

1)操作配合:心脏电复律时电极板分别置于胸骨右缘第 2、3 肋间和心尖区,并紧贴皮肤。

2)电复律后护理:患者绝对卧床 24 h,严密观察心律、呼吸、血压,每 30 min 测量并记录一次直至平稳,并注意面色、神志、肢体活动,电击局部皮肤如有灼伤,应给予处理;按医嘱给予抗心律失常药物维持窦性心律,观察药物不良反应。

(8)心脏起搏器安置术后护理:心电监护 24 h,注意起搏频率和心率是否一致。卧床休息

3～5 d,取平卧位或半卧位,避免压迫置入侧。静脉给予抗生素 5 d 以预防感染。指导患者 6 周内应限制体力活动,置入侧手臂、肩部应制动,避免剧烈咳嗽和深呼吸等以防电极移位或脱落。指导患者观察起搏器工作情况和故障,定期复查。随身携带"心脏起搏器卡"。

三、急性脑血管病的护理常规

1.短暂性脑缺血发作的护理常规

(1)平卧,防止患者跌倒,保证患者安全。

(2)给氧。

(3)对有明确病因者应针对病因进行积极治疗。如控制高血压、治疗糖尿病、心律失常、血液系统疾病等。

(4)预防性药物治疗,如抗血小板聚集剂、抗凝药物。

(5)可应用钙拮抗剂给予脑保护,如尼莫地平 20～40 mg,3 次/天。可扩张血管,阻止脑血管痉挛,保护脑功能。

2.脑栓塞和脑血栓形成的护理常规

(1)观察有无因缺血、缺氧致脑水肿而颅内压增高的症状。给予吸氧。

(2)充分休息,取平卧位,头部禁用冰敷并少搬动头部。

(3)立即建立静脉通道,遵医嘱正确给药。①超早期溶栓治疗:溶栓在起病 6 h 内进行;②抗凝治疗:常用药物有肝素、低分子肝素及华法林等;③抗血小板凝集治疗:可给予低分子右旋糖酐溶液 500 mL,1 次/天,静脉滴注;④扩张血管药:常用药物尼莫地平 20～40 mg,3 次/天;⑤防治脑水肿:应及时给予脱水治疗,常用 20％甘露醇溶液 250 mL,静脉滴注,20～30 min 内滴完;⑥脑代谢活化剂:可用 ATP、细胞色素 C、胞二磷胆碱、辅酶 A;⑦手术治疗:对大面积梗死出现颅内高压危象,可进行外科手术减压,以缓解症状。

(4)严密观察病情及生命体征的变化,维持收缩压在 150～160 mmHg 右。

(5)急性期即应加强护理,定时为患者翻身、拍背。预防压疮、呼吸道及泌尿道感染。指导功能锻炼,促进瘫痪肢体的功能恢复。

(6)恢复期治疗主要是促进神经功能恢复,对瘫痪肢体应尽早给予被动运动。放置肢体各关节于功能位,防止关节挛缩、足下垂,并给予理疗、推拿、按摩治疗。对于失语者应坚持语言训练。

3.脑出血的护理常规

(1)严密监测生命体征、意识、瞳孔的变化,有无颅内压增高、脑疝早期表现。

(2)绝对卧床休息,发病 24～48 h 避免搬动患者,病室保持安静。给予侧卧位,头抬高 15～30°,减轻脑水肿。

(3)急性脑出血患者在发病 24 h 内禁食,24 h 后如病情平稳可行鼻饲流质饮食,保证足够的蛋白、维生素的摄入。鼻饲前应抽胃液观察,如呈咖啡色,应及时通知医生。意识清醒后如无吞咽困难,可拔胃管,给予易吞咽软食。

(4)防止窒息,进食时患者取坐位或高侧卧位(健侧在下),进食应缓慢,食物应送至口腔健侧近舌根处,以利吞咽。进餐后应保持坐位 30～60 min。水、汤等液体容易误吸,吞咽困难的患者不能用吸管喝水或喝汤。如用水杯喝水,应喝至半杯处,防止水位过低患者仰头喝水误吸。床旁备吸引装置。保持呼吸道通畅,预防坠积性肺炎。

(5)满足患者日常生活需要,指导提高自我护理能力。

(6)积极指导功能锻炼,促进肢体功能恢复。

(7)指导语言训练。

4.蛛网膜下隙出血的护理常规

(1)绝对卧床休息4～6周,头部抬高30°,保持病室安静、舒适和暗光。

(2)避免用力排便、剧烈咳嗽、情绪激动,防止发生再出血。

(3)立即建立静脉通道,遵医嘱正确给药,密切观察药物的不良反应:①有头痛、烦躁不安者可给予止痛镇静药如安定、鲁米那等;②应用止血剂,防治再出血:选用抗纤溶类药物,常用6-氨基己酸、止血芳酸、止血环酸等;③应用脱水剂:常用20％甘露醇溶液250 mL快速静脉滴注,每6～8 h一次,也可选用速尿、白蛋白等;④防止迟发性血管痉挛:目前多主张用钙离子拮抗剂,如尼莫地平可在发病的第3 d开始口服,30 mg/次,3 次/天;西比灵5～10 mg,每晚一次,连用3周。

(4)观察意识、血压、脉搏、呼吸等变化;及时发现脑疝前驱症状;观察呕吐物和大便的颜色、性质,了解胃内有无出血。保持呼吸道通畅,翻身拍背。

(5)避免精神紧张、情绪波动、用力排便、屏气,避免剧烈咳嗽等促使血压过高的因素。

(6)如发病后即出现高热,多为中枢热,物理降温为主,头部禁用酒精。发病3～4 d后体温逐渐升高者,应考虑继发感染所致,须积极抗感染。

四、支气管哮喘重度发作的护理常规

(1)给予端坐位或半坐位。

(2)鼻导管持续低流量给氧1.5～2 L/min,或面罩雾化吸氧4～5 L/min。严重缺氧或$PaCO_2$升高时应给予气管插管和机械通气。

(3)立即建立静脉通道,遵医嘱正确给药,并观察不良反应:①$β_2$受体激动剂:常用舒喘灵喷雾吸入,观察心悸和骨骼肌震颤等不良反应。②茶碱类:饭后服用可减轻胃肠道反应,静脉注射浓度不宜过高、速度不宜过快,急性心肌梗死及血压降低者禁用。③糖皮质激素:口服用药宜在饭后服用,吸入治疗后应漱口,指导患者不可自行减量或停药;④抗胆碱药:溴化异丙托品气雾剂每次4喷,每日4次吸入;⑤根据脱水及心脏情况静脉补充液体,每日补液量为2 500～3 000 mL,准确记录出入量;⑥纠正酸中毒:可用5％碳酸氢钠溶液100～200 mL静脉滴注。

(4)注意观察患者的神志、面容、出汗、发绀、呼吸困难程度,监测呼吸音、哮鸣音变化以及血压、心率的变化,了解病情和治疗效果。加强对急性发作患者的监护,特别是夜间及凌晨易发作时间段的监护。

(5)保持室内空气新鲜与流通,每天开窗通风,提供安静、舒适、冷暖适宜的环境;尽量减少室内过敏原的存在,如不摆放花草,不铺地毯,不使用陈旧被褥等。

(6)加强呼吸困难的护理。

1)保持呼吸道通畅,在补充足够液体的基础上,给予雾化吸入、翻身、拍背,促进痰液排出,必要时进行气管插管。

2)调整吸氧流量,对重症哮喘应给加温湿化的氧吸入,氧流量3～5 L/min。

3)加强对心脏的监护,注意观察心率、心律,因缺氧和药物治疗(如肾上腺素、氨茶碱)均导致心动过速和心律失常。

（7）饮食以清淡、易消化、足够热量为宜，避免进食冷、硬、油炸食物，不宜食用鱼、虾、蟹、蛋类、牛奶等易过敏食物。

（8）哮喘患者急性发作时多有烦躁不安、焦虑、恐惧等心理反应。医护人员应关心体贴患者，向患者解释避免不良情绪的重要性。并通过暗示、说服、示范、解释，稳定患者情绪。

五、急性重症胰腺炎的护理常规

（1）给予吸氧。

（2）禁食、禁水 5～8 d，严重者禁食 2 周。

（3）建立静脉通道，遵医嘱正确给药：①应用广谱抗生素；②应用生长素；③抗休克；④纠正水、电解质及酸碱平衡紊乱；⑤应用糖皮质激素；⑥抑制胰酶活性，减少胰酶合成；⑦镇痛；⑧治疗并发症。

（4）给予胃肠减压 2～3 d。

（5）全胃肠外营养。

（6）严密观察病情及监测重要脏器功能。

（刘　辉）

第六节　急救护理技术

一、止血

现场急救止血主要适用于外出血，是对周围血管损伤出血的紧急处理。

（一）常用止血方法

1. 指压止血法

指压止血法是用手指压迫伤口近心端动脉阻断血流，达到迅速止血的目的。适用于头、面部及四肢的动脉出血。①颞浅动脉止血法：在伤侧耳屏上方凹陷处摸到颞浅动脉搏动，用拇指或示指将其垂直压迫。适用于头部发际范围内及前额、颞部的出血。②颌外动脉止血法：在下颌角前下方约 1.5 cm 处摸到颌外动脉搏动，用拇指向下颌骨方向垂直压迫。适用于颌部及颜面部出血。③颈动脉止血法：用拇指在甲状软骨、环状软骨外侧与胸锁乳突肌前缘之间的沟内搏动处，向第 6 颈椎的颈动脉结节方向压迫，适用于头、颈、面深部出血；禁止同时压迫双侧颈总动脉，以免引起脑缺氧。④锁骨下动脉止血法：用拇指在锁骨上窝搏动处向下垂直压迫，本法适用于肩部、腋部出血。⑤腋动脉止血法：上肢外展 90°，在同侧腋窝中点摸到腋动脉搏动，用拇指将其压向肱骨，适用于上臂出血。⑦肱动脉压迫法：在同侧肱二头肌内侧沟中部摸到肱动脉搏动，用拇指或其他四指指腹将其压向肱骨干，适用于前臂出血。⑦尺、桡动脉压迫法：在同侧手腕横纹稍上处摸到尺动脉和桡动脉搏动，用两手拇指分别将其垂直压迫，适用于手部出血。⑧股动脉止血法：在同侧腹股沟韧带稍下方摸到股动脉的搏动，用双手拇指重叠或拳头用力垂直向下压迫，适用于大腿、小腿或足部的出血。⑨腘动脉止血法：在同侧腘窝中部摸到腘动脉搏动,用拇指将其压向股骨,本法用于小腿或足部出血。⑩足背动脉、胫后动脉止血法:在同侧踝关节前方,内踝与外踝连线中点摸到足背动脉和跟骨与内踝之间的胫后动脉搏动,分别将其压向趾骨和跟骨,适用于足部出血。

2.加压包扎止血法

用无菌敷料覆盖伤口,再用绷带或布带加压包扎。适用于小动脉、小静脉和毛细血管出血,伤口内有碎骨片时禁用此法,以免加重损伤。包扎时用力要均匀、包扎范围比伤口稍大。包扎后将患肢抬高,以增加静脉回流和减少出血。

3.填塞止血法

用大块无菌敷料填塞伤口,再用绷带、三角巾等包扎。适用于伤口较深的出血,如肌肉、骨端等。此法止血不彻底,且易增加感染机会;另外,在清创取出填塞物时,由于凝血块随同填塞物同时被取出,可出现较大出血。

4.钳夹止血法

在直视下用止血钳直接钳夹出血点,同时妥善固定止血钳,是最有效、最彻底、损伤最小的方法。盲目钳夹有可能损伤并行的血管、神经或其他重要组织;转运搬动时,防止止血钳松脱或撕裂血管。

5.止血带止血法

此法适用于暂不能用其他方法控制的四肢大血管损伤性出血。如使用不当可出现肢体缺血、坏死,以及急性肾衰竭等严重并发症。

(1)充气止血带止血法:充气止血带是根据血压计原理设计。使用时充气止血带缚扎在伤口近心端肢体上后充气。其压迫面积大,由压力表指示压力的大小,压力均匀,对受压迫的组织损伤较小,效果较好。

(2)橡皮止血带止血法:在准备结扎止血带的部位加好衬垫,以一左手拇指和食、中指拿好止血带的一端,另一手拉紧止血带围绕肢体缠绕一周,压住止血带的一端,然后再缠绕第二周,并将止血带末端用左手示、中指夹紧,向下拉出固定即可。也可将止血带的末端插入结中,拉紧止血带的另一端,使之更加牢固。橡皮管弹性好,易使血管闭塞,但管径过细易造成局部组织损伤。

(3)勒紧止血法:先在伤口上部用绷带或带状布料或三角巾折叠成带状,勒紧伤肢并扎两道,第一道作为衬垫,第二道压在第一道上适当勒紧止血。

(二)止血法止血注意事项

(1)指压止血法之前,需熟悉各部位出血的止血点。

(2)止血带止血法是止血的应急措施,过紧会压迫损伤神经或软组织,过松起不到止血作用,反而加重出血,过久(>5 h)会引起肌肉坏死、厌氧菌感染,甚至危及生命。

1)部位要准确:结扎止血带的部位在伤口的近端(上方),上肢大动脉出血应扎在上臂上1/3处,避免结扎在中1/3处以下的部位,以免损伤桡神经;下肢出血应扎在大腿中下1/3交界处;避免血流阻断不全。

2)衬垫要垫平:止血带不能直接扎在皮肤上,必须先用棉垫、三角巾、毛巾或衣服等平整地垫好,避免止血带勒伤皮肤。切忌用绳索或铁丝直接扎在皮肤上。

3)压力要适当:结扎止血带要松紧适度,以停止出血或远端动脉搏动消失为度。

止血带的标准压力,上肢为33.3～40.0 kPa(250～300 mmHg);下肢为40.0～66.7 kPa

（300～500 mmHg）。无压力表时以刚好使远端动脉搏动消失为度。过松达不到止血的目的，且会增加出血量，过紧易造成肢体肿胀和坏死。

4）时间要缩短：止血带的使用时间不宜超过 2～3 h，每隔 40～50 min 松解一次，以暂时恢复远端肢体血液供应。松解止血带的同时，仍应用指压止血法，以防再度出血。止血带松解1～3 min后，在比原来结扎部位稍低平面重新结扎。

5）标记要明显：结扎好止血带后，在明显部位加上标记，注明结扎止血带的时间，以便后续救护人员继续处理。

6）解除止血带应在输血输液和采取其他有效的止血方法后方可进行。如组织已发生明显广泛坏死时，在截肢前不宜松解止血带。松止血带时，应缓慢松开，并观察是否还有出血，切忌突然完全松开。

7）需行断肢(指)再植者不应使用止血带。有动脉硬化、糖尿病、慢性肾病等，其伤肢也须慎用止血带。

二、包扎

包扎的目的是保护伤口、避免再次污染，固定骨折、关节和敷料，压迫止血及减轻疼痛等作用。原则上，包扎之前先在创口上覆盖无菌纱布，包扎松紧要适度，使肢体处于功能位，打结时注意避开伤口。

（一）包扎用物

纱布、绷带、三角巾、四头带和多头带等。急救时若现场缺乏这些材料，可以用干净的手帕、毛巾、衣物等代替。

（二）包扎种类及方法

根据损伤的部位、环境条件采取合适的包扎方法。

1.三角巾包扎

三角巾不仅是较好的包扎材料，还可作为固定夹板、敷料和代替止血带使用。使用时，先将消毒敷料盖在伤口上，然后用三角巾包扎；还可将三角巾叠成带状、燕尾状或连成双燕尾状和蝴蝶形等。这些形状多用于肩部、胸部、腹股沟部和臀部等处的包扎。三角巾两底角打结时应为外科结，比较牢固，解除时可将其一侧的边和底角拉直，即可迅速解开。

2.绷带包扎

绷带包扎用于制动伤肢、固定敷料和夹板、加压止血、促进组织液的吸收或防止组织液流失、支撑下肢以促进静脉回流的作用，一般用于头部及四肢伤的包扎。

常用的绷带有棉布、纱布、弹力绷带及石膏绷带等多种类型，宽窄和长度有多种规格。缠绕绷带时，由肢体远端向近端包扎，用力均匀，松紧适宜。包扎时要掌握好"三点一行走"，即绷带的起点、止点、着力点（多在伤处）和行走方向顺序，以达到既牢固又不能太紧的程度。

3.特殊患者的包扎方法

（1）腹部内脏脱出包扎法：患者取仰卧位，双腿屈曲，腹肌放松，防止内脏继续脱出。

先用等渗盐水浸湿的大块无菌敷料或干净布料覆盖脱出的内脏，再用大小合适的无菌碗罩住或用纱布卷做成略大于脱出物的环围住脱出的内脏，然后再包扎固定。已脱出的内脏严禁回纳腹腔，以免加重污染。注意患者腹部保温，防止肠胀气。

（2）异物插入体内的包扎法：先用大块敷料支撑异物，然后用绷带固定敷料。在转运途中需小心保护,避免移动。

(3)开放性气胸的包扎法:先用大块无菌敷料或清洁物品制作成不透气的敷料和压迫物,在患者用力呼气末封盖伤口,并加压包扎。

4.包扎注意事项

(1)包扎前尽可能先对伤口消毒清创,覆盖无菌敷料,再进行包扎。

(2)包扎材料尽量无菌,敷料应超出伤口边缘 5～10 cm,以免感染。

(3)包扎时保持患者体位舒适,皮肤皱褶处与骨隆突处要用棉垫或纱布作衬垫。需要抬高肢体时,应给予适当的扶托物,包扎后的肢体应保持功能位置。

(4)从肢体远心端向近心端包扎,以促进静脉血液回流。包扎四肢时,应将指(趾)端外露,以便观察血液循环。

(5)包扎松紧适宜,过松容易使敷料脱落或移动,过紧会影响局部血液循环。包扎完毕后检查指(趾)末端血运情况。

(6)打结位置应在肢体外侧,忌在伤口上、骨隆突处或易于受压的部位打结。

(7)包扎动作要"轻、快、准、牢",避免造成二次损伤。

三、固定

固定的目的是限制受伤部位的活动,减轻疼痛,防止再损伤,同时便于患者的搬运。固定材料有夹板(有木质、金属、充气性塑料夹板或树脂夹板)、颈托、头部固定器等。在紧急时应因地制宜,就地取材,选用竹板、树枝、木棒等代替,还可直接用患者的躯干或健侧肢体进行临时固定。固定还需另备纱布、绷带、三角巾或毛巾、衣服等。

1.常见部位

骨折临时固定方法

(1)上臂的固定:①患者手臂屈肘 90°,用两块夹板固定伤处,一块放在上臂内侧,另一块放在外侧,然后用绷带固定;②如果只有一块夹板,则将夹板放在外侧加以固定;③固定好后,用绷带或三角巾悬吊伤肢;④如果没有夹板,可先用三角巾悬吊,再用三角巾把上臂固定在身体上。

(2)前臂的固定:①患者手臂屈肘 90°,用两块夹板固定伤处,分别放在前臂内外侧,再用绷带缠绕固定;②固定好后,用绷带或三角巾悬吊伤肢;③如果没有夹板,可利用三角巾加以固定。三角巾上可放杂志或书本替代夹板,前臂置于书本上即可。

(3)大腿的固定:①将伤腿伸直,夹板长度上至腋窝,下过足跟,两块夹板分别放在大腿内外侧,再用绷带或三角巾固定;②如无夹板,可利用另一未受伤的下肢进行固定。

(4)小腿的固定:①将伤腿伸直,夹板长度上过膝关节,下过足跟,两块夹板分别放在小腿内外侧,再用绷带或三角巾固定;②如无夹板,可利用另一未受伤的下肢进行固定。

(5)脊椎的固定和搬运:在脊椎受伤后,容易导致骨折和脱位,如果不加以固定就搬动,会加重损伤。

搬运时,要由医务人员负责,并指挥协调现场人员 3 人以上实施。不要有使脊柱受牵拉、挤压和扭曲的力量。①颈部的固定:用颈托固定,或用硬纸板、衣物等做成颈托而起到临时固定的作用;②胸腰部的固定:胸腰部用沙袋、衣物等物放至身体两旁,再用绷带固定在担架上,防止身体移动。怀疑脊椎损伤,切忌扶患者行走或躺在软担架上。

2.固定的注意事项

(1)遵循先救命,后治伤的原则。若骨折伴有伤口,一定先止血后固定。开放性骨折外露的骨折断端,未经清创时不可直接还纳,以免造成感染。

(2)下肢及脊柱骨折应原地固定,禁忌搬动。

(3)现场尽量不要复位,以防止损伤扩大。但闭合性骨折,如有明显成角、扭曲等畸形或压迫血管、神经时,可沿肢体纵轴行手法牵引做初步矫正后再固定;如骨折尖锐端顶于皮下或即将穿破皮肤时,可同样行手法牵引纠正成角或使骨折端回缩少许减轻张力,避免形成开放性骨折,并予以固定。

(4)固定器材不可直接与皮肤接触,其间应用棉垫或其他软织物衬垫,尤其在骨隆突处及悬空部位应加厚衬垫,防止局部组织受压或固定不稳。

(5)上肢骨折固定的顺序为:腕、骨折上端、骨折下端;下肢骨折固定的顺序为:踝、膝、骨折上端、骨折下端。

(6)固定松紧应适度、牢固可靠。固定后应检查血液循环情况,防止肢体缺血坏死。同时也要检查手(足)部感觉,指(趾)活动能力。如发现指(趾)端苍白、发冷、麻木、疼痛、肿胀或青紫时,说明血液循环不良,应立即松开检查并重新固定。

(7)如现场无固定材料,且为双下肢骨折时,原则上不能把两伤肢捆绑在一起,此时只需观察一般情况及生命体征,禁忌盲目固定。

(8)固定后应避免不必要的搬动,不可强制患者进行各种活动。

四、搬运

搬运的目的是及时、安全、迅速地将患者转移至安全地带,防止再次损伤。常用的搬运工具有:专用搬运工具(帆布担架、板式担架、铲式担架、四轮担架、脊柱板、急救搬运毯、负压真空担架、吊篮担架、救护车担架、医院担架床、救护车、直升机等)和临时制作的简单搬运工具(床单、被褥、竹木椅、木板等)。

1.常用的搬运方法

(1)担架搬运法:是最常用的搬运方法,搬运人员2~4人一组,将患者水平托起,平稳放在担架上。适用于病情较重、搬运路途较远的患者。

(2)徒手搬运法:适用于现场没有搬运工具,转运路程较近,病情较轻的患者。①单人搬运法:有扶行法、手抱法、背负法、拖行法;②双人搬运法:有椅托式搬运法、拉车式搬运法、平抬或平抱搬运法;③三人搬运法:适用于胸、腰椎骨折的患者。

2.特殊患者的搬运方法

(1)昏迷(脊柱损伤者除外):取侧卧或俯卧于担架上,头偏向一侧,以利于呼吸道分泌物的引流。

(2)颅脑损伤:取半卧位或侧卧位,保持呼吸道的通畅,保护好暴露的脑组织,并用衣物、枕头等将患者的头部垫好,以减轻震动。

(3)骨盆损伤:先将骨盆用外固定器固定或用三角巾、大块包扎材料进行环形包扎后由数人将患者平托置于硬质担架或门板上,膝微屈,膝下加垫。

(4)颈椎损伤:应由专人牵引患者头部,颈下垫一小软枕,使头部、颈及躯干保持在同一水平的位置,颈部两侧用沙袋固定或使用颈托,肩部略抬高,防止头部左右扭转和前屈、后伸。

（5）脊柱、脊髓损伤：搬运工具最好选用脊柱板、硬板担架或木板，不能用软担架或毯子等软物。搬运时必须保持脊柱制动，避免因骨折部位的异常活动而引起或加重脊髓损伤。

（6）身体带有刺入物：妥善固定好刺入物后方可搬运，搬运途中避免震动、挤压、碰撞，以防止刺入物脱出或继续深入；刺入物外露部分较长时，应有专人保护刺入物。

（7）开放性气胸：首先用敷料严密地堵塞伤口，搬运时患者应采取半卧位并斜向伤侧。

（8）颌面伤的搬运：患者采取健侧卧位或俯卧位，便于口内血液和分泌物向外流，保持呼吸道通畅，防止窒息。

3.搬运时注意事项

（1）搬运前，评估伤情，对患者的伤口、骨折及脱位进行妥善的止血、包扎和固定，控制出血及避免骨折断端刺伤周围血管、神经、组织及防止引起剧烈疼痛。

（2）根据不同的伤情和环境采取正确的搬运方法，避免搬运不当造成再次损伤。

（3）搬运过程中，动作要轻稳、敏捷、协调一致，避免震动，确保患者安全、舒适。

（4）担架搬运时一般患者足在前、头在后，以便观察意识、面色、呼吸等病情变化。

（5）尽量减少严重创伤患者不必要的搬动。

（刘　辉）

第七节　超高热危象患者的救护

体温超过 41 ℃称为超高热。超高热危象是指高热同时出现抽搐、昏迷、休克和出血等临床征象，是临床上常见的急危重症之一，若不及时抢救，可引起永久性脑损害，甚至死亡。超高热对细胞膜与细胞内结构有直接破坏作用；体温超过 41 ℃后，细胞线粒体的氧化磷酸化出现障碍，可引起永久性脑损害；42 ℃以上可使一些酶的活性丧失，组织细胞可发生不可逆损害，引起脑水肿，心、肺及肾等功能衰竭。

一、病因与发病机制

超高热的病因很多，通常分为感染性和非感染性两大类。

1.感染性发热

以细菌和病毒感染较多见，其余还有支原体、螺旋体、立克次体、真菌及原虫等病原体引起的感染。

2.非感染性发热

凡是病原体以外的各种物质引起的发热均属于非感染性发热。

（1）体温调节中枢功能异常常见于：①物理性因素，如中暑；②化学性因素，如药物中毒；③机械性因素，如脑外伤、脑出血及脑肿瘤等。

（2）变态反应性发热如药物热或输液、输血反应等，主要是由于抗原-抗体复合物激活白细胞释放内生致热源所引起。

（3）内分泌疾病见于甲亢或嗜铬细胞瘤高血压发作。

（4）其他结缔组织病，如系统性红斑狼疮、癌症等。

二、病情评估

1.超高热危象的早期

发现凡是高热患者出现呼吸急促、烦躁、抽搐、休克或昏迷等,应警惕超高热危象的发生。

2.了解病史

详细了解病史,重点询问引起超高热的原因,通过病史询问,了解是否受寒,发热的特点、性质、伴随症状以及发病的地区、有无到过流行病区、季节与接触史等。

3.身体状况

(1)主要表现:除详细询问发热的情况(热度、热型、分期)外,还应询问有无寒战、出汗、有无剧烈头痛、呕吐,有无肢体运动障碍,有无食欲亢进、突眼等表现,有无出血征象。

(2)全面体格检查:为寻找病因与评估病情,应作全面的体格检查。重点观察脑、心、肝及肾功能的变化,并注意患者的面容、皮肤黏膜有无皮疹或淤点,淋巴结与肝、脾有无肿大,肺部有无湿啰音,有无病理反射及脑膜刺激征等。

4.辅助检查

发热的病因很多,应结合病史和体检有针对性地进行。包括血、尿、粪、脑脊液及各种分泌物的常规检查以及血液生化检查、微生物学检查、影像学检查。

三、急救护理

(一)妥善安置,初步处理

将患者置于安静、通风且温、湿度适宜(22 ℃~26 ℃)的环境中,减少外界刺激。伴有烦躁、惊厥症状者,应加强安全防护措施,防止坠床或碰伤。呼吸困难者给予氧气吸入。

(二)降温

迅速有效地降温至38.5 ℃左右是抢救超高热危象的关键。

1.物理降温

安全可靠,为首选措施,尤其适用于高热而循环良好的患者。

(1)方法:①冰水擦浴,适用于高热、烦躁、四肢末梢灼热者;②温水擦浴,适用于寒战、四肢末梢厥冷的患者,用32 ℃~35 ℃温水擦浴,以免因寒冷刺激而加重周围血管收缩;③酒精擦浴,用温水配成含30%~50%乙醇的酒精擦浴;④冰敷或冰水灌肠;⑤如心、肺功能良好,可用4 ℃的5%葡萄糖盐水1 000~1 500 mL快速静脉滴注。

(2)注意事项:①遵循热者冷降、冷者温降的原则,当高热开始,皮肤血管强烈收缩甚至发生寒战时,不予退热处理,且应注意保暖;②迅速将体温降至38.5 ℃左右,但不宜在短时间内将体温降得过低,以防引起虚脱;③注意补充液体,维持水、电解质平衡;④伴皮肤感染或有出血倾向者,不宜行皮肤擦浴。

2.药物降温

物理降温效果不理想或不宜用物理降温者,可用药物降温。常用药物有阿司匹林、肾上腺皮质激素等。

如降温效果仍不明显,尤其是伴有烦躁、惊厥者,可在物理降温的基础上,使用冬眠药物,如氯丙嗪、异丙嗪各50 mg静脉滴注,用药过程中严密观察体温、血压变化,并随时调整滴注速度。

(三)严密观察病情

注意生命体征、神志、末梢循环、出入量的变化,尤其是体温,应持续监测或每 5~10 min 测量一次,并做好记录。经治疗后,体温下降,末梢循环好,提示治疗有效。如果高热、四肢末梢厥冷发绀者,则往往提示病情更为严重,须引起重视。观察高热的伴随症状,如寒战、咳嗽、呕吐、腹泻、出疹或出血等,以助诊断。患者大量出汗时,注意有无虚脱情况。准确记录 24 h 出入量。

(四)病因治疗

积极寻找病因,诊断明确者应针对病因采取有效的治疗措施;对原因不明的发热,应进一步观察、检查。

(五)加强基础护理

(1)注意口腔、皮肤护理,防止并发症发生。

(2)注意补充营养和水分,给予清淡、易消化、高热量、高维生素、高蛋白且低脂肪饮食。多饮水,多吃新鲜水果和蔬菜。

(3)加强呼吸道管理,积极清除呼吸道分泌物,保持呼吸道通畅。

四、健康教育

向患者及家属介绍超高热发生的原因和表现,指导患者和家属正确应用降温方法及病情观察。不要随意用退热药。

(方园园)

第八节　高血压危象患者的救护

高血压危象是发生在高血压病或症状性高血压过程中的一种特殊临床危象,是指在高血压病程中,由于某种诱因,使外周小动脉发生强烈痉挛,血压急剧升高,收缩压可达 250 mmHg 或更高,舒张压可达 140 mmHg 或更高,并伴有重要器官不同程度的功能障碍所引起的一系列临床表现。损害未能在短期内逆转,则致残率和病死率均很高,是心脑血管疾病的急重症之一。

一、病因与发病机制

1.病因

本病可发生于缓进型或急进型高血压、各种肾性高血压、嗜铬细胞瘤及妊娠高血压综合征、头颅外伤等,也可见于主动脉夹层动脉瘤和脑出血的患者。

2.诱因

①精神创伤、寒冷刺激、过度疲劳、情绪激动等;②高血压患者突然停用降压药物;③绝经期和月经期所致的内分泌功能紊乱;④应用拟交感神经药物,均为高血压危象的诱发因素。

3.发病机制

高血压患者在上述诱因的作用下,交感神经兴奋,血循环中肾素、血管紧张素Ⅱ、去甲肾上腺素和精氨酸加压素等收缩血管活性物质突然增多,引起周围小动脉强烈收缩是导致肾脏出球小动脉收缩而肾脏入球小动脉相对扩张,这种情况若持续存在,除血压增高外,还导致压力性多尿,继而发生循环血量减少。血容量不足又反射性地引起血管紧张素Ⅱ等收缩血管活性物质增加,形成恶性循环。导致全身周围小动脉强烈痉挛,外周血管阻力骤然增加,血压进一步增高而发生高血压危象。

二、病情评估

1.高血压危象的早期

发现高血压危象起病急,发展快,但一般历时短暂,可逆性强,及时采取有效降压措施后可转危为安,故应早期发现,及时救护。凡是血压急剧增高,伴头疼、恶心、呕吐或视力模糊等症状时,均应警惕高血压危象的发生。

2.病史收集

通过病史收集,可发现患者有高血压病史和导致高血压危象发生的诱因。

3.临床表现

患者血压在原来高血压基础上,显著增高,收缩压大于 26.7 kPa(200 mmHg),舒张压大于 16.0 kPa(120 mmHg)。伴发自主神经失调表现:可有口干、手足震颤、多汗、心率增快及烦躁不安等表现。靶器官急性损害表现如下:①中枢神经系统受损,剧烈头痛、头晕、恶心、呕吐、视力模糊、抽搐或昏迷;眼底检查可见视网膜小动脉痉挛和视神经乳头水肿等。②心脏受损,胸闷、呼吸困难、咳嗽、咳泡沫样痰、心绞痛甚至心肌梗死。③肾脏受损,尿频、尿少或无尿、排尿困难以及血尿或蛋白尿等。

三、急救护理

(一)妥善安置,初步处理

(1)绝对卧床休息,取半卧位或将床头抬高30°,以达到体位性降压作用。

(2)保持呼吸道通畅,吸氧。

(3)做好心理护理和生活护理,保持安静,避免诱发因素。

(二)迅速降压

1.降压幅度

降压的幅度取决于临床情况,可随基础血压、病情、血压升高速度及严重程度而不尽相同。但总的治疗方针是尽快将血压降至安全水平,收缩压为 21.3~24 kPa(160~180 mmHg),舒张压为 13.3~14.6 kPa(100~110 mmHg)。

2.降压药的选择

由于临床表现不同,各种降压药作用迥异,故应强调个体化原则。一般选用降低外周血管阻力而不影响心排出量的强效、速效药物。硝普钠是治疗高血压危象作用最迅速、疗效最可靠的药物。在连续监测血压的前提下,首选静脉滴注硝普钠。其他如硝酸甘油、压宁定等,可根据病情选择使用。

(三)严密观察病情

1.严密观察生命体征

严格按要求定时测量血压并做好记录,最好进行 24 h 动态血压监测并进行心电监护,注意观察脉搏、呼吸、神志、瞳孔及尿量的变化。

2.严密观察用药效果

用药过程中注意观察药物的疗效与副作用,严格按规定和临床情况调节药物剂量和用药速度,严防血压下降过快。使用利尿剂时,要注意观察有无电解质紊乱,如低血钾、低血钠等表现。硝普钠应用的注意事项:①本品对光敏感,注意避光保存,现配现用;新配溶液为淡棕色,如变为暗棕色、橙色或蓝色,应弃去。②溶液内不宜加入其他药品。③用药过程中,应经常测血压,根据血压情况调整剂量。④出现眩晕、大汗、头痛、肌肉抽搐、神经紧张或焦虑、烦躁等症状时为血管过度扩张征象应停止输液。⑤本药在体内被代谢为氰化物,故不可长时间使用(一般不超过1周),以免引起神经系统中毒反应。

(四)对症救护

1.防治抽搐

如有烦躁不安、抽搐者给予地西泮、巴比妥钠类等镇静药,并加强护理,防止坠床或意外伤。

2.防治脑水肿

高血压脑病时及时给予脱水剂,如甘露醇、山梨醇等快速静脉滴注,亦可注射快速利尿剂以降低颅内压,防止并发症。

(五)加强基础护理

保持安静、舒适的环境,避免不良刺激。给予清淡、易消化饮食。限制钠盐摄入。多吃蔬菜、水果,保持大便通畅。

五、健康教育

(1)指导患者养成良好的生活习惯,戒烟限酒,进食清淡、低脂、低盐饮食,控制体质量,适当安排休息与活动,避免过度劳累。

(2)保持情绪稳定,避免精神刺激。

(3)遵医嘱定时服用降压药物,即使血压降至正常也不能擅自停药。服药的剂量应遵医不可随意增加。学会自我监测血压,如出现头痛、恶心、呕吐、视力模糊等及时到医院就诊。

(方园园)

第九节　低血糖危象患者的救护

一般血糖浓度饱餐后很少超过 8.89 mmol/L(160 mg/dL),饥饿时很少低于 3.33 mmol/L(60 mg/dL),此为血糖内环境稳定性。当某些病理和生理原因使血糖降低,引起交感神经兴奋和中枢神经异常的症状及体征时,称为低血糖危象。

一、病因及发病机制

(一)引起低血糖的病因

引起低血糖的病因有很多,根据低血糖发作的特点可分为空腹低血糖、餐后低血糖、药物引起的低血糖三类。

1.引起空腹低血糖的原因

(1)内分泌性:胰岛素或胰岛素样物质过多,如胰岛素瘤、胰外肿瘤;对抗胰岛素的内分泌激素不足,如垂体功能减退、肾上腺皮质功能低下、甲状腺功能减退。

(2)肝源性:肝炎、肝硬化、肝淤血,先天性糖原代谢酶缺乏。

(3)营养障碍:尿毒症,严重营养不良。

2.引起餐后低血糖的原因

(1)胃切除术后饮食性反应性低血糖与胃排空加速,葡萄糖迅速吸收,刺激胰岛素过量分泌有关。

(2)功能性餐后低血糖多在餐后2~4 h发作,特点是低血糖症状不经治疗可自行恢复,临床多见于伴有神经质的中年女患者,这些人体内肾上腺素分泌较多或肾上腺的餐后反应异常,特别是含糖饮食会刺激交感神经引起过强反应。

(3)晚期或迟发性餐后低血糖为糖尿病早期表现之一,由于进食后引起迟发胰岛素释放所致。

3.药物引起低血糖的原因

(1)胰岛素应用不当:糖尿病患者因胰岛素应用不当而致低血糖是临床最常见的原因。如延迟进餐、剧烈运动、胰岛素用量过大等。

(2)口服降糖药:如对初用降糖药的老年患者,若用量不当容易发生低血糖,由于优降糖代谢产物仍有部分活性,特别是当患者有肝肾功能不良时,优降糖引起的低血糖严重而持久,临床医师应特别注意。另外,如氯磺丙脲,由于其半衰期长达36 h,容易累积而引起低血糖。

(3)其他药物:如酒精、水杨酸、磺胺类、β-阻滞剂等。

(二)发病机制

血糖是脑细胞能量的主要来源,短暂的低血糖可导致脑功能不全,而严重和持续较长时间的低血糖可引起脑死亡。低血糖使交感神经和肾上腺髓质兴奋,释放大量肾上腺素,引起心慌、心悸、大量出汗等症状,继而脑细胞因葡萄糖供应不足伴氧供不足而发生功能障碍。

二、病情评估

1.临床表现

(1)交感神经兴奋的表现:患者心动过速、心悸、烦躁、震颤、面色苍白、出冷汗等。

(2)中枢神经功能障碍的表现:患者意识模糊、头晕、头痛、焦虑、精神不安以致精神错乱、癫痫发作,甚至昏迷、休克和死亡。

这些症状的严重性与低血糖的程度、持续时间以及血糖下降速度有关。

2.实验室检查

血糖<2.8 mmol/L。

3.诊断要点

存在低血糖危险因素的患者,突然出现交感神经系统过度兴奋症状(冷汗、心悸、饥饿感、面色苍白、手颤)、脑功能障碍(视物模糊、躁动不安、意识障碍、偏瘫失语、昏迷)、血糖<2.8 mmol/L。

三、急救处理

1.血糖测定

凡怀疑低血糖危象的患者,应立即作血糖测定,并在治疗过程中动态观察血糖水平。

2.升高血糖

如患者尚清醒,有吞咽运动时,可饲以糖水;如患者昏迷或抽搐时,立即静脉注射 50% 葡萄糖溶液 50 mL,并继以 10% 葡萄糖溶液 500~1 000 mL 静脉滴入,视病情调整滴速和输入液量,患者清醒后,应尽早进食果汁及食物。必要时可静脉滴注氢化可的松和(或)肌注胰高血糖素。

3.病情监护

监测患者的生命体征,尤其是血压的变化。

四、护理措施

1.采取头高脚低位

头部抬高 15°~30°,并偏向一侧。抬高头部有利于脑水肿的消除,头偏向一侧可防止舌后坠和误吸。

2.保持呼吸道通畅

有假牙者,取出假牙,痰多者,使用吸痰器吸痰,有舌根后坠者,可使用口咽管,或使用舌钳。如呼吸道不通畅,缺氧严重时,可配合医生行气管插管。密切观察患者的神志、瞳孔、生命体征及病情变化,并做好记录,持续多功能心电监护。

3.病情观察

①密切观察生命体征及神志变化;观察尿、便情况,记录出入量;观察治疗前后的病情变化,评估治疗效果。②对于有抽搐患者,除补糖外可酌情用适量镇静剂,并注意保护患者,防止外伤。③昏迷患者应按昏迷常规护理;临床上可见到低血糖症抢救成功后再度发生昏迷的病例,因此患者清醒后,仍需要观察 12~48 h,以便及时处理。

五、健康教育

(1)定期监测血糖,防患于未然。

(2)寻找低血糖原因,治疗原发病,消除诱因。

(3)正确掌握胰岛素注射技术或合理口服降糖药,合理控制饮食。

(4)发病时,及时测血糖,及时正确地采取急救措施,及时挽救生命。

(方园园)

第十节　呼吸道异物梗阻患者的现场救护

非呼吸道内物体进入呼吸道时,出现阵发性呛咳和一系列呼吸困难症状及体征称为呼吸道异物。在临床较常见,尤其小儿多见。因极易产生窒息而影响呼吸,故病情危急需要采取紧急救护。

一、病情评估

(一)原因

引起呼吸道异物的病因很多,根据异物来源可分为以下几种。

1. 内源性异物

多为患者自身的组织器官或分泌物,常见的有患者的牙齿、血液、呕吐物、浓稠痰液或其他黏稠分泌物、息肉、脓液等。

2. 外源性异物

多由体外进入,常见的异物有花生米、糖果、米粒、药片、瓜子、鱼刺、纽扣等。根据其进入机体的情形可分为以下几种情况。

(1)饮食不慎,如因进食过快、急促,尤其是在说话或大笑时摄食大块需咀嚼的固体食物,如鸡块、排骨,以致食物被卡在喉部造成呼吸道阻塞,甚至窒息。

(2)婴幼儿口含异物嬉戏时,常因深呼吸而将口腔中物品吸入呼吸道,往往情况紧急,如不能将异物咳出,严重者可导致生命危险。

(3)在大量饮酒时,酒精作用可使咽喉部肌肉松弛,而致吞咽动作失调,易使食物团块进入呼吸道。

(4)个别老年人因吞咽功能差、咳嗽或不慎等原因而将义齿或牙托误送入呼吸道。

(5)昏迷患者因舌根后坠,胃内容物和血液等反流入咽部,可阻塞呼吸道。

(二)临床特征

任何人突然呼吸骤停都应考虑到呼吸道异物梗阻,尤其年轻人呼吸突然停止,出现发绀,无任何原因的意识丧失。异物进入呼吸道后,可造成呼吸道部分和完全阻塞。前者可有换气良好和换气不良2种类型。

(1)换气良好者:患者可出现突发刺激性剧烈呛咳,可闻及咳嗽间隔的哮鸣音和空气流动声。

(2)换气不良者:可见患者咳嗽无力,吸气末有高调哮鸣音,可出现呼吸困难并逐渐加重,面色发绀或苍白。呼吸道完全阻塞者的临床症状严重,患者突然不能说话、咳嗽和呼吸,面色迅速发绀或苍白,呼吸极度困难,患者可因缺氧性昏迷而死亡。

患者被食物和异物卡喉后,感到极度不适,常常不由自主地以一手呈"V"形紧贴于颈前喉部,苦不堪言,此即异物梗阻征象

二、现场急救

(一)急救方法

呼吸道异物非常多见,救治原则就是尽快将异物解除。腹部手拳冲击法又称 HeimLich 急救法,1983 年首先由美国 HeimLich 报道。现场急救呼吸道异物数千例,因效果较好,故作为卫生常识进行普及。手拳冲击腹部时,使腹压升高,膈抬高,胸腔压力瞬间增高后,迫使肺内空气排出,形成人工咳嗽,使呼吸道内的异物上移或驱出。

1. HeimLich 手法(又称腹部手拳冲击法)

(1)用于成人的方法(清醒患者):①救护人员站在患者背后,用双手臂环绕患者腰部;②救护人员一手握拳,将拇指侧放在患者胸廓下和脐上腹部;③另一手紧握该拳,快速向上重复冲击直至异物排除。

（2）用于婴儿的方法：使患儿平卧在坚硬地面或床板上，面部向上，救护人员跪在或立在其足侧；或救护人员取坐位，使患儿骑坐在两大腿上，背靠救护人员，用两手的中指和示指放在患儿胸廓下和脐上腹部（远离剑突处），快速向上冲击压迫。手法应很轻柔，重复之，直到异物排出。也可采用背部拍击法，将患儿骑跨头部向下俯卧于救护人员一侧前臂，手托下颌，另一手握拳拍击患儿背部，直至异物排出。

（3）用于患者自救的方法

1）咳嗽：异物仅造成不完全性呼吸道阻塞，患者尚能发音、说话、有呼吸和咳嗽时，应鼓励患者自行咳嗽和尽力呼吸，不应干扰患者自己力争排出异物的任何动作。自主咳嗽所产生的气流压力比人工咳嗽高 4～8 倍，通常用此方法排除呼吸道异物的效果比较好。

2）腹部手拳冲击法：患者一手握拳置于自己上腹部，相当于脐上远离剑突处，另一手紧握该拳，用力向内、向上作 4～6 次快速连续冲击。

3）上腹部倾压椅背：患者将上腹部迅速倾压于椅背、桌角或其他硬物上，然后做迅猛向前倾压的动作，以造成人工咳嗽，驱出呼吸道异物。

（4）用于无意识患者的方法：患者仰面平卧，救护人员面对患者骑跨髋部，将一手掌根部放在胸廓下与脐上腹部，另一手置其上，用身体的重量压迫患者腹部，快速向上冲击，重复冲击直至异物排出。应注意手法操作并掌握要领，按压部位要得当，否则会引起胃内容物反流、剑突骨折及腹内脏器损伤等并发症。

2.胸部手拳冲击法

适宜于十分肥胖患者或妊娠后期孕妇，在救护人员双手无法围扶患者腰部进行腹部手拳冲击法时可用本法。

（1）意识清醒的患者可使其取坐位或立位，救护人员站在患者背后，并用双臂经患者腋下环抱其胸部，一手握拳以桡侧抵住患者胸骨中下部，手紧握该拳向后连续做 6～8 次快速冲击。切记不要将手拳顶住患者剑突，以免造成胸壁骨折或内脏损伤。

（2）意识不清醒的患者可使其取仰卧位、屈膝，开放气道。救护人员跪于患者相当于肩胛水平的一侧，以手掌根部置于其胸骨中下 1/3 处，连续向下做 6～8 次快速冲击。每次冲击间歇要清楚，动作要干脆利索。

3.手指清除异物法

适用于可以看到异物的昏迷患者。救护人员可先用拇指及其余四指紧握患者下颌，并向前下方提拉使舌离开咽后壁以使异物上移或松动。然后救护人员用拇指与示指交叉，拇指抵于患者下齿列，示指抵于患者上齿列，两指交叉用力，强使患者口腔张开。接着救护人员用另一手的示指沿其颊部内侧插入，在咽喉部或舌根处轻轻勾出异物。另一种方法是救护人员用一手的中指与示指沿其颊部伸入患者的口腔内，在光线充足时，看准并将异物夹出。手指清除异物法不适用于意识清醒患者；在勾取异物时，动作要轻柔，切勿粗暴或过猛，以免将异物推入呼吸道深处。

（二）注意事项

1.清除呼吸道异物的注意事项

在用拍击法或手拳冲击法清除呼吸道异物时，应密切注意患者的意识、面色及瞳孔的变化。如有好转可继续进行此类操作；如患者意识由清晰转为昏迷或出现面色发绀、心跳呼吸停止等，应立即停止排除异物，并迅速做心、肺复苏初级救生术。

2.转送及途中注意事项

呼吸道异物部位较深者(如气管及支气管异物)一旦确诊,唯一的办法就是手术取异物,故此患者必须转送到上一级接收医院进行手术治疗,但转送时应注意以下几个方面。

(1)转送前应稳定患者情绪,应用抗生素、激素等维持水、电解质平衡,改善全身情况和对症处理。

(2)在转送前后急救医生必须伴随在患者身旁,严密观察病情变化,以防止异物移动,产生呼吸道阻塞或突发呼吸困难。

(3)对突发呼吸困难而来不及转送的患者,应采取紧急气管切开处理,保持呼吸道通畅待病情稳定后再转送。

(4)在转送途中出现呼吸道阻塞、突发呼吸困难时,宜采用紧急气管切开术,确保呼吸道通畅直至到上一级医院取出异物为止。

(方园园)

第十一节　急性胸痛患者救护

胸痛(chest pain)多由胸部外伤或其他内脏疾病所致,其疼痛的部位和严重程度,并不一定与病变的轻重相一致。可能是相当良性的自限性疾病,也可能是威胁生命的急危重症,如急性心肌梗死、主动脉夹层和肺栓塞等。因此,对急诊的胸痛患者应高度重视。

一、病因

1.感染性疾病

①胸壁炎症:常见皮炎、带状疱疹、皮下蜂窝组织炎、骨髓炎、肋间隙痛、肋软骨炎等;②胸腔内炎症:胸膜炎、肺炎、气管炎、心包炎、脓胸;③腹腔内炎症:膈脓肿、高位肝脓肿等。

2.胸部器官缺血、缺氧

胸部器官缺血、缺氧,如临床常见的心绞痛、急性心肌梗死、肺栓塞、严重主脉瓣狭窄、严重的主动脉瓣关闭不全、二尖瓣狭窄、心肌炎等,严重者可在剧烈胸痛时猝死。

3.理化因素刺激和损伤

胸腔内原发性或继发性肿瘤压迫,气管、支气管内异物和胸部外伤,寒冷或化学刺激性气体的吸入,强酸和强碱引起气管损伤等。

4.神经功能紊乱

多见于过度换气综合征、心脏神经症及贲门痉挛等。

胸痛的原因很多,当胸部的感觉神经纤维受到各种因素(炎症、肿瘤、缺血、血管痉挛、外伤及理化因素)的刺激作用,造成组织损伤,释放引起痛觉的化学物质,如钾离子、氢离子、组织胺、5-羟色胺、缓激肽和前列腺素等,作用于神经末梢受体,产生痛觉冲动,传至大脑皮质的痛觉中枢,引起胸痛。另外,机体某一内脏病变与分布某一部位的传入神经同受脊髓某传入神经支配,来自内脏的痛觉冲动传至大脑皮质后,患者除感觉患病器官的局部疼痛外,尚可感觉到远离该器官的某处体表或深部组织疼痛,故称为牵涉痛或放射痛。例如心脏缺血引起心绞痛时,患者除心前区疼痛外,还可放射到左肩或左臂等。

二、病情评估

1. 病史收集

(1)一般状况:了解患者的病史、身体状况、生命体征及神志,有无面色苍白、大汗淋漓、呼吸困难、强迫体位等。胸痛诱发因素、发生时间、持续时间、缓解方法等。

(2)胸痛的部位:胸壁及肩周疾病的疼痛常固定于病变部位;带状疱疹呈多数小水疱群,沿神经分布,不越过中线,疼痛比较明显;心绞痛或急性心肌梗死疼痛常位于心前区或胸骨后,且可放射到左肩和左上臂内侧;气道的疾病、纵隔肿瘤及膈疝的疼痛也位于胸骨后;非化脓性肋软骨炎多侵犯第1、2肋软骨,疼痛剧烈,患部隆起,皮肤呈红、肿、热、痛等改变;自发性气胸、肺梗死时患侧胸痛较剧烈;胸膜炎所致的胸痛常在胸廓的前部或下侧部。

(3)胸痛的性质:胸痛分为隐痛、钝痛、灼痛、压榨性痛、闷痛、酸痛、刺痛和刀割样痛等,程度不等,性质各异。如肋间神经痛呈灼痛或刺痛;心绞痛或心肌梗死呈压榨样痛或闷痛,并伴有窒息感;带状疱疹呈持续烧灼样痛,不缓解。

(4)影响胸痛因素:胸壁及肩周疾病引起的疼痛,在深呼吸、咳嗽及举肩时加重;心绞痛常在用力或精神紧张时诱发;胸膜炎、自发性气胸及心包炎所致的疼痛,在深呼吸及咳嗽时加剧;食管疾病所致的疼痛多在进食时发作或加剧;心脏神经症所致的胸痛常因运动而好转。

(5)胸痛伴随症状:大叶性肺炎、自发性气胸及过度换气综合征所致胸痛常伴有呼吸困难;气管、支气管及胸膜疾病所致的胸痛常伴有咳嗽;肺结核、原发性肺癌及肺梗死所致胸痛常伴有咯血;下壁心肌梗死常伴有左上腹痛;食管癌症胸痛时常伴有吞咽困难。

2. 体格检查

(1)进行胸部的望、触、叩、听检查,了解胸部形态的对称性、皮肤的完整性以及心肺功能。

(2)生命体征、瞳孔及意识状态的观察。

(3)对颈部、胸壁、呼吸、心脏、周围血管、腹部及脊柱等进行必要的检查。

3. 辅助检查

(1)血常规、血生化和血清酶检测:血细胞增多,红细胞沉降率增快,血清心肌酶增高,血、尿肌红蛋白增高,对判断急性心肌梗死有价值;对呼吸系统疾病患者进行动脉血气分析,可有助于诊断和治疗。

(2)心电图等检查:有助于心绞痛和急性心肌梗死的诊断;超声心动图能直接看到心脏解剖和功能变化,对肥厚性心肌炎、瓣膜病和心包炎的诊断有重要意义。

(3)胸部X线检查:对肺炎、肺结核、肺癌、肺梗死、气胸及胸膜病变的诊断有价值。

(4)CT和MRI检查:可发现X线不能显示的小肿瘤,加用增强剂可显示主动脉瘤、主动脉夹层和心室动脉瘤。

(5)纤维内镜(支气管镜、胃镜):可诊断气管、食管异物及呼吸、消化系统疾病。

三、急救护理

1. 病因治疗

根据病情迅速明确诊断,立即采取正确措施。

(1)胸壁病变所致的胸痛:对各种急性胸部外伤所致的胸痛,如急性心脏压塞、气管和食管破裂等,依据病情行手术治疗;对各种原因所致气胸、血气胸、胸腔积液及纵隔气肿等引起的胸痛,应采取减压排气措施,行胸腔闭式引流,并给予氧气吸入,抗感染治疗;对肋骨骨折引起的胸痛,可给予肋间神经阻滞镇痛或固定。

(2)胸腔脏器疾病所致的胸痛:对肺栓塞和肺梗死引起的胸痛,应立即给予吸氧、解痉、镇静、止痛、纠正休克及舒张支气管等对症治疗,可给予吗啡、哌替啶等镇痛药,阿托品、罂粟碱等可缓解肺血管和冠状动脉痉挛;对急性心肌梗死引起的胸痛,立即嘱患者卧床休息,吸氧,可选用哌替啶或吗啡等药物进行镇痛处理;冠心病心绞痛,可舌下含服硝酸甘油;各种炎症引起的胸痛,以止咳、祛痰、退热、抗感染及解除气管痉挛等治疗为主。

2.密切观察病情

对各种原因引起的胸痛,应密切观察胸痛的部位、性质、程度及伴随症状和体征,积极诊断治疗原发病,同时应加强体温、脉搏、呼吸及血压等生命体征的监测,如发生变化,立即采取抢救措施,以抢救患者生命。

3.基础护理

对病情严重,生活不能自理的患者,护士应及时做好口腔、皮肤的护理,合理安排患者的饮食,保证营养物质的摄入,以满足机体的需要。

4.心理护理

保持病房安静,有利于患者休息。及时与患者沟通,消除烦躁、焦虑和恐惧情绪,必要时可给予镇静剂。通过心理暗示,进行疏导,使胸痛减轻或缓解。

五、健康指导

(1)对于因各种疾病引起胸痛的患者,护士应指导患者注意休息,避免加重胸痛的因素和采取相应缓解胸痛的措施,如肺及胸膜病变时,避免因深吸气或咳嗽导致胸痛加剧;冠心病患者在饮食、劳累、饮酒、吸烟、受凉或情绪激动等情况下会诱发心绞痛或心肌梗死,此时应使患者采取平卧位,避免搬动患者,嘱患者舌下含服硝酸甘油,以缓解心前区疼痛。

(2)指导患者注意休息,合理饮食,禁烟酒,避免过劳、受凉及情绪激动等因素的刺激,教育患者树立战胜疾病的信心,做好患者的心理护理。

(方园园)

第十二节　抽搐与惊厥患者的救护

抽搐是指全身或局部骨骼肌群不自主地强直性与阵挛性收缩,常导致关节的运动或强直,伴有或不伴有意识障碍。惊厥是指全身或局部肌肉不自主地阵发性或强直性痉挛,常伴有意识障碍。

一、病因

1.颅脑疾病

(1)癫痫:原发性癫痫、症状性癫痫。

(2)颅内感染:脑炎、脑膜炎、脑脓肿及脑结核病等。

(3)颅脑外伤:脑挫裂伤、硬膜外血肿及新生儿产伤等。

（4）颅内肿瘤：原发性肿瘤、脑转移瘤等。

（5）脑血管疾病：脑出血、蛛网膜下隙出血、脑血栓、脑栓塞及高血压脑病等。

（6）脑寄生虫病：脑囊虫病、脑孢虫病及脑型疟疾等。

（7）先天性疾病和发育异常：先天性畸形（脑水肿）、脑性偏瘫及结节性硬化等。

2.全身性疾病

（1）全身性感染：大叶性肺炎、败血症、中毒性菌痢、狂犬病及破伤风等。

（2）中毒性疾病：一氧化碳中毒，酒精、砷、汞、氯丙嗪或阿托品等药物中毒。

（3）代谢性疾病：低血糖症、低钙血症、尿毒症、肝性脑病及肺性脑病等。

（4）循环系统疾病：高血压脑病、冠状动脉栓塞等。抽搐与惊厥的发病原因尚未完全明了，据目前脑组织生理、生化方面的研究，抽搐和惊厥是大脑运动神经元异常放电所致，表现为四肢、躯干及颜面骨骼肌非自主对称性或不对称强直性或阵挛性收缩和关节运动，伴有或不伴有意识丧失。

二、病情评估

1.病史收集

（1）认真了解病史、发病年龄、从事职业、发病季节及家族史等。

（2）详细询问抽搐与惊厥的发作先兆、诱发因素、发作形式、发作时间、持续时间和发作间隔时间以及发作后的状态。

2.体格检查

（1）严密观察体温、脉搏、血压、呼吸、瞳孔及意识状态变化，并及时记录。

（2）观察发作形式

1）全身强直性阵挛性抽搐多见于癫痫大发作、高热惊厥，主要表现为四肢及面部肌肉间歇性阵发性抽搐，常伴有意识障碍，两眼上翻或斜视，口吐白沫。

2）强直性抽搐见于破伤风、脑炎及脑膜炎后遗症等，表现为阵发性全身肌张力增高，上肢屈曲，角弓反张，但神志可清醒。

3）局限性抽搐见于癫痫小发作，低钙性手足搐搦症及颅内占位性病变等，表现为某一部位或肢体局限性抽搐。

3.伴随症状

（1）抽搐与惊厥时伴发热多见于感染和小儿高热惊厥。

（2）抽搐与惊厥时伴高血压多见于子痫、高血压脑病及肾病综合征等。

（3）抽搐与惊厥时伴脑膜刺激征多见于各种原因引起的脑膜脑炎、脑膜炎及蛛网膜下隙出血等。

（4）抽搐与惊厥时伴瞳孔扩大与舌咬伤多见于癫痫大发作。

（5）抽搐与惊厥时伴头痛、呕吐多见于蛛网膜下隙出血、颅脑损伤、高血压及颅内占位性病变等。

4.辅助检查

（1）血液检查：根据病史进行血细胞计数及分类检查，有助于判断感染性疾病。血液生化（肝、肾功能，尿素氮和电解质等）检查和动脉血气分析有助于疾病的治疗及效果监测。

（2）脑脊液检查：细胞计数、分类及压力测定对诊断神经系统病变的性质及原因，可提供较大的参考价值。

(3)脑电图检查:有助于颅内占位性病变及癫痫的诊断。

(4)特殊检查:头颅 CT 和 MRI、脑血管造影及脑血流图可诊断颅内占位性病变和脑血管疾病。

(5)其他检查:血液、尿液和呕吐物的检测有助于中毒性疾病的诊断。

三、急救护理

1.抽搐与惊厥发作时的救护

(1)体位:立即置患者平卧位,解开衣领和腰带,头偏向一侧,以防吸入呕吐物引起窒息。

(2)保持呼吸道通畅:持续性强直性抽搐状态的患者,要预防脑水肿,保持呼吸道通畅,防止肺部感染,纠正水、电解质平衡。对呼吸困难、发绀患者,及时予吸氧。

(3)解痉镇静:迅速采取措施以控制抽搐与惊厥的发作。常用地西泮 10 mg 静脉注射、苯巴比妥钠 0.1~0.2 g 肌内注射或水合氯醛灌肠。保持环境安静,温湿度适宜,避免外界刺激。

(4)保护患者,防止受伤:使用带护栏的病床,防止患者坠床。必要时放压舌板或开口器于上、下磨牙之间,以免咬伤舌及颊部。有义齿应取下。专人护理,适当约束和保护抽搐肢体,以防外伤。

(5)严密观察并详细记录:抽搐与惊厥发作的次数、持续时间、症状及体征,以及应用解痉镇静药物的效果。

(6)针对不同的原发病进行处理:高热采取降温措施,中毒者解毒。

2.发作后护理措施

(1)休息:任何原因引起的抽搐及惊厥发作后,都要让患者安静。协助患者充分地休息。安慰患者,消除紧张情绪,使其恢复体力。

(2)做好基础护理:对于高热、呕吐或大小便失禁者,应及时清洗皮肤,保持皮肤清洁、干燥,及时更换衣服、床单。注意保暖,避免受凉。对于意识不清,生活不能自理的患者,做好皮肤、口腔护理,协助叩背,防止压疮、口腔溃疡以及肺炎的发生。

(3)心理护理:安慰鼓励患者,给以精神和心理上的支持,缓解紧张情绪,树立战胜疾病的信心。积极配合治疗和护理,减少诱发因素的刺激。

四、健康指导

①对于婴幼儿和儿童,应防止高热;②癫痫患者,避免从事高空、水上作业,不宜开车,遵医嘱按时服药,注意生活规律,忌酒,勿暴饮暴食;③癔症患者,要注意保持良好的人际关系,避免精神刺激;④指导患者要坚持治疗和自我护理,预防抽搐发生。

(方园园)

第十三节　腹部损伤

腹部损伤是常见的创伤性疾病,多数腹部损伤,因伴有内脏损伤可危及生命。腹部损伤按腹壁有无伤口分为开放性和闭合性两类。开放性损伤常由利器或火器所致,腹壁伤口伴有腹膜破损者为穿透伤,无腹膜破损者则为非穿透伤。闭合性损伤多因挤压、冲击、碰撞、爆震等钝性暴力导致。按损伤深度分单纯性腹壁损伤和腹腔内脏器损伤。单纯性腹壁损伤一般病情较轻,无需特殊处理。合并有腹腔内脏损伤时有腹腔内出血、休克和急性腹膜炎的表现,病情严重时需紧急手术治疗。

一、护理评估

(一)健康史

了解患者受伤的原因、部位、时间、受伤时的姿势、致伤物的性质及暴力的大小和方向,是否合并其他部位损伤等;了解受伤后神志变化,有无腹痛、腹胀、呕吐、血尿、血便等异常表现;注意询问伤后是否接受治疗,有何效果;询问既往有无其他慢性疾病及有无吸烟、酗酒等不良嗜好;对损伤严重或有意识障碍的患者,可询问现场目击人或陪同人员。

(二)身心状况

对腹部损伤的患者必须评估是单纯性腹壁损伤还是腹腔内脏器损伤。发生腹腔内脏器损伤应判断是实质性脏器损伤还是空腔脏器破裂,是否合并其他部位的损伤。另外,腹部损伤多是在意外情况下发生的,要注意评估患者的心理状态,及时发现其情绪变化。

1.单纯性腹壁损伤

①有局限性腹壁肿胀、淤斑、压痛;②全身症状较轻,一般状况良好;③实验室检查、影像学检查、诊断性腹腔穿刺等辅助检查无阳性结果。

2.腹腔内脏器损伤

出现以下情况之一,即应考虑腹腔内脏器损伤:①早期出现休克;②持续性腹痛加重,或伴有恶心、呕吐等;③有腹膜刺激征且范围呈扩散趋势;④有气腹表现或出现移动性浊音;⑤有呕血、便血、血尿等;⑥直肠指检、腹腔穿刺或腹腔灌洗等辅助检查有阳性发现。

(1)实质性脏器损伤常发生在脾、肝、肾、胰等血管丰富、结构脆弱、位置比较固定的脏器。主要表现为腹腔内或腹膜后出血。患者可出现失血性休克的表现,如面色苍白、四肢湿冷、脉搏加快、血压不稳或下降;叩诊可有移动性浊音;腹痛和腹膜刺激征较轻,但肝、胰破裂时,胆汁或胰液漏入腹腔,强烈刺激腹膜,可出现明显的腹痛和腹膜刺激征。

(2)空腔脏器损伤受累器官多为胃、肠、胆道、膀胱等,消化液或尿液进入腹膜腔刺激腹膜,引起急性腹膜炎。主要表现为进行性或持续性剧烈腹痛,伴恶心、呕吐;腹膜刺激征明显,板状腹;肠鸣音减弱或消失;如胃肠道破裂时肝浊音界缩小或消失;患者还会出现体温升高、脉快、呼吸急促等全身中毒的表现,严重者可发生感染性休克。

(3)多发性损伤:全面评估患者,注意观察患者是否合并颅脑、胸部或四肢等部位损伤。

3.心理状况

意外损伤突然发生,患者多表现为紧张、痛苦、恐惧、悲哀等心理变化。尤其腹壁有伤口、流血或内脏脱出的患者会产生焦虑情绪并担心疾病预后;需要手术时,更易产生恐惧、不安全感。

(三)辅助检查

1.实验室检查

实质性脏器破裂时,血常规检查见红细胞计数、血红蛋白含量、血细胞比容出现进行性下降;空腔脏器破裂时,白细胞计数及中性粒细胞比例明显增高;胰腺损伤时,血、尿淀粉酶增高;

尿常规检查发现红细胞则提示有泌尿系统损伤。

2.影像学检查

X线立位透视发现膈下游离气体,提示有空腔脏器破裂;B超、CT检查均可用于辅助诊断实质性脏器损伤,CT检查能清晰显示肝、脾、肾等脏器的包膜是否完整,大小和形态结构是否正常,有无出血及出血量,对显示胰腺损伤及腹膜后间隙的异常变化比B超检查更准确。

3.腹腔穿刺和腹腔灌洗

腹腔穿刺是简便、快捷、安全及诊断率较高的辅助诊断措施,可帮助判断腹腔内脏器有无损伤和是哪类脏器损伤。腹腔灌洗对于腹腔内少量出血诊断阳性率更高,有利于早期诊断,但其操作烦琐,临床较少使用。

4.腹腔镜检查

若经上述检查仍不能确诊且疑有腹腔内脏器损伤时,可行腹腔镜检查,直接观察损伤部位、性质及损伤程度,阳性率达90%,可避免不必要的剖腹探查。另外,小的出血可以在探查过程中电凝或钳夹止血或引流观察,胃肠损伤可在腔镜下修补。

二、护理诊断

1.疼痛

疼痛与腹腔内脏器破裂,腹膜受消化液、血液刺激有关。

2.焦虑

焦虑与意外损伤、出血、内脏脱出及担心疾病预后有关。

3.潜在并发症

失血性休克、急性腹膜炎、感染等。

三、护理目标

(1)腹部疼痛缓解。

(2)患者情绪稳定,焦虑或恐惧感减轻。

(3)感染等并发症得到预防或及时控制。

四、护理措施

(一)急救护理

腹部损伤常合并多发性损伤,在急救时应分清主次和轻重缓急。首先处理危及生命的重要情况,如呼吸心跳骤停、窒息、大出血、张力性气胸等;对已发生休克者应立刻建立静脉通路,及时补液,必要时输血;开放性腹部损伤,应妥善处理伤口,及时止血、包扎固定。如有少量肠管脱出,可用消毒或清洁纱布覆盖并罩以碗、盆等保护,简单包扎处理后迅速转送医院;如有大量肠管脱出应及时还纳以免肠管因伤口收缩或肠系膜受牵拉而缺血坏死。

(二)非手术治疗及手术前护理

1.一般护理

使患者绝对卧床休息,不随意搬动患者,病情许可时可采取半卧位。腹腔内脏器损伤未排除前应禁食,腹胀或疑似胃肠破裂者行胃肠减压。禁食期间注意及时补充液体,必要时输血。

2.病情观察

①注意生命体征变化,每15~30 min监测一次呼吸、脉搏、血压;②动态检测红细胞计数,

血红蛋白值和血细胞比容,必要时每小时检查一次;③观察腹部症状、体征的变化;④注意有无失血性休克、急性腹膜炎等并发症的发生。

3.治疗配合

(1)尽早输液,使用足量抗生素。

(2)诊断未明确前禁止使用吗啡、哌替啶等镇痛药物。

(3)一旦确定手术,应尽快完成术前准备,除常规准备外,应做好交叉配血并保证足够血量。

4.心理护理

关心、理解、同情患者,做好与患者及其家属之间的沟通。及时解释病情变化,告知辅助检查及手术的必要性,对检查及手术的配合进行相关指导,缓解其焦虑、紧张情绪。

(三)手术后护理

1.一般护理

(1)禁食、输血:术后常规禁饮食,遵医嘱静脉输液。病情较重、手术较大者,须遵医嘱给予输血、静脉营养,胃肠功能恢复后指导患者进食高营养、易消化的食物,以保证能量的供给,促进伤口愈合。

(2)休息与活动:鼓励患者早下床活动,以促进肠蠕动恢复,防止肠粘连。

2.病情观察

定时检测生命体征;观察并记录腹腔引流液情况;注意伤口敷料是否清洁、干燥;原有腹部疾病是否好转。

3.治疗配合

(1)腹腔引流管的护理:妥善固定;保持引流管通畅;每日更换引流袋并观察引流液情况,发现异常及时报告医生并配合处理。

(2)防治感染:遵医嘱使用抗生素,至腹膜炎症状或体征消失,体温恢复。鼓励卧床患者深呼吸,有效咳嗽、排痰,预防肺部感染。

五、护理评价

(1)患者生命体征是否平稳,腹痛是否缓解或减轻。

(2)患者焦虑程度是否减轻,情绪是否稳定,能否积极配合治疗和护理工作。

(3)患者有无发生腹腔感染等并发症,如果发生,有无得到及时发现和处理。

六、健康教育

(1)加强宣传安全生产、安全出行、劳动保护等知识,避免意外损伤的发生。

(2)进行全民教育,普及各种急救知识,在发生意外事故时,能施行简单的急救或自救。

(3)一旦发生腹部损伤,无论轻重,均应经医务人员检查,以免贻误诊疗。

(4)出院后应注意休息,加强锻炼,增加营养,促进康复。如有腹痛、腹胀、肛门停止排便排气等不适,应及时到医院就诊。

（陈飞飞）

第十四节　机械性损伤

一、概述

机械性损伤又称创伤,多因交通或工伤事故、斗殴、自然灾害和战伤所致。其发病率、致残率均较高。

(一)分类

根据受伤时皮肤和黏膜是否完整,创伤可分两大类。

1.闭合性创伤

损伤处皮肤或黏膜保持完整,多由钝性暴力所致,常见的有以下几种。

(1)挫伤:因钝性碰撞、挫压、挤捏等所致皮下软组织损伤。受损组织常发生水肿、出血、结缔组织或肌纤维断裂。头、胸、腹部挫伤可能合并深部器官损伤。

(2)扭伤:外力作用使关节超过正常的活动范围,可造成关节囊、韧带、肌腱等组织撕裂破坏。

(3)挤压伤:肢体或躯干肌肉丰富部位较长时间受重物挤压所致的损伤。严重时肌肉组织广泛缺血、坏死、变性,伴随坏死组织的分解产物(如肌红蛋白、K^+、乳酸等)吸收,可引起以急性肾衰竭为主的临床综合征,称挤压综合征。

(4)爆震伤(冲击伤):爆炸产生强烈的冲击波形成的高压及高速气流对胸、腹部等脏器造成损伤,伤者体表无明显损伤,但胸、腹腔内脏器或鼓膜完整性遭到破坏。

2.开放性损伤

损伤处皮肤或黏膜完整性受损,深部组织经伤口与外界相通,多由锐性暴力所致,常见的有以下几种。

(1)擦伤:皮肤被粗糙物擦过造成皮肤表层组织的破损。创面有擦痕、小出血点及少量浆液渗出。

(2)刺伤:由尖锐器物刺入组织引起的损伤,伤口深而细小,可导致深部组织和器官损伤,易发生感染。

(3)切割伤:由尖锐器械切割组织引起的损伤,伤口整齐,多呈直线状,周围组织损伤较少,深浅不一,可伤及深部组织。

(4)裂伤:由钝器打击引起皮肤和皮下组织断裂,创缘多不整齐,周围组织破坏较重,可合并深部组织损伤。

(5)撕脱伤:由旋转的暴力或撕扯力造成皮肤、皮下组织、肌肉、肌腱等组织的剥脱,损伤严重,出血多,易感染。

(6)火器伤:由弹片或枪弹造成的创伤,可能发生贯通伤(有入口和出口者),也可能导致盲管伤(只有入口而无出口者),周围损伤范围大,坏死组织多,病情复杂。

(二)伤口修复

1.修复过程

伤口修复基本分为3个阶段,彼此相重叠。①炎症反应:3～5 d,损伤后伤口局部组织出现炎症反应;组织缺损部位先被血凝块填充,继而微血管通透性增加,炎性细胞渗出,在酶的参与下,使局部血块、坏死组织及异物分解、吸收而清除。②组织增生和肉芽形成:在创伤反应的同时,新生的毛细血管、内皮细胞与成纤维细胞共同构成肉芽组织,充填伤口;肉芽组织最终变为以胶原纤维为主的瘢痕组织,这个过程需 1～2 周。③组织塑形:经运动应力和多种酶的作用,过多的胶原纤维被分解、吸收,局部组织软化,新生组织重新排列,以适应功能上的需要,此期约需 1 年。

2.影响伤口愈合的因素

①年龄:老年人可因皮肤萎缩、末梢循环不良及蛋白质合成减弱等而影响愈合;儿童和青年人合成代谢旺盛,伤口愈合比较迅速。②营养状况:如某些氨基酸、维生素、微量元素缺乏、严重的低蛋白血症、贫血等患者,伤口愈合时间延长。③某些慢性疾病:如恶性肿瘤、糖尿病、肝脏疾病患者伤口不易愈合。④药物:如长期使用糖皮质激素和抗癌药物。⑤伤口因素:伤口有血肿、异物、坏死组织、伤口局部血运障碍、伤口感染、伤口内引流物使用不当、局部制动不良等都可影响伤口愈合。

3.伤口愈合的类型

①一期愈合:组织修复以同类细胞为主,见于组织缺损少、创缘整齐、无感染、经黏合或缝合后创面对合严密的伤口,愈合快,愈合后仅留有线状瘢痕,功能良好;②二期愈合:组织修复以纤维组织为主,见于创面较大,组织缺损较多、创缘不整或伴有感染的伤口,无法整齐对合,愈合所需的肉芽组织多、愈合时间较长、形成的瘢痕较大,功能欠佳。

二、护理评估

(一)健康史

应询问有无锐器、弹片、钝性暴力及高气浪等暴力作用于身体。了解受伤时间、部位、所处姿势以及伤后处理经过。

(二)身心状况

1.局部表现

一般均有疼痛、肿胀、淤斑和功能障碍,开放性创伤者还可见到伤口和出血。如果合并重要的神经、血管及内脏损伤,则各有其特殊表现。

2.全身反应

轻者无明显全身表现,创伤重者可发生全身反应。受伤后局部出血、渗液及坏死组织吸收后可引起发热,一般在 38 ℃左右,如继发感染,可出现高热。创伤后,由于疼痛、失血、失液、精神紧张等原因,可引起内分泌、代谢、循环等方面的改变。表现为神志淡漠、焦虑不安、脉搏细速、呼吸加快、口渴、尿少、食欲缺乏以及机体代谢活动的紊乱,如糖、脂肪、蛋白质分解加速,体质量减轻,贫血。

3.心理状况

创伤发生时,患者由于意外伤害常出现复杂的心理反应,可能出现焦虑不安、恐惧、烦躁易怒,甚至失去理智;肢体的伤残、面容的受损、个人前途及社交活动受影响等,也常使患者情绪抑郁、意志消沉,表现为自责、抱怨、悔恨,甚至绝望。

(三)辅助检查

1.实验室检查

血常规和血细胞比容检查可了解失血情况及感染情况。尿常规可提示泌尿系统有无损伤。血液电解质化验和血气分析可了解水、电解质、酸碱平衡失调状况及有无呼吸功能障碍。

2.穿刺检查

胸腹腔穿刺检查可用于判断内脏受损情况。

3.影像学检查

X线检查可证实骨折、气胸、气腹等。超声检查可判断胸、腹腔内的积液及肝脾包膜内破裂情况。

CT检查可辅助诊断颅脑损伤和某些腹部实质性器官、腹膜后损伤；MRI有助于诊断颅脑、脊柱、脊髓等损伤。

三、护理诊断

1.急性疼痛

急性疼痛与组织损伤有关。

2.体液不足

体液不足与创伤后失血、失液或液体补充不足等因素有关。

3.焦虑

焦虑与创伤刺激、组织受损、担心影响生活和工作有关。

4.皮肤完整性受损

皮肤完整性受损与创伤所致皮肤等组织损伤有关。

5.潜在并发症

休克、挤压综合征,感染、残障、多器官功能不全综合征等。

四、护理目标

(1)患者疼痛缓解或消失。

(2)体液平衡得到恢复和维持。

(3)焦虑减轻或消除,情绪稳定。

(4)组织完全修复,未发生感染。

(5)并发症危险性降低。

五、护理措施

(一)急救护理

急救护理的原则是配合医生做好各类急救工作,密切观察并报告伤情变化,遵医嘱保证各项治疗措施及时有效地实施,必要时应独立、果断地采取有效的急救措施。

1.迅速抢救生命

首先处理危及生命的紧急情况,如心跳呼吸骤停、窒息、活动性大出血、张力性或开放性气胸、休克、腹腔内脏脱出等。

2.重点检查

经紧急处理后,应迅速全面、简略而有重点地检查,注意有无其他合并伤,并做出相应处理。

3.维持呼吸道通畅

创伤患者可因血块、呕吐物或异物等堵塞鼻咽道和气管,以及昏迷后舌后坠造成窒息,应立即消除呼吸道内的异物和分泌物,托起下颌或(和)将头部后仰,解除舌后坠,恢复呼吸道通畅。

4.包扎伤口及止血

根据条件,以无菌或清洁的敷料包扎伤口,防止加重污染和继续出血。如有出血患者,可采用指压法、压迫包扎法、填塞法和止血带止血等方法进行紧急止血。使用止血带止血,需注意正确的缚扎部位、方法和持续时间。

5.妥善固定骨折

简单固定受伤骨关节可减轻疼痛,避免继发性损伤,便于搬运患者。可用夹板、绷带等作固定材料,也可就地取材用树枝、木板、枪托等。无法就地取材时可将上肢固定于胸部,下肢固定于健侧下肢。对疑有脊柱骨折的患者,要以三人搬运法或滚动法将其轻放、平卧在硬板上,防止脊髓损伤。

6.稳妥转运患者

在运送途中应有医护人员陪同,具备继续抢救的能力。同时应注意:①保持适当体位,尽量避免颠簸,防止再损伤;②保证有效输液,给予止痛,预防休克;③密切观察病情变化,如生命体征、意识状态等,并认真做好记录。

(二)软组织闭合性损伤的护理

1.一般护理

抬高患肢 $15°\sim30°$,以利于血液回流,减轻肿胀和疼痛。在受伤关节处用绷带或夹板等局部制动,可减轻疼痛,防止继发出血和加重损伤。指导患者进食高热量、高蛋白、高维生素、易消化食物,必要时遵医嘱静脉补充营养,促进创伤修复。

2.病情观察

对伤情较重者应注意局部症状、体征的演变;观察生命体征的变化,了解深部组织器官损伤情况;对挤压伤患者需观察尿量、尿色、尿比重,判断是否发生急性肾衰竭。

3.治疗配合

小范围软组织创伤后 24 h 内给予局部冷敷,以减少渗血和肿胀。48~72 h 后改用热敷和理疗,可促进吸收和炎症消退。对血肿较大者,应在无菌操作下穿刺抽吸,并加压包扎。必要时可遵医嘱外敷中西药物,以消肿止痛,预防感染。病情稳定后,可指导患者配合理疗、按摩和功能锻炼,促进伤肢功能恢复。

(三)软组织开放性损伤的护理

1.术前准备

按手术要求做好必要的术前准备工作,如备皮、皮肤药物过敏试验、配血、输液、局部 X 线片检查。有活动性出血者应在抗休克同时积极准备手术止血。

2.术后病情观察

注意观察患者生命体征的变化,警惕活动性出血等情况的发生。观察伤口情况,如出现红、肿、热、痛等感染征象时,应协助医生进行早期处理;如已化脓,应及时拆除缝线,敞开伤口换药,如同时引流应加强引流管的护理。注意伤肢末梢循环情况,如发现肢端苍白或发绀、皮温降低、动脉搏动减弱时,应报告医生及时处理。

3.治疗配合

①防治感染:遵医嘱使用抗生素及甲硝唑预防感染,清创后应及时注射破风伤抗毒素以预

防破伤风的发生;②防治休克:对血容量不足者,按医嘱给予输液、输血,维护体液平衡和恢复有效循环血量;③伤口护理:保持敷料清洁干燥,及时换药,如伤口内放置有橡皮片引流物,应于术后 24~48 h 去除;④抬高受伤肢体,适当固定制动,以改善局部血液循环,促进伤口愈合;⑤病情稳定后,鼓励并协助患者进行早期活动,指导患者进行肢体功能锻炼,以促进功能恢复和预防并发症。

(四)心理护理

关心、爱护、安慰患者,尤其是对皮肤完整性受损或有致残可能的患者,多与其沟通,进行心理疏导,指导患者做自我心理治疗,稳定情绪,增强恢复健康的信心。

六、护理评价

(1)患者疼痛有无缓解。

(2)体液平衡是否恢复。

(3)焦虑是否减轻或消除,情绪是否稳定。

七、健康教育

教育患者及社区人群应注意加强安全及劳动保护,要善于调节心情,善于处理人际关系,遵守社会公德,避免创伤的发生。指导患者加强营养,促使组织修复和脏器功能恢复。根据病情,指导进行功能锻炼的方法,以促使患部功能得到最快的恢复。

(陈飞飞)

第十五节　开放性气胸

开放性气胸是指胸部创伤后,受伤的伤口形成通道,使胸膜腔与大气相通,空气随着呼吸动作自由出入胸膜腔。

一、概述

(一)病因

所有可以导致胸部损伤的因素均可造成开放性气胸,如小弹片、低速枪弹、刀、玻璃等。

(二)发病机制

开放性气胸平时多见于交通事故、工伤事故等,战时多见于武器利器伤。开放性气胸时,伤侧胸腔压力等于大气压,肺受压萎陷,萎陷程度取决于肺顺应性和脏壁层胸膜间有无粘连。健侧胸膜腔仍为负压,低于伤侧,使纵隔移向健侧,健侧肺也有一定程度的萎陷。肺萎陷使肺容量和潮气量减少,损失通气功能并产生肺内右向左分流,引起低氧血症。同时,由于健侧胸腔内压力仍可随呼吸周期而变化,吸气时负压更低,纵隔移位更多,呼气时负压减小,纵隔移位也减少,即形成纵隔摆动或扑动,使通气受损和肺内分流、低氧血症更加严重。纵隔摆动使心脏大血管来回扭曲以及胸腔负压受损,使静脉回心血量受阻,心排出量减少。纵隔摆动还可刺激纵隔及肺门神经丛,加之进出胸腔的空气刺激胸膜上的神经末梢,引起或加重休克,称为胸膜肺休克。

此外,外界冷空气不断进入胸腔,还可以引起大量体温和体液散失,并可带入细菌和异物,增加感染机会。若伴有胸内脏器伤和出血,则伤情更加严重。开放性气胸所致呼吸和循环功能障碍的严重程度,取决于胸壁开放性创口的大小,创口愈大,肺萎陷和纵隔摆动愈严重,低氧血症愈严重。

反过来,低氧血症迫使伤员加深和加快呼吸,进一步加剧了肺萎陷和纵隔摆动,加重呼吸和循环功能障碍,形成恶性循环。当胸壁创口大于声门时,如不及时采取措施,常可迅速导致死亡。

(三)临床表现

1.症状

严重呼吸困难、惶恐烦躁不安、发绀、休克状态、伴肺损伤者可有咳嗽和咯血。

2.体征

胸壁上有创口与胸膜腔相交通,呼吸时伤口有空气进出胸腔的"嘶嘶"声。伤侧叩诊呈鼓音,呼吸音消失,有时可听到纵隔摆动的声音。

二、急救与护理

1.封闭开放性创口

根据伤员所处现场的条件,设法尽快封闭胸壁创口,变开放性气胸为闭合性气胸。可用大型急救包多层清洁布块、干净衣物或厚纱布垫,在伤员深呼吸之末覆盖创口并包扎固定。如有大块凡士林纱布或无菌塑料布块则更好。封闭敷料要求达到不能漏气,但不可往创口内填塞敷料;敷料要足够大,范围应超过创缘 5 cm 以上;包扎固定要牢靠,避免在搬动或转送途中松动、滑落。

2.胸腔解压

可用带活瓣的穿刺针排气或行临时性胸腔闭式引流术。一方面可以排除胸膜腔积气使肺复张,另一方面防止发展为张力性气胸。

3.保持呼吸道通畅

措施包括清除上呼吸道内的呕吐物、血块或分泌物,鼓励伤员咳嗽和排痰等。给予持续低流量吸氧,气道湿化。

严密进行血氧饱和度监测。

4.其他

(1)严密观察生命体征,发现异常及时报告,给予患者半卧位,以利引流减轻疼痛。

(2)保持胸腔闭式引流管通畅,防止漏气、扭曲和脱落,注意观察引流液的性质、颜色和量。

(3)出现休克者给予输血补液,纠正休克。注意维持水电解质平衡。

(4)做好基础护理和心理护理,防止发生各种并发症。伤口疼痛剧烈者,可适当给予止痛药。

（陈飞飞）

第十六节　肝破裂

肝破裂在开放性损伤中的发生率约为 30％，在闭合性损伤中的发生率约为 20％。

一、概述

(一)病因

在平时，肝损伤主要因工业、交通或其他意外事故所致，多为钝性伤，如撞击、按压、车祸、爆震伤或高空坠落等；在战时，多为火器伤造成，如弹片伤或枪弹伤，也可以是利器伤或钝性伤。

(二)发病机制

肝脏虽有胸廓保护，但因其体积大，重量大，质地脆，故无论在胸腹钝挫伤或穿透伤中都容易受伤；又因其血运丰富的结构和功能复杂，故伤情往往较重，易发生失血性休克和胆汁性腹膜炎，病死率和并发症发生率都较高。

(三)分类

1.根据损伤原因分类

根据损伤原因分为闭合性肝破裂和开放性肝破裂。

2.根据损伤程度分类

(1)真性破裂：肝包膜和肝实质均有撕裂伤，多见于肝右叶，严重者可全部断裂，大量血液和胆汁流入腹腔，患者可迅速死亡。是临床上最常见的一种类型。

(2)肝包膜下破裂：肝包膜完整而肝实质破裂，形成包膜下血肿，使包膜和肝实质分离，相对少见。

(3)中央破裂：肝实质的中央部位发生破裂而包膜完整，常形成大血肿压迫肝实质，造成肝部分坏死和(或)感染。

(四)临床表现

1.腹部疼痛

患者出现右上腹疼痛，有时向右肩部放射、口渴、恶心或呕吐。腹部触诊时有明显的压痛、反跳痛、腹肌紧张及叩痛等。

2.失血性休克

因患者有较多的出血，表现为面色苍白，血压下降、脉搏增快，腹部有移动性浊音，红细胞减少，血红蛋白降低。

二、抢救

肝破裂应及时诊断早期手术治疗。

1.重点纠正休克

快速输血补液，保持足够的有效循环血量，对活动性出血可暂行压迫止血。

2.尽早手术止血

肝破裂患者由于大出血，通常有迅速致命的危险，因此治疗和抢救必须分秒必争。大部分患者的诊断多无问题，有 10％～20％ 的不典型病例，可在严密观察下进行手术探查。一旦确诊,应立即行手术止血,清除失去活力的肝组织,充分引流,处理合并伤。

3.非手术治疗

术前准备与初期处理,首先确保呼吸通畅,可行气管内插管,必要时行气管切开。对影响呼吸的合并伤肋骨骨折、气血胸等及时处理。

三、护理

(1)配合医师迅速进行抢救,立即吸氧,迅速建立两条以上静脉通路,快速、大量补充血容量,补充成分以平衡液和全血为主。迅速提升血压,纠正休克。

(2)迅速做好术前准备,配血,必要时作中心静脉插管,测中心静脉压以调整输液的量及速度。留置导尿,放置胃管持续吸引。

(3)术后严密观察生命体征,防止发生伤口及各种引流管道出血及感染。

(4)给予患者半卧位,以利于引流和减轻疼痛。保持各种管道如引流管、胃管、尿管等的通畅,防止阻塞、扭曲及脱落,严密观察各种引流液的量、性质、颜色;保持引流管处的伤口清洁,注意无菌操作,防止感染。

(5)术后一般需禁食,以静脉维持营养,观察并记录入量,维持水电解质平衡。

(6)做好基础护理,防止各种并发症。术后病情平稳时,协助患者翻身拍背,鼓励和帮助咳嗽、排痰,防止发生肺部感染;加强口腔和皮肤护理,防止发生口腔炎和压疮。

(7)如伤口疼痛较剧烈,应给予止痛药。

(陈飞飞)

第十七节　脾破裂

脾脏是腹腔内脏器中最容易受伤的器官,发生率占各种腹部损伤的 $40\%\sim50\%$,在腹部闭合性损伤中居首位。

一、概述

(一)病因

创伤性、医源性和自发性等原因均可导致脾破裂。

(二)发病机制

脾脏血运丰富,组织脆弱,容易遭受外伤,尤其在腹腔复合伤中,脾破裂居于首位。创伤性脾破裂占绝大多数。穿透性损伤往往伴有邻近器官如胃、肠、膈肌、胸膜肺等的损伤。闭合性损伤常有左下胸肋骨骨折。医源性损伤多由牵拉器直接施压;纤维结肠镜强行通过结肠脾曲;复苏时猛烈的胸外按压和左季肋部穿刺等伤及脾脏。自发性破裂多发生于病理性肿大的脾脏,如肝硬化、疟疾、血吸虫、造血和淋巴系统恶性疾病时。

(三)临床表现

脾脏破裂临床表现差别很大,有的病例伤后很快出现休克及腹膜刺激征,甚至昏迷,有的则没有明显症状。

1.失血性休克

大多数患者入院时有不同程度失血性休克的表现。休克的严重程度与失血的速度和数量有关,出血速度快、数量多,则休克出现早而严重。多脏器伤或全身多处伤较单纯性脾破裂出现休克率高。

2.腹痛

有腹内合并伤者腹痛的部位随合并伤的情况而定。单纯性脾破裂的症状较轻,腹痛仅局限在左上腹,较重者腹痛常从左上腹开始,迅速波及全腹,并放射至腰背部或左肩部。脾破裂患者中的大多数有恶心及呕吐症状,偶有上腹饱胀感。

3.腹膜刺激征

无论是开放伤还是闭合伤,左上腹通常有明显压痛、肌肉紧张及反跳痛等腹膜刺激征,但没有细菌性和化学性腹膜炎严重。部分患者左胸下部有肋骨骨折。左上腹偶可触及固定性包块,叩诊为浊音区,系因大网膜包裹血肿所致。左肋部常有叩击痛,被膜下血肿存在时,脾浊音区扩大,移动性浊音阳性;通常型脾破裂失血量较少,出血较缓慢,移动性浊音常在伤后数小时才出现;爆发型脾破裂由于短时间内大量出血,故移动性浊音出现较早。

有腹内积血的脾脏损伤肠鸣音可减弱。

(四)分类

1.根据病因分类

根据病因可分为创伤性、自发性和医源性三大类。

(1)创伤性:可分为闭合性和开放性两种。闭合性又分为真性破裂和被膜下破裂,开放性脾破裂常为真性破裂。真性破裂系脾实质及其被膜同时破裂;被膜下破裂系实质破裂,但被膜完整。

(2)自发性:主要指巨脾破裂所致。其病因主要有:①如原发性脾功能亢进;②继发性脾功能亢进,如静脉高压引起的肝硬化腹腔积液;各种原因引起的贫血、血液病、地中海贫血等;③其他不明原因引起的脾功能亢进。

(3)医源性:主要指腹部手术损伤所致。如胃癌根治术误伤脾包膜引起脾破裂。

2.根据临床类型分类

根据临床类型可分为爆发型、通常型和延迟型。

(1)爆发型:腹内突然大出血致严重休克者。

(2)通常型:伤后48 h内出现脾破裂的症状和体征,但休克不严重者。

(3)延迟型:伤后48 h内有脾破裂的症状和体征,但血压、脉搏平稳,随后常在2周内突然出现腹内大出血致休克者。

二、护理

(1)患者绝对卧床休息、禁食,必要时置鼻导管减压,输血输液,应用止血、镇静、止痛药和抗生素预防感染等,备血。

(2)密切观察伤情变化,包括生命体征、出血情况等,对于非手术治疗的患者,要准确判断伤情,尤其是伤后48 h内,发现活动性出血应立即手术。

(3)患者术后要禁食水,持续胃肠减压,保持半卧位,以利引流和减轻疼痛。

(4)严格无菌操作,给予抗生素,防止发生切口及引流管伤口感染。

（5）患者伤口剧痛时适当给予止痛药和镇静药。

（6）保持各种引流管固定通畅，防止扭曲、脱落和感染，注意观察引流液的性质、颜色和量。

（7）保持呼吸道通畅，鼓励患者排痰，协助患者翻身，做好口腔护理，防止肺部并发症。做好皮肤护理，防止发生压疮。

（8）对于非手术治疗的患者，绝对卧床休息1周，然后起床逐渐增加活动量。

（陈飞飞）

第十八节　败血症和脓血症

败血症和脓血症都属于全身性感染，以败血症为常见。

一、概述

（一）病因

败血症是指致病菌侵入血液循环持续存在，迅速繁殖，产生大量毒素，引起严重的全身症状者。

（1）致病菌繁殖快、毒力强大，超过了身体的抵抗力或者在身体抵抗力减弱，如年老体衰、婴儿幼童、长期消耗性疾病、营养不良、贫血等，致病菌容易在血中生长繁殖，产生毒素，引起败血症和脓血症。

（2）局部感染病灶处理不当，如脓肿不及时引流，伤口清创不彻底，留有异物或死腔，亦可引起此种全身性感染。

（3）长期应用肾上腺皮质激素、抗癌药或其他免疫抑制剂等，能削弱机体正常的防御功能；广谱抗生素能改变原有的细菌共生状态，使某些非致病菌过分生长繁殖，也同样是利于败血症发生的因素。

（二）发病机制

败血症通常由一种病原菌引起，但也有两种或两种以上病原菌引起，称为复数菌败血症，在全部的败血症中占10％。败血症的预后较差，病死率为30％～50％。复数菌败血症的病死率更高，可达70％～80％。

脓血症是指局部化脓性病灶的细菌栓子或脱落的感染血栓间歇地进入血液循环，并在身体各处的组织或器官发生转移性脓肿者。

败血症和脓血症常继发于严重创伤后的感染和各种化脓性感染，如开放性骨折、尿路感染等。常见的致病菌是金黄色葡萄球菌和革兰氏阴性菌。进行全胃肠外营养而留置在深静脉内的导管，也是引起败血症的一个原因。而在使用广谱抗生素治疗严重化脓性感染的过程中，也有发生真菌性败血症的危险。

临床上，败血症脓血症和毒血症多为混合型，难以截然分开。如败血症本身就已包含毒血症。而败血症与脓血症可同时存在，称为脓毒败血症。

（三）病理改变

在败血症和脓血症中，人体各组织、器官的病理改变随致病菌的种类、病程和原发感染灶的情况而异。因毒素的作用,心、肝、肾等混浊肿胀、灶性坏死和脂肪变性;肺泡内出血和肺水肿,甚至肺泡内出现透明膜;毛细血管受损引起出血点和皮疹。

致病菌本身可特别集中于某些组织,造成脑膜炎、心内膜炎、肺炎、肝脓肿、关节炎等。网状内皮系统和骨髓反应性增生,致使脾大和周围血液中白细胞计数增多。感染严重而病程较长的患者,肺、肾、皮下组织和肌肉等可发生转移性脓肿或血管感染性栓塞。人体代谢的严重紊乱又能引起水、电解质代谢失调、酸中毒和氮质血症等。

(四)临床表现

共同表现如下。

(1)起病急,病情重,发展迅速,体温可高达 40 ℃～41 ℃。

(2)头痛、头晕、食欲缺乏、恶心、呕吐、腹胀、腹泻、大量出汗和贫血。神志淡漠、烦躁、谵妄和昏迷。

(3)脉搏细速、呼吸急促或困难。肝、脾可肿大。严重者出现黄疸、皮下淤血。

(4)血白细胞计数明显增高,一般在 $(20～30)×10^9/L$ 以上,核左移、幼稚型增多,出现毒性颗粒。

(5)代谢失调和肝肾损害,尿中常出现蛋白、管型和酮体。

(五)鉴别诊断

1.败血症

一般起病急骤,在突然的剧烈寒战后,出现高达 40 ℃～41 ℃ 的发热,因致病菌在血液中持续存在和不断繁殖,高热每日波动在 0.5 ℃～1 ℃,呈稽留热。眼结膜、黏膜和皮肤常出现淤点。血液细菌培养为阳性,但由于抗生素的应用,有时可为阴性。一般不出现转移性脓肿。

2.脓血症

脓血症也是在突然的剧烈寒战后发生高热,但因细菌栓子间歇地进入血液循环,寒战和高热的发生呈阵发性,间歇期间的体温可正常,故呈弛张热,病程多数呈亚急性或慢性。自第2 周开始,转移性脓肿可不断出现。转移性脓肿多发生在皮下或深部软组织内,一般反应轻微,无明显疼痛或压痛,不易引起患者注意。如转移到其他内脏器官,则有相应的临床症状:如肺部脓肿有恶臭,肝脓肿时肝大、压痛、膈肌升高等。在寒战高热时采血送细菌培养常为阳性。

(六)分类

1.革兰氏阳性细菌败血症

主要致病菌为金黄色葡萄球菌,它的外毒素能使周围血管麻痹扩张,多见于严重的骨与关节化脓。

临床特点:一般无寒战,呈稽留热或弛张热。患者面色潮红、四肢温暖,常有皮疹、腹泻、呕吐,可出现转移性脓肿,易并发心肌炎。发生休克的时间较晚,血压下降缓慢,但患者多呈谵妄和昏迷。

2.革兰氏阴性杆菌败血症

革兰氏阴性杆菌败血症的主要致病菌为大肠埃希菌、绿脓杆菌、变形杆菌,此外,还有克雷伯菌、肠杆菌、沙雷菌、拟杆菌等。多见于胆道、尿路、肠道和大面积创伤感染时,它们的内毒素可以引起血管活性物质的释放,使毛细血管扩张,管壁通透性增加,血液淤滞在微循环内,并形成微血栓,以至循环血量减少,细胞缺血、缺氧而发生感染性休克。

临床特点一般以突然寒战开始,发热呈间歇性,严重时体温不升或低于正常,有时血白细胞计数增加不明显或反见减少。休克发生早,持续时间长。患者四肢厥冷,出现发绀,少尿或无尿,多无转移性脓肿。

3.真菌性败血症

真菌性败血症的主要致病菌是白色念珠菌。往往发生在原有细菌感染经广谱抗生素治疗的基础上,故发生时间较晚。总的来说,其临床表现酷似革兰氏阴性杆菌败血症。患者突然发生寒战、高热,病情迅速恶化,出现神志淡漠、嗜睡、血压下降和休克;少数患者尚有消化道出血。大多数患者的周围血液中有白血病样反应,出现晚幼粒细胞和中幼粒细胞,白细胞计数在 $25 \times 10^9/L$ 以上。

二、急救

主要是提高患者全身抵抗力和杀灭细菌。

1.局部感染病灶的处理

及早处理原发感染灶。伤口内坏死或明显挫伤的组织尽量切除;脓肿应及时切开引流,不能控制其发展的坏疽肢体应迅速截除,留置体内的导管要拔除。

2.抗生素的使用

应早期、大剂量地使用抗生素。不要等待细菌培养结果。可先根据原发感染灶的性质选用估计有效的两种以上抗生素联合应用。细菌培养阳性者,要及时作抗生素敏感试验,以指导抗生素的选用。

对真菌性败血症,应尽可能停止原用的广谱抗生素或换用对原来化脓性感染有效的窄谱抗生素,并应用抗真菌的药物。

三、护理

1.观察

严密观察生命体征的变化,发现异常及时报告与处理。

2.提高全身抵抗力

严重患者应反复、多次输血,每日或隔日 200 mL,纠正水电解质代谢失调;给予高热量和易消化的饮食;适当补充 B 族维生素、维生素 C 等。

3.对症处理

(1)高热者给予药物或物理降温。

(2)严重感染患者,可用人工冬眠或肾上腺皮质激素,以减轻中毒症状,但应注意人工冬眠对血压的影响,而激素只有在大剂量抗生素的作用下才能使用,以免引起炎症扩散。

(3)发生休克时,应积极和迅速地进行抗休克治疗。

4.其他

做好基础护理,防止发生各种护理并发症。

(陈飞飞)

第十九节 破伤风

破伤风是指破伤风杆菌侵入人体伤口并生长繁殖,产生毒素而引起的一种特异性感染。常继发于各种创伤后,也可发生于不洁条件下分娩的产妇和新生儿。

一、概述

(一)病因

破伤风杆菌为革兰氏染色阳性厌氧芽孢杆菌,广泛存在于自然界,如土壤、灰尘、人和动物粪便中。破伤风一般发生在损伤后,多见于火器伤、开放性骨折、烧伤,甚至铁锈钉、木刺以及污垢的小损伤也可导致破伤风的发生。破伤风的发生除与细菌毒力强、数量多或人体缺乏免疫力等因素有关外,伤口缺氧是一个非常重要的因素。破伤风杆菌必须在无氧的条件下生长繁殖,极少量的氧就能阻碍其滋长,因此属于专性厌氧菌。

(二)发病机制

破伤风杆菌产生的外毒素,即痉挛毒素和溶血毒素两种,是导致破伤风病理生理改变的原因。

(1)痉挛毒素对神经有特殊的亲和力,是引起肌肉紧张和痉挛的直接原因。神经毒素可从伤口经血流、淋巴或外周神经纤维间隙上行到脊髓前角的运动神经细胞,再累及脑干和中枢神经系统。它能与神经节脂结合,封闭脊髓抑制性突触,阻止其释放抑制冲动的传递介质,使上下神经元之间正常的抑制性冲动受阻,形成中枢性超常反射而致骨骼肌痉挛。

(2)溶血毒素可引起局部组织坏死和心肌损害。

(三)临床表现

破伤风的潜伏期长短不一,平均为 6~10 d,与预防接种、创伤部位和性质以及伤口的早期处理等有关,短的 24 h 内起病,长则 2~30 d,甚至数月或仅在摘除存留体内多年的弹片等异物后才发生。新生儿破伤风一般在断脐带后 7 d 左右发生,俗称"七日风"。潜伏期越短,预后越差。

1. 前驱期

前驱症状一般持续 12~24 h,有乏力、头晕、头痛、烦躁不安等非特征性症状,但最主要的表现是肌肉紧张和酸痛,尤以下颌关节紧张和张口不便更为突出,以后发生吞咽困难,嚼肌、颈项及腹背部肌肉紧张和酸痛。

2. 发作期

(1)肌肉强烈收缩是典型临床表现,最先发生在嚼肌,以后顺次为面肌、颈项、背腹部肌肉、四肢肌群、膈肌和肋间肌。患者起始感咀嚼不便,张口困难随后牙关紧闭。面部表情肌群阵发性痉挛,呈现独特的苦笑面容。颈项肌痉挛使颈项强直,头略向后仰,不能做点头动作。腹背部肌肉收缩时,由于背肌力量强,以致腰前凸,头及足后屈,形成"角弓反张"或"侧弓反张"。四肢肌肉收缩时,由于屈肌力量强故出现屈膝、弯肘和半握拳姿态。

(2)破伤风的另一个临床特点,即任何轻微刺激诸如声、光、震动、饮水或注射等均可诱发阵发性痉挛。痉挛发作时,患者大汗淋漓、口唇发绀、呼吸急促、流涎或口吐白沫,头颈后仰、手足抽搐不止,历时数秒或数分钟不等。间隙期长短不一,病情严重者,发作频繁而间隙期短,可因并发症、衰竭或呼吸肌群和膈肌痉挛所致呼吸停止而死亡。

(3)病程一般为 3～4 周,自第 2 周起症状逐渐减轻。痊愈后一个较长时期内,某些肌群有时仍有紧张和反射亢进现象,但不留有后遗症。

(四)分类

1.根据潜伏期长短和病情分类

(1)轻型:潜伏期 10 d 以上。症状于 4～7 d 内逐渐发生和发展。初期在伤口附近有局限性肌肉强直,继而徐缓地扩展至全身,每日强直性痉挛和小发作不超过 3 次,或仅有局限而无全身肌肉痉挛及吞咽困难。以上症状于 1 周内逐渐减轻而消失。

(2)中型:潜伏期 7～10 d。症状于 3～6 d 内较快地发展至高峰,有典型的临床症状如明显的牙关紧闭、吞咽困难与全身痉挛,3 次/天以上,但无呼吸困难和明显发绀。

(3)重型:潜伏期短于 7 d。于 3 d 内即出现严重的临床症状;肌痉挛每数分钟发作一次或呈持续状态。本型与中型的主要区别在于有阵发性呼吸肌痉挛、呼吸困难、发绀等,并有高热、多汗、肢端发冷、血压升高、心动过速。常因咽喉痉挛导致窒息而死亡。

2.根据受伤部位分类

(1)局部破伤风:痉挛并不遍及全身肌肉,而只限于咀嚼肌、颜面或身体的个别肌肉群。一般预后良好。多见于曾经接受破伤风抗毒素预防注射者。

(2)头面部破伤风:较少见。侵入门户在头面部,分麻痹型与无麻痹型两种,麻痹型主要表现为面神经、动眼神经、舌下神经等的麻痹;无麻痹型则表现为牙关紧闭,伴有部分面肌抽搐、咽肌痉挛等,预后与一般典型病例相同。

(3)新生儿破伤风:在助产过程中病原体由脐带伤口侵入而致。初起时肌肉紧张逐渐增加,患儿大都于 48 h 内出现典型症状,如吮乳困难、吞咽困难,甚至牙关紧闭、强直性肌肉痉挛、角弓反张、呼吸困难、窒息、高热等,预后较差。

(4)产后破伤风:流产或分娩时产道接触污染器械或消毒不严所致,其表现与一般外伤性破伤风相同,但预后较差。

二、急救

1.清除毒素来源

伤口及时彻底清创可以清除毒素来源,切除一切坏死和无活力的组织,去除异物,敞开死腔。如彻底清创有困难者,完全敞开伤口,不予缝合,用浸透 3% 过氧化氢溶液或 1:5 000 高锰酸钾液的敷料覆盖,并经常更换。伤口周围只需注射 TAT(破伤风抗毒素)1 500 U 以中和游离的毒素。新生儿破伤风也可在其脐周注射,同时注射抗生素以杀灭破伤风杆菌。

2.中和游离毒素

毒素一旦与神经细胞结合,其作用就不能被特异的抗毒素所中和,后者只能防止更多的毒素与神经细胞结合,而不能使已出现的症状改善,血中毒素的阳性率与病情的严重程度无关,毒素仅在血清中稳定 24 h 左右,提示破伤风的治疗只需小剂量抗毒血清,TAT 用量按重型、中型和轻型分别为 10 万单位、7 万单位和 5 万单位。TAT 肌内注射后 6 h,血中浓度才逐渐上升,故应加入 5% 葡萄糖液 500～1 000 mL 静脉滴注为宜。但静脉用药不能有效地透过血-脑脊液屏障,须配合鞘内注射,一般用量为 0.5 万～10.0 万单位,用类固醇稀释,即加入泼尼松龙(12.5 mg)可减少这种注射引起的炎症和水肿反应。人体破伤风免疫球蛋白的疗效远远超过 TAT,且无过敏反应,半衰期为 25 d,故只需肌内注射破伤风免疫球蛋白 500～1 000 U 1 次,不可静脉注射,因可引起高血压。

3.控制和解除痉挛

控制和解除痉挛是治疗的重要环节。根据病情可交替使用镇静及解痉药物,以减轻患者的痉挛和痛苦;病情较轻者,给予地西泮,成人为 10 mg 静脉注射,3 次/天,能解除肌肉强直,镇静而不抑制呼吸;也可给予口服 10%水合氯醛 15 mL 或 20～40 mL 保留灌肠,3 次/天。病情较重者,给予氯丙嗪 50～100 mg 加入 5%葡萄糖溶液 250 mL 静脉缓慢滴注,3～4 次/天,也可应用冬眠疗法。

严重抽搐不能控制时,可用硫喷妥钠 0.1～0.2 g 加入 25%葡萄糖液 20 mL 中缓慢静脉注射,但要警惕喉头痉挛和呼吸抑制,对于气管切开的患者使用比较安全,肌肉松弛剂应在麻醉医师配合和控制呼吸的条件下使用。

三、护理

(1)患者置于单人病房,室内遮光、安静,温度适中,病室内备齐急救药品器械,以便随时进行抢救。

(2)减少外来刺激,护理和治疗应集中时间进行,医护人员操作、走路、说话要轻稳,减少探视,避免刺激患者。

(3)要有专人护理,严密观察病情变化,准确记录生命体征、抽搐发作持续时间和间隔时间等情况,注意发现痉挛发作前的征兆,以便及时、准确应用抗痉挛药物。

(4)保持呼吸道通畅,对抽搐频繁、药物无法控制的严重患者,应尽早进行气管切开以便改善通气;及时清除口腔及呼吸道分泌物,必要时进行气道雾化、湿化。在突然发生呼吸道梗阻的紧急情况下,在气管切开前,可行环甲膜粗针头穿刺,并给予吸氧,保证通气。作好口腔护理,防止发生肺部并发症。

(5)保护患者安全,使用带床挡的病床,采取保护措施,如应用约束带等固定患者肢体,防止痉挛发作时坠床和自我伤害;关节部位要放置软垫保护关节,防止肌腱断裂和骨折;应用合适牙垫,避免痉挛时咬伤舌。

(6)保持静脉输液通畅,每次抽搐发作后都应认真检查静脉通路,防止因抽搐导致静脉通路堵塞、脱落。

(7)做好基础护理,注意患者的保暖,定时为患者翻身拍背,及时更换整理床铺,防止压疮发生。患者如有尿潴留,可给予导尿,导尿管可暂留置,并防止泌尿系感染。

(8)患者抽搐发作时体力消耗大,应注意补充营养与水分,保持水电解质平衡,必要时可采用鼻饲和静脉营养。患者进食时应注意避免呛咳误吸。

(9)严格消毒隔离:严格执行无菌技术;医护人员接触患者应穿着隔离衣;患者的用品和排泄物均应消毒;器械应严格消毒后双高压灭菌,伤口敷料应予焚烧,防止交叉感染。

(陈飞飞)

第二十节 胸部大血管损伤

胸部大血管损伤，发病突然，病情危重，是一种极严重的致命损伤，病死率高。据文献报道胸部大血管损伤的伤员仅有 2%～10% 能够活着到达医院，多因心脏压塞和失血性休克而死亡，治疗的关键在于紧急、果断、正确的处理。

一、胸主动脉破裂

在外伤后 14 h 内发生主动脉壁的全层或部分断裂称为急性胸主动脉破裂，急性胸主动脉破裂大血管损伤的伤情多处于危急状态，损伤往往不是单一的，常常是大血管与心脏交界处撕裂，这类伤员由于急性大量失血，即刻死亡的危险性很大，胸主动脉损伤常并发其他脏器的损伤，且症状易于被掩盖，不能及时采取有效的急救措施，是死亡的主要原因。

（一）病因

胸主动脉破裂平时多见于钝性或胸部闭合性损伤，战时多为穿透伤。钝性创伤性主动脉破裂在交通事故中发生率为 10%～15%，主要是汽车或摩托车意外事故所致。急性创伤性主动脉破裂是一种致命的损伤，据统计，发生于降主动脉上段的急性创伤性主动脉破裂约占 71%，升主动脉破裂约占 10%，少数情况下发生在胸主动脉下段。

（二）发病机制

当外伤时主动脉破裂仅累及内膜和中层，而外膜及胸膜尚能维持管腔内血流，但是局部已经形成了薄弱点，随之会出现瘤样扩张或穿透外膜而形成搏动性血肿，称为外伤性假性动脉瘤。

外伤性主动脉断裂中有 10%～20% 的伤员可以存活到达医院，但都可能有假性动脉瘤的形成。假性动脉瘤伤员主要死于瘤体破裂。

（三）临床表现

常见的症状有胸骨后或肩胛间区疼痛，有 31%～43% 的伤员在内出血同时可出现上肢高血压，下肢脉搏幅度明显减弱。

升主动脉穿透伤在急性期主要表现是心脏压塞；动脉瘤压迫食管引起吞咽困难；压迫喉返神经引起声音嘶哑；压迫气管引起烦躁不安、呼吸困难和咳嗽、咯血；动脉瘤压迫也可致腹部及下肢疼痛难忍。当急性假性动脉瘤破裂时，可有胸背疼痛、胸闷和不同程度休克的表现。完全性主动脉破裂，下半身无血液供应，可引起无尿或截瘫。

（四）急救

1. 现场救护

胸主动脉破裂急性大量出血立即死亡的危险性很大，现场最重要的是要采取有力措施，防止伤员因流血过多而导致死亡。经过现场紧急处理后，在伤员呼吸道通畅、休克得到基本纠正的情况下，应立即护送医院抢救。在转送途中，要保持伤员于平卧位，保暖，头偏向一侧，补充血容量。一旦出现心脏停搏，应立即停车，就地进行复苏抢救，切忌不做抢救继续转运以致失去救治机会。

2. 手术前准备

据报道，到达急诊室的胸主动脉破裂伤员可分为以下三类。

(1)严重出血性休克已呈濒死状态,须进行紧急开胸止血和复苏。

(2)经紧急复苏后情况仍不稳定,仍有大量出血,须急诊开胸手术。

(3)复苏后病情基本稳定,可进行一些必要的检查确诊后尽早安排手术。暂时的止血仍存在延迟性大出血而死亡的危险。针对上述不同情况,在紧急抗休克的同时,应积极做好术前准备。尽快建立心电监测、尽量保持血流动力学稳定。病情危重者出血量大、休克严重,呈现濒死状态时,要立即急诊开胸止血、进行心肺复苏。对外伤引起的假性动脉瘤,在手术前尤其应注意控制血压,用输液泵保持硝普钠的稳定降压,使收缩压下降至 100 mmHg 左右,可以延缓假性动脉瘤增大的速度,有利于防止瘤体破裂。

3.手术

在可能的情况下,争分夺秒进行开胸探查手术,彻底止血,以达到挽救生命的目的。

(五)护理

1.手术前护理

(1)保持伤员绝对卧床休息,防止情绪激动,加强心理护理,减轻伤员的紧张恐惧心理。护士在抢救中要紧张、有序、镇静,给伤员以信心,稳定伤员的情绪。

(2)遵医嘱有效镇痛,注意观察伤员疼痛的部位、性质、皮肤温度及感觉等。伤员疼痛剧烈时,可遵医嘱按时给予止痛药,确保有效镇痛,并做好记录。

(3)严密观察病情变化,给予对症处理,尽快手术治疗。

2.手术后一般护理

严密观察神志与生命体征的变化,发现异常及时处理。

3.术后并发症护理

(1)术后出血的护理:手术后应严密观察出血情况,有纵隔血肿形成或进行性扩大时,应再次开胸止血。加强胸腔、心包引流管的护理,保持引流管的通畅,给予低负压吸引,经常按压引流管,特别在应用止血药后,防止心脏压塞。

(2)高血压的护理:由于主动脉峡部心脏神经丛受到刺激,高血压可持续数日。术后严密观察血压变化,应用输液泵控制硝普钠或硝酸甘油等扩血管药物,并注意观察疗效。硝普钠静脉滴注 7 d 时,要检验血液中氰化物的含量,防止氰化物中毒,或更换佩尔地平等药物降压。

(3)截瘫的护理:手术中暂时阻断主动脉弓远端、胸主动脉或胸腹主动脉血流时,可造成脊髓缺血,发生截瘫或部分截瘫。应做好心理护理,并充分了解伤员各时期的心理变化特点,针对伤情变化,制定相应的心理护理对策。加强皮肤护理,预防压疮发生。

(4)心律失常的监测:心电监测 72 h 以上,每天常规描记 12 导联心电图,注意心率、心律及 ST-T 改变。

(5)肾功能的监测:急性大出血可造成肾血流量减少,急性肾功能不全。术后留置尿管,观察每小时尿量、尿比重,急性肾衰竭时遵医嘱给予腹透或血透。

(6)感染的预防:术后患者高热时应做血培养及药敏试验,应用有效抗生素抗感染治疗。

二、锁骨下动脉损伤

(一)临床表现

伤侧桡动脉搏动消失或减弱,远侧肢体有缺血征象,这一征象仅在合并有动脉血栓闭塞的伤员中存在。在动脉部分撕裂而无血管闭塞时,因为继续有血流通过,桡动脉仍可扪及。超声检查可见锁骨下动脉撕裂部位血肿和血流动力学异常。根据外伤史,颈根部扪及有搏动性血肿和闻及血管杂音,X 线检查可见纵隔影增宽,而主动脉结尚清楚,可提示锁骨下动脉损伤。

(二)急救

1.现场急救

(1)迅速制止外出血,在现场用最短的时间,完成指压止血、加压包扎等急救处理,有条件者可应用新型的止血材料如止血绷带,绷带上吸附有人体正常止血过程中所需的纤维蛋白和凝血酶,能迅速止血且操作简单,节约时间。

(2)快速、有效补充血容量,维持有效血循环。以最快的速度护送至医院进行手术治疗。

2.术前准备

保持血流动力学稳定,迅速建立多条静脉通路,快速补足有效循环血容量,积极纠正休克,配血及输血,做好术前准备工作。

3.手术治疗

根据损伤程度,选择不同的手术方法,以达到止血的目的。

(三)护理

(1)维持生命体征的稳定,严密监护至少 24 h,持续心电监护,监测中心静脉压,记录 24 h 出入量。根据中心静脉压情况,补足血容量。

(2)充分给氧,加强呼吸道护理,定时翻身、叩背,鼓励患者深呼吸,防止肺不张。

(3)加强引流管的护理,防止心包压塞。观察患者是否有声音嘶哑、呛咳等喉返神经损伤的临床表现。

(4)监测凝血酶原时间:行动脉人工血管移植手术者,术后应给予抗凝治疗,监测凝血酶原时间。

(陈飞飞)

第二十一节　休　克

休克(shock)是由多种原因引起的急性有效循环血量不足,组织器官微循环灌注急剧减少,造成组织细胞急剧缺氧、代谢障碍和细胞功能损害,最终导致组织器官不可逆损害的病理综合征。不同病因的休克有各自的特点,但均有共同的病理生理变化,即微循环障碍,导致代谢改变和内脏器官继发性损害。休克的最终结果是多器官功能障碍综合征(MODS),其病死率高。休克也是急诊科及临床各科室常见的危重症,需要紧急抢救及现场急救。抢救能否成功取决于医护人员对各型休克的病理生理、病情评估与救治及护理技术的掌握程度。

一、休克的分类

休克的分类方法很多,尚未统一,主要有以下几种。

(一)按病因分类

1.低血容量性休克

①失血(创伤、内脏出血);②体液丧失(剧烈呕吐、腹泻、烧伤)。

2.感染性休克

感染性休克多见于革兰阴性菌感染。

3.过敏性休克

过敏性休克多见于药物、血清制剂、疫苗所致。

4.心源性休克

心源性休克多见于急性心肌梗死、弥散性心肌炎、心脏压塞所致。

5.神经源性休克

神经源性休克多见于高位脊髓麻痹、损伤、剧烈疼痛所致。

(二)按病理生理学分类

根据血流动力学机制、血容量分布的改变分类如下。

1.低血容量性休克

低血容量性休克指由于血液或体液的丢失所致的有效循环血量降低而引起的休克。外源性丢失如大出血所致的失血性休克,内源性丢失如呕吐、腹泻引起的重度脱水所致的低血容性休克。

2.心源性休克

心源性休克指由于心功能不全、心力衰竭而引起的休克。常见有急性心肌梗死、重症心律失常、左心功能不全、心瓣膜病变及各种心肌病变等。

3.阻塞性休克

阻塞性休克指主要通路受阻而引起的休克。常见的有急性肺动脉栓塞、张力性气胸、心脏压塞等。

4.分布性休克

分布性休克指血管舒缩功能异常而引起的休克。包括容量血管扩张(常见的有过敏性休克、药物性休克、神经源性休克等)和动静脉分流增加(如感染性休克)。

(三)按血流动力学特点分类

1.低动力型休克(亦称低排高阻型休克)

其血流动力学特点是心脏排出量低,外周血管阻力高。由于皮肤血管收缩,血流量减少,使皮肤温度降低,故又称为"冷休克",此型休克在临床上最为常见。低血容量性、心源性、创伤性休克均属此类。

2.高动力型休克(亦称高排低阻型休克)

其血流动力学特点是总外周血管阻力低,心脏排血量高。由于皮肤血管扩张,血流量增多,使皮肤温度升高,故又称为"暖休克",部分革兰阳性球菌感染性休克属于此类。

二、休克的发病机制

(一)休克早期(微循环缺血期或缺血缺氧期)

微循环受休克起动因子的刺激使儿茶酚胺等体液因子大量释放-末梢细小动脉、微动脉、毛细血管前括约肌、微静脉持续痉挛,毛细血管前阻力增加,大量真毛细血管关闭-微循环灌流量急剧减少-血液重新分布(以保证心脑等重要器官的血供)。随着病情发展,微循环动静脉吻合支开放,微动脉血液直接进入微静脉(直捷通路)以增加回心血量。此期若能去除病因,积极救治,休克容易得到纠正。

(二)休克期(微循环淤血期或失代偿期)

由于休克早期的小血管收缩,造成组织缺氧。无氧代谢后乳酸堆积→代谢性酸中毒→微动脉和毛细血管前括约肌呈舒张反应,而微静脉和毛细血管后括约肌仍呈持续收缩状态→大量血液进入毛细血管网,造成微循环淤血,毛细血管通透性增加,大量血浆外渗→进一步降低了回心血量→心搏出量继续减少,血压下降,组织细胞缺氧及器官受损加重。此期,休克进入抑制期。

(三)休克晚期(微循环凝血期,又称 DIC 期)

随着病情进展,淤滞在毛细血管内的血液浓缩,并且在酸性环境中处于高凝状态,容易形成微血栓,甚至引起弥散性血管内凝血(DIC)。

同时,因凝血因子大量消耗和继发性纤维蛋白溶解系统激活,容易导致全身广泛出血。细胞因持久缺氧而致细胞膜损伤,溶酶体释放,大片组织坏死,器官功能发生严重损害。若原无器官功能异常的患者,同时或短期内相继出现两个以上器官功能障碍,则为多器官功能障碍综合征(MODS)。此期为休克的不可逆阶段。

休克一旦发生即为严重的、动态的病理生理过程。其临床表现因病因的不同而各具特性。最初往往是交感神经活动亢进的表现,低血压在休克抑制期出现。低血容量性休克等可有典型的微循环各期的变化。流脑、败血症、流行性出血热等较早发生 DIC;由脊髓损伤或麻醉引起的,可因交感神经发放冲动,突然发生血流重新分布;心源性休克可因泵衰竭而使血压一开始即明显降低。

三、临床表现

(一)休克早期

面色苍白,多汗、皮肤发冷,口唇或四肢末梢轻度发绀;意识清楚,伴有轻度兴奋、紧张、烦躁不安;脉速,血压大多正常,脉压减小(<30 mmHg);呼吸增快;尿量稍少;眼底动脉痉挛。

(二)休克期

全身皮肤由苍白转为发绀,皮肤湿冷;神情淡漠、反应迟钝;脉细速,收缩压可下降至70~90 mmHg,脉压<20 mmHg;呼吸浅促;尿量进一步减少,并出现代谢性酸中毒;眼底动脉扩张。

(三)休克晚期

全身皮肤黏膜有青紫、花斑、紫斑出现,四肢厥冷,意识不清或昏迷;心音弱,脉搏很弱或摸不清,收缩压<70 mmHg 或测不到;呼吸微弱或不规则,严重低氧血症,酸中毒;尿量极少或无尿;出血倾向,如呕血、便血等,患者常继发心、肺、肾等器官功能衰竭。

四、实验室检查

1. 血液检查

红细胞计数、血红蛋白量和血细胞比容可提示失血情况,判断血液稀释或浓缩;白细胞计数和分类计数提示是否存在感染。

2. 动脉血气分析测定

动脉血氧分压(PaO_2)、动脉血二氧化碳分压($PaCO_2$),可判断患者缺氧或肺功能状况。测定 pH、碱剩余(BE)、缓冲碱(BB)等,了解有无酸碱平衡失调。

3.血清电解质测定

血清电解质测定可了解体液代谢和酸碱平衡失调的程度。

4.动脉血乳酸盐测定

动脉血乳酸盐测定反映细胞缺氧程度,正常值为 $1.0\sim1.5$ mmol/L。休克时间越长,血液灌注障碍越严重,动脉血乳酸盐浓度越高,病情也越严重。

5.凝血功能测定

DIC 时,测定血小板计数、凝血酶原时间、血浆纤维蛋白原含量以及 3P(血浆鱼精蛋白副凝)试验,血小板计数低于 $80\times10^9/L$,纤维蛋白原低于 1.5 g/L,凝血酶原时间较对照延长 3 s 以上,结合临床表现可考虑 DIC。

五、病情判定

(一)病史

患者有无引起休克的病因和休克发生的时间、程度及经过,是否经过抗休克治疗,治疗经过及反应,用药情况等。同时还应注意伴随症状及出现的时间与程度。

(二)临床表现

观察患者的意识、皮肤黏膜的颜色和温度、生命体征、周围循环状况及尿量等。随着休克病程的演变,各期临床表现有所不同。

(三)休克的程度

确诊为休克后,还要判定休克的程度,临床上将休克分为轻、中、重 3 度,根据临床表现进行判断。

(四)休克的病因

根据患者的表现判断休克的病因。如患者有出血、血压及血红蛋白进行性下降,应考虑失血性休克;如有喉头水肿、呼吸困难、用药史、螫伤等,应考虑过敏性休克;有颈静脉怒张、心音低钝及肝大应考虑心源性休克;有颈椎损伤、四肢瘫痪及剧烈疼痛,应考虑神经源性休克。

六、救治与护理

休克的救治主要是及时治疗引起休克的原发病,去除病因,如控制感染、去除过敏原、补充血容量等。同时积极抗休克,必要时进行手术治疗。

(一)维持生命体征平稳

休克患者应安置在 ICU 监护救治,病室内温度 22 ℃~24 ℃,湿度 50%~60%。保持空气新鲜,通风良好。患者采取休克体位,即头和躯干抬高 20°~30°,下肢抬高 15°~20°,以增加回心血量。及早建立两条静脉通路,以补充体液和保证抢救用药。早期给予吸氧,保持气道通畅,吸入氧浓度为 40%左右。使用鼻导管或面罩给氧时,要注意影响气道通畅的因素,如舌根后坠、颌面、颅底骨折,咽部血肿,鼻腔出血,吸入异物或呕吐,喉头水肿,严重胸部创伤等。注意保暖,但不能在体表加热。危及生命的伤情应优先处理,如窒息、大出血等。

(二)监测病情

1.观察生命体征、神志、皮肤颜色与温湿度、尿量等

每 15 min 观察记录 1 次,病情稳定后每 30 min 至 1 h 记录 1 次。监测血流动力学变化,了解血容量、心肺肾功能、血管张力等。了解呼吸功能、血气分析等辅助检查结果。

2.监测重要器官功能

注意观察出血现象,一旦皮肤黏膜有出血点或凝血功能异常时,要考虑到发生 DIC 的可能。

快速补液时要注意有无肺水肿及心力衰竭的表现,如咳嗽、咳粉红色泡沫痰等。如发现重要器官的损害,要及时处理。

3.血流动力学监测

(1)中心静脉压(CVP):主要反映回心血量和右心室排血能力,有助于鉴别心功能不全与血容量不足引起的休克。中心静脉压与血压的变化关系,对决定输液的量、质、速度,以及选用强心、利尿或血管扩张药有较大指导意义。

(2)肺毛细血管楔压(PCWP):在无肺血管病变和二尖瓣病变时,测定 PCWP 可反映肺静脉、左心房、左心室压力。PCWP 正常值为 6～15 mmHg(0.8～2.0kPa)。通过测定 PCWP 可了解患者的血容量及肺循环阻力状况,对估计血容量、掌握输液速度和防止肺水肿等是一项重要指标,但此项检查是一种有创性检查,有发生严重并发症的可能,应严格掌握适应证。

(3)心排出量(CO):反映心脏泵功能的一项综合指标,受心率、前负荷、后负荷及心肌协调性和收缩力等因素的影响,其正常值为 5～6 L/min。休克时,心排出量降低,但感染性休克有时较正常值高。

(4)心脏指数(CI):指每单位体表面积的心排出量。它可反映休克时周围血管阻力的改变及心脏功能情况。正常值为 2.5～3.5 L/(min·m²)。休克时,如周围血管阻力降低,心脏指数代偿性增高;如周围血管阻力增高,则心脏指数代偿性下降。

(5)休克指数:休克指数＝脉率/收缩压,它对低血容量性休克有一定参考价值。正常值为0.5 左右。如果休克指数为 1,提示血容量丧失 20％～30％;如休克指数为 1～2,提示血容量丧失 30％～50％。

(三)补充血容量

休克患者应开放 2 条静脉通道,一条保证快速输液迅速扩容,另一条保证需要的药物按时输入。有条件最好采用中心静脉置管。一般认为,首先给予晶体液,但由于其扩容作用时间仅1 h 左右,故随即应给予胶体液。晶体液常用平衡盐溶液(碳酸氢钠等渗氯化钠溶液);胶体液包括全血、血浆、血浆蛋白及人工合成的血浆制品等。补液的量与速度应根据连续动态监测血压、尿量、皮肤温度、中心静脉压及心功能等来作为参考指标。对容量是否合适的简单判断方法有:①颈静脉是否充盈,四肢血管是否充盈;②肝是否大,有无压痛,肝颈静脉回流征阳性表示血容量已补足;③收缩压与脉率的差<10,表示血容量不足;④让患者平卧将下肢抬高 90°,若血压上升表示血容量不足;⑤让患者采取半卧位或半坐位时,观察心率及血压有无明显改变,若有改变表示血容量不足。

(四)治疗原发病

恢复有效血容量,是治疗各类休克最基本的也是最有效的措施。同时,应找出病因,及时治疗原发病。

1.失血性休克

积极止血,采取的方法应根据病情和出血部位而定。如四肢出血,尽快采取压迫止血,或使用止血带;肝、脾等内脏破裂出血,应边抗休克边积极准备,尽快手术治疗;上消化道出血、咯血一般先行内科保守治疗,不能有效止血时要考虑手术治疗。

2.心源性休克

积极治疗心血管原发病,如由急性心肌梗死引起者,应给予吸氧、再灌注心肌、防治心律失常等治疗。

3.过敏性休克

立即停止接触过敏原,并给予0.1%肾上腺素溶液0.5～1 mL皮下或肌内注射,必要时可重复给药。亦可应用糖皮质激素及抗组胺药物。另外,应保持呼吸道通畅,积极处理并发症。

4.感染性休克

有效控制感染是抢救感染性休克的关键。主要措施为合理应用抗生素和处理原发感染灶。抗生素应用要按早期、足量、联合、静脉给药的原则。对感染灶要彻底清创引流,消除感染源。

5.神经源性休克

根据不同病因及临床表现等进行相应的处理。

(五)血管活性药物的应用

严重休克时,只用扩容治疗不易迅速改善微循环并升高血压。在血容量基本补足的前提下,若循环状态仍未好转、血压仍不升,而肺动脉楔压和心排出量正常时,则提示周围血管张力不足,可以选用血管收缩药。常用的血管收缩药有间羟胺、多巴胺(高浓度多巴胺激动 α_1 受体使血管收缩)、肾上腺素、去甲肾上腺素等。若经补充循环血量等处理后血压仍不升,而肺动脉楔压增高,心排出量低或周围血管显著收缩以致四肢厥冷并有发绀时,可应用血管扩张药。常用的血管扩张药有多巴胺(低浓度多巴胺激动血管的 D_1 受体使血管舒张)、硝普钠、硝酸甘油、酚妥拉明等。

应根据血流动力学的指标,考虑是否联合用药。

血管活性药物使用注意事项:①血管活性药物必须在补足血容量的基础上使用;②从小剂量、低浓度开始,根据医嘱控制滴速;③防止血管收缩药外渗至皮下,以免引起局部组织坏死;④严密观察BP、CVP,开始用药时每5～10 min测量BP,根据BP变化调节药物浓度或滴速;血压平稳后,改为每15～30 min测量1次。

(六)防治并发症

休克易导致重要器官功能的损害,出现肾、肺、心等多器官功能障碍,应采取相应的处理措施。休克扩容过快过量,可引起心力衰竭、急性肺水肿,要注意预防。休克患者大多数伴随酸中毒,一般经补液扩容后可缓解,严重酸中毒应补充碱性药物,常用5%碳酸氢钠。休克患者机体免疫力下降,加之外伤、侵入性操作等因素,容易继发肺部、泌尿系、导管等感染,应严格遵循无菌技术原则,加强创面护理、导管护理、口腔与呼吸道护理、皮肤护理等,并合理使用有效抗生素。

(七)糖皮质激素和其他药物的应用

糖皮质激素可用于感染性休克和其他较严重的休克,可选用地塞米松、氢化可的松等,多采用大剂量短程冲击疗法,以调节患者的应激反应。改善细胞代谢,常用外源性腺苷二磷酸、辅酶A、细胞色素C等,有利于保护重要脏器功能。

(八)心理护理

休克起病急,患者及家属心理压力大,加之抢救使用仪器多,会使患者心理压力加重,产生焦虑、恐惧、烦躁不安等反应,影响治疗和护理。医护人员要关心、安慰患者和家属,多进行沟通,耐心说明病情变化和有关治疗、护理措施的意义,让患者和家属减轻紧张焦虑,主动配合治病与护理。

（李　　眺）

第二十二节　触　电

触电(electrical injury)亦称电击伤,是指一定强度的电流或电能量通过人体,所引起的组织损伤或器官功能障碍,甚至引起死亡。雷击是极强的静电电击,其电压可高达几千万伏特,其性质与触电相似。

一、病因、触电方式、发病机制

（一）病因

工作或生活中导致触电的原因有:①缺乏安全用电知识,违反用电操作规程;②供电线路、电线、用电设备安装、维护不合格或损坏,导致漏电;③误触电源、直接用手牵拉触电者;④雷雨时在大树下躲雨或在田野中行走而被雷电击伤;⑤自杀或他杀案件。

（二）触电方式

1. 单相触电

单相触电是指人在地面或其他接地导体上,人体某一部分触及一相带电体的触电。日常生产、生活中发生的触电主要是单相触电。

2. 两相触电

两相触电是指人体两处同时触及两相带电体,电流从一相导体进入人体,又从另一相导体流出而使人触电,其危险性比较大。

3. 跨步电压触电

跨步电压触电是指人进入接地电流的散流场时的触电。当人走进电线断裂落地点 10 m 以内的区域,两脚迈开 0.8 m,两脚之间即形成电位差,称为跨步电压。离接地点越近、两脚距离越大,跨步电压越大;离接地点越远,两脚距离越小,跨步电压越小;与接地点的距离超过 20 m 时,跨步电压接近零。

（三）发病机制

电击损伤包括全身性损伤和局部损伤,其程度取决于电流强度、电压高低、电流种类、触电部位的电阻、触电的时间等。在相同的电压下,交流电比直流电更危险;交流电低频率比高频率更危险。

1. 全身性损伤

人体为导电体,当电流通过人体时可使器官的生物电节律周期发生障碍。低频率 (15～150 Hz)的交流电危害较大,尤其是 50～60 Hz 时,易落在心肌易损期,从而引起心室颤动,导致心搏骤停,此为低压触电常见死亡原因。此外,身体各组织的电阻不同,神经和血管因电阻小,受电流损伤最重。中枢神经系统接触电流后可发生神经传导阻断,引起呼吸中枢抑制、麻痹,导致呼吸停止,此为高压触电常见死亡原因。同时电流也可引起肌肉细胞强烈收缩,导致肌肉持续抽搐。电击患者还有大量肌红蛋白及血红蛋白的释放,经肾排出时,可导致肾小管阻塞,甚至引起急性肾功能衰竭。

2.局部性损伤

电流在其传导受阻的组织转化为热能,使接触电流的局部产生高温,造成电烧伤,轻者仅烧伤局部皮肤和浅层肌肉,重者可达肌肉深层,甚至骨骼,且常伴有小血管闭塞,引起组织缺血、出血、水肿和坏死。多见于高压电流和电弧对人体的损害。

二、病情评估

(一)受伤史

询问患者触电的时间、地点、电源情况及急救经过,检查触电受伤情况。

(二)临床表现

1.全身表现

轻者常表现为精神紧张、面色苍白、表情呆滞、头痛、头晕、呼吸及心率加速、全身软弱无力,敏感者常出现昏厥、短暂的意识丧失,可迅速恢复。心电图可见心律不齐。重者常出现意识丧失、肌肉抽搐、心律失常、休克,甚至心搏呼吸骤停而死亡。心电图可见心室颤动波。

2.局部表现

(1)低压电引起的电烧伤:常局限于触电部位,伤口小,直径为 5~20 mm,椭圆形或圆形,与健康皮肤分界清楚,呈焦黄或灰白色,创面干燥,偶见水疱,常有进出口,一般不损伤内脏,致残率低。

(2)高压电引起的电烧伤:严重烧伤常见于电流进出的部位,皮肤创面面积不大,但可深达肌肉、血管、神经和骨骼,有"口小底大,外浅内深"的特征;有一处进口和多处出口;肌肉组织常浅层肌肉正常,而深层肌肉缺血、坏死,呈"夹心性"坏死现象。电流还可造成血管壁变性、坏死或血管栓塞,从而引起继发性出血或组织的继发性坏死。

(3)雷击:雷击可致意识丧失、心室颤动、呼吸心搏骤停。皮肤上出现特有的树枝状或蜘蛛状的红色条纹,称"闪电纹"。雷电的强大冲击波可导致骨折以及脑、肝等脏器的严重损害或破裂。存活者可出现精神错乱、感觉迟钝、记忆力减退、抽搐、失明、耳聋等一系列神经系统症状。

(三)辅助检查

心电图可见多种心律失常;化验检查早期可出现磷酸肌酸激酶及同工酶、乳酸脱氢酶、谷草转氨酶的活性增高。尿液检查可见血红蛋白尿或肌红蛋白尿等。

三、救治与护理

触电的救治原则:迅速将患者脱离电源,尽快进行心肺复苏,妥善处理烧伤创面,正确处理各种并发症。

(一)现场救护

1.迅速脱离电源

(1)关闭电源:应立即拔掉插座或关闭电闸,切断电源。

(2)斩断电路:如果在野外郊游、施工时因碰触高处垂落的电源线而触电,可用木柄干燥的大刀、斧头等斩断电线,中断电流,并妥善处理电线断端。

(3)挑开电线:如电线搭在触电者的身上或压在身下时,救助者可站在干燥的木板或绝缘物上,用干燥的木棒、竹竿、手杖等绝缘物将接触人体的电线挑开。

2.心肺复苏

脱离电源后立即检查患者,如果心搏呼吸停止,立即进行胸外心脏按压和口对口人工呼吸。对于神志清醒、呼吸心跳均自主者,应就地平卧,严密观察 1~2 h,暂时不要站立或走动,防止继发休克或心力衰竭。

3.局部创面和合并伤的处理

创面可用清洁敷料或清洁衣服、被单等包裹。如合并大出血可用厚敷料或衣物压迫止血,仍无法止血时可考虑使用止血带止血。如患者自高处跌下,常伴有颅脑伤、血胸、气胸、内脏破裂等,应配合医师进行抢救;合并四肢骨折时,用夹板固定;对可疑脊柱骨折,应使用硬板担架转送患者。

(二)院内救护

1.严密观察生命体征

心电监护,定时测量体温、脉搏、呼吸和血压。仔细检查心律和心率,判断有无心律失常。注意呼吸频率,判断有无窒息的发生。

2.维持有效呼吸和循环

对心搏呼吸骤停复苏的患者,可使用心脏复苏药物,当心电图证实有心室颤动时,可以在应用肾上腺素后行非同步直流电除颤。根据需要尽快行气管插管,给予人工呼吸机正压吸氧,并注意保持呼吸道通畅。

3.创面的护理

电击伤创面深,常造成深部组织、肌肉的坏死,易发生厌氧菌感染,故创面应严格消毒。用 2%过氧化氢冲洗伤口,必要时做清创处理或外科手术。抬高患肢,观察受伤肢体远端的血液循环。

4.神经系统护理

在心肺复苏的同时,可应用冰帽、冰袋降温和人工冬眠,使肛温维持在 32 ℃~34 ℃,预防脑水肿,保护脑细胞。

对昏迷的患者,应防止坠床,必要时行保护具约束。

5.防止感染

预防性应用破伤风抗毒素和抗生素。

6.防治急性肾衰竭

对于肌肉大量损伤的患者,开始应输入较大量液体,并留置导尿,准确记录尿量,维持尿量在 50 mL/h 以上;使用甘露醇或呋塞米利尿;应用 5%碳酸氢钠碱化尿液,及时将游离的血红蛋白和肌红蛋白排出,减轻堵塞肾小管,预防急性肾衰竭。如患者有过心搏骤停或心电图异常,输液量和速度应适当控制,以防加重心脏负荷。

7.加强基础护理

做好口腔护理、皮肤护理,防止并发症。保持伤口敷料的清洁、干燥,防止脱落,定时换药。

8.心理护理

触电患者都有明显的恐惧心理,并可能有不同程度的伤残,要做好患者的心理护理,鼓励患者增强战胜疾病的信心。

9.健康教育

加强安全用电常识和防雷电知识的宣教工作。①严格按要求安装使用电器并经常检修，不自己拆卸、安装电器；②电源、电器安置应远离儿童能触摸到的地方，避免接触；③变压器材及对人有危险的带电设施，应妥善安装防护网栏；④远离大风刮断的高压线 10 m 以上；⑤雷雨天气不可在大树下避雨，远离孤立高塔、电线杆、广告牌，不要在空旷的野外停留。

（李　銚）

第二十三节　淹　溺

淹溺（drowning）是指人淹没于水中，由于呼吸道被水、污泥、杂草等杂质堵塞，或因惊恐、寒冷、异物等刺激反射性引起喉头、气管痉挛，发生窒息和缺氧。严重者如抢救不及时可导致呼吸、心搏停止而死亡。

一、病因与发病机制

（一）病因

淹溺多发生在青少年、儿童及老年人。常见原因有：①不慎落水，又无游泳自救能力；②在浅水区跳水，头撞硬物，发生颅脑外伤；③潜水意外；④冷水刺激致肌肉抽搐；⑤入水前饮酒过量或使用过量的镇静药；⑥患有心脑血管疾病、癫痫等，游泳时疾病发作；⑦意外事故，如洪水灾害、船或飞机失事落水、水下作业、体育运动时防护设备出现故障或违反操作规程；⑧自杀或他杀等刑事案件等。

（二）发病机制

淹溺分干性淹溺和湿性淹溺两类。

1.干性淹溺

人入水后，因受强烈刺激（惊慌、恐惧、寒冷等），引起喉头痉挛，以致呼吸道完全阻塞，造成窒息死亡。约占淹溺者的 10%。

2.湿性淹溺

人淹没于水中，本能地引起反射性屏气或喉头痉挛，水并未进入呼吸道；随后，由于缺氧，不能坚持屏气而被迫深呼吸或喉头松弛，使大量水进入呼吸道和肺泡，阻滞气体交换，引起全身缺氧和二氧化碳潴留。湿性淹溺分为淡水淹溺和海水淹溺。

（1）淡水淹溺：淡水是指江、河、湖、泊、池中的水，一般属于低渗。水进入呼吸道后影响通气和气体交换，并使肺泡表面的活性物质减少，引起肺泡塌陷，造成全身严重缺氧；淡水从肺泡渗入毛细血管，稀释血液，引起低钠血症、低氯血症和低蛋白血症；血液稀释使血容量剧增，可引起肺水肿和心力衰竭；低渗血浆使血液中的红细胞肿胀、破裂，发生溶血，引起高钾血症和血红蛋白血症，可致心搏骤停和急性肾功能衰竭。

（2）海水淹溺：海水为高渗透性液体，含 3.5% 氯化钠及大量钙盐和镁盐。海水吸入肺泡后，损伤肺泡上皮细胞和肺毛细血管内皮细胞，大量蛋白质及水分向肺间质和肺泡腔内渗出引起急性肺水肿，同时引起血容量减少，血液浓缩。高钙血症可使心搏缓慢、心律失常、传导阻滞,甚至心搏停止。高镁血症可抑制中枢和周围神经,扩张血管和降低血压。

二、病情评估

淹溺的主要表现是窒息缺氧。早期获救者多神志清醒,呼吸加快,血压增高,胸闷,剧烈咳嗽,四肢无力。海水淹溺者可伴有口渴。获救较晚者表现为意识丧失,颜面青紫、肿胀、口、鼻充满泡沫或污泥、杂草,呼吸和心搏微弱或停止,皮肤黏膜苍白和发绀,四肢厥冷。体检肺部有明显湿啰音,心音微弱或消失,腹部常隆起伴胃扩张。在复苏过程中可出现各种心律失常,甚至心室颤动、心力衰竭和肺水肿。24～48 h后出现脑水肿、急性成人呼吸窘迫综合征、溶血性贫血、急性肾衰竭或弥散性血管内凝血等。后期易发生肺部感染。

三、救治与护理

(一)现场救护

1.保持呼吸道通畅

将淹溺者救上岸后,立即清除其口、鼻中的污泥、杂草、呕吐物等,有义齿者取下义齿。解开衣领、胸罩、腰带,牙关紧闭者应设法撬开,发生舌后坠时应将舌拉出,保持呼吸道通畅。如果发现溺水者喉部有阻塞物,则可将溺水者脸部转向下方,用力拍其后背,将阻塞物排出气管。

2.立即排出积水

患者置于头低足高位,将进入呼吸道和胃内的积水迅速倒出来。但排水时间不宜过长以防延误复苏抢救,在倒水过程中还要严防胃内容物吸入肺内。常用排水方法有膝顶法、肩顶法、抱腹法。

3.心肺复苏

对呼吸和心搏停止的患者立即进行心肺复苏,现场尽快进行胸外心脏按压和口对口人工呼吸。复苏操作不要轻易放弃,在患者转运过程中,也不应停止心肺复苏。

4.保暖

对体温过低者,应迅速脱去被水浸湿的衣服,擦干身体,并采取保暖措施,如覆盖保暖物等。对患者四肢做向心性按摩,促进血液循环。

5.转送

经现场初步处理后迅速转送到附近医院进一步救治。

(二)院内救护

1.严密观察病情变化

心电监护,监测体温、脉搏、呼吸、血压,监测血氧饱和度;准确观察记录尿量和尿色变化;观察有无肺水肿征象;观察有无颅内压增高表现,有无脑疝发生的征象。

2.维持呼吸功能

保持呼吸道通畅是维持呼吸功能的前提。及时清除呼吸道内的分泌物,必要时行气管插管或气管切开。机械辅助呼吸,吸入高浓度氧或高压氧,充分保证患者氧供。呼吸抑制时静脉注射呼吸兴奋药,如洛贝林(山梗菜碱)、尼克刹米。加强监护,防止呼吸系统的并发症,如肺水肿、肺炎、肺不张等。

3.维持循环功能

加强循环功能的监测,心力衰竭时用强心药毛花苷 C(西地兰);心室颤动时用电除颤或药物除颤。心搏恢复后,应作中心静脉压(CVP)监测,以便掌握输液量和速度。

4.维持水、电解质和酸碱平衡

淡水淹溺者应适当限制补液量,静脉滴注 2‰～3‰氯化钠溶液,或输入全血或红细胞,以纠正血液稀释和阻止红细胞溶解。输液时应从小剂量、低速度开始,避免短时间内输入大量液体。海水淹溺者,静脉滴注 5%葡萄糖溶液,以稀释血液、补充血容量,切忌输入盐水。适当给予碳酸氢钠,以纠正代谢性酸中毒。

对淹溺者一定要评估是海水淹溺还是淡水淹溺,因为两者的治疗方法不同。

5.复温和保暖

对体温过低的患者应注意复温和保暖,12 h 内使患者体温达到 30 ℃以上,机体温度过低会影响复苏效果。

6.防治并发症

应用肾上腺皮质激素防止脑水肿、肺水肿、急性成年人呼吸窘迫综合征;应用抗生素防治吸入性肺炎和肺部感染;对毒性液体所致淹溺者,应针对性地进行解毒治疗;留置导尿,观察尿量,注意观察是否出现少尿、无尿、血红蛋白尿,一旦出现,及时报告医师处理,防治急性肾衰竭。

7.心理护理

消除患者焦虑和恐惧心理,多陪伴患者,向其解释治疗措施和目的,使其能积极配合治疗;对自杀淹溺者应尊重患者的隐私权,引导其正确对待人生,同时做好其家属的思想工作,协同消除患者自杀的念头。

8.健康教育

游泳作为一种群众性的体育活动,它既能增强体质,又是一项自救的技能。要开展多种形式的宣传工作,强化游泳安全,提高市民防范淹溺的意识。①不要单独外出游泳,不在不熟悉的水域游泳。②不在饭前、饭后、酒后、剧烈活动后游泳。③游泳前做好准备活动。④游泳时发生腿抽筋,不要惊慌,先吸一口气,仰面浮出水面,一手将痉挛(抽筋)下肢的足趾用力向上扳,使抽筋腿伸直,另一手和腿划水,直至痉挛停止。⑤遇水草缠身时,切不可踩水或手脚乱动,应两腿伸直、用手掌划水,用仰泳方式顺原路慢慢退回;或平卧水面,使两腿分开,用手解脱。

(李 觥)

第二十四节 自 缢

自缢(suicidal hanging)是指自缢者利用套在颈部的绳索加上自身的重量,使绳索压迫颈部的重要器官,阻断空气进入肺内,同时阻断血流,血液不能到达颅内,引起脑及重要脏器急性缺血、缺氧等一系列病理变化。

一、病因和发病机制

(一)病因

自缢多为自杀行为,也有被迫或意外事故导致。多数患者心理素质较差,因受精神刺激、重大精神创伤,或遇到自身不能解脱的困境以致绝望而为。也有患者为心理障碍者或是有精神疾病,如抑郁症、妄想症等。

(二)发病机制

自缢时绳索压迫颈部,气管受压引起呼吸道堵塞,造成呼吸困难和窒息;颈静脉、颈动脉、椎动脉受压闭塞致使全脑急性缺血、缺氧,意识丧失;绳索压迫颈动脉窦压力感受器、迷走神经,可导致反射性呼吸、心搏骤停;悬吊可导致颈椎脱位、骨折,可引起高位脊髓损伤,甚至呼吸麻痹而死亡。自缢时通常以脑组织受损最为严重,其主要病理改变为大脑急性缺血、缺氧引起的脑组织水肿和脑疝形成。

二、病情评估

患者自缢后的严重程度与自缢时间的长短、缢绳粗细有关。自缢时间短暂者,可有神志不清、呼吸困难、面色发绀、双眼上翻、双侧瞳孔极度缩小或不等大、对光反应迟顿或消失、舌微外吐、呼吸停止、心搏微弱、全身软瘫、小便失禁。随着时间延长,患者心搏呼吸停止,大小便失禁,四肢变凉,抢救十分困难。

三、救治与护理

(一)现场急救

(1)一旦发现自缢者,应立即抱起患者双腿向上托,减轻绳索对颈部的压迫;同时解脱或剪断自缢的绳带套。如患者悬吊于高处,解绳套时要防止患者坠地跌伤。

(2)将患者就地平卧,解开其衣领和腰带,检查心搏呼吸是否存在。如患者心搏尚存,可将患者的下颌抬起,使呼吸道通畅,并给予氧气吸入;如心搏、呼吸已经停止,应立即进行胸外心脏按压和人工呼吸。开放气道时要注意避免头部过度后仰和左右移动。

(3)尽早进行脑复苏,使用冰帽或冰袋放置于其头部,以降低脑细胞的代谢,减少其需氧量,提高脑细胞对缺氧的耐受性,有利于后期恢复。应及时吸氧,酌情应用呼吸兴奋药。

(4)经上述初步处理后,迅速将患者送往医院进一步救治,不可轻易放弃抢救机会,以最大限度地抢救患者的生命。

(二)院内救护

1.生命体征监测

在复苏过程中,严密观察患者呼吸道的通畅情况,以保证有效地呼吸;心电监护,动态观察血压、脉搏、中心静脉压等,每 $15\sim30$ min 监测 1 次,直到病情平稳;注意观察神志、瞳孔,有无头痛、呕吐等颅内压增高的表现。

2.保持呼吸道通畅

自缢易产生喉头水肿、喉骨和舌骨的骨折,引起局部水肿和出血,导致呼吸困难。因此,对自缢患者应早期行气管插管或气管切开。床头抬高 $15°\sim30°$,昏迷者头偏向一侧,防止呕吐误吸。

3.高压氧治疗

高压氧治疗可改善组织缺氧,是治疗自缢最直接、最有效的方法。对患者进行有效的高压氧治疗可改善患者体内血氧含量,使血氧张力及弥散力提高,有效地改善缺氧,尤其是脑、心、肾等重要脏器的缺氧。

4.防治脑水肿

自缢患者早期多有脑水肿,应密切观察病情变化,使用冰帽、冰袋降温,酌情应用糖皮质激素及甘露醇,防治脑水肿。

5.对症及支持治疗

如患者呼吸、心搏恢复,但仍昏迷,应按昏迷常规护理。

如患者意识模糊、躁动不安、抽搐,应适当保护性约束,防止坠床,必要时给予地西泮、氯丙嗪交替缓慢注射。患者出现高热时,立即行头部冰帽降温,并使用有效的抗生素控制感染。患者眼结膜出血,应用滴眼液。患者咽部肿痛、声音嘶哑时,给予雾化吸入。适当补液,维持水、电解质、酸碱平衡。

6.心理护理

患者清醒后,应多与患者沟通,了解其心理变化;劝导安慰患者,使其情绪趋于稳定;创造一个良好的环境,使患者心态处于最佳状态。嘱其家人或朋友与之交谈,多给患者尊重、同情、关心与帮助,使其增强生活信心。少数患者对自缢行为不能记忆,也应予以理解,但均应严密观察,严防再次自杀。

(李 觇)

第二十五节　冻　僵

冻僵又称意外低体温(accidental hypothermia),是指寒冷环境引起体温过低而发生的以神经系统和心血管系统损害为主的全身性疾病。冻僵者体温越低,病死率越高。

一、病因和发病机制

(一)病因

冻僵多发生于在寒冷环境中逗留和工作时间过久而保暖御寒措施不足,陷埋于积雪或浸没于冰水等情况。此外,在0℃以上的环境,或浸没于冰点以上的冷水中时间过长也可发病。

(二)发病机制

体温降至32℃～35℃时,寒冷刺激交感神经引起体表血管收缩,心搏出量增加,同时肌张力增加、寒战,以产生热量。体温降至28℃～32℃时,体温调节功能衰竭,寒战终止,代谢明显减慢。寒冷直接作用于窦房结和心肌,使心搏减慢和心律失常,可出现多脏器功能障碍或衰竭。体温<28℃时,人体热储备机制丧失,基础代谢率下降50%,组织缺氧。体温<20℃时,细胞膜钠通道阻断,肌纤维无应激反应,出现感觉和运动神经麻痹;心脏停搏、呼吸停止、脑电活动消失。冻僵损伤血管内皮细胞,解冻后血管腔内易形成血栓和引起组织缺血性坏死。

二、病情评估

(一)临床表现

1.轻度冻僵

人体代谢增强,表现为头痛、兴奋不安,肌肉震颤,皮肤苍白发凉,寒战,心搏和呼吸增快,血压升高,尿量增加。

2. 中度冻僵

体温继续下降,机体由兴奋转入抑制。表现为表情淡漠,嗜睡,感觉和反应迟钝,精神错乱,语言障碍,行为异常,心跳和呼吸减慢,脉搏细弱,血压下降。体温在 30 ℃ 以下时,寒战消失、神志丧失、瞳孔散大、心动过缓。

3. 重度冻僵

表现为昏迷、瞳孔对光反应消失、呼吸减慢、血压测不到、尿量减少。体温在 28 ℃ 时常发生心室颤动,体温在 24 ℃ 时出现僵死样面容,体温＜20 ℃ 时,出现瞳孔散大固定、皮肤苍白或青紫、四肢肌肉和关节僵硬、心搏、呼吸停止。

(二)辅助检查

由于血液浓缩,红细胞、血红蛋白及白细胞升高,血清转氨酶升高,出现代谢性酸中毒。肝细胞缺氧,影响葡萄糖代谢使血糖降低和血钾增高。心电图检查示心动过缓、QRS 波增宽、T 波低平、QT 间期延长。脑电图显示平坦波形或等电位线。

三、救治与护理

(一)现场急救

迅速将冻僵者移至温暖、避风的环境中,脱去潮湿冻结的衣服,进行保暖。搬动时动作应轻柔,防止发生骨折或扭伤。对已发生呼吸、心搏停止者,应立即进行心肺复苏。复温是冻僵患者急救治疗的关键。患者体温在 32 ℃~33 ℃ 时,用毛毯、棉被等保暖物包裹身体,于 25 ℃ 室温中逐渐自行复温。

体温＜31 ℃ 时,将患者浸泡于 40 ℃~44 ℃ 或稍低温度的温水中,使其缓慢复温,复温速度为 1 ℃~2 ℃/h,至患者寒战消失或恢复知觉、甲床潮红、肢体有温感或肛温回复到 32 ℃ 即可停止复温。也可将 40 ℃~50 ℃ 热水袋(加布套)置于躯干、腹股沟、腋下、足底等部位加温。复温后用软毛巾擦干身体,再用厚棉被包裹,使患者保持在温暖的环境中,待其体温自然回升。有条件时给予吸氧、保护心脏功能、抗休克治疗等。

(二)院内抢救及护理

1. 保暖、复温

患者体温仍低时,除上述复温措施外,亦可采用电热毯复温或将洗胃液加热至 40 ℃~42 ℃ 进行洗胃升温,必要时也可经血液或腹腔透析复温,使内脏和血管温度能快速回升。复温后将患者卧床,包裹衣物、毛毯等保暖,并严密监测生命体征。

2. 心肺脑复苏

对心搏、呼吸停止或有心室颤动的患者应立即进行胸外心脏按压、人工呼吸或电除颤,同时采用脑保护措施,恢复大脑的高级神经功能。

3. 保持呼吸道通畅

冻僵使保护性咳嗽反射丧失,使支气管黏液增多,可导致肺不张、支气管肺炎、吸入性肺炎和复温后肺水肿。应及时清理呼吸道分泌物,必要时行气管插管或气管切开。

4. 支持治疗

低体温患者通常处于脱水状态,复温后可能发生血容量减少和低血糖,应注意纠正;放置鼻胃管,防止胃内容物误吸。

5.复温后的护理

①冻僵患者复温后,神志清楚者,可给予热饮料及合理的营养;如不宜饮用,可静脉滴注加温至 37 ℃的生理盐水和 10%葡萄糖注射液,液体输注总量为 20 mL/kg;输液不宜过快,穿刺部位不宜选择在冻伤部位。②保持皮肤清洁干燥,实行侵入性操作时应严格执行无菌技术。③对缺氧较重或缺氧性脑损害明显者,可进行高压氧治疗。④对冻伤肢体应稍抬高,注意保护,避免受压或擦伤;对已破溃的疮面,可先消毒周围正常皮肤,再用无菌温生理盐水清洗创面后,涂以抗菌药物加以包扎;创面要定时换药、观察创面愈合情况。⑤为防止肌肉萎缩和关节僵硬,做好关节的被动活动,做好基础护理。

6.严密观察

密切观察患者的意识、皮肤色泽、弹性、肢体末端的伤情,监测生命体征,每 30 min 一次。进行动脉血气监测,测定值应进行体温校正。放置导尿管,观察尿量,监测肾功能。

7.心理护理

重度冻僵,既造成身体的损伤,又造成心理的创伤。患者清醒后,常出现恐惧和焦虑,护理人员应向患者及其家属做好解释工作,解除其思想顾虑,使患者积极配合治疗和护理。

8.健康教育

冻僵的预防措施包括:①普及预防冻伤知识;②增强体质,加强耐寒锻炼,寒冷作业时勤活动;③在寒冷环境中逗留和工作时间不可过久,体温不能低于 35 ℃,根据作业环境的温度和条件,定时到温暖环境休息、适当活动、补充热量;④所穿的衣服应该温暖,而且松紧适宜,暴露部位予以保护;⑤在寒冷环境中如果出现面色苍白、寒战、感觉疲乏、瞌睡、反应迟钝、出现幻觉等表现,立即脱离冷环境就医。

(李　觥)

第二十六节　毒蛇咬伤

毒蛇咬伤(venomous snakebite)主要见于我国南方农村、山区,以夏秋季多见。我国蛇类有 150 余种,其中毒蛇约 40 种,以蝮蛇、银环蛇、眼镜蛇、竹叶青、蝰蛇等较多见,其分布遍及全国大部分地区。

一、毒蛇类型与发病机制

毒蛇咬人时,蛇的毒液通过毒牙灌注进入人的皮下或肌肉组织内,人体吸收后迅速扩散到全身,造成机体质量要生理功能紊乱,重者导致死亡。通常蛇毒分为 3 类。

1.神经毒素

神经毒素能阻断中枢神经和神经肌肉接头的递质释放或传递,引起呼吸肌麻痹和全身肌肉瘫痪。以神经毒为主的有金环蛇、银环蛇及海蛇等。

2.血液毒素

血液毒素有溶解组织、溶血或抗凝血作用,能破坏血管壁和红细胞膜,对心脏也有极强的毒性,可引起心律失常、循环衰竭、溶血和出血。以血液毒为主的有竹叶青蛇、五步蛇、蝰蛇等。

3.混合毒素

混合毒素兼有神经毒素和血液毒素的病理作用。如蝮蛇、眼镜蛇等。蛇毒还含有透明质酸酶,能溶解细胞间质,使蛇毒从咬伤处迅速扩散并进入血液,造成全身中毒。

二、病情评估

(一)受伤史

1.是否蛇咬伤

应尽快判断是否蛇咬伤,尤其要与其他有毒动物咬螫伤区别。

2.是否毒蛇咬伤

毒蛇头部多呈三角形,身体有彩色花纹,尾巴短而细。无毒蛇咬伤处有一排或两排细牙痕,毒蛇咬伤处有一对较大而深的牙痕,有时有 3~4 个牙痕。毒蛇咬伤后局部症状明显,进展较快,并伴有全身中毒症状,血、尿检查也常有异常改变。

3.是哪类毒蛇咬伤

需根据临床表现来判断。

(二)临床表现

1.神经毒类

神经毒类毒蛇咬伤后,局部不痛或微痛,红肿不严重,无渗液。不久出现麻木感并向肢体近侧蔓延。伤后 1~6 h 出现全身中毒症状。如眩晕、嗜睡、乏力、步态不稳;重者视物模糊、言语不清、呼吸困难、全身肌肉酸痛、软瘫,继而出现昏迷、血压下降、呼吸极度费力,最后导致呼吸肌麻痹和心力衰竭,甚至死亡。

2.血液毒类

局部症状出现较早且较严重。伤口剧痛,肿胀明显,出血不止,皮肤青紫,可有水疱或血疱,淋巴结炎及淋巴管炎明显。全身中毒症状有出汗、恶心、呕吐、腹痛、腹泻等,有全身出血和溶血倾向,如伤口出血、咯血、呕血、便血和血尿等。严重时可因休克、循环衰竭或急性肾衰竭而死亡。

3.混合毒类

兼有上述 2 种毒素作用的特点,局部症状明显,全身症状发展较快,主要死于呼吸肌麻痹和循环衰竭。

三、救治与护理

(一)急救处理

局部紧急处理的目的是阻止蛇毒的吸收和加速排出毒液。由于蛇毒几分钟内即被吸收,因此要争分夺秒地进行急救。无法判定是否毒蛇咬伤时,按毒蛇咬伤急救,包括缚扎、排毒、局部封闭治疗。

1.缚扎

被毒蛇咬伤后,患者应保持镇静,尽量少动,切忌惊慌奔跑,以减少毒液吸收和扩散。迅速用手帕、绳子等物品缚扎伤口近心端,松紧度以阻止静脉血回流但不影响动脉血流为原则,同时将患肢下垂。结扎后每 20~30 min 放松缚扎带 1~2 min,以防肢体缺血坏死。一般在得到有效治疗后,缚扎即可解除。咬伤超过 12 h 不宜缚扎。也可以采用火柴或打火机烧灼伤口,破坏蛇毒。

2.排毒

用生理盐水、高锰酸钾溶液、过氧化氢溶液等反复冲洗伤口及周围皮肤,常规消毒后以牙痕为中心做"十"字形切口,深达皮下组织,并用手由近心端向伤口附近反复挤压,排出毒血。再用前述液体反复冲洗伤口,边冲洗边挤压排毒,持续约 30 min。排毒后,盖以消毒敷料,并将咬伤的肢体放在低位。毒蛇咬伤后,若伤口流血不止,且全身有出血现象者,则不应扩创。

3.局部封闭

一般采用 0.5%普鲁卡因溶液,或加用地塞米松 2~5 mg,也可用胰蛋白酶 2 000 U 或糜蛋白酶 5~10 mg,加 0.25%普鲁卡因 5~20 mL,于伤肢近心端健康部位做套式封闭,用前需做普鲁卡因皮试。

(二)抗蛇毒药物的应用

1.蛇药

蛇药有许多剂型,如季德胜蛇药、南通蛇药、上海蛇药、湛江蛇药散等,具有解毒、消炎、止血、抗溶血等作用,可内服外用,效果良好。

2.抗蛇毒血清

抗蛇毒血清是毒蛇咬伤的特效解毒药,可中和蛇毒,使用越早越好。若心、肾等器官已发生严重损害时,则难以奏效。部分患者对抗蛇毒血清可发生变态反应,使用前必须做过敏试验,皮试阴性可以使用。若皮试阳性而又必须使用时,采用脱敏注射法,同时可给予异丙嗪、糖皮质激素等。

(三)对症及支持疗法护理

(1)镇静、休息,给予高营养、易消化食物,并鼓励患者多饮水,适当补充维生素 C 和 B 族维生素。

(2)加强呼吸功能监测,根据病情及时给予气管插管或气管切开,有条件辅以呼吸机辅助呼吸,氧气吸入。

(3)适当补液,可防治休克,纠正水电解质平衡紊乱,促进毒液的排泄,但应控制液体量,以免加重心脏负担,甚至导致心力衰竭、肺水肿。

(4)使用糖皮质激素以提高机体对蛇毒的耐受性,减轻毒血症及组织损害。

(5)常规应用抗生素及破伤风抗毒素,以预防和治疗感染。加强伤口护理,定时换药,注意无菌操作。

(四)并发症护理

呼吸肌麻痹、休克、心力衰竭、肾衰竭等为毒蛇咬伤的最主要的致死原因。必须加强监测,积极采取有效的抢救治疗。

(五)健康教育

夏秋季节早、晚为毒蛇活动高峰期,野外工作时应注意防范。行走山林草地时,先用棍杖打草驱蛇,夜间行走宜有照明用具,防止误踩毒蛇而被咬伤。一旦被毒蛇咬伤,不要狂奔乱跑,应立即进行现场急救,如缚扎、清洗等,然后迅速转送医院进一步治疗。

(李　兓)

第二十七节　意识障碍

意识障碍是指患者对自我的感知和客现环境的识别活动发生不同程度的丧失,是大脑功能紊乱所发生的严重症状之一。可以因颅脑损伤、病变引起,也可以因全身性疾病引起脑细胞缺血、缺氧或中毒,从而引起脑代谢障碍。患者来院急诊均由他人护送,主要表现可有:患者认知缺陷、思维错乱、幻觉、兴奋躁动或痴呆症,也可意识丧失,对周围环境刺激无反应。

一、资料收集

1.快速目测

患者对周围环境的反应是动还是静,四肢活动状态,有无呼吸异常、打鼾、呼吸困难,有无发绀、缺氧状态。

2.倾听主诉

常有他人代诉,分诊护士特别注意:意识障碍的症状是认知缺陷还是意识丧失,起病情况是突然发生还是渐进性,一过性还是持续性,发病前有无受到刺激。

3.引导问诊

(1)询问伴随症状:有无大小便失禁,有无呕吐腹泻,有无跌倒,有无发热、抽搐。

(2)询问病因:以往慢性疾病史,如高血压、糖尿病、慢性肝病、肾病、肺心病、癫痫、精神病,有无类似发作史。近期有无突发情况,如遭受创伤、情绪改变、服药、服毒或与有毒物质接触,特殊环境作业操作等。

(3)询问院前处理:是否经治疗用药及效果。

4.分诊体检

要求重点突出,掌握情况准确,仅限于检查与意识有关的体征。

(1)生命体征与瞳孔的改变,

(2)呼吸、排泄物有无特殊气味。

(3)意识障得严重程度,可根据格拉斯哥(GCS)标准,以睁眼动作、言语反应、运动反应进行检查评估。

(4)检查躯体有无损伤,四肢活动情况。

5.辅助检查

对疑有中毒的患者留尿液或呕吐物送检,疑有颅脑疾病者送 CT 检查,其他生化检查有血糖、电解质等。

二、估计病情

1.意识障碍

嗜睡:可以被唤醒,能正确回答问题。

意识模糊:能保持简单的精神活动,但定向能力障碍。

昏睡:不易被唤醒,唤醒后答非所问。

昏迷:轻度昏迷者呼之不应,对剧烈疼痛有防御反应,角膜及瞳孔反应存在。中度昏迷者对各种刺激无反应,对剧烈疼痛有防御反应,角膜反射微弱,瞳孔对光反射迟钝。重度昏迷者对各种强刺激均无反应。

谵妄:意识模糊。定向障碍,感觉错乱,躁动乱语。

2.危急征象

如患者意识丧失、瞳孔散大、颈动脉搏动消失,可认为是心跳停止。应立即进行初级生命急救。昏迷伴生命体征不稳定:如高血压、低血压、高热、低体温、病理性呼吸,瞳孔改变等;脑出血、颅内高压、脑疝形成可能,震颤性谵妄,意识不清,发热,心动过速,瞳孔扩大,出汗昏迷伴脏器功能衰竭,如肝,肾衰竭;中毒昏迷、严重创伤昏迷。

三、鉴别分诊处理

1.生命体征改变的分析

(1)体温升高:先发热后有体温升高,见于严重感染性疾病;先有意识障碍后发热,见于脑出血、蛛网膜下隙出血或其他继发感染。

(2)心率改变:心动过缓可见于颅内压增高、房室传导阻滞,吗啡类中毒、毒草中毒;心动过速见于感染、震颤性谵妄。

(3)血压改变:血压升高见于高血压脑病、脑血管意外、肾病等;血压降低见于各种原因休克。

(4)呼吸改变:呼吸困雅见于心肺功能不全、脑水肿、脑缺氧;呼吸变慢伴鼾声、缓脉,可能为脑出血。

2.瞳孔鉴别

(1)双侧瞳孔缩小为有机磷农药、巴比妥类、阿片类中毒,脑桥出血。

(2)双侧瞳孔散大见于颠茄类、酒精、氧化物中毒,癫痫、低血糖状态。

(3)双侧瞳孔不等大或忽大忽小可能为胸疝。

(4)双侧瞳孔对光反射不敏感提示昏迷。

(5)双侧瞳孔散大固定为脑不可逆损伤。

3.气味鉴别

(1)呼吸有氨味,且有慢性肝病史的患者可能为肝昏迷。

(2)呼吸有烂苹果味且有糖尿病史的可能为酮症酸中毒。

(3)呼吸有尿味、有慢性肾功能不全病史的可能是尿毒症昏迷。

(4)呕吐物有大蒜味、有接触农药或服用有机磷药物迹象者可能为有机磷中毒。

(5)呕吐物有酒味的可能为酒精中毒。

4.皮肤颜色

皮肤为樱桃红色,考虑为一氧化碳中毒;全身皮肤发绀,可能为组织缺氧,亚硝酸盐类中毒;口唇、指甲发绀者为末梢循环障碍缺氧,可能为心、肺疾病或休克;皮肤淤点、淤斑,可能为出血性疾病或严重感染等。

5.头颈部四肢情况

有颈项强直者可能有中枢病变;见外耳道出血者,提示颅底骨折;头颅骨折、血肿者可能有脑震荡、硬膜下血肿;一侧偏瘫常见于脑血管意外;四肢无肌张力提示昏迷,根据上述鉴别给予分诊,属神经科的有急性颅脑损伤引起的意识障碍;属急诊科的有类中毒引起的意识障碍;属内科的有慢性疾病引起的意识障碍。

(李　觥)

第二十八节　烧　伤

烧伤(burn)是指由热力所引起的组织损伤的统称,包括由火焰、热力、光源、化学腐蚀剂、放射线等因素所致的损伤。

一、病因

临床所见烫伤常由热液或蒸汽等所致;冶炼工业、某些化工产品,如涂料、塑料、人造纤维等物品及家具等易燃烧,容易引发火灾和烧伤;其他如烧伤武器的应用等亦可引起。

二、发病机制

热损伤的发病机制包括多种同时发生的病理生理过程,如细胞蛋白质的变性及凝固和酶的失活,前列腺素、激肽、5-羟色胺、组胺、氧基、脂过氧物等化学介质的释放导致毛细血管通透性增加和水肿,大面积烧伤损害吞噬细胞的吞噬作用和 T 细胞引起免疫抑制,血液供应的减少可导致相对缺氧和休克。

三、病情评估

1.烧伤深度、面积评估

(1)烧伤深度目前普遍采用的是三度四分法,根据烧伤深度分为Ⅰ度、浅Ⅱ度、深Ⅱ度和Ⅲ度,Ⅰ度、浅Ⅱ度为浅度烧伤,深Ⅱ度和Ⅲ度为深度烧伤。

(2)烧伤面积估计

①中国九分法:适用于较大面积烧伤的评估。该法将全身表面积划分为 11 个 9%,另加 1%,成 100% 的体表面积;②手掌估计法:常用于小面积烧伤估计和辅助九分法评估烧伤面积;③小儿烧伤面积估算法:儿童的身体与成人相比,头颈部大而下肢短小,因而对小儿烧伤头颈部和下肢体表面积应进行修正,可按下列简易公式计算:

头颈部面积% = 9% + (12 - 年龄)%

双下肢面积% = 46% - (12 - 年龄)%

(3)估计烧伤面积时的注意事项:计算烧伤总面积时,Ⅰ度面积不计算在内,总面积后要分别标明浅Ⅱ度、深Ⅱ度、Ⅲ度烧伤各自的面积,以便供医生治疗时参考。

2.吸入性损伤的分度

吸入性烧伤是指干热空气或蒸汽吸入引起的呼吸道热损伤,或烟雾吸入引起的呼吸道化学损伤和全身中毒。

3.烧伤严重程度

据 1970 年上海全国烧伤会议,主要根据烧伤深度和面积将烧伤分为轻、中、重、特重度四类。临床上还常用"小面积""中面积""大面积""特大面积"等表示烧伤的严重程度。

四、急救护理

1.急救干预

救治原则:现场急救、防治休克、创面处理和防治感染。

(1)迅速脱离受伤现场。

1）沸水蒸气烫伤，立即将湿衣服脱去，肢体可浸入冷水中。

2）化学烧伤：①强酸烧伤者，用大量清水或$3\%\sim5\%$碳酸氢钠溶液冲洗；②强碱烧伤者，用大量清水或$1\%\sim2\%$醋酸冲洗；③生石灰烧伤者，应先去掉石灰粉粒，再用大量清水冲洗；④磷烧伤者，浸泡在流动水中清洗，以去除磷颗粒。对残留的磷颗粒，用1%硫酸铜溶液短时间湿洗创面，用镊子夹去里面的磷化铜，再用2%碳酸氢钠溶液冲洗，中和磷酸。

（2）将患者置于硬床板上，脱去衣服。注意动作要轻柔，勿损伤表皮。保暖，必要时支以护架。

（3）保持呼吸道通畅，如疑有呼吸道烧伤，应予以吸氧。并做好气管切开准备。

（4）开放静脉通道，遵医嘱迅速补液及用药，严格掌握烧伤输液原则，即先胶体后晶体，先盐后糖，先快后慢。

2.基础护理

（1）伤情评估：了解患者烧伤原因和性质（热源）、受伤时间、现场情况，如烧伤环境是否密闭、有无化学气体和烟雾吸入，有无吸入性损伤、爆炸伤及昏迷史；评估有无合并危及生命的损伤，如窒息、大出血、开放性气胸及全身复合伤，现场采取的急救措施、效果如何，途中运送情况。

（2）护理措施：烧伤的初步处理。①评估：受伤史；伤员的神志状态，有无神志不清或昏迷；伤员的生命体征；烧伤面积及深度；有无威胁生命的严重合并伤。②判断伤情，处理伤口，酌情补液，镇静止痛（常用哌替啶）。③保持气道通畅、给予吸氧：及时清除口鼻和呼吸道分泌物，鼓励患者深呼吸，用力咳嗽及咳痰。④及早实施液体复苏：烧伤后 2 d 内，因创面大量渗出而致体液不足，可引起低血容量性休克。⑤中度、重度、特重度烧伤的紧急处理：在接到救治重度伤员的紧急通知后，应在 30 min 内迅速准备好烧伤病室及急救物品。

（3）创面早期处理：目的是保护创面、减轻损害和疼痛，促进创面愈合。①包扎疗法，适用于四肢烧伤者、儿童或精神患者不够合作者，及需要制动或转送的患者；②暴露疗法。

3.心理护理

烧伤患者的心理反应尤为严重，特别担心因容貌和形体的改变而影响生活、工作和社交。故应耐心倾听患者对意外打击、损伤、手术刺激等的不良感受，对患者态度和蔼，给予真诚的安慰和劝导，取得患者的信任。鼓励患者面对现实，配合治疗与护理。

（李　跳）

第二十九节　急性呼吸窘迫综合征

急性呼吸窘迫综合征（acute respiratory distress syndrome，ARDS）是指由心源性以外的各种肺内、外致病因素导致的急性进行性呼吸衰竭。其主要病理特征如下：由于肺微血管通透性增高，肺泡渗出富含蛋白质的液体，进而导致肺水肿及透明膜形成，可伴有肺间质纤维化。病理生理改变以肺容积减少、肺顺应性降低和严重通气血流比例失调为主。临床表现为呼吸窘迫和顽固性低氧血症，肺部影像学表现为非均一性的渗出性病变。

一、病因

引起急性呼吸窘迫综合征的原因或高危因素很多,可以分为肺内因素(直接因素)和肺外因素(间接因素)。肺内因素是指对肺的直接损伤,包括三类:①化学性因素,如吸入毒气、烟尘、胃内容物及氧中毒等;②物理性因素,如肺挫伤、放射性损伤等;③生物性因素,如重症肺炎等。肺外因素包括严重休克、感染中毒症、严重非胸部创伤、大面积烧伤、大量输血、急性胰腺炎、药物或麻醉品中毒等。

二、临床表现

急性呼吸窘迫综合征通常发生于原发疾病或损伤起病后 24~48 h 以内。最初的症状为气促,伴有呼吸浅快,肺部可有湿啰音或哮鸣音。患者皮肤可见花斑状或青紫。随着病情进展,出现呼吸窘迫,吸气费力,发绀,烦躁不安,动脉血氧分压(PaO_2)明显降低、二氧化碳分压($PaCO_2$)低。如病情继续恶化,呼吸窘迫和发绀继续加重,并出现酸中毒、MOF,甚至死亡。凡存在可能引起 ARDS 的各种基础疾病或诱因,一旦出现呼吸改变或血气异常,均应警惕有 ARDS 发生的可能。

三、护理评估

(一)健康史

询问患者是否有肺的直接损伤因素,如吸入毒气、烟尘、胃内容物及氧中毒、肺挫伤、放射性损伤、重症肺炎等;有无肺的间接损伤因素,包括严重休克、感染中毒症、严重非胸部创伤、大面积烧伤、大量输血、急性胰腺炎、药物或麻醉品中毒等。询问患者发生呼吸急促的时间,有无发绀、气促等呼吸窘迫的表现。

(二)身体状况

急性呼吸窘迫综合征多于原发病起病后 5 d 内发生,约半数发生于 24 h 内。除原发病的相应症状和体征外,最早出现的症状是呼吸加快,并呈进行性加重的呼吸困难、发绀,常伴有烦躁、焦虑、出汗等。其呼吸困难的特点是呼吸深快、费力,患者常感到胸廓紧束、严重憋气,即呼吸窘迫。不能用通常的吸氧疗法改善,亦不能用其他原发心肺疾病(如气胸、肺气肿、肺不张、肺炎、心力衰竭)解释。早期体征可无异常,或仅在双肺闻及少量细湿啰音;后期多可闻及水泡音,可有管状呼吸音。

(三)心理-社会状况

本病起病快,病情重,患者因疾病折磨和特殊的治疗环境及交流障碍,极度焦虑、恐惧,表现出烦躁、治疗不配合等消极情绪。

(四)实验室和其他检查

1.胸部 X 线片

早期可无异常,或呈轻度间质改变,表现为边缘模糊的肺纹理增多。继而出现斑片状以致融合成大片状的浸润阴影,大片阴影中可见支气管充气征。

2.动脉血气分析

典型的改变为 PaO_2 降低,pH 值升高。氧合指数(PaO_2/FiO_2)≤300 mmHg 可作为诊断 ARDS 的标准。

（五）治疗要点

治疗原则与一般急性呼吸衰竭的相同。主要治疗措施如下：积极治疗原发病，氧疗，机械通气以及调节体液平衡等。

四、主要护理诊断

（1）低效性呼吸形态与肺泡通气不足、通气与血流比例失调、肺泡弥散障碍有关。

（2）清理呼吸道无效与呼吸道分泌物多而黏稠、咳嗽无力、意识障碍或人工气道有关。

（3）急性意识障碍与缺氧所致中枢神经系统抑制有关。

（4）感染是导致急性呼吸窘迫综合征的常见原因，也是急性呼吸窘迫综合征的首位高危因素，而急性呼吸窘迫综合征又易并发感染。

（5）营养失调与急性呼吸窘迫综合征机体处于高代谢状态有关。

（6）焦虑与病情危重、死亡威胁及需求未能满足有关。

五、护理目标

患者呼吸困难缓解，发绀减轻或消失，血气分析指标得到改善；气道通畅，痰能吸出；意识状态好转；有效控制感染和无感染发生；能维持基本营养需要，营养状况得到改善；焦虑减轻或消失。

六、护理措施

（一）一般护理

绝对卧床休息，取半卧位。急性呼吸窘迫综合征患者机体处于高代谢状态，对气管切开接呼吸机且神志清醒的患者，鼓励其经口进食高蛋白、高热量、高维生素的流质或半流质。昏迷患者采用静脉营养或肠道内营养。加强口腔护理，及时清除呕吐物和分泌物，以防窒息；做好皮肤护理，防止压疮发生，按时翻身改变体位；加强肛周、会阴部的护理。

（二）病情观察

密切观察生命体征的变化，包括呼吸频率、节律和深度；观察咳嗽、咳痰的变化情况，痰液是否易于咳出；缺氧有无改善；监测心率、心律、血压及心电图变化；意识状态及神经精神症状；观察和记录每小时尿量和出入液量；监测动脉血气分析和生化检验结果，了解水、电解质和酸碱平衡情况。

（三）氧疗护理

迅速纠正缺氧是抢救急性呼吸窘迫综合征最重要的措施。一般需高浓度（>50%）、高流量（4~6 L/min）给氧，使 $PaO_2 \geqslant 60$ mmHg 或 $SaO_2 \geqslant 90\%$。轻症者可使用面罩给氧，但多数患者需使用机械通气。

（四）机械通气

尽管急性呼吸窘迫综合征患者进行机械通气的指征尚无统一的标准，多数学者认为一旦诊断成立，应尽早进行机械通气。机械通气的关键在于复张萎陷的肺泡并使其维持在开放状态，增加肺容积和改善氧合，同时避免肺泡随呼吸周期反复开闭所造成的损伤。目前，急性呼吸窘迫综合征的机械通气推荐采用肺保护性通气策略，主要措施包括给予合适水平的呼气末正压（PEEP）和小潮气量等。

（五）体液护理

为减轻肺水肿，应合理限制液体入量，以可允许的较低循环容量来维持有效循环，保持肺脏于相对干的状态。严格计算患者的出入液量，在血压稳定和保证组织器官灌注的前提下，液体出入量宜轻度负平衡，可使用利尿剂促进水肿的消退。在急性呼吸窘迫综合征早期，除非有低蛋白血症，不宜输注胶体液。由于创伤出血多者，最好输新鲜血。用库存1周以上的血时，应加用微过滤器，以免发生微栓塞而加重 ARDS。

（六）保持呼吸道通畅

指导并协助患者进行有效的咳嗽、咳痰，协助翻身、拍背，促使痰液排出。使用机械通气患者应及时吸痰，注意无菌操作，注意观察痰的色、质、量，并及时做好记录。

（七）心理护理

加强心理疏导，稳定患者情绪。护士在进行各项操作前，应先告诉患者操作的目的、过程和结果；增加床旁陪伴，多和患者进行沟通，增强患者战胜疾病的信心。

（八）健康指导

1.疾病知识指导

向患者及家属讲解疾病的发生、发展和转归，本病虽然发病快、病情重、病死率较高，但经过有效的治疗，部分患者病情是能够得到转归。增强患者和家属战胜疾病的信心。

2.呼吸锻炼的指导

教会患者有效咳嗽、咳痰，提高患者的自我护理能力，加强康复训练，延缓肺功能恶化。

3.用药指导

出院时将使用药物的剂量、用法和注意事项告知患者，指导并教会低氧血症的患者及家属合理使用家庭氧疗方法。

4.戒烟

避免吸入有害烟雾和刺激性气体。

5.其他

向家属讲解呼吸衰竭的征象及简单处理方法，若有气急、发绀加重等变化，应尽早就医。

七、护理评价

患者呼吸困难、发绀是否减轻或消失，血气分析指标是否得到改善；气道是否通畅，能否有效咳痰及吸痰；意识状态是否好转；能否有效控制感染和无感染发生；是否维持基本营养需要，营养状况是否得到改善；焦虑是否减轻或消失。

（石文静）

第三十节　急性肺脓肿

急性肺脓肿是由化脓性细菌引起的肺组织急性感染，随后发展至中央性坏死。当坏死液化组织破溃进入支气管时，即形成空腔，其外周常为肉芽组织所包围。临床上以高热、咳嗽、咳大量脓性臭痰为特征。

一、病因与发病机制

急性肺脓肿的发病原因主要分三方面。

（一）病原菌

经口、鼻、咽腔吸入下呼吸道是急性肺脓肿最常见的发生途径。致病原因有龋齿、扁桃体、鼻旁窦炎分泌物，齿槽脓溢、口腔、鼻、咽部手术后的血块，或酒醉后呕吐物等倒流于气管，吸入肺内，阻塞细支气管，病原菌即可繁殖致病。据统计，吸入性发病率约占 25％，主要发生在熟睡，酒醉、麻醉后或意识障碍等情况下呼吸道保护机制削弱或丧失时。也有部分病例没有明显吸入性诱因，而是由于受寒、过度疲劳、全身免疫力低下，在熟睡时少量口腔污染分泌物吸入肺内而发病。病原菌为经常存在呼吸道的细菌，如葡萄球菌、链球菌、肺炎球菌、梭形菌和螺旋体等混合感染。近年来的细菌学研究说明厌氧菌感染在肺脓肿中占有重要位置，肺脓肿的厌氧菌感染高达 50％～90％。

（二）血源性肺脓肿

原发病灶可能是皮肤创伤感染、疖痈或全身某器官组织感染灶，如骨髓炎等侵入血流发生脓毒血症。

致病菌以金葡菌最为常见。肺循环栓塞肺小血管，引起肺组织炎症和坏死，亦可形成肺脓肿。血源性肺脓肿，常有多发性特点，分布于两肺外缘部，并无一定的肺段分布特点。

（三）继发性肺脓肿

在肺部其他疾病的基础上，如支气管扩张、支气管囊肿、空洞性肺结核等产生继发感染而发病。支气管肺癌或误吸异物阻塞支气管、诱发引流支气管远端肺组织感染而形成脓肿。肺部邻近器官感染病变，如膈下脓肿、阿米巴肝脓肿扩散蔓延穿破膈肌进入肺部可引起肺脓肿。此外，肾周围脓肿、脊柱脓肿、食管穿孔，亦可引起肺脓肿。

二、临床表现

肺脓肿起病急剧、高热、畏寒、咳嗽、咯黏液痰或黏液脓性痰。若炎症累及胸膜可伴有胸痛，气急、乏力，脉搏增快、多汗和食欲减退等。1～2 周后脓肿破溃到支气管，痰量突然增加，每日可达数十或数百毫升，为脓性痰，静置后可分为三层。可咯血，若为厌氧菌感染则痰带臭味。咯出大量脓痰之后，全身症状可好转，体温下降。脓肿可穿破而引起急性张力性脓气胸或形成支气管胸膜瘘。若支气管引流不畅，抗菌治疗不彻底，迁延 3 个月以上即转入慢性期。

肺脓肿早期，因病变范围小且位于肺脏深部常无明显体征。脓肿形成后，其周围有大量炎性渗出，叩诊可呈浊音或实音，语颤增强，闻及湿性啰音。脓腔较大时，可有空瓮音。

胸部 X 线表现：吸入性肺脓肿多发生于上叶尖段及后段、下叶背段和后基底段。急性肺脓肿早期在胸片上呈大片浓密模糊阴影，边缘不清，呈肺段性分布。脓肿形成后，若脓液经支气管引流后，可呈现带液平面的圆形空洞，周围有浓密的炎性浸润影。经治疗后，空洞日趋缩小，周围炎症逐渐吸收，遗留下索条状阴影。

三、鉴别诊断

（一）细菌性肺炎

早期肺脓肿与细菌性肺炎在症状及 X 线表现上很相似。最常见的肺炎链球菌肺炎有口唇疱疹、铁锈色痰,而无大量黄脓痰。

胸部 X 线表现叶、段实变或片状淡薄炎症,边缘模糊不清,一般不并发肺空洞。

(二)空洞型结核

患者有长期咳嗽、咳血、午后低热、乏力、盗汗等中毒症状。X 线片示空洞壁一般较薄,空洞周围可见结核性浸润灶,或伴斑点、结节状病变;空洞内一般无液平面,有时可见同侧或对侧的结核播散病灶。并发支气管结核而引流不畅者,空洞内可有液平面,痰中可找到结核杆菌。

(三)支气管癌

支气管癌阻塞支气管,引起远端阻塞性炎症,形成脓肿。但起病缓慢,毒性症状较急性肺脓肿轻,用抗生素效果不佳,可有肺门淋巴结肿大。癌肿本身坏死液化(以鳞癌多见)可形成空洞,但很少脓痰,X 线片示空洞壁较厚,内壁凹凸不平,空洞常显偏心,多数无液平面,空洞周围无炎性反应,肺门淋巴结常肿大。

X 线体层摄片、痰脱落细胞检查和纤支气管镜检查均有利于确诊。

(四)肺囊肿继发感染

肺囊肿继发感染可有发热、咳嗽、吐脓痰等症状。胸部 X 线片示有液平面,但周围无炎性反应。若有感染前的 X 线片与之比较,则鉴别比较容易。

四、治疗

(一)药物治疗

1.对厌氧菌的药物治疗

肺部化脓性感染常见的厌氧菌主要有三类,即梭状芽孢杆菌、厌氧性球菌和革兰氏阴性厌氧杆菌。

2.对一般化脓菌的药物治疗

肺脓肿的致病菌往往是口、咽部常存在的厌氧菌和需氧菌,都对青霉素敏感,故青霉素是首选药物。

临床上常并用链霉素等氨基糖苷类抗生素。氨基糖苷类抗生素虽对厌氧菌无效,但对并存的革兰氏阴性需氧菌有效,并且,青、链霉素并用有协同作用。

(二)肺导管留置滴药法

对肺脓肿发热较高的患者,多数先用抗生素肌内注射或静脉滴注,待体温下降、一般情况好转可开始应用肺导管留置滴药法治疗。方法是在荧光透视下,将特制塑料导管插入病变部位(病灶或空洞内),对导管不易进入病灶者,可将其插入引流支气管内,其外端用胶布固定于鼻孔,将抗生素(青、链霉素或庆大霉素等)稀释于生理盐水 5~10 mL 中,每日 2~4 次滴入。

(三)痰液引流

支气管舒张剂、祛痰剂、气道湿化、胸部理疗有利于痰液引流。口服棕色合剂、氯化铵、必嗽平、鲜竹沥等使痰液容易咳出。患者一般情况较好,体位引流可帮助脓痰排出,使脓肿部位处于高位,同时轻拍患部,每日 2~3 次,每次 10~15 min,有利于脓痰排出。

(四)纤支镜检查

对引流不畅的肺脓肿患者,纤支镜检查有利于痰液吸出,用苏打溶液或生理盐水灌洗,并滴注抗生素,促进病变愈合,对不能排出癌肿的患者,纤支镜检查有助于明确诊断。

（五）其他

支持疗法，对症处理、中医中药等，亦为改善患者一般情况，促进患者好转的重要措施。

（六）外科治疗

外科手术切除仅适用于大量咯血危及生命者，支气管阻塞、引流不畅尤其疑及支气管癌者，并发脓胸、支气管胸膜瘘者。对内科保守治疗无效，病情重而不宜施行肺叶切除术者，可经肋间隙插入胸腔引流管到脓腔实行外引流。

五、护理问题

（1）体温过高与肺组织炎性坏死或脓痰积聚阻塞支气管有关。

（2）清理呼吸道无效与大量脓痰积聚有关。

（3）舒适改变：发热、胸痛等所致。

六、护理目标

（1）能配合降温措施，体温逐渐降至正常。

（2）痰液能有效排出，呼吸道通畅。

（3）患者情绪稳定，发热、胸痛症状改善。

（4）要患者及家属能够明确加强营养有利于提高机体免疫力，促进康复。

七、护理措施

（一）一般护理

（1）病室应经常开窗通风，保持空气新鲜和适宜的温湿度，以减少患者咳出脓痰的臭味，嘱症状明显的患者卧床休息，适当限制活动量。

（2）做好口腔护理，坚持三餐饭前后漱口，保持口腔黏膜湿润和舒适。防止因唾液分泌减少、机体抵抗力下降及大量痰液利于细菌的繁殖，引起口腔黏膜损害、口腔感染和口臭；适量应用抗生素，预防诱发口腔真菌感染，鼓励患者多漱口。

（3）给予清淡、易消化的高热量、高蛋白、高维生素、低脂肪的流质、半流质饮食，摄入足够的水、盐和维生素，必要时静脉补液，以稀释痰液，补充出汗等体液消耗，维持水电解质平衡。

（4）当体温超过39 ℃时进行物理降温，必要时遵医嘱使用药物降温，出汗后要及时擦身更换衣服。

（二）病情观察

（1）严密观察患者神志、生命体征，咳嗽、咳痰、咯血等症状，观察痰的颜色、性质、量和静止后是否分层，准确记录24 h 痰量。

（2）对感染严重、体温较高者，要注意观察周围循环情况，防止感染性休克的发生。

（3）对呼吸困难、发绀、胸痛明显者，应警惕脓气胸发生。

（三）排痰护理

（1）教会患者正确的咳嗽、咳痰方法。

（2）经常活动和变换体位，以利于痰液排出。

（3）鼓励患者多饮水，以促进痰液稀释利于排出。

（4）观察痰液的颜色性质，发现血痰及时告知医生。

(5)必要时可用支气管镜引流。

(6)体位引流：体位引流前,应向患者讲解引流排痰的意义、方法、技巧和注意事项。根据病灶不同采取有效的体位进行痰液引流。对脓痰较多,体质弱的患者加强监护,以免大量脓痰涌出而无力咳出时发生窒息。年老体弱或高热、咯血期间不宜行体位引流,必要时给予吸痰。

(7)胸腔闭式引流护理：对距离胸壁较近的肺脓肿应及早行经皮闭式引流治疗。护理要点包括准确记录每日引流量,观察引流液颜色,引流瓶内液体应每天更换,保持引流管的密闭状态,防止气体进入胸腔。

定时挤压胸腔引流管,避免脓栓、坏死物等阻塞引流管。

(四)胸痛护理

胸痛患者可予局部固定,减少呼吸幅度,也可采用松弛法等减少疼痛。咳嗽时按压胸部以减轻疼痛。

(五)心理护理

肺脓肿患者经常因咳出大量脓痰而对个体产生不良刺激,导致患者出现焦虑、忧郁。对此,护士应给予极大的关心,讲解疾病治疗的过程、配合方法,指导患者进行心理放松训练及有效咳嗽、咳痰技巧,减轻焦虑、紧张情绪,增加战胜疾病的信心。

八、健康指导

(1)指导患者重视自身疾病,彻底治疗口腔、上呼吸道慢性感染病灶,防治病灶分泌物吸入肺内,诱发感染。

(2)保持环境整洁、舒适,维持适宜的室温和湿度,注意保暖,避免受凉。

(3)重视口腔清洁,鼓励患者多漱口。

(4)积极治疗皮肤外伤,避免感染引起血源性肺脓肿发生。

(5)由于抗生素治疗周期较长,应鼓励家属积极配合,按医嘱服药,向患者讲解抗生素用药的疗程、方法、不良反应及坚持疗程的重要性,告知患者发现异常及时就诊。

(6)指导患者加强体育锻炼,增强体质,增加机体免疫力。

(石文静)

第三十一节　麻风病

麻风是由麻风杆菌引起的一种慢性传染病,主要侵犯皮肤和周围神经,也可侵犯其他组织和器官,特别是上呼吸道黏膜、眼、睾丸、淋巴结、肌肉和骨组织等。晚期可造成畸形和残疾,影响劳动力,因此人们对该病的歧视和偏见较为严重。

一、病因及发病机制

麻风病的病原菌为麻风杆菌,该菌离开人体后不易存活,自然干燥环境中只能存活1.75 d,日光暴晒下可存活 2～3 h,在 60 ℃水中加热 1 h 或紫外线照射 2 h 可丧失活力,煮沸、高压蒸汽、75%酒精、2%碘酊、含氯石灰(漂白粉)消毒液、甲醛溶液熏蒸等都能很快将其杀死。

该菌主要侵犯并生存于皮肤、黏膜、周围神经、淋巴结和单核巨噬细胞系统内,在乳汁、泪液、精液及阴道分泌物中,麻风杆菌较少。麻风杆菌体外培养一直没有获得公认的成功,目前,麻风杆菌的人工培养仍是麻风科研工作的重点。

构成麻风的传染必须具备传染源、传播途径及易感者这三个基本环节。麻风患者是本病唯一的传染源,迄今为止还未能证明有动物宿主的存在。瘤型麻风与界线类麻风患者的传染性较大,是主要的传染源;结核样型麻风与未定类麻风患者的传染性较小。飞沫传播是麻风重要的传播方式,生活密切接触、文身等也可以传播。麻风杆菌进入人体后是否发病以及发病后的表现,取决于被感染机体的免疫状态,主要与机体对麻风杆菌的细胞免疫力密切相关。一般成人抵抗力较儿童强,而且随着年龄的增长绝大多数成人对麻风杆菌感染有较强的抵抗力,密切接触患者其患病率低于5%。麻风主要分布于亚洲、非洲和拉丁美洲,在中国有2 000多年的流行史,经过多年积极努力,麻风在我国的流行范围逐渐缩小,发病率已显著下降。

二、临床特点

1.麻风的分类

(1)1953年在马德里举行的第六届国际麻风会议上提出了大多数国家普遍采用的两型两类分类法,即结核样型(T)和瘤型(L),未定类(I)和界线类(B)。

(2)根据麻风病的免疫"光谱"学说,1962年Ridley和Jopling等提出了光谱免疫分类法,即五级分类法,结核样型麻风(TT)、偏结核样型界线类麻风(BT)、中间界线类麻风(BB)、偏瘤型界线类麻风(BL)和瘤型麻风(LL)。麻风早期为未定类麻风(IL),可演变成免疫光谱中的任何一个类型,也可自愈。

(3)为了便于联合化疗的开展,根据皮肤涂片查菌结果可将上述分类法简化为多菌型麻风和少菌型麻风两大类,并据此采取不同的治疗方案。

2.临床表现

本病主要累及皮肤黏膜和周围神经。

(1)未定类麻风(IL):为麻风病的早期表现,临床症状轻微,常被忽视。典型皮损为单个或数个浅色斑或淡红斑,表面光滑无浸润,呈圆形、椭圆形或不规则形,境界清楚或不清楚。局部轻至中度感觉障碍,神经症状较轻,可有浅神经粗大,但极少发生运动障碍和畸形。多数患者查菌阴性,麻风菌素晚期反应可呈阳性或阴性。本型可自愈,亦可转变为其他型。

(2)结核样型麻风(TT):此型麻风患者机体免疫力较强,故皮损常局限,数目少,比较稳定,不对称累及面、肩、臀、四肢等少汗易受摩擦的部位。典型皮损为较大的红色斑块,境界清楚或稍隆起,表面干燥粗糙,可覆盖鳞屑。皮损附近可摸到粗硬的皮神经,周围神经也可粗大,并致神经功能障碍,伴有明显的感觉和出汗障碍、肌肉萎缩、运动障碍及畸形;一般不累及黏膜、眼和内脏器官。查菌阴性,麻风菌素晚期反应多呈强阳性。一般经治疗后皮损消退较快,预后较好,少数患者可自愈。

(3)瘤型麻风(LL):本型麻风患者机体抵抗力很低,故皮损数目多而对称,发展较快,受累组织器官范围较广。皮损为浅色、浅黄色或淡红色斑,边界模糊,广泛而对称分布于四肢伸侧、面部和躯干等,可查见大量细菌,麻风菌素试验阴性。预后较其他型差,但如果早期治疗则预后较好。

(4)麻风反应:是机体对麻风杆菌抗原的一种变态反应。某些患者病程中可突然出现原有皮损或神经炎加重,同时出现新皮损和神经损害,并伴有畏寒、发热、乏力、全身不适、食欲减退等症状,称为麻风反应。常见诱因包括气候变化、药物、精神因素、内分泌改变(月经前后或妊娠后)、预防接种、酗酒、过度劳累、营养不良、外伤和手术治疗等,常增加患者痛苦,甚至致畸。

麻风反应分为Ⅰ、Ⅱ两型。Ⅰ型麻风反应为细胞免疫型,主要发生在免疫状态不稳定的界线类(BT、BB、BL)麻风患者,其反应发生慢,消退也慢,病程可持续数月甚至1年才能消退。主要表现为部分或全部皮损红肿、浸润,局部发热,多无全身症状,神经干粗大加重,有疼痛或触痛;细胞免疫反应可增强或减弱,出现升级反应或降级反应。Ⅱ型麻风反应与体液免疫有关,又称为血管炎型或免疫复合物型,主要见于LL或BL,表现为成批出现的结节性红斑、多形红斑或坏死性红斑,伴发热、头痛、乏力等全身症状及急性虹膜睫状体炎、急性淋巴结炎、急性睾丸炎等。Ⅱ型反应的病程一般1～2周,治疗不适当亦可迁延数月甚至数年。无论哪一型反应,均应积极处理,否则会引起畸形加重等不良后果。

三、评估和诊断要点

1.评估病情

了解患者生活及环境状况,有无麻风接触史,以及感染、创伤、营养不良等引起机体免疫力降低的因素存在。

2.评估患者有无以下症状体征

(1)皮损伴有感觉障碍及闭汗,或有麻木区。

(2)周围神经受累,表现为神经干粗大伴相应功能障碍。

(3)皮损组织切片或组织液涂片查到麻风杆菌。

(4)病理可见特征性病变。

符合上述4条中的2条或2条以上,或符合第3条者一般可确立诊断。麻风皮损呈多形性,易与其他皮肤病相混淆,需进行鉴别的皮肤病包括寻常狼疮、结节性红斑、结节病、原发性皮肤T细胞淋巴瘤、环状肉芽肿、白癜风、花斑癣、体癣、固定型药疹、多形红斑、局限性硬皮病等。麻风的感觉障碍需与某些神经科疾病如股外侧皮神经炎、多发性神经炎、面神经麻痹等进行鉴别。

四、治疗要点

本病以内用药物治疗为主,多数患者对联合化疗方案敏感。

1.联合化疗(MDT)

用两种或两种以上作用机制不同的有效杀菌性化学药物治疗称为联合化疗。世界卫生组织推荐了治疗麻风的联合化疗方案,其中多菌型成人方案为利福平600 mg每个月1次,监服;氨苯砜每日100 mg,自服;氯法齐明300 mg每个月1次,监服,或每日50 mg自服,疗程24个月;少菌型成人方案为利福平600 mg每个月1次,监服;氨苯砜每日100 mg,自服,疗程6个月。完成治疗的患者应继续接受防治机构的定期监测,每年做1次临床及细菌学检查,至少随访5年。

2.麻风反应的治疗

首选肾上腺皮质激素,可用泼尼松每日30～60 mg分次口服,随着病情缓解逐渐减量;亦可用沙利度胺,剂量可增加至每日300～400 mg,分3～4次口服,一般1～3 d可控制症状,症状控制后可逐渐减至维持量每日25～50 mg。

五、护理措施

1. 一般护理

(1)对一般麻风患者应鼓励积极参加力所能及的劳动,增强体质,提高自信心,战胜疾病。

(2)对传染性麻风患者应当隔离管理,在麻风病院或麻风村集中接受治疗,患者的衣物、用具要严格消毒,如煮沸、高压蒸汽、75%酒精、2%碘酊、含氯石灰消毒液、甲醛溶液熏蒸或紫外线照射等,以防疾病继续传播。

(3)患者要加强营养,注意休息,生活规律。居住环境要空气清新,阳光充足,保持干燥。

2. 心理护理

麻风是一种慢性传染病,治疗时间长,且容易造成残疾和畸形,患者易产生恐惧自卑心理,往往对治疗失去信心。医务人员应尊重患者,树立平等观念,耐心给患者讲解有关麻风防治知识,热情关心和鼓励患者,使其消除悲观紧张情绪,能积极主动坚持配合治疗。未确诊时,应密切随访观察,慎重对待。

3. 创面护理

如皮肤出现水疱、血疱,要及时处理,防止感染和形成溃疡;如已发生糜烂溃疡,应保持创面清洁,防止混合感染;换下的敷料做灭菌处理或焚毁;换药器械在 1%依沙吖啶液浸泡 30 min后,再清洗消毒备用。

4. 其他护理

面神经麻痹者,口眼闭合不全,外出时应佩戴有色风镜;入睡前在患侧涂眼药膏和戴眼罩,以保护角膜和预防结膜炎;肢体麻木者要注意保暖,避免冻伤、烫伤和压伤;有手足畸形者,指导患者自主运动或协助其被动活动,防止关节强直和肌肉萎缩;神经肿痛的患肢应予休息、保暖,必要时给予夹板固定。

5. 严格消毒隔离

医务人员在操作过程中,应严格执行操作规程,注意消毒隔离,戴口罩及橡胶手套,特别在做细菌及组织病理检查时要注意标本的处理。

6. 预防并发症

治疗过程应密切观察有无麻风反应及并发症,尽可能查明引起反应的诱因,如精神创伤、并发感染、过度疲劳、接种疫苗、妊娠、分娩、手术、酗酒等,并适当处理。患者有严重神经精神症状时,应加强护理,防止意外事故的发生。

7. 注意不良反应

鉴于利福平和氨苯砜等药物的毒副反应,治疗过程中应密切观察药物不良反应,每2周做1次血、尿常规检查;每个月做肝、肾功能检查,如有异常应做相应处理。

8. 健康教育

普及防病知识,做到群防群治,同时对密切接触者定期体检,以便早期发现、早期治疗。

(孙 丽)

第十一章 感染科疾病护理

第一节 流行性脑脊髓膜炎

流行性脑脊髓膜炎简称流脑，是由脑膜炎球菌引起的呼吸道传染病。临床主要表现为高热、剧烈头痛、频繁呕吐、皮肤黏膜瘀点、瘀斑及脑膜刺激征。严重者可有败血症、休克及脑实质损害，脑脊液呈化脓性改变。本病多见于冬春季节，儿童发病率高。

一、流行病学

1.传染源

流脑的主要传染源为患者及带菌者。人是脑膜炎奈瑟菌的天然宿主，感染后细菌寄生于正常人的鼻咽部，隐性感染率较高，因为无症状不易被发现，经治疗后细菌可很快消失。

2.传播途径

流脑主要通过呼吸道飞沫直接传播。脑膜炎奈瑟菌对外界环境抵抗力弱，间接传播机会少。2岁以下婴幼儿通过同睡、哺乳、亲吻等密切接触感染，具有重要临床意义。

3.易感人群

人群普遍易感，隐性感染率高，感染后约1‰出现症状。新生儿可从母体内获得保护性抗体，6个月至2岁抗体水平最低，发病率高，随后通过隐性感染逐步获得免疫力。脑膜炎奈瑟菌不同群之间存在交叉免疫，但感染后仅所感染的群可获得持久免疫力，交叉免疫力不持久。

二、护理评估

1.病因病史

评估患者流行病学资料，与患者密切接触史。

2.症状体征

突发高热、剧烈头痛、频繁呕吐、皮肤黏膜瘀点、瘀斑及脑膜刺激征，严重者可有败血症休克和脑实质损害，分为普通型、暴发型、轻型、慢性型。

3.相关检查

血常规、血生化、脑脊液检查、血清免疫学检查、脑膜炎奈瑟菌的 DNA 特异性片段检测等。

4.心理状态

患者及家属对疾病的认知程度及心理承受的能力。

三、护理措施

1.呼吸道隔离

隔离至症状消失后3 d(不少于病后7 d)。

2.休息

卧床休息。保持室内空气流通、安静、舒适。

3.饮食

给予营养丰富、清淡、易消化的流食或半流饮食,鼓励患者少量多次。昏迷者给予鼻饲。不能进食者,静脉补液。

4.观察要点

(1)观察生命体征,以早期发现循环衰竭及呼吸衰竭。

(2)观察瘀点、瘀斑的部位、范围及进展情况。

(3)观察患者的意识状态有无改变,两侧瞳孔是否等大等圆,对光反射是否存在,有无抽搐、惊厥先兆。

5.对症护理

重点保护出现瘀点、瘀斑的皮肤,尽可能避免受压和摩擦。剪短患者指甲,避免抓破皮肤。水疱如有破溃,应及时用无菌生理盐水清洗局部后涂以抗生素软膏;烦躁不安者,应加床栏或约束四肢;昏迷患者应定时翻身、拍背、按摩受压部位;若有尿潴留,及时给予排尿,以防躁动引起颅内压增高。

6.用药护理

遵医嘱使用青霉素时,注意观察有无过敏反应;应用磺胺类药物时,鼓励患者多饮水,并遵医嘱使用碱性药物以碱化尿液,定期复查尿常规,避免肾损害;应用氯霉素时,注意观察有无胃肠道、骨髓抑制等不良反应;应用甘露醇等脱水剂时,监测电解质;应用肝素抗凝治疗时,观察有无过敏反应及出血情况;应用强心剂时观察心率、心律的变化。

7.心理护理

向患者解释疾病症状及治疗方法,给予心理支持,取得患者及家属的信赖,以产生安全感,增强治疗信心,消除其紧张、焦虑及恐惧等不良的心理反应。

(张建伟)

第二节　流行性乙型脑炎

流行性乙型脑炎简称乙脑,是由乙型脑炎病毒引起的以脑实质炎症为主要病变的急性传染病。本病经蚊虫传播,临床上以高热、意识障碍、抽搐、病理反射及脑膜刺激征为特征,重症者伴中枢性呼吸衰竭,病死率达20%~50%,可有后遗症。

一、护理评估

1.流行评估

评估是否为流行季节,患者是否来自流行地区。

2.症状体征

(1)患者生命体征变化:包括体温高度、呼吸节律、脉搏速率、血压高低、有无头痛、脑水肿及脑疝发生。

(2)意识是否清楚,如有昏迷,评估昏迷程度,瞳孔对光反应。

(3)有惊厥、抽搐、呼吸衰竭发生及其原因。

(4)恢复期评估患者后遗症发生的情况。

3.相关检查

血白细胞明显升高。脑脊液检查压力增高,白细胞计数升高,血清特异性 IgM 抗体检查有助于早期诊断。

4.心理状况

初期高热,患者倦怠、无力,出现惊厥和意识障碍时家属感到恐慌、焦虑。后期若留有后遗症,可能有精神异常或肢体瘫痪,给家属及患者带来严重的心理负担。

二、护理措施

(一)隔离

按虫媒传染病护理常规护理。室内应有防蚊降温设备。

(二)休息

严格卧床休息。

(三)饮食

初期及极期应给予清淡流质饮食,如西瓜汁、豆浆、菜汤、牛奶、能全素等。昏迷及吞咽困难者给予鼻饲或静脉营养,保证每日入量 1 500～2 000 mL,并注意水电解质平衡。恢复期应逐渐增加有营养、高热量饮食。

(四)病情观察

(1)注意观察体温变化,每 1～2 h 测体温 1 次,观察呼吸频率、节律,以判断有无呼吸衰竭,及时通知医生处理,必要时施行气管切开术、使用呼吸机。患者血压下降,同时伴有胃肠道出血,提示患者循环衰竭。

(2)观察意识状态,注意意识障碍是否继续加重。

(3)观察惊厥发作先兆,如烦躁不安、口角抽动、指(趾)抽动、两眼凝视、肌张力增高等,以及发作次数、发作持续时间、抽搐部位和方式。

(4)观察颅内压增高及脑疝的先兆,重点应观察瞳孔大小、形状、两侧是否对称、对光反应等。如患者有剧烈头痛、呕吐、脉搏变弱、血压升高、瞳孔改变,立即给予脱水以解除高颅内压现象。

(5)观察有无肺部感染及压疮等症状及体征。

(五)对症护理

1.高热

乙脑患者体温不易下降,常采用以下综合措施控制体温。

(1)物理降温:酒精擦浴、冰盐水灌肠、大血管体表处放置冰袋等方法,注意防止局部冻伤发生。使用冰帽、冰袋等加强头部降温。

(2)对于高热并频繁抽搐的患者可采用亚冬眠疗法。

(3)降低室温,可使用空调,将室温降至 28 ℃。

2.惊厥或抽搐

(1)如脑水肿所致患者进行脱水治疗时,护理应注意:脱水剂应于 30 min 内注入;准确记录出入量,注意维持水、电解质平衡;因甘露醇等脱水剂是高渗液体,应注意患者心脏功能,防止发生心功能不全。

(2)因脑实质病变引起的抽搐,可按医嘱使用抗惊厥药物。特别应注意观察抗惊厥药对呼吸的抑制。

(3)因呼吸道分泌物阻塞引起抽搐者,应给予吸痰、吸氧,保持呼吸道通畅,并加大氧流量至 4～5 L/min,以迅速改善脑组织缺氧。

(4)如因高热所致抽搐者,在积极降温同时按医嘱给予镇静剂。

(5)惊厥或抽搐发作时注意防止窒息及外伤。

3.呼吸衰竭

(1)保持呼吸通畅,按需吸痰,并加强翻身、拍背引流等以助痰排出。若痰液黏稠可先行雾化吸入,然后再吸痰。

(2)吸氧:在保持呼吸道通畅基础上保证氧气供给。

(3)如经以上处理无效,需进行气管插管、气管切开或应用人工呼吸机的患者,应协助医生进行上述治疗操作。并参照气管切开及机械通气护理常规护理。

(六)恢复期及后遗症的护理

(1)观察患者神志、各种生理功能、运动功能的恢复情况。

(2)对遗留有精神、神经后遗症者,可进行中西医结合的综合治疗,鼓励并指导患者进行功能锻炼,持之以恒,使残疾降低到最小限度。

三、健康指导

(1)在流行季节,积极做好防蚊、灭蚊措施,提倡疫苗接种。

(2)康复指导:教会家属护理措施及康复疗法,如鼻饲、按摩、肢体功能锻炼及语言训练等。鼓励患者坚持康复训练和治疗,尽可能在 6 个月内恢复,以避免造成不可逆的后遗症。

(张建伟)

第十二章　妇产科疾病护理

第一节　阴道炎

一、护理评估

(一)健康史

①一般资料:患者年龄、月经史、婚育史,是否处在妊娠期;②既往疾病史:患者是否患有糖尿病,有无卵巢手术史或盆腔放疗史;③特殊治疗史:患者是否使用雌激素、免疫抑制剂或长期应用抗生素等;④阴道炎病史:患者既往有无阴道炎、曾做过何种检查、治疗经过及效果,本次症状出现与月经周期的关系;⑤个人生活史:了解患者个人卫生习惯。

(二)生理状况

1.症状

(1)滴虫性阴道炎:阴道分泌物增多,呈稀薄脓性、黄绿色、泡沫状、有臭味,当混合有其他细菌感染时,白带可呈黄绿色;阴道口及外阴瘙痒;尿频、尿痛,有时可见血尿;不孕(阴道毛滴虫能吞噬精子,影响精子在阴道内存活)。

(2)外阴阴道假丝酵母菌病:外阴瘙痒、灼痛、性交痛及尿痛;阴道分泌物增多,白色稠厚,呈凝乳或豆腐渣样。

(3)细菌性阴道病:10%～40%的患者无临床症状。有症状者主要表现为阴道分泌物增多,呈灰白色、匀质、稀薄,常黏附于阴道壁,但黏度很低,容易从阴道壁拭去,有鱼腥臭味;轻度外阴瘙痒或烧灼感。

(4)萎缩性阴道炎:阴道分泌物增多、稀薄,呈淡黄色,感染严重者呈脓血性白带;外阴瘙痒、灼热感;伴性交痛。

2.体征

(1)滴虫性阴道炎:检查见阴道黏膜充血,严重者有散在出血点,形成"草莓样"宫颈。

(2)外阴阴道假丝酵母菌病:检查见外阴红斑、水肿、常伴有抓痕,严重者可见皮肤皲裂、表皮脱落;阴道黏膜红肿、小阴唇内侧及阴道黏膜附有白色块状物,擦去后见黏膜红肿,急性期还可见到糜烂或浅表溃疡。

(3)细菌性阴道病:检查见阴道黏膜无充血的炎性改变。

(4)萎缩性阴道炎:检查见阴道呈萎缩性改变,上皮皱壁消失、萎缩、菲薄;阴道黏膜充血,有散在小出血点和点状出血斑,有时可见表浅溃疡。

3.辅助检查

(1)滴虫性阴道炎:阴道分泌物湿片法,镜下见到活动的阴道毛滴虫。

(2)外阴阴道假丝酵母菌病:阴道分泌物检查,发现假丝酵母菌的芽胞或假菌丝。

(3)细菌性阴道病:线索细胞阳性;阴道 pH>4.5(通常为 4.7～5.7,多为 5.0～5.5);氨臭味试验阳性。

(4)萎缩性阴道炎:阴道分泌物检查镜下见大量基底细胞及白细胞而无滴虫及假丝酵母菌。

(三)高危因素

①滴虫阴道炎:不良性行为,不良卫生习惯;②外阴阴道假丝酵母菌病:常见发病诱因有妊娠、糖尿病、大量应用免疫抑制剂及广谱抗生素;③细菌性阴道病:频繁性交、多个性伴侣或阴道灌洗;④萎缩性阴道炎:绝经、卵巢手术、盆腔放疗、药物性闭经。

(四)心理-社会因素

①对健康问题的感受:是否认为是"小问题",不予重视而延误治疗;②对疾病的反应:是否因与"性"相关而羞于就诊;是否因疾病反复发作或久治不愈而产生心理压力,出现焦虑和抑郁症状;③家庭、社会及经济状况:是否存在性伴侣同时治疗障碍。

二、护理措施

(一)症状护理

1.阴道分泌物增多

观察阴道分泌物的颜色、性状、气味及量,选择合适的药液进行阴道冲洗。滴虫性阴道炎、细菌性阴道病及萎缩性阴道炎,选 1%乳酸液或 0.1%~0.5%醋酸液,增加阴道酸度;阴道假丝酵母菌病选碱性溶液。在不清楚阴道炎的种类时,不可滥用冲洗液,指导患者勤换会阴垫及内裤,保持外阴清洁干燥。

2.外阴瘙痒与灼痛

嘱患者尽量避免搔抓,防止外阴部皮肤破损,炎症急性期减少活动,避免摩擦外阴。

(二)用药护理

1.明确阴道炎的类型,遵医嘱用药,选择合适的用药方法及时间

(1)滴虫性阴道炎:主要药物为甲硝唑及替硝唑。方法:全身用药。初次治疗可选择甲硝唑或替硝唑 2g,单次口服;或甲硝唑 400 mg,每天 2 次,连服 7 d。口服药物的治愈率为 90%~95%。对妊娠期阴道炎患者,为防止新生儿呼吸道和生殖道感染,可应用甲硝唑 2 g 顿服,或甲硝唑 400 mg,每天 2 次,连服 7 d。

(2)外阴阴道假丝酵母菌病(VVC):主要药物为抗真菌药,唑类药物的疗效高于制霉菌素。全身用药和局部用药疗效相似。局部用药:可选用咪康唑栓剂,每晚 1 粒(200 mg),连用 7 d;或每晚 1 粒(400 mg),连用 3 d;或每晚 1 粒(1200 mg),单次用药。全身用药:对不能耐受局部用药者、未婚妇女及不愿意采用局部用药者可选用口服药物。常用药物:氟康唑 150 mg,顿服。妊娠合并 VVC,以局部治疗为主,以 7 d 疗程最佳,禁服唑类药物。

(3)细菌性阴道病(BV):选用抗厌氧菌药物,首选甲硝唑。全身用药:甲硝唑 400 mg,口服,每天 2~3 次,连服 7 d。局部用药:含甲硝唑栓剂 200 mg,每晚 1 次,连用 7 d。

(4)萎缩性阴道炎:补充雌激素,雌三醇软膏局部涂抹,每天 1~2 次,连用 14 d。抑制细菌生长:诺氟沙星 100 mg,放于阴道深部,每天 1 次,7~10 d 为 1 个疗程。可选用中药,如保妇康栓。

2.用药指导

(1)教会患者阴道用药的正确方法,对不能自理者,协助用药。

(2)告知患者口服甲硝唑期间及停药 24 h 内、替硝唑用药期间及停药 72 h 内,禁止饮酒;哺乳期间用药,应暂停哺乳。

(3)乳腺癌或子宫内膜癌患者慎用雌激素制剂。

3.用药观察

出现不良反应,立即停药并通知医师。常见药物不良反应如下。①胃肠道反应:如食欲减退、恶心、呕吐;②双硫仑样反应:又称"戒酒硫样反应",主要是使用头孢菌素类抗生素,包括头孢哌酮、头孢曲松、头孢噻肟等及甲硝唑、酮康唑等药物后,如果喝酒,可出现胸闷胸痛、心慌气短、面部潮红、头痛头晕、腹痛恶心等一系列症状;③药物过敏反应:包括局部皮肤症状和全身症状;④偶见头痛、皮疹、白细胞减少等。

(三)心理护理

(1)向患者解释疾病与健康的问题,说明"小病"早治,可防"大病",引导患者重视问题并轻松面对。

(2)加强疾病知识宣传,引导患者规范治疗;对卵巢切除、放疗患者给予安慰,告知雌激素替代治疗可缓解内分泌的失衡,减轻因疾病带来的烦恼,消除心理压力,增强治疗疾病的信心。

(3)与家属沟通,让其多关心患者,包括说服其性伴侣同时治疗。

(马莎莎)

第二节　子宫颈炎

一、护理评估

(一)健康史

①一般资料:年龄、月经史、婚育史,是否处在妊娠期;②既往疾病史:详细了解有无阴道炎、性传播疾病及子宫颈炎症的病史,包括发病时间、病程经过、治疗方法及效果;③既往手术史:详细询问分娩手术史,了解阴道分娩时有无宫颈裂伤,是否做过妇科阴道手术操作及有无宫颈损伤、感染史;④个人生活史:了解个人卫生习惯,分析可能的感染途径。

(二)生理状况

1.症状

(1)急性子宫颈炎:阴道分泌物增多,呈黏液脓性,阴道分泌物的刺激可引起外阴瘙痒及灼热感;可出现月经间期出血、性交后出血等症状;常伴有尿道刺激症状,如尿急、尿频、尿痛。

(2)慢性子宫颈炎:患者多无症状,少数患者可有阴道分泌物增多,呈淡黄色或脓性,偶有接触性出血、月经间期出血,偶有分泌物刺激引起外阴瘙痒或不适。

2.体征

(1)急性子宫颈炎:检查见脓性或黏液性分泌物从子宫颈管流出;用棉拭子擦拭子宫颈管时,容易诱发子宫颈管内出血。

(2)慢性子宫颈炎:检查可见宫颈呈糜烂样改变,或有黄色分泌物覆盖子宫颈口或从宫颈管流出,也可见子宫颈息肉或子宫颈肥大。

3.辅助检查

(1)实验室检查:分泌物涂片做革兰染色,中性粒细胞>30 个/高倍视野;阴道分泌物湿片检查白细胞>10 个/高倍视野;做淋病奈瑟菌及沙眼衣原体检测,以明确病原体。

(2)宫腔镜检查:镜下可见血管充血,宫颈黏膜及黏膜下组织、腺体周围大量中性粒细胞浸润,腺腔内可见脓性分泌物。

(3)宫颈细胞学检查:宫颈刮片、宫颈管吸片,与宫颈上皮瘤样病变或早期宫颈癌相鉴别。

(4)阴道镜及活组织检查:必要时进行,以明确诊断。

(三)心理-社会因素

(1)对健康问题的感受:是否存在因无明显症状,而不重视或延误治疗。

(2)对疾病的反应:是否因病变在宫颈,又涉及生殖器官与性,而不愿及时就诊;或因阴道分泌物增多引起不适;或治疗效果不明显而烦躁不安;或遇有白带带血或接触性出血时,担心疾病的严重程度,疑有癌变而恐惧、焦虑。

(3)家庭、社会及经济状况:家人对患者是否关心;家庭经济状况及是否有医疗保险。

二、护理措施

(一)症状护理

同"阴道炎的护理"。

(二)用药护理

药物治疗主要用于急性子宫颈炎。

1.遵医嘱用药,选择合适的用药方法及时间

(1)经验性抗生素治疗:在未获得病原体检测结果前,采用针对衣原体的经验性抗生素治疗,阿奇霉素 1 g,单次顿服;或多西环素 100 mg,每天 2 次,连服 7 d。

(2)针对病原体的抗生素治疗:临床上除选用抗淋病奈瑟菌的药物外,同时应用抗衣原体感染的药物。对于单纯急性淋病奈瑟菌性子宫颈炎,常用药物有头孢菌素,如头孢曲松钠250 mg,单次肌内注射;或头孢克肟 400 mg,单次口服等。对沙眼衣原体所致子宫颈炎,治疗药物有四环素类,如多西环素 100 mg,每天 2 次,连服 7 d。

2.用药观察

注意观察药物的不良反应,若出现不良反应,立即停药并通知医师。

3.用药注意事项

注意药物的半衰期及有效作用时间;注意药物的配伍禁忌;抗生素应现配现用。

4.用药指导

若病原体为沙眼衣原体及淋病奈瑟菌,应对性伴侣进行相应的检查和治疗。

(三)心理护理

(1)加强疾病知识宣传,引导患者正确认识疾病,及时就诊,接受规范治疗。

(2)向患者解释疾病与健康的问题,鼓励患者表达自己的想法。对病程长、迁延不愈的患者,给予关心和耐心解释,告知疾病的过程及防治措施;对病理检查发现宫颈上皮有异常增生的病例,告知通过密切监测,坚持治疗,可阻断癌变途径,以缓解焦虑心理,增加治疗的信心。

(3)与家属沟通,让其多关心患者,支持患者,坚持治疗,促进康复。

(马莎莎)

第十三章　老年病护理

第一节　老年肺炎

老年肺炎是指发生于老年人的终末气道、肺泡和间质的炎症。

一、护理评估

（一）健康史

老年肺炎绝大多数由感染所致，病情的严重程度与病原体及老年人自身状况有关，老年肺炎的病原体中，细菌仍然占据主要地位。

1. 口腔卫生

据统计65岁以上老年人口腔革兰阴性杆菌分离率较年轻人高10倍，细菌定植高，可通过吸入导致老年肺炎的发生。

2. 病原体

肺炎链球菌是引起老年社区获得性肺炎（CAP）最主要的致病菌。革兰阴性杆菌、金黄色葡萄球菌在老年CAP中比例较小，但较年轻人多见。引起老年医院获得性肺炎（HAP）以革兰阴性杆菌最常见，其中以克雷伯杆菌及铜绿假单胞菌最常见，金黄色葡萄球菌、肺炎链球菌和厌氧菌也多见。

此外，老年人由于基础疾病多，免疫功能及上呼吸道防御功能下降，多种病原体混合感染率明显高于一般成年人。

（二）身体状况

（1）起病缓慢：主诉较少而含混，常有低热、呼吸急促、心动过速，而半数以上患者无典型高热、咳嗽、咳痰症状。

（2）全身症状较肺部症状更明显，常表现为食欲减退、乏力、精神萎靡、意识模糊、营养不良等，而胸痛、咳嗽、咳痰表现相对较轻。

（3）并发症多而重，老年患者因可能存在潜在的器官功能不全，易并发呼吸衰竭、心力衰竭、休克、DIC、电解质紊乱和酸碱平衡紊乱等严重并发症。

（4）病程较长：老年肺炎常为多种病原菌合并感染，耐药情况多见，病灶吸收缓慢。

（三）辅助检查

1. 炎症标志物

老年肺炎患者外周血白细胞和中性粒细胞升高不明显，往往需要借助其他炎症指标如C反应蛋白、红细胞沉降率、降钙素原等进行综合判断。

2. 胸部影像

胸部影像异常是诊断肺炎和疗效判定的重要标志，老年患者的表现有其特点。80%以上的老年肺炎表现为支气管肺炎、双侧肺炎和多叶肺炎，而单叶肺炎相对较少见。

(四)心理-社会状况

老年肺炎患者因病程长而可能引起烦躁或抑郁等负性情绪,应注意评估家属对患者病情和预后的态度,以及家庭的照顾和支持能力。

二、常见护理诊断问题

(1)清理呼吸道无效与痰液黏稠及咳嗽无力或无效有关。

(2)气体交换受损与肺炎所致的有效呼吸面积减小有关。

(3)潜在并发症:呼吸衰竭、心力衰竭、感染性休克。

三、护理计划与实施

老年肺炎的处理原则:应及早使用抗生素治疗,抗生素使用原则为早期、足量、针对致病菌选药、重症联合用药、适当延长疗程。治疗护理的目标是提高机体抵抗力,去除诱因,改善呼吸道的防御功能,积极防治并发症,促进康复,减少老年肺炎的病死率。

(一)一般护理

1.环境与休息

保持室内空气新鲜,温度控制在 18 ℃~25 ℃为宜。住院早期应卧床休息,如并发休克者取仰卧中凹位,同时给予高流量吸氧。定时协助患者翻身拍背,必要时吸痰。

2.饮食护理

饮食宜清淡、易消化,含高热量、高蛋白、高维生素的流质或半流质饮食,注意少量多餐,补充足够的水分。

3.病情观察

老年肺炎并发症严重,应严密观察患者的神志、呼吸、血压、心率及心律等变化,警惕呼吸衰竭、心力衰竭、休克等并发症的发生。

4.其他

鼓励和指导患者进行有效呼吸,对于年老衰弱或重症者应定时翻身、叩背,必要时吸痰,保持呼吸道通畅。

(二)用药护理

遵医嘱使用抗生素,注意观察疗效和不良反应。常见的不良反应:应用头孢唑林钠(先锋霉素 V)可出现发热、皮疹、胃肠道不适等不良反应;喹诺酮类药物(氧氟沙星、环丙沙星)偶见皮疹、恶心等不良反应;氨基糖苷类抗生素有肾、耳毒性,老年人或有肾功能减退者应特别注意有无耳鸣、头晕、唇舌发麻等不良反应,一旦出现严重不良反应,应及时报告医生,并做相应处理。

(三)心理护理

关心、安慰患者,认真倾听患者的主诉,耐心细致地解释患者提出的问题。尽可能帮助和指导患者进行有效咳嗽,做好生活护理,使患者以积极的心态配合治疗护理。

(四)健康教育

1.疾病预防

指导避免上呼吸道感染、淋雨受寒、过度疲劳等诱因。加强体育锻炼,增强体质,提高机体抵抗力。

2.生活指导

指导老年人坚持有氧运动、饮食营养均衡、戒烟忌酒、保持口腔清洁卫生。

3.康复训练

教会患者腹式呼吸的方法,并要求每天锻炼3～5次,持续时间以不产生疲劳为宜。在病情许可的情况下,配合步行、登楼梯、体操等全身运动,以提高老年人的通气功能。

（吕京会）

第二节　老年骨质疏松症

骨质疏松症(osteoporosis,OP)是一种以骨量减少和骨组织微结构破坏为特征,导致骨骼的强度降低、骨质脆性增加和易发生骨折的一种代谢性疾病。骨质疏松症分为原发性和继发性两类。

原发性骨质疏松症包括绝经后骨质疏松症(Ⅰ型)和老年骨质疏松症(Ⅱ型),是机体衰老在骨骼方面的一种特殊表现,占发病总人数的85%～90%。本病是使骨质脆性增加导致骨折危险性增大的一种常见病,女性的发病率高于男性,约为男性的3倍,患病率随增龄而增高。继发性骨质疏松症是由疾病和不良嗜好所致,占发病总人数的10%～15%。

患OP的老年人极易发生股骨颈骨折、脊椎骨折,发生髋部骨折的患者1年内可有10%～20%的死亡,约50%的遗留残疾,因此OP是引起老年人卧床率和伤残率增高的主要疾病。

一、护理评估

（一）健康史

老年人由于年龄的增长,破骨细胞的吸收增加,成骨细胞的功能衰减,使骨代谢中骨重建处于负平衡状态,老年骨质疏松症的发生率明显增加。其发生与多种因素有关。

1.遗传因素

多种基因的表达水平和基因多态性可影响骨代谢(如维生素D受体、雌激素受体、β_3肾上腺素能受体的基因可影响骨代谢),另外,基质胶原和其他结构成分的遗传差异与骨质疏松症的发生有一定关系。

2.内分泌因素

内分泌因素在骨的生成和骨量维持方面起着重要作用。老年人随年龄的增长、性腺功能减退,性激素分泌减少,骨的形成减慢、吸收加快,导致骨量下降。由于增龄,甲状旁腺素(PTH)逐年增高,与细胞因子作用于骨细胞,通过其分泌的细胞因子(如IL-6)促进破骨细胞的作用,导致骨质丢失加速。

3.营养成分

老年人由于牙齿脱落和消化功能下降,食量减少,导致维生素D、钙、蛋白质摄入不足;因肾功能减退,1,25-二羟基维生素D_3产生减少,影响钙的吸收。维生素D可促进骨细胞的活性作用,磷、蛋白质及微量元素可维持钙、磷比例,有利于钙的吸收,缺乏这些物质可使骨的形成减少。

4.生活方式

体力活动是刺激骨形成的基本方式,老年人运动量减少,骨质缺乏活动刺激,导致骨质脱钙,故长期卧床及活动过少的老年人易于发生骨质疏松症。此外,吸烟,酗酒,高蛋白、高盐饮食,大量饮用咖啡和浓茶,光照减少等均影响骨形成,是造成骨质疏松症的易发因素。

5.药物因素

长期使用类固醇激素、肝素、甲状腺素等可影响钙的吸收,尿钙排泄增加,骨量减少导致骨质疏松症。

(二)身体评估

1.骨痛和肌无力

全身或腰背部疼痛、肌无力最为常见。其次是膝关节、肩背部、手指、前臂疼痛,为弥散性,无固定部位,夜间及清晨醒来时加重,日间减轻;劳累或活动后疼痛加重,负重能力下降或不能负重。

2.身高变矮和驼背

骨质疏松症非常严重时,椎体内部骨小梁变细,数量减少。因椎体骨密度减少导致脊椎椎体压缩变形,身长平均缩短 3～6 cm,严重者伴驼背。

3.骨折

骨折是老年骨质疏松症患者活动受限、寿命缩短的最常见和最严重的并发症。

常因很轻微的外力或创伤诱发,如打喷嚏、弯腰、负重、挤压或摔倒等。老年骨质疏松症并发骨折可多达 6%,多发生在桡骨远端、股骨颈、胸腰椎。脊柱压缩性骨折可导致胸廓畸形,使肺活量和肺最大换气量下降,导致肺功能下降,引起胸闷、气短、呼吸困难等,因而易并发肺部感染、心血管病和慢性衰竭而死亡。

(三)辅助检查

1.骨生化检查

骨生化检查可作为骨质疏松症的参考,包括骨形成指标、骨吸收指标及血、尿骨矿物质成分。主要检查有:①骨钙素(BGP):是骨更新的敏感指标,可有轻度升高;②尿羟赖氨酸糖苷(HOLG):是骨吸收的敏感指标,可升高;③血清镁、尿镁:均有所下降。

2.X 线检查

X 线检查是最简单易行的检查方法。一般在骨量丢失超过 30% 时才能显示出骨质疏松,表现为皮质变薄,骨小梁减少、变细,骨密度减低、透明度加大,晚期出现骨变形及骨折。其中锁骨皮质厚度下降至 3.5～4.0 mm 时易伴有椎体压缩性骨折。

3.骨密度检查骨

骨密度检查对骨质疏松症早期诊断、预测骨折风险性和评估治疗效果有重要作用。按照世界卫生组织(WHO)1994 年的诊断标准,采用单光子吸收仪、双能 X 线吸收仪、定量 CT 检查,骨密度低于同性别峰值骨量的 2.5 SD 以上可诊断为骨质疏松症。

(四)心理-社会状况

骨质疏松,骨折导致骨痛和活动受限,身体外形的改变,经济负担及家属的支持程度都会给老年人带来精神压力,易产生焦虑、烦躁、悲观、失望等情绪,评估时应予重视,协助老年人减轻心理压力。

二、常见护理诊断问题

(1)疼痛与骨质疏松、骨折及肌肉疲劳、痉挛有关。

(2)躯体活动障碍与骨痛、骨折引起的活动受限有关。

(3)焦虑与担心疾病预后有关。

(4)情境性自尊低下与身体外形改变有关。

(5)潜在并发症:骨折与骨质疏松有关。

三、护理计划与实施

本病的处理原则是以药物治疗为主,通过补充钙剂及使用钙调节剂进行药物治疗,积极调整生活方式,适当进行户外活动,戒烟限酒,同时结合物理治疗、营养疗法可进一步提高治疗效果,对骨折老年人应积极进行手术治疗。具体措施如下所示。

(一)休息与活动

根据老年人的身体状况,制订不同的活动计划。对能运动的老年人,每天进行适当的体育活动可增加骨密度,减少骨丢失;对因疼痛而活动受限的老年人,可指导老年人维持关节的功能位,每天进行关节的活动训练,保持肌肉的张力;对因为骨折而固定或牵引的老年人,可指导其做上下甩动臂膀、扭动足趾,做足背屈和跖屈等动作。

(二)营养与饮食

尊重老年人的饮食习惯,做到合理饮食。鼓励老年人多摄入含钙和维生素 D 丰富的食物,如牛奶、乳制品、大豆、豆制品、芝麻酱、海带、虾米等。含维生素 D 丰富的食品有禽、蛋、肝、鱼肝油等。老年人一般每天摄入钙应不少于 850 mg,如已经发生骨质疏松症,则每天摄入钙应不少于 1000 mg。老年人少喝浓茶、咖啡和碳酸饮料,去除影响钙吸收的因素。

(三)缓解疼痛

骨质疏松症引起疼痛的原因主要与腰背部肌肉紧张及椎体压缩性骨折有关,故可以通过卧床休息、洗热水浴、按摩、擦背等方法使肌肉放松,减轻疼痛。仰卧时头不可过高,在腰下垫一薄枕,必要时可使用背架、紧身衣等限制脊柱的活动;也可用音乐治疗、暗示疏导等方法缓解疼痛;对疼痛严重者可遵医嘱使用止痛剂、肌肉松弛剂等药物;对骨折者应通过牵引或手术方法缓解疼痛。

(四)预防并发症

尽量避免弯腰、负重等行为,为老年人提供舒适、安全的休养环境。鼓励老年人进行户外运动,多吸收阳光,注意保暖,防止着凉。老年人因运动、感觉和平衡功能下降,骨骼脆性增加,易发生跌倒而骨折,地面应清洁、干燥、防滑,通道无障碍物,卫生间、过往通道应安置扶手,光线适宜。

行动不便的老年人可以使用助行器,防止发生跌倒。长期卧床患者,应加强皮肤护理,预防压疮的发生。

(五)用药护理

1.钙制剂

如碳酸钙、葡萄糖酸钙等,注意不可与绿叶蔬菜一起服用,防止降低钙的吸收率,使用过程中要多饮水,减少泌尿系统结石和防止便秘。

2.钙调节剂

钙调节剂包括降钙素、维生素 D 和雌激素,在服用维生素 D 的过程中要监测血清钙和肌酐的变化;老年女性患者应慎用雌激素类药物,必须使用时应详细了解家族中有无肿瘤、心血管疾病的病史,须在医生指导下使用性激素,而且剂量要准确。在治疗期间,每 6 个月进行妇科检查一次,严密监测子宫内膜的增生变化,指导老年人学会乳房自我检查的方法及阴道出血的观察。

3.双膦酸盐

如依替膦酸二钠、帕米膦酸钠、阿仑膦酸钠等,此类药物易受食物的影响,降低药效,故应晨起空腹服用,同时饮清水 200~300 mL,至少 30 min 内不能进食或喝饮料,也不能平卧。静脉注射要注意血栓性疾病的发生,同时应监测血钙、磷和骨吸收生化标志物。

(六)心理护理

了解老年人的心理,鼓励其表达内心的感受,明确影响老年人情绪的原因,给予及时疏导,缓解其心理压力;指导老年人在穿着和修饰上掩饰形体的改变;强调老年人在资历、学识或人格方面的优势,增强自信心,逐渐适应形象的改变。

(七)健康教育

骨质疏松症的预防比治疗更重要,应积极避免导致骨质疏松症的各种因素。指导老年人摄入足够含钙及维生素 D 丰富的食物,戒烟、限酒,少饮咖啡和浓茶;坚持适当运动和户外日光照晒,预防骨质疏松症和骨折;给老年人提供有关的书籍、图片和影像资料,讲解骨质疏松症和骨折的防治知识;指导老年人正确服用钙剂,钙剂应与维生素 D 同时服用,教会老年人观察各种药物的不良反应。指导老年人尽早实施康复训练,同时配合有氧运动增强体质。

(苗军华)

第三节 老年退行性骨关节病

退行性骨关节病又称骨性关节炎、老年性骨关节炎、增生性骨关节病等,是由于关节软骨发生退行性变,引起关节软骨破坏所致的慢性关节炎,是一种多见于老年人的非炎症、慢性退行性关节病。

病变主要侵犯滑膜囊关节,好发于负重较大的关节,如脊柱、髋关节、膝关节及手指关节等部位。高龄男性髋关节受累多于女性,手骨性关节炎则以女性多见。其发病率随年龄的增大而升高,65 岁以上的老年人患病率达 68%。主要表现为关节疼痛,活动受限、关节变形等,是老年人致残的主要原因之一,严重影响老年人的日常生活。

一、病因

本病的发生是多种因素联合作用的结果,包括:①软骨基质中的黏多糖含量减少,纤维成分增加,软骨的弹性降低;②软骨下骨板损害使软骨失去缓冲作用;③关节内局灶性炎症。

临床上退行性骨关节病常分为原发性和继发性两种,引起关节发生改变的原因,原发性与继发性有所不同。

1. 原发性

发病原因可能与遗传因素、生理性老化、肥胖、性激素、吸烟等因素及长期不良姿势导致的关节形态异常、长期反复从事使用关节的职业或剧烈的文体活动对关节的磨损等因素有关。老年人退行性骨关节病绝大部分为原发性。

2. 继发性

继发性常见于关节先天性畸形、关节创伤、关节面的后天性不平衡及其他疾病等。

二、护理评估

(一)健康史

询问老年人有无关节不适、疼痛及关节活动障碍。寻找引起关节疼痛的原因、诱因、疼痛的性质、持续时间、与环境的关系及本次发病后的治疗情况。

(二)身体评估

1. 一般情况

观察老年人是否肥胖,有无关节僵硬,关节活动是否受限及受限的程度,有无摩擦音及关节腔积液。

2. 关节疼痛

关节疼痛是本病的典型症状,早期表现为关节酸痛,随着病情进展,疼痛程度加重,表现为钝痛或刺痛、关节活动可因疼痛而受限,休息时也可出现疼痛。

3. 关节内卡压现象

当关节内有小的游离骨片时,可引起关节内卡压现象,表现为关节疼痛、活动时有响声和不能屈伸。膝关节内卡压易使老年人摔倒。

4. 关节肿胀、畸形

膝关节肿胀多见,因局部骨性肥大或渗出性滑膜炎引起,严重者可见关节畸形、半脱位等。手关节畸形可因指间关节背面内、外侧骨样肿大结节引起,位于远端指间关节者称 Heberden 结节,位于近端指间关节者称为 Bouchard 结节,部分患者可有手指屈曲或侧偏畸形,可因第一腕掌关节骨质增生出现"方形手"。

5. 功能受限

各关节可因骨赘、软骨退变、关节周围肌肉痉挛及关节破坏而导致活动受限。此外,颈椎退行性骨关节病脊髓受压时,可引起肢体无力和麻痹;椎动脉受压可致眩晕、耳鸣;严重者可发生定位能力丧失或突然跌倒;腰椎退行性骨关节病腰椎管狭窄时,可引起下肢间歇性跛行,也可出现大小便失禁。

(三)辅助检查

(1)X 线典型表现为受累关节间隙狭窄,关节面不规则和变形,关节边缘骨赘形成,关节内游离骨片。严重者关节面萎缩、变形和半脱位。

(2)CT 用于椎间盘疾病的检查,效果优于 X 线。

(3)MRI 能发现早期的软骨病变和观察到半月板,韧带等关节结构的异常。

(四)心理-社会状况

退行性关节炎的老年人因反复或持续的关节疼痛、功能障碍和关节变形,影响正常的生活和活动,会有一定的心理压力和经济负担。疼痛使老年人不愿意参加社会交往;功能障碍使老年人产生自卑心理;疾病的迁延不愈使老年人对治疗失去信心,产生消极悲观的情绪。

三、常见护理诊断/问题

(1)疼痛与关节退行性变引起的关节软骨破坏及骨板病变有关。

(2)躯体活动障碍与关节疼痛、畸形所引起的关节或肢体活动困难有关。

(3)跌倒与关节破坏所致的功能受限有关。

(4)自理缺陷与疾病引起躯体活动障碍有关。

四、护理计划与实施

本病的处理原则是减轻或缓解疼痛、改善关节功能、减少致残。可采用药物和非药物治疗。对症状较轻,无明显功能障碍者可采用保守治疗;对症状严重、保守治疗无效或关节畸形严重者,宜采用手术治疗。

(一)一般护理

根据老年人情况,制订休息与活动计划。老年人宜动静结合,急性期限制关节活动,应以不负重活动为主;症状缓解期可适当运动,如游泳、做操、打太极拳等。规律而适宜的运动可有效预防和减轻病变关节的功能障碍,肥胖者应坚持运动锻炼,注意调节饮食,尽量减少高脂、高糖食品的摄入,从而达到控制体质量的目的,减轻关节的负重。

(二)减轻疼痛

对患髋关节退行性骨关节病的老年人,减轻关节的负重和适当休息是缓解疼痛的重要措施,可使用手杖、拐、助行器站立或行走。

疼痛严重者,可卧床牵引限制关节活动。膝关节退行性骨关节病的老年人除适当休息外,可通过上下楼梯时扶扶手、坐位站起时手支撑扶手的方法减轻关节软骨承受的压力,膝关节积液严重时,应卧床休息。另外,增加局部理疗与按摩,对任何部位的退行性骨关节病都有一定的镇痛作用。

(三)用药护理

如关节经常出现肿胀,不能长时间活动或长距离行走,X线片显示髌骨关节面退变,则可在理疗的基础上加用药物治疗。

1.非甾体抗炎药

非甾体抗炎药主要起镇痛的作用。尽量使用吡罗昔康、双氯芬酸、舒林酸等不良反应小的镇痛药。尽量避免使用阿司匹林、水杨酸、吲哚美辛等不良反应大,且对关节软骨有损害作用的药物。镇痛药应在炎症发作期使用,症状缓解后停止服用,防止过度用药。能用按摩、理疗等方法缓解疼痛者,最好不服用镇痛药。

2.氨基葡萄糖

氨基葡萄糖可减轻疼痛和修复损伤的软骨。常用有硫酸氨基葡萄糖、氨糖美辛、氨基葡萄糖硫酸盐单体等。硫酸氨基葡萄糖最好吃饭时服用,氨糖美辛于饭后即服或临睡前服用效果较好。

3.抗风湿药

通过关节内注射,利用其润滑和减震功能,对保护残存软骨有一定作用。

用药期间应加强临床观察,注意监测X线片和关节积液。

（四）手术护理

对症状严重、关节畸形明显的晚期退行性骨关节病老年人,应行人工关节置换术。术后护理因不同部位的关节而有所区别。髋关节置换术后患肢需进行皮牵引,应保持有效牵引,同时要保证老年人在牵引状态下的舒适和功能;膝关节置换术后患肢用石膏托固定,应做好石膏固定及患肢的护理。

（五）心理护理

鼓励老年人积极治疗,坚持正确的康复锻炼,保持肢体功能和体形。为老年人安排有利于交际的环境,增加其与外界环境互动的机会;主动提供一些能让老年人体会成功的活动,并实时给予鼓励和奖赏,维护老年人的自尊,增强其自信心;协助老年人使用健全的应对技巧,鼓励学会自我控制不良情绪的方法。

（六）健康教育

1.疾病知识宣教

结合老年人自身的特点,向老年人介绍本病的病因,不同关节的表现、X 线片结果、药物及手术治疗的注意事项。

2.保护关节

指导老年人正确的关节活动姿势,尽量应用大关节而少用小关节,动作幅度不宜过大,不加重关节的负担和劳损;选用有靠背和扶手的高脚椅就座,使膝髋关节呈直角;枕头高度不超过 15 cm,保证肩颈和头同时枕于枕头上。多做关节部位的热敷、热水泡洗、桑拿等。避免从事诱发疼痛的工作或活动,如长期站立、爬山、骑车等剧烈活动,少做下蹲动作。注意防潮保暖,防止关节受凉、受寒。

3.提高自理能力

对于活动受限的老年人,应根据其自身条件及受限程度,选用合适的辅助器具,提高老年人的自理能力,减少安全意外事件的发生。

4.康复训练指导

老年人进行关节的康复训练,通过主动和被动的功能锻炼,可保持病变关节的活动,防止关节粘连和功能活动障碍。不同关节的锻炼有所不同。

(1)髋关节:早期训练踝部和足部的活动,鼓励老年人多做股四头肌的收缩,去除牵引或外固定后,床上训练髋关节的活动,进而扶拐下地活动。

(2)膝关节:早期训练股四头肌的伸缩活动,解除外固定后,再训练伸屈及旋转活动。

(3)肩关节:练习外展、前屈、内旋活动。

(4)手关节:主要锻炼腕关节的背伸、掌屈、桡偏屈、尺偏屈。颈椎病的老年人于症状缓解后做颈操。先仰头,侧偏头颈使耳靠近肩,再使头后缩转动。每个动作后应回到中立位,再做下一个动作,动作宜缓慢。

5.用药指导

用明显的标记保证老年人定时、定量、准确服药,并详细告知药物的不良反应,教会老年人监测方法。

（苗军华）

第四节 老年高血压

老年高血压（elderly hypertension）是指老年人在未使用抗高血压药物的情况下，血压持续或 3 次以上（非同日）收缩压 ≥ 140 mmHg（18.7 kPa）和（或）舒张压 ≥ 90 mmHg（12.0 kPa）。

其中老年人单纯收缩期高血压（isolated systolic hypertension，ISH）者超过半数，可诊断为老年高血压。老年高血压除了血压升高外，还伴有心、脑、肾的损害，它是导致老年人心血管疾病、脑卒中、肾衰竭等的重要发病原因和诱发因素。老年高血压发病率很高，约占 50%，其患病率随年龄的增长逐年增加，而在 80 岁及以上人群中，高血压患病率高达 75%～90%，是老年人最常见疾病和致残、致死的主要原因

一、护理评估

（一）健康史

1. 内在因素

遗传因素约占 40%，有调查显示，父母均有高血压，子女的发病概率高达 46%，高血压患者中约 60% 的人可询问到高血压的家族史。其次是与血压有关的各种老化因素，如动脉粥样硬化、激素反应性减低及压力感受器敏感性的变化等。

2. 外在因素

环境因素约占 60%，指各种不良的生活方式，如长时间大量饮酒和摄盐过多；长期生活在噪声环境中或长时间从事精神紧张度高的职业；体质量超重或肥胖者、长期服用避孕药者、患睡眠呼吸暂停低通气综合征的患者高血压的发病概率增加。

（二）身体状况

老年高血压的临床特点如下。

1. 单纯收缩期高血压

单纯收缩期高血压多见于 65 岁以上高血压患者中，单纯收缩期高血压为混合型的 2 倍。老年人收缩压随年龄增长而升高，而舒张压降低或不变，导致脉压增大。可由主动脉硬化，心脏射血时不能充分扩张，动脉内血流骤增得不到缓冲所致。单纯收缩期高血压是反映动脉损害程度的重要标志，能更早预测心血管事件的发生。

2. 血压波动性大

老年人血压波动性大，一天内时高时低，尤其是收缩压，一天内波动达 40 mmHg，血压昼夜节律异常的发生率高，80 岁以上高龄老年人血压的昼夜节律常消失，导致心、脑、肾等靶器官损害的危险增加。

3. 并发症多而症状不明显

在靶器官明显损害前，半数以上老年高血压患者无症状，因而缺乏足够重视，老年人高血压的并发症多且严重，如脑卒中、心力衰竭、肾衰竭等，对老年人的健康和生命造成极大的威胁。

4. 体位性低血压

指在改变体位为直立位时的 3 min 内，收缩压下降超过 20 mmHg 或舒张压下降超过

10 mmHg,同时伴有低灌注的症状,如头晕、视物不清或昏厥。老年高血压合并体位性低血压发生率增大。

5.老年餐后低血压

餐后 2 h 内每 15 min 测量血压,与餐前比较收缩压下降超过 20 mmHg,或餐前收缩压≥100 mmHg,餐后<90 mmHg,或餐后血压下降不明显,但出现缺血症状,如心绞痛、乏力、昏厥、意识障碍等,多发生在降压治疗过程中及体位突然变化时,因为老年人压力感受器难以迅速调整,不能耐受急剧降压所致。

6.多种疾病并存

老年高血压常与冠心病、脑卒中、糖尿病、高脂血症、肾功能不全等疾病共存并相互影响,使治疗更为复杂,致残、致死率增高。

(三)辅助检查

1.动态血压检测

老年患者 24 h 动态血压波动性较大,部分高龄老年人血压昼夜节律消失。

2.血脂、血糖检测

老年患者常合并高血脂、高血糖。

3.内分泌检测

老年高血压多为低肾素型,表现为血浆肾素活性、醛固酮水平、β 受体数目及反应性均低。

(四)心理-社会状况

了解老年人的个性特征,职业、生活方式、自我保健知识;靶器官受损的程度是否影响到老年人的社交活动;老年人的家庭和社区对患者给予的理解和支持情况。

二、常见护理诊断问题

(1)头痛与血压升高有关。

(2)外伤与头晕、视物模糊、体位性低血压有关。

(3)知识缺乏:缺乏高血压相关知识。

(4)活动无耐力与血压升高所致的心、脑、肾循环障碍有关。

三、护理计划与实施

老年高血压的处理原则是将血压调整至适宜水平,降压不宜过快、过低,保证重要器官的有效灌注量,最大限度地降低心脑血管疾病并发症的发生和死亡的危险,降低致残率,提高生存质量。

(一)一般护理

1.环境

环境舒适、安静、整洁,光线柔和,温湿度适宜有利于老年人疾病康复,不良刺激可加重高血压患者的病情。

2.休息与活动

根据患者高血压的程度确定活动量。极高危患者需绝对卧床休息,高危患者以休息为主,可根据身体耐受情况,做适量的运动,中危及低危患者运动量及运动方式的选择以运动后自我感觉良好,体质量保持理想为宜。

3.饮食护理

低盐、低脂饮食,补充适量蛋白质,多食蔬菜水果,每人每天食盐摄入量不超过 6 g 为宜,戒烟限酒。

4.病情监测

老年人血压波动较大,每天应定点、多次测量血压。老年人易发生体位性低血压,测血压时应测量立位血压,注意观察有无靶器官损伤的征象。

(二)用药护理

1.宣教

向老年人讲明监测血压和规律用药的重要性。

2.选择药物

(1)无并发症者选用噻嗪类利尿剂与保钾利尿剂。

(2)首先单一用药,如需联合用药,一般用钙拮抗剂,不主张应用 β 受体阻滞剂。

(3)从小剂量开始,逐渐递增。

(4)应用长效剂型,每天 1 次。

(5)避免药物间的相互作用,尤其是非甾体抗炎药。

(6)严密观察药物的不良反应,如眩晕、抑郁等。

3.常见降压药物的适应性及不良反应

(1)利尿剂。①适应性:低剂量利尿剂,噻嗪类是治疗老年高血压的首选药物,特别适用于 ISH 患者;②不良反应:低钾血症、胃肠道反应、高血糖、高尿酸血症等。

(2)钙拮抗剂(CCB)。①适应性:对老年高血压尤其有效,可作为一线降压药物;②不良反应:下肢水肿、头晕、头痛、心动过速等。心脏传导阻滞和心力衰竭者禁用非二氢吡啶类钙拮抗剂。

(3)血管紧张素转换酶抑制剂(ACEI)。①适应性:用于老年高血压患者,可降低心脏前后负荷、不增加心率、不降低心脑肾血流、不引起体位性低血压、无停药反跳现象;②不良反应:皮疹、咳嗽、血管性水肿、味觉异常等。肾动脉狭窄者禁用,同时用保钾利尿剂应谨慎。

(4)血管紧张素 Ⅱ 受体拮抗剂(ARB)。①适应性:具有强效、长效、平稳降压的特点,对老年 ISH 有效;②不良反应:不良反应少,极少发生咳嗽。

(5)β 受体阻滞剂。①适应性:老年高血压疗效差,但适用于老年高血压合并心绞痛心率偏快者,尤其是心肌梗死的二级预防;②不良反应:疲乏、耐力降低。心脏传导阻滞、周围血管病、呼吸道阻塞性疾病慎用或禁用。

(6)α 受体阻滞剂。①适应性:适用于老年高血压合并血脂异常、糖耐量异常及周围血管病,尤其是有前列腺增生、排尿障碍者;②不良反应:体位性低血压、昏厥、心悸等。

(三)心理护理

老年高血压患者的情绪波动会加重病情,应鼓励老年人保持乐观的心态,愉悦的心情,与家人、朋友间建立良好的关系,有利于调控血压。

(四)健康教育

(1)提高老年人对高血压的认识,明确定期监测血压、坚持正确治疗的重要性,避免药物漏服、错服、多服的现象,养成定时监测血压的好习惯。

(2)保持乐观心态和充足的睡眠,注意劳逸结合、控制体质量、合理膳食,避免超负荷的脑力和体力劳动。

(3)选择适宜的康复运动:如步行、慢节奏的交谊舞、太极拳等比较适合老年人。

(4)中医中药:中药、针灸、推拿、气功等对老年高血压患者的康复有一定疗效。

(5)定期检测:教会老年人及其家属正确使用血压计,每天定时测量血压并记录,发现血压异常及时到医院就诊,定期检查血、尿常规及生化、心电图,并进行眼底检查。

(苗军华)

第五节　老年心绞痛

老年心绞痛是冠状动脉机械性或动力性狭窄致冠状动脉供血不足,心肌急剧、暂时地缺血、缺氧所引起的以短暂胸痛为主要表现的临床综合征。90%的老年心绞痛是因冠状动脉粥样硬化引起,也可由冠状动脉狭窄或两者并存引起。

一、分类

根据发作的频率和严重程度分为稳定型心绞痛和不稳定型心绞痛。

1.稳定型心绞痛

稳定型心绞痛指发作 1 个月以上的劳力性心绞痛,其发作部位、频率、严重程度、持续时间及诱使发作的劳力大小,能缓解疼痛的硝酸甘油用量都基本稳定。

2.不稳定型心绞痛

不稳定型心绞痛指原来的稳定型心绞痛发作频率、持续时间、严重程度增加,或者新发作的劳力性心绞痛(发生 1 个月以内),或静息时发作的心绞痛。老年心绞痛多不典型,以不稳定型心绞痛居多。

二、护理评估

1.健康史

老年心绞痛的诱因与一般成人有所不同,应注意评估。

(1)非疾病因素:如饱餐、受寒、酷热、体力活动和情绪激动是老年心绞痛的常见诱因。老年人躯体承受能力降低,易受外部环境的影响,如地位改变、丧偶、孤独等心理应激,造成易怒、固执等情绪反应。

(2)疾病因素:高血压、肺部感染,糖尿病等并发症是老年心绞痛的常见诱因。

2.身体状况

(1)疼痛部位不典型:疼痛部位不固定、范围广,胸骨下段、上腹部或心前区疼痛,有的放射至左肩、咽喉、颈、背、下颌等部位,界限不清楚。

(2)疼痛性质:老年人痛觉敏感性降低,对疼痛的敏感性差。疼痛程度往往较轻,而疼痛以外的症状较突出,表现为疲乏、心前区不适、胸部梗阻感、气紧、左上肢酸胀、胃部灼热感等。疼痛持续时间较长,有时可持续 1 h 以上,多数患者经舌下含服硝酸甘油或休息后可缓解。

(3)常与其他疾病并存:心绞痛可由其他疾病诱发,如体力劳动、情绪激动、饱餐、寒冷、吸烟时发病,常被其他疾病掩盖和混淆,导致误诊和漏诊。

(4)体征:体征少,大多数老年心绞痛患者无阳性体征。心绞痛发作时常见血压升高、面色苍白、表情焦虑、皮肤湿冷或出汗、心率增快,心尖部可出现第三心音或第四心音奔马律、一过性收缩期杂音,有时伴第二心音逆分裂或交替脉。

3.辅助检查

(1)心电图:老年心绞痛患者最常见的心电图异常是非特异性 ST 段及 T 波改变,对诊断很有帮助。

(2)活动平板运动试验:运动实验、药物负荷实验、动态心电图对老年心绞痛的诊断有一定的帮助,但老年人可因肺功能差或体力不支而影响结果判断。

(3)放射性核素检查:可早期显示缺血区的部位和范围,结合其他临床资料,对老年心绞痛的诊断有较大价值。

(4)冠状动脉造影:老年人做冠状动脉造影是安全、可靠的。此检查具有确诊价值,且对确定患者是否需行冠状动脉血运重建也是必不可少的检查手段。

4.心理-社会状况

(1)评估老年人有无焦虑、恐惧、抑郁等情绪。

(2)患者家庭对实施医护方案的配合和支持程度。

(3)患者附近的医疗资源。

三、常见护理诊断/问题

(1)疼痛与心肌缺血、缺氧有关。

(2)活动无耐力与心肌供血、供氧不足有关。

(3)焦虑、恐惧与胸痛产生的濒死感,担心预后有关。

(4)知识缺乏:缺乏疾病及药物知识。

(5)潜在并发症:心肌梗死。

四、护理计划与实施

老年人心绞痛的处理原则:避免和控制心绞痛的诱发因素,改善冠状动脉供血,降低心肌耗氧,延缓冠状动脉粥样硬化的进展,预防心肌梗死和猝死。

1.一般护理

(1)休息与活动:心绞痛发作时,立即停止原有活动,协助老年人取舒适体位休息。及时给予氧气吸入,调节流量为 $4\sim6$ L/min。

(2)监测病情:严密观察胸痛的特点及伴随症状,监测生命体征、心电图的变化,观察有无急性心肌梗死的迹象。

2.用药护理

(1)硝酸酯类:硝酸酯类是缓解心绞痛最有效的药物,是老年心绞痛患者的常备药。首次使用硝酸甘油时宜平卧。老年人唾液分泌减少,口服硝酸甘油前应先用水湿润口腔,再将药物嚼碎置于舌下,有条件的老年人最好使用硝酸甘油喷雾剂,这样有利于药物快速溶化生效。

(2)β受体阻滞剂:老年人窦房结功能降低,心率减慢,易出现房室传导障碍,应用β受体阻滞剂时,应从小剂量开始,使心率维持在 55 次/分钟以上。若老年人伴有慢性阻塞性肺疾病、心力衰竭或心脏传导等疾病时,应避免使用β受体阻滞剂。

(3)钙拮抗剂:钙拮抗剂易引起老年人低血压,应从小剂量开始使用,老年人用药后变换体位要缓慢。维拉帕米有明显的负性肌力和负性传导作用,用于老年心绞痛治疗时应密切观察其不良反应。

(4)血小板抑制剂:应尽早使用,可有效防治血栓形成,预防发生心肌梗死。临床上使用较广的药物有阿司匹林、噻氯吡啶、氯吡格雷、糖蛋白Ⅱb/Ⅲa(GPⅡb/Ⅲa)等,被认为是抗血小板治疗最有希望的一类药。在使用血小板抑制剂期间,应密切观察患者有无出血倾向,定期监测出、凝血时间及血小板计数。

(5)他汀类降脂药:具有降脂、抗感染、稳定动脉粥样硬化斑块和保护心肌的作用。对于伴有高脂血症的老年患者,应坚持长期使用此类药物治疗。

3.心理护理

了解老年人产生负性情绪的原因,及时给予心理支持、鼓励和安慰。可通过对疾病本质和预后的讲解,改善其不恰当的认知,指导患者通过自我暗示改变消极心态,消除老年人的恐惧和焦虑。

4.健康教育

(1)教育和咨询。通过教育和咨询,使患者及家属了解心绞痛的发生机制、常见的危险因素、治疗和康复的方法,使患者在治疗、护理和康复中积极配合。

(2)生活指导。①合理膳食:指导老年人摄入低热量、低脂、低胆固醇、低盐饮食,多食用蔬菜水果和粗纤维食物,注意少食多餐,避免暴饮暴食,戒烟限酒;②适量运动:根据老年人的心功能状态合理安排活动,避免过度劳累;③避免诱发因素:老年人心脏储备功能差,过度劳累、情绪激动、饱餐、用力排便、寒冷刺激等即可诱发心绞痛,应注意避免;④加强自我心理调适,保持乐观、稳定的心理状态。

(3)康复运动。全面评估其病情,对稳定型心绞痛患者,结合老年人的运动习惯,有针对性地制订运动处方,处方实施要循序渐进,可分为三阶段进行。①第一阶段为适应期,经过一段时间适应性锻炼,逐渐达到运动处方规定的条件,此阶段所需时间为6~8周;②第二阶段为增强期,按运动处方坚持锻炼,通常为24周;③第三阶段为维持期,是增强阶段结束后,长期保持运动疗法的阶段。此期要对运动效果做出全面评估,制订出适合的运动计划。

(苗军华)

第六节　老年脑卒中

脑卒中是指由于急性脑循环障碍所致的局限或全面性脑功能缺损综合征或急性脑血管病事件,是一组器质性脑损伤导致的脑血管疾病。脑卒中是脑血管疾病的主要临床类型,包括缺血性卒中和出血性卒中两大类。脑卒中是目前导致人类死亡的第二位原因,它与缺血性心脏病、恶性肿瘤构成多数国家的三大致死疾病,并且在存活者中50%~70%患者留有严重残疾,是单病种致残率最高的疾病。脑卒中高发病率、高病死率和高致残率给社会、家庭带来沉重的负担和痛苦。随着人口老化,脑卒中造成的危害日趋严重,75岁以上者发病率是45~54岁人群的5~8倍,冬季寒冷时发病率明显增高。缺血性卒中主要以短暂性脑缺血发作、脑梗死(包括脑血栓形成和脑栓塞)多见;出血性卒中包括脑出血和蛛网膜下隙出血。由于老年人脑卒中,以短暂性脑缺血发作、脑梗死和脑出血最常见,本节重点介绍此三种疾病的护理。

一、短暂性脑缺血发作

短暂性脑缺血发作(TIA)是指局部脑或视网膜缺血引起的一过性或短暂性神经功能缺损,临床症状持续 10～15 min,多在 1 h 内恢复,最长不超过 24 h。凡神经影像学检查有神经功能缺损对应的明确病灶者不宜称为 TIA;如果神经功能缺损症状超过 1 h,绝大部分神经影像学检查均可发现对应的脑梗死小病灶。TIA 患者早期发生脑卒中的风险很高,发病 7 d 内的脑卒中风险为 4%～10%,90 d 脑卒中风险为 10%～20%(平均为 11%)。发作间隔时间缩短、持续时间延长、临床症状逐渐加重的进展性 TIA 是即将发展为脑梗死的强烈预警信号。TIA 患者易发生脑梗死、心肌梗死和猝死。90 d 内 TIA 复发、心肌梗死和死亡事件总的风险高达 25%。最终 TIA 部分发展为脑梗死,部分继续发作,部分自行缓解。

(一)护理评估

1. 健康史

(1)询问患者有无头晕、口唇发麻、肢体无力现象。

(2)有无高血压、心脏病、糖尿病病史。

(3)监测血液成分及血流动力学有无改变。

2. 身体状况

(1)临床特点:①发病突然;②历时短暂,一般 10～15 min,多在 1 h 内恢复,不超过 24 h;③常反复发作,每次表现相似;④好发于中老年人,男性多于女性;⑤常有高血压、动脉粥样硬化、糖尿病或高血脂等危险因素;⑥完全恢复,不留后遗症状;⑦神经功能缺损的范围和严重程度比较局限。

(2)临床表现与受累血管分布有关。颈内动脉系统 TIA 常表现为单眼或大脑半球症状,如一过性黑蒙,一侧面部或肢体无力、麻木;眼动脉缺血引起一过性单眼盲;椎基底动脉系统 TIA 表现为眩晕、构音障碍、跌倒、复视、交叉性运动或感觉障碍等,优势半球缺血可有失语。

3. 辅助检查

(1)CT 或 MRI 检查大多正常。部分病例可在发病早期显示出一过性小缺血灶。

(2)CTA、MRA 及 DSA 检查有助于排除与 TIA 类似表现的颅内病变。

(3)TCD 检查能发现颅内血管狭窄,并可进行血流状况评估和微栓子检测。

(4)血液检查有助于判断血糖、血脂、血小板、凝血功能等有无异常。

4. 心理-社会状况

部分患者 TIA 发作后担心疾病预后,产生焦虑、恐惧情绪;部分患者症状恢复后对疾病缺乏认识,对危险因素重视不够,易出现 TIA 反复发作,应针对不同的情况给予疏导。

(二)常见护理诊断/问题

(1)受伤与眩晕、平衡障碍、一过性失明有关。

(2)焦虑与担心疾病预后有关。

(3)知识缺乏:缺乏 TIA 疾病相关知识。

(三)护理计划与实施

1. 一般护理

(1)急性期卧床休息,抬高头部 15°～30°,保持环境整洁、安静、安全。

（2）给予高蛋白、高维生素、低盐、低脂饮食。

（3）评估患者的日常生活能力，如穿衣、洗漱、如厕等，必要时给予帮助。

（4）观察患者生命体征、意识、瞳孔的变化。

2.用药护理

常应用抗凝、血管扩张药及脑代谢活化剂等治疗，护士应熟悉药物的治疗作用和不良反应，指导患者遵医嘱正确用药。

3.心理护理

患者因短暂出现偏瘫、失语、生活不能自理而产生自卑、消极心理。护士应主动关心和帮助，同情并理解老年人的感受，向患者及家属讲解疾病的诱发因素、治疗和恢复过程，协助患者树立战胜疾病的信心。

4.健康教育

（1）向患者和家属介绍本病的知识，如危险因素、就诊时机、恢复过程、如何正确认识疾病等。

（2）进食低盐、低脂和高蛋白饮食，多吃新鲜蔬菜、水果，戒烟、限酒。

（3）鼓励患者适度参加体育锻炼，劳逸结合，以促进血液循环。

（4）保持心态平衡，避免情绪激动。

（5）服药指导：遵医嘱正确服用小剂量阿司匹林（50～325 mg/d）或氯吡格雷（75 mg/d），预防脑卒中的发生。

（6）定期体检和就诊，了解心脏功能、血糖、血脂、血压的情况，控制危险因素。

二、脑梗死

脑梗死又称缺血性卒中，是指各种原因所致脑部血液供应障碍，导致局部脑组织缺血、缺氧性坏死，而出现的相应神经功能缺损的一组临床综合征。脑梗死发病率高，占脑卒中的60%～80%。脑梗死依据局部脑组织发生缺血坏死的机制可分为三种主要病理生理学类型：脑血栓形成、脑栓塞和血流动力学改变所致的脑梗死，本次主要介绍脑血栓形成和脑栓塞的相关问题。

脑血栓形成和脑栓塞均是由于脑供血动脉急性闭塞或严重狭窄所致，占全部急性脑梗死的80%～90%，是局部脑组织因血液灌注障碍而发生的变性坏死，常表现为急性起病的局灶性神经功能障碍。其发生率占脑血管病的60%～70%，且发生率随着年龄的增大而增加，是导致老年人致死、致残的主要疾病之一。

（一）护理评估

1.健康史

（1）症状评估：老年人起病的时间、方式，有无明显的前驱症状和伴随症状。

（2）诱因：有无高血压、糖尿病、高脂血症、吸烟、酗酒、冠心病等诱因。

（3）鉴别：脑血栓形成与脑栓塞的机制不同，其病因也有所区别。

1）脑血栓形成：动脉炎、血管痉挛、血液成分和血流动力学改变可促进血栓形成。

2）脑栓塞：心源性栓子是脑栓塞最常见的原因，占脑栓塞的60%～75%，即栓子在心内膜和瓣膜产生，脱落随血流入脑后致病，如心脏附壁血栓脱落、心房黏液瘤、二尖瓣脱垂等；其次为非心源性（心脏以外）的栓子，如动脉粥样硬化斑块脱落性栓塞、脂肪栓、肿瘤栓子、空气栓塞等随血流进入脑内造成脑栓塞。

2.身体状况

老年人脑梗死的临床特点如下。

(1)脑血栓形成:发作前有头晕、头痛、肢体麻木无力等前驱症状,25%的老年人发病前有TIA发作史,多在睡眠或安静状态下起病。发病时一般神志清楚,局灶性神经系统损伤的表现多在数小时或2~3 d内达高峰,且因不同动脉阻塞表现各异,其中大脑中动脉闭塞最为常见,可出现典型的"三偏"症状:同向偏盲、对侧偏瘫、偏身感觉障碍;若主干急性闭塞,可发生脑水肿和意识障碍;若病变在优势半球常伴失语。

(2)脑栓塞:老年脑栓塞发作急骤,多在活动中发病,无前驱症状,发展快,意识障碍和癫痫的发生率高,且神经系统的体征不典型。患者常有胸闷、气急、头痛、呕吐、偏瘫、失语等,严重者可出现意识障碍、颅内高压、脑疝或继发脑出血等危急症状。

(3)无症状性脑梗死:多见于65岁以上的人群中,无症状性脑梗死的发生率可达28%。

(4)并发症多:老年人由于心、肺、肾功能较差,常易出现各种并发症,如肺部感染、心力衰竭、肾衰竭、应激性溃疡等,使病情进一步加重。

3.辅助检查

(1)头颅CT:可显示梗死的大小、部位及数量等,梗死区为低密度影。

(2)磁共振成像(MRI):可清晰显示早期缺血组织的大小、部位,甚至可以显示皮质下、脑干和小脑的小梗死灶。

(3)数字减影血管造影(DSA):可显示动脉闭塞或狭窄的部位和程度,还可显示颅内动脉瘤和血管畸形。

(4)经颅多普勒(TCD):可评估颅内外血管狭窄或闭塞、痉挛或侧支循环建立情况,还可以用于溶栓治疗监测。

(5)单光子发射计算机断层成像(SPECT):单光子发射CT是放射性核素与CT相结合的一种新技术,可更早发现脑梗死、定量检测脑血流量和反映脑组织的病理生理变化。

4.心理-社会状况

老年脑梗死因病情重,易造成患者及家属的焦虑和恐惧情绪,应评估家属的照顾能力和支持程度。

(二)常见护理诊断/问题

(1)躯体活动障碍与偏瘫或平衡能力下降有关。

(2)语言沟通障碍与意识障碍或语言中枢受损有关。

(3)吞咽障碍与意识障碍或延髓麻痹有关。

(4)焦虑与担心疾病预后有关。

(5)皮肤完整性受损与长期卧床、活动障碍有关。

(6)潜在并发症:感染、消化道出血、压疮、废用综合征。

(三)护理计划与实施

1.一般护理

(1)急性期卧床休息,保持呼吸道通畅,抬高头部15°~30°,保持环境整洁、安静、安全。

(2)给予高蛋白、高维生素、低盐、低脂饮食,吞咽障碍者可给予鼻饲流质饮食或胃肠外营养。

（3）评估患者的日常生活能力,如穿衣、洗漱、如厕等,给予必要的照护。

（4）观察患者生命体征、意识、瞳孔的变化。

（5）保持大便通畅,禁止用力排便。

2.预防并发症

预防坠积性肺炎、泌尿系统感染、压疮、废用综合征等并发症的发生。

3.用药护理

脑梗死患者常联合应用溶栓、抗凝、血管扩张药及脑代谢活化剂等治疗,护士应熟悉药物的作用和不良反应,指导患者遵医嘱正确用药。

（1）溶栓剂:在起病3～6 h使用可使脑组织获得再灌注,常用药物为尿激酶、重组型纤溶酶原激活剂,在使用期间应严密观察生命体征、意识、瞳孔的变化,同时注意观察身体有无出血倾向。

（2）抗凝剂:可减少TIA发作和防止血栓形成,常用肝素和华法林。用药期间严密监测凝血时间和凝血酶原时间。肝素皮下注射后应增加按压时间,以免出血。

（3）抗血小板聚集药:在急性期使用可降低病死率和复发率,常用阿司匹林、噻氯吡啶和氯吡格雷。观察有无出血倾向,使用阿司匹林应观察有无消化道不适症状。

（4）降颅内压药:大面积梗死可出现脑水肿和颅内压增高,应用脱水剂降颅内压,常用甘露醇、呋塞米、血清清蛋白等。使用时应记录24 h尿量,严密监测心、肾功能。

4.心理护理

患者因偏瘫、失语、生活不能自理而产生自卑、消极心理。护士应主动关心和帮助,同情并理解老年人的感受,向患者及家属讲解疾病的诱发因素、治疗和恢复过程,协助患者树立战胜疾病的信心。

5.健康教育

（1）向患者和家属介绍本病的知识,如危险因素、就诊时机、恢复过程等。

（2）指导进食高蛋白、低盐、低脂饮食,多吃新鲜蔬菜、水果、谷类、鱼类和豆类,戒烟、限酒。

（3）鼓励患者适度参加体育锻炼,劳逸结合,以促进血液循环。

（4）保持乐观的良好心态,避免情绪激动。

（5）指导患者遵医嘱正确服用降压、降糖和降脂药物。

（6）积极防治高血压、糖尿病、高脂血症、冠心病、肥胖症等诱发因素。

（7）康复护理:急性期保持患者肢体的功能位置,防止关节变形而失去正常功能;在神经系统症状体征稳定时,尽早进行被动运动和主动运动;指导患者进行吞咽功能、平衡协调能力、语言功能训练,尽早促进神经功能的康复。

三、脑出血

脑出血(intracerebral hemorrhage,ICH)指原发性非外伤性脑实质内出血,发病率为每年(60～80)/10万,在我国占全部脑卒中的20%～30%;多发生于55岁以上的中老年人,男性稍多于女性;寒冷季节发病率高,患者多有高血压史;在情绪激动或活动中发病。脑出血是影响老年人健康的严重疾病。

近年报道老年人患病率为250/10万,且患病率和病死率随年龄增长而增加,急性期病死率为30%～40%,存活者中80%～95%遗留神经功能损害。

（一）护理评估

1.健康史

（1）评估起病的方式、速度及有无诱因，发病前有无头晕、头痛、言语不清、肢体麻木等先驱症状。

（2）有无高血压、糖尿病、高脂血症、动脉硬化、血液病、淀粉样血管病等，是否服用过与疾病相关药物。

（3）是否在情绪激动、兴奋、疲劳、咳嗽或用力排便等情况时发病。

（4）用药情况：评估是否使用影响凝血的药物，如溶栓药、抗凝剂或抗血小板药物，可在跌倒、外伤后引起脑出血的发生。

2.身体状况

（1）由于老年人脑细胞的代偿能力差，临床表现较中青年严重，恢复差，病死率高。

（2）神经功能缺失严重，意识障碍多见，癫痫发作率高。

（3）老年人因为脑组织萎缩，颅内高压症不典型，导致中、小量脑出血时颅内高压症状不明显。

（4）并发症多：脑出血在急性期常出现心肌梗死、心律失常、应激性溃疡等并发症。

3.辅助检查

（1）头颅 CT 为首选检查，出血区密度增高，能准确地显示血肿的部位、大小、形态及周围组织情况。

（2）磁共振成像（MRI）对脑干出血诊断率高。

（3）数字减影血管造影（DSA）适合于动静脉畸形、动脉瘤的患者。

（4）脑脊液检查脑脊液压力增高。脑出血一般无须做腰椎穿刺检查，以免诱发脑疝。

4.心理-社会状况

评估老年人及家属对疾病的了解程度和家庭、社区对老年人的支持程度。

（二）常见护理诊断/问题

（1）急性意识障碍与脑出血、脑水肿引起的大脑功能缺损有关。

（2）语言沟通障碍与语言中枢受损有关。

（3）清理呼吸道无效与意识障碍有关。

（4）躯体移动障碍与肢体瘫痪有关。

（5）自理缺陷与意识障碍、肢体瘫痪有关。

（6）潜在并发症：脑疝、上消化道出血、肺部感染、压疮。

（三）护理计划与实施

老年脑出血的处理原则：脱水降颅内压，减轻脑水肿；调整血压、防止继续出血；促进神经功能恢复，防治并发症。

1.一般护理

（1）休息与卧位：急性期卧床休息 2～4 周，抬高床头 15°～30°以减轻脑水肿；保持病室安静、整洁，限制探视人员，避免情绪激动和血压升高；保持良肢位，防止发生废用性萎缩。

（2）饮食：给予低盐、低脂、高蛋白、高维生素饮食；急性期禁食 24～48 h；脑出血患者昏迷或吞咽障碍者起病 3 d 后给予流质饮食或胃肠外营养。

（3）密切观察生命体征、意识、瞳孔及尿量的变化，积极配合医生进行处理。

（4）保持皮肤清洁、干燥，预防压疮发生；保持呼吸道通畅，防止发生气道阻塞；保持大便通畅，禁止用力排便而诱发加重出血。

（5）在病情稳定时，尽早指导患者进行吞咽功能、平衡协调能力、语言功能训练，促进神经功能的尽早康复。

2.用药护理

（1）降颅内压药：常用药物为甘露醇，如患者合并心肾功能不全时选用呋塞米。对颅内压增高明显、意识障碍较重或有脑疝的患者还可选用地塞米松，但合并糖尿病、消化道出血或严重感染的患者禁用糖皮质激素。

（2）降压药：脑出血患者的血压比平时高，是由于颅内压增高，为了保证脑组织供血的代偿反应。当颅内压下降时血压随之下降，因此脑出血急性期降低血压是以脱水降颅压治疗为基础，一般无须使用降压药。若收缩压超过 200 mmHg 或者舒张压超过 120 mmHg，可适当给予降压药，降压不宜过快过低，避免因血压下降过快引起脑的低灌注。

（3）止血药：对高血压脑出血患者一般不主张使用止血药，若是凝血机制障碍引起的脑出血或伴消化道出血者可使用止血药，使用时应防止深静脉血栓形成。

3.心理护理

患者因言语、肢体功能障碍、生活不能自理会产生焦虑、自卑心理。护士应安慰和鼓励患者，同时做好家属的心理疏导，向患者及家属讲解疾病的治疗和恢复过程，帮助患者树立战胜疾病的信心。

4.健康教育

（1）积极防治高血压、糖尿病、高脂血症、冠心病、肥胖症等诱发因素。

（2）养成良好的生活习惯。合理饮食，忌烟限酒，适度参加体育锻炼，劳逸结合；保持大便通畅，保持良好的心态，避免情绪激动。

（3）老年人平时睡醒后不要急于起床，最好卧床活动四肢，休息 5～10 min 后缓慢起床，以防体位突然改变后出现意外。

（4）坚持规律使用降压药，避免发生并发症。

（苗军华）

第七节　老年慢性阻塞性肺疾病

慢性阻塞性肺疾病（COPD）是指由于慢性气道阻塞引起通气功能障碍的一组疾病。COPD 与慢性支气管炎和肺气肿有密切关系，是老年人的常见病、多发病，且随增龄而增多。在慢性支气管炎和肺气肿的早期，多数患者有慢性咳嗽、咳痰症状，但肺功能检查尚无气流受限。

当病情严重到一定程度时，肺功能检查出现气流受限且不完全可逆时，即可诊断 COPD。慢性支气管炎是引起慢性阻塞性肺气肿的主要原因，慢性支气管炎和肺气肿是导致 COPD 的最常见疾病。

一、护理评估

(一)健康史

目前认为 COPD 是一种慢性炎症,炎症反应是内、外因素共同作用的结果。

1.外在因素

外在因素包括吸烟、吸入粉尘、呼吸道感染、过敏、空气污染及其他理化因素,这些危险因素都可产生类似的炎症反应,导致 COPD 的发生。

2.内在因素

COPD 的易患性存在个体差异,可能与遗传因素、气道高反应性、肺发育生长不良及老年人支气管和肺组织的老化、自主神经功能失调、肾上腺皮质功能和性腺功能减退、免疫球蛋白减少等有关。

(二)身体状况

1.症状

起病缓慢,病程较长。主要表现为慢性咳嗽、咳痰等慢性支气管炎的表现,但也有少数病例虽有明显气流受限,但无咳嗽症状。COPD 的标志性症状是气短或呼吸困难。开始仅在劳动、爬楼梯、上坡时有气促,休息后可以缓解。随病情进展,在平地活动时即可出现气促,晚期在日常活动或休息时出现气促。急性发作期,支气管分泌物增多,通气功能障碍加重,患者出现胸闷气紧,严重时出现呼吸衰竭症状。晚期患者出现食欲缺乏、营养不良、体质量下降。

2.体征

早期无异常体征,病情严重时可出现阻塞性肺气肿体征。听诊有明显的气流受阻或气流受限导致呼气延长;并发感染时肺部可有湿啰音,剑突下出现心脏搏动,心音较心尖部明显增强,提示并发早期肺源性心脏病。

(三)辅助检查

1.肺功能检查

肺功能检查是判断气道阻塞和气流受限的主要客观指标,对 COPD 诊断、病情严重程度和预后的评价有重要意义。一般用力肺活量(FVC)和第一秒用力呼气容积(FEV_1)均下降。吸入舒张剂后,$FEV_1 < 80\%$预计值且 $FEV_1/FVC < 70\%$时,可确定为不能完全可逆的气道阻塞和气流受限。

2.胸部 X 线检查

COPD 早期胸片可无异常变化,以后可出现慢性支气管炎、肺气肿的影像学改变,呈现肺纹理增粗、紊乱等。CT 检查对 COPD 的鉴别诊断有较高价值。

3.血气分析

血气分析对确定发生低氧血症、高碳酸血症、酸碱平衡失调及判断呼吸衰竭的类型有重要价值。

4.其他检查

COPD 合并感染时,外周血白细胞增高、分类中性粒细胞增高。痰培养可检测出致病菌。

(四)心理-社会状况

老年人因明显的呼吸困难导致自理能力下降,易产生焦虑、孤独等消极反应,病情反复可造成失眠及忧郁症,对治疗缺乏信心。评估患者心理状况及其家庭成员的支持和照顾能力。

二、常见护理诊断/问题

(1)气体交换受损与气道阻塞、通气不足有关。

(2)清理呼吸道无效与分泌物增多、黏稠及无效咳嗽有关。

(3)焦虑与健康状况改变、自理能力下降有关。

(4)活动无耐力与呼吸困难、缺氧有关。

(5)潜在并发症:肺源性心脏病、休克、呼吸性酸中毒、肺性脑病、DIC 等。

三、护理计划与实施

老年慢性阻塞性肺疾病的处理原则:减轻症状,阻止 COPD 病情进展,缓解或阻止肺功能下降,改善老年人的活动能力、减少急性发作及并发症的发生。

(一)增强呼吸功能

1.休息与活动

COPD 急性期应卧床休息,协助患者取舒适卧位。稳定期根据病情,安排适当活动,以不疲劳、不加重症状为宜。

2.有效排痰

老年人因咳嗽无力,常排痰困难,要鼓励老年人摄入足够的水分,也可通过雾化、翻身拍背、体位引流的方法促进排痰,病重或体弱的老年人应禁用体位引流的方法。

3.氧疗

对 COPD 晚期患者应予控制性氧疗,一般采用鼻导管持续低流量吸氧,每天吸氧 15 h 或以上。

(二)用药护理

COPD 反复感染大多需要长期应用抗生素,治疗方案应根据病情及药物敏感试验结果及时调整。选用抗生素时,应考虑老年人系统功能减退的原因,选用不良反应小的药物。常用药物有支气管舒张剂、糖皮质激素、止咳药及祛痰药。

1.支气管舒张剂

支气管舒张剂包括 β_2 受体激动剂、抗胆碱能药物和茶碱类药物。β_2 受体激动剂以吸入方式作为首选,大剂量使用可引起心动过速、心律失常,长期使用可发生肌肉震颤;抗胆碱能药物同 β_2 受体激动剂联合吸入可加强支气管舒张作用,如合并前房角狭窄的青光眼,或因前列腺增生而尿道梗阻者应慎用,常见不良反应有口干、口苦等;茶碱类药物使用过程中要监测血药浓度,当血药浓度大于 15 mg/L 时,恶心、呕吐等不良反应明显增加。

2.糖皮质激素

糖皮质激素可引起老年人高血压、白内障、糖尿病、骨质疏松症及继发感染等,故对 COPD 患者不推荐长期口服糖皮质激素,长期吸入仅适用于有症状且治疗后肺功能有改善者。

3.止咳药

可待因有麻醉性中枢镇咳作用,可因抑制咳嗽而加重呼吸道阻塞,不良反应有恶心、呕吐、便秘等。

4.祛痰药

盐酸氨溴索为润滑性祛痰药,不良反应轻;溴己新偶见恶心、转氨酶增高,胃溃疡者慎用。

（三）心理护理

老年 COPD 患者由于疾病的影响，身体不舒适，变得畏缩，不愿与外界交往，对自己的生活满意度下降，会导致失眠、抑郁等情绪。医护人员应与家属相互协作，鼓励老年人参加各种团体活动，指导老年人与人互动的技巧，改善负性情绪的不良影响，有效提高睡眠质量。

（四）健康教育

1.疾病预防

教育和督促老年人戒烟；避免和减少有害粉尘、烟雾及气体吸入；根据气候变化及时增减衣物，避免受凉感冒，防止呼吸道感染。

2.饮食指导

指导老年人进食高热量、高蛋白、高维生素饮食，避免摄入产气或引起便秘的食物。

3.康复指导

向老年人及家属介绍疾病相关知识，使之理解康复训练的意义。根据老年人情况制订个体化训练计划，包括骨骼肌运动训练和呼吸肌运动训练两个方面，如步行、慢跑、太极拳、腹式呼吸、缩唇呼吸等锻炼。

（苗军华）

第八节　老年胃食管反流病

胃食管反流病（GERD）是指由于防御机制减弱或受损，使胃、十二指肠内容物通过松弛的食管下括约肌反流的强度、频率和时间超过组织的抵抗力，从而进入食管下端，引起一系列症状。根据有无组织学改变分为两类：①反流性食管炎，食管有炎症组织学改变；②症状性反流，客观方法证实有反流，但未见组织学改变。老年人因膈肌、韧带松弛，胃酸分泌增多，胃排空延迟及消化功能紊乱等，食管裂孔疝的发生率较高，所以 GERD 的发生率明显提高。

一、护理评估

（一）健康史

(1)询问老年人有无吞咽困难、胃部烧灼感及发生的时间，与饮食、体位的关系。

(2)有无引起本病的消化性疾病和全身性疾病病史。

(3)饮食是否油腻，有无吸烟、喝浓茶及饮料的习惯。

(4)是否服用松弛食管下括约肌的药物，如地西泮、吗啡等。

(5)询问患者大小便情况。

（二）身体评估

1.胸骨后烧灼感或疼痛

疼痛部位在胸骨后或剑突下，可放射至胸部、后背、肩部、颈部、耳后。多在进食后 1 h 发生，常在弯腰、咳嗽、用力排便、头低位仰卧或侧卧时诱发。

2.反流症状

表现为反酸、反食、反胃、嗳气等。

3．食管以外刺激症状

表现为咳嗽、哮喘及声嘶。咳嗽多在夜间,呈阵发性,伴有气喘。

4．吞咽困难

吞咽困难呈间歇性,进食固体或液体食物均可发生。严重食管炎或食管溃疡者可有咽下疼痛。

5．其他

严重者可致食管糜烂出血、胃食管反流可致误吸。

(三)辅助检查

1．食管滴酸试验

通过食管酸化诱发患者症状,确定症状是否与反流有关。

2．食管腔内 pH 值测定

24 h 食管 pH 监测可确定胃食管反流的程度、食管清除反流物的时间及胸痛与反流之间的关系。酸反流得分>15 分为阳性。

3．食道钡餐 X 线检查

可见钡剂频繁地反流入食管下段,食管蠕动有所减弱,食管下段痉挛及运动异常;有时见食管黏膜不光滑,有龛影、狭窄及食管裂孔疝的表现。

4．内镜及活体病理检查

评价内膜损伤的最佳方法。食管黏膜有无损伤、炎症或狭窄,结合病理活检,可确定是否为 Barrett 食管。Barrett 食管是指距食管与胃交界的齿状线 2 cm 以上部位的鳞状上皮被柱状上皮取代。内镜下反流性食管炎分为 4 级:1 级,一个至数个充血渗出的非融合性病变;2 级,充血、糜烂、渗出、融合但未环周一圈;3 级,环周一圈,4 级,食管病变可为溃疡、狭窄、Barrett 食管,局部组织增生、息肉形成。

(四)心理-社会状况

评估老年人的进餐情况,有无进食或餐后不适,是否对进餐产生焦虑、恐惧心理。患者及家人对疾病的认识和态度,患者家庭经济能力等。

二、常见护理诊断/问题

(1)慢性疼痛与反酸引起的烧灼及反流物刺激食管引起痉挛有关。

(2)营养失调:低于机体需要量与厌食和吞咽困难导致进食少有关。

(3)焦虑与疼痛、吞咽困难、限制饮食、生活方式改变有关。

(4)潜在并发症:食管出血、穿孔与反流引起食管炎加重有关。

三、护理计划与实施

本病的治疗原则是减少胃食管反流、避免反流物刺激损伤的食管黏膜及改善食管下括约肌的功能状态。一般老年人通过内科保守治疗就能达到治疗目的,重症患者经内科治疗无效者,可采用抗反流手术治疗。

(一)休息与活动

每餐后散步或采取直立位,卧床老年人需抬高床头 20 cm 或将枕头垫在背部,借助重力作用,促进睡眠时食管的排空和饱餐后胃的排空。避免右侧卧位,避免反复弯腰及抬举动作。

（二）饮食护理

少食多餐，避免过饱，进餐时协助老年人采取高坐卧位，注意力要集中，给予充分的时间，不要催促老年人，避免餐后立即平卧；忌烟酒、酸食、浓茶、咖啡、可乐、巧克力等刺激性食物的摄入；肥胖者要限食脂肪控制体质量。

（三）用药护理

治疗 GERD 最常用的药物有：①抑酸药，包括 H_2 受体拮抗剂（如雷尼替丁、西咪替丁）和质子泵抑制剂（如奥美拉唑和兰索拉唑）；②促胃肠动力药（如多潘立酮、西沙必利）；③黏膜保护剂（如硫糖铝）。在用药过程中要注意观察药物的疗效和不良反应，如制酸剂宜在饭前 1 h 和临睡前服用；H_2 受体拮抗剂使用宜在餐后和睡前各服一次；服用西沙必利时注意观察有无腹泻及严重心律失常的发生；使用硫糖铝时应警惕老年人便秘的危险。

（四）手术前后的护理

①手术前做好老年人的心理疏导，减轻老年人的心理负担；②保证营养摄入，维持水、电解质平衡；③保持口腔卫生，练习有效咳痰和腹式深呼吸；④术前安置胃管持续吸引；⑤手术后严密监测生命体征，保持胃肠减压管通畅；⑥避免给予吗啡，以防老年人术后早期呕吐；⑦当肠蠕动恢复及肛门排气后，可进食清淡流质饮食，避免进食生、冷、硬及易产气的食物。

（五）心理护理

向老年人讲解引起胃部不适的相关知识，教会其减轻胃部不适的方法和技巧，减轻其心理压力；为老年人创造参加聚会的时机，如适度的娱乐活动、朋友聚会等，以增加老年人的归属感。

（六）健康教育

1.知识宣传

向老年人及家属讲解有关疾病的知识，使老年人明确自己疾病的类型及发展程度，积极配合治疗。

2.生活指导

改变不良生活方式及饮食习惯是保证治疗效果的关键。指导老年人合理饮食，避免暴饮暴食、忌食辛辣制品和碳酸饮料等，避免一切增加腹压的因素。

3.用药指导

指导老年人掌握促胃肠动力药、抑酸药的种类、剂量、用法及用药注意事项。避免使用降低食管下段压力的药物，如阿托品类、地西泮、异丙肾上腺素等。

（苗军华）

第九节　老年糖尿病

老年糖尿病(elderly diabetes mellitus)是指年龄在 60 岁以上（欧美国家 65 岁以上）的糖尿病患者。其中一部分是在进入老年期以后发病诊断的，另一部分是 60 岁以前确诊，而后进入老年期的患者。老年糖尿病的发生除与遗传和环境因素有关外，还与生理老化的原因相关。

老年人胰岛 β 细胞逐渐减少,胰岛素释放延迟,糖耐量减低;老年人靶细胞上胰岛素受体数目减少,组织对胰岛素的敏感性降低,肌肉对糖的利用减少;老年人胰高血糖素分泌增加等,导致体内胰岛素分泌不足或胰岛素作用障碍,引起内分泌失调,从而导致代谢紊乱,出现高血糖、高血脂,蛋白质、水与电解质等紊乱的代谢病。老年糖尿病 95% 以上是 2 型糖尿病,且老年糖耐量减低者发生 2 型糖尿病的危险比正常糖耐量者增加 5~8 倍。糖尿病患病率和糖耐量减低比例均随年龄增加明显上升。老年糖尿病的高发病率严重影响老年人的生活质量和寿命,并发症是致残致死的主要原因。

糖尿病诊断标准:空腹血糖(FPG)≥7.0 mmol/L(126 mg/dL);餐后 2 h 血糖(2 hPG)≥11.1 mmol/L(200 mg/dL);糖尿病症状+随机血糖≥11.1 mmol/L(200 mg/dL);以上三条符合任何一条即可诊断糖尿病。

一、护理评估

(一)健康史

(1)询问有无糖尿病家族史,有无病毒感染、肥胖、多次妊娠等诱发因素。

(2)生活方式与活动情况,睡眠、饮食、大小便有无影响。

(3)患病起始时间,女性老年人有无外阴瘙痒,及检查治疗经过。

(4)有无感染、心绞痛、肢体麻木、视力减退等症状。

(二)身体状况

1.起病隐匿、临床症状不典型

老年糖尿病一般症状较轻,多饮、多尿、多食及体质量减轻("三多一少")的症状不典型,患者不但无消瘦,而且还会肥胖。仅有 1/4 或 1/5 的老年患者有"三多一少"的症状,多数患者是在体检或治疗其他疾病时发现有糖尿病。

2.并发症多

常见以并发症为首发症状就诊,如各种感染症状,高血压、高血脂、冠心病、脑血管病、视网膜病变、肾脏疾病等为疾病的首发症状。

3.其他

致死率、病死率高。

(三)辅助检查

评估患者尿糖、血糖(空腹血糖、随机血糖、餐后 2 h 血糖)、糖耐量试验(OGTT)、糖化血红蛋白、尿常规、血脂等有无异常,患者的血糖控制情况是否达到预期目标。

(四)心理-社会状况

糖尿病是一种终身性疾病,确诊后患者会有沮丧、恐惧等心理反应,应评估患者及家庭成员对糖尿病知识的了解和认识态度,家庭经济情况及支持程度,社区的医疗资源及保健条件等。

二、常见护理诊断/问题

(1)营养低于机体需要量与机体代谢异常、消耗过多有关。

(2)营养高于机体需要量与机体代谢紊乱、活动减少、热量过多有关。

(3)缺乏药物和保健知识。

（4）焦虑与担心疾病预后和经济负担有关。

（5）潜在并发症：低血糖反应、高渗性昏迷、酮症酸中毒、脑血管病、感染等。

三、护理计划与实施

（一）饮食护理

饮食治疗是治疗糖尿病的基本措施。不管是否使用口服降糖药和胰岛素，都应按身体需求控制总热量，达到控制血糖，消除症状、减少并发症的目的。饮食治疗原则：①患者按照性别、年龄、身高或标准体质量、活动强度等计算每日所需总热量；②根据生活习惯、病情和配合药物治疗的需要分配一日三餐，每餐均匀、定量的糖类、脂肪和蛋白质定时供应，保证营养需要；③合理选择食物，预防低血糖反应。

（二）合理运动

适当的运动可提高老年患者对胰岛素的敏感性，降低血糖、血脂，控制体质量；根据年龄、体力、病情、个人爱好选择适当的运动方式，如步行、慢跑、太极拳、健身操、游泳等；运动应量力而行，持之以恒，随身携带糖果或点心，避免低血糖反应，需注意保证自身安全。

（三）用药护理

1.指导患者遵医嘱用药

医生根据病情合理选用药物，患者不能随意更改药物的种类和剂量，必须按时按量服药。

2.口服降糖药的护理

注意观察疗效和不良反应：①磺脲类药物的主要不良反应是低血糖反应，其次还有消化道反应、肝功能损害、皮肤瘙痒、血细胞减少等；②双胍类药物适用于肥胖的老年 2 型糖尿病患者，其主要不良反应是胃肠道反应，如口干、口苦、厌食、恶心、呕吐、腹泻等，应从小剂量开始饭后服用，以减轻不良反应。个别患者有过敏反应，应注意观察。

3.胰岛素治疗的护理

胰岛素治疗是控制高血糖的重要手段。2 型糖尿病患者在生活方式和口服降糖药联合治疗的基础上，血糖控制不理想时，应用胰岛素。

胰岛素的不良反应：①低血糖反应；②变态反应，表现为注射部位瘙痒，局部出现硬结、红、肿、热、痛；③胰岛素性脂肪营养不良，注射部位出现脂肪萎缩或增生，局部硬结，停药后自然恢复。

注射胰岛素时应注意：①认真检查胰岛素制剂是否混浊及失效，核对注射剂型、剂量和时间是否正确；②胰岛素不能冰冻保存，应避免温度过低或过高（<2 ℃或>30 ℃）；③胰岛素采用皮下注射法，于餐前 15～30 min 使用，注意注射器与胰岛素的浓度含量匹配。

（四）预防感染

注意个人卫生、保持全身或局部皮肤清洁，勤换被服；护理操作时应严格执行无菌技术；预防糖尿病足的皮肤感染；发现有感染征象时及时报告医生给予处理。

（五）心理护理

糖尿病早期症状不典型，患者常因对其后果缺乏认识，饮食控制不严格。随着病程延长，治疗效果不满意，患者逐渐对治疗失去信心，产生焦虑、抑郁情绪。护理人员应针对患者的具体情况，帮助患者增加对疾病的认识，改变不良生活习惯，消除负性情绪，增强战胜疾病的信心。

（六）健康教育

（1）向患者或家属讲解糖尿病的有关知识,正确对待疾病。

（2）教育患者坚持自觉执行饮食、运动计划,注意个人卫生;指导老年人足部护理的方法和技巧。

（3）指导患者学会血糖和尿糖的监测。

（4）指导老年人正确处理精神压力,保持心态平衡。

（5）坚持规律用药,学会观察药物不良反应。

（6）康复指导:可通过经皮神经点刺激疗法、电刺激疗法、磁疗、红外线治疗等方法加强和恢复末梢感觉。

（苗军华）

第十节　老年睡眠障碍

睡眠与觉醒是中枢神经系统抑制与兴奋连续谱的不同状态。全球有 27% 的人有睡眠障碍,其中老年人占 56.7%。我国人群中有 45.5% 存在睡眠问题,其中老年人占 56.7%。国内外研究一致发现,老年人睡眠障碍发生率女性高于男性,且随着年龄的增长,睡眠障碍发病率呈现上升趋势。

一、护理评估

（一）病史评估

1.起病情况

了解发病时间,主要症状,持续时间,有无伴随症状。既往有无疾病史成为睡眠障碍的诱因。在初诊前填写两周的睡眠日记,判断睡眠状态基础水平。

2.病因和危险因素

（1）机体老化所致睡眠模式改变:由于中枢神经系统结构和功能的退行性病变,调节睡眠神经体液能力下降,造成周期性睡眠-觉醒节律改变;肾功能老化造成肾小管重吸收率下降,引起夜尿频繁影响患者的睡眠质量。

（2）脑部器质性疾病:随着年龄的增长,脑动脉硬化程度逐渐加重,可使脑部血流减少。

（3）全身性疾病:疾病本身或其伴随症状可影响睡眠,加重失眠。

（4）精神疾病:老年人中有抑郁状态及抑郁倾向的比例明显高于青年人。失眠严重程度与抑郁症的程度有直接关系。

（5）药物因素:因基础疾病增多,需服用多种药物。许多药物都能影响睡眠,如应用利尿药导致频繁排尿影响睡眠。

3.心理-社会因素

心理-社会因素对老年睡眠的影响比其他任何因素大,如工作状态和收入的改变、孤独、丧偶、居住地的改变、住院等,老人出现心理不适应感、失落感、衰老感、被遗弃感和无价值感。

评估有无长期患病,致使自理能力降低,自我形象紊乱或生活中有无大事件发生,如退休、丧偶、子女问题等使思想上压力加大,思虑过多,造成抑郁、焦虑等而影响睡眠。

4.饮食习惯与生活方式

(1)不良睡眠和生活习惯:晚餐过多或过少,睡眠前饮用咖啡、茶水、吃零食、吸烟和饮酒、白天打瞌睡,睡眠过晚等。

(2)睡眠环境:室温过高和过低、噪音过大、光线过强和湿度过高、过低以及卫生条件差等。住院初期,生活环境突然改变,病室温度太热或太冷、不适床铺、灯光太强、护士操作的干扰、均可使患者难以入眠或在睡眠中突然惊醒而不能再度入眠,使睡眠节律被破坏。

(二)身体状况评估

1.认知状态评估

长期睡眠障碍患者可影响大脑思维。可通过认知功能评定量表评估有无记忆力下降、注意力不集中、反应迟钝等认知功能改变。

2.睡眠状态评估

通过问诊、观察、量表测评等方法,对患者的睡眠状态进行评估。评估的重点:①个体对睡眠时间和质量的感知;②睡眠障碍的症状、体征;③睡眠障碍的类型;④睡眠障碍的原因。睡眠评估内容主要涵盖每天习惯睡几小时,晚上何时就寝;睡前习惯:吃夜宵、阅读;晨起是否感觉睡眠良好;次日的精神状态。

3.临床表现

(1)失眠:是一种持续相当长时间的睡眠的质和(或)量令人不满意,且明显影响日间社会功能的睡眠障碍。

临床表现形式多样,包括难以入睡、睡眠不深、易醒、多梦、早醒、醒后不能再睡、睡醒后仍觉疲乏、白天困倦等。其核心是睡的启动和维持困难。

(2)快速眼动(REM)睡眠行为障碍(RBD):在出现典型RBD症状之前数年或数十年,患者常表现有睡眠期间的不安定,如梦呓和肢体活动频繁等现象。RBD临床症状主要包括鲜活或暴力的梦境及其与梦境相关的行为或情感反应。典型临床表现是睡眠期间出现不同程度的行为动作甚至是暴力行为。

(3)睡眠呼吸暂停综合征(SAS):在连续7 h睡眠中发生30次以上的呼吸暂停,每次气流中止10 s以上(含10 s),或睡眠呼吸暂停低通气次数(AHI)≥5次/小时并伴有嗜睡等临床症状,而引起慢性低氧血症及高碳酸血症的临床综合征,可分为中枢型、阻塞型及混合型。

(4)不安腿综合征(RLS):在静息状态下出现难以名状的肢体不适感,而迫使肢体发生不自主运动。表现通常为夜间睡眠时,双下肢出现极度的不适感,患者描述为虫爬蠕动感,或以"难受,说不清楚"描述,以小腿内侧肌肉明显。运动可以暂时缓解症状,迫使患者不停地移动下肢或下地行走,导致患者严重的睡眠障碍。

(5)周期性肢体运动(PLMD):在睡眠期出现反复发作的刻板性肢体运动。主要表现是发生在快速动眼相睡眠期的腿部刻板的重复屈曲动作,如大脚趾节律性伸展,屈曲小腿和脚,每次持续0.5~5 s不等,连续3次以上,每20~40 s出现一次,可将患者惊醒。

(三)实验室及其他检查

1.多导睡眠监测(PSG)

多导睡眠监测(PSG)可全面定量评估患者的睡眠结构,睡眠中呼吸紊乱、低血氧情况,以及心电、血压的变化。PSG是诊断睡眠呼吸暂停综合征(SAS)的金标准,通常采用的标准是呼吸紊乱指数≥5,诊断标准为:①发生阻塞性呼吸暂停≥5 次,每次持续时间>10 s;②每小时睡眠中出现以下一项或多项:由于睡眠相关的呼吸暂停导致频繁唤醒、心搏快速交替和呼吸暂停相关的动脉 SaO_2 降低;③多次小睡潜伏期实验明确(或不能明确)平均睡眠潜伏期<10 min。

2.常用评估量表

睡眠量表评估是患者与临床医师对睡眠问题进行主观评定,结合患者临床症状及客观睡眠检查,对于睡眠障碍的诊断和鉴别诊断具有重要价值。

(1)睡眠日记:填写睡眠日记可以引导患者注意一些容易被忽视的行为,并且能够帮助识别睡眠时间和不良的睡眠卫生。

(2)晨起睡眠问卷:用于对夜间睡眠进行主观评估,在夜间 PSG 监测结束后的早晨填写,有助于发现夜间睡眠主观和客观评估的差异。

根据不同的睡眠障碍类型选择适当的睡眠障碍评估量表,如失眠评估量表,常用的有失眠严重程度指数量表(ISI)、匹兹堡睡眠质最指数量表(PSQI)等;嗜睡评估标准有 Epworth 嗜睡量表;睡眠呼吸暂停综合征有 STOPBANG 问卷。

(四)心理-社会状况评估

评估有无精神紧张或导致精神紧张的具体原因,如遭遇生活事件,个人损失,考试前焦虑,家庭环境,气氛紧张等。

情绪状态有无焦虑、抑郁、兴奋等。

二、护理目标与评价

(1)及时发现老年睡眠障碍的相关原因,有针对性地进行干预。

(2)改善老年睡眠障碍,提高睡眠质量,预防各种并发症的发生。

(3)促进基础疾病康复,进一步提高老年患者的生活质量。

(4)患者能主动参与社会支持性团体活动,热爱生活,享受生活的乐趣。

(5)患者情绪稳定,能积极配合治疗。

三、护理实施

(一)一般护理

1.创造舒适的睡眠环境

居室空气清新,温湿度适宜,卧室温馨,灯光柔和,床铺软硬适中,枕芯可以用中药成分的物质填充,如夜明砂、菊花、成桑叶等利于睡眠。

2.养成良好的睡眠习惯

讲究睡眠卫生,坚持规律作息时间,劳逸结合,白天进行适当活动,如散步、做操等,可使身体产生疲劳感,利于入睡。午睡时间不要太长,睡前不要喝太多水,入睡前一小时排尿,喝热牛奶、洗温水澡。听轻音乐均可帮助入睡。穿宽松棉质内衣,勤更换,合理膳食,睡前不要过饱或饥饿。

3.维持老年人特有的睡眠习惯

提倡早睡早起、适当午睡的习惯。对于已经养成的特殊睡眠习惯,不能强迫立即纠正,需要多解释并给予诱导,使其睡眠时间尽量正常化。

4.饮食护理

规律三餐,晚饭不能过晚过饱,睡前禁饮咖啡、茶及过多的饮料等;合理搭配一日三餐食物中的蛋白质、糖类、脂肪、矿物质、维生素等;另外,还可应用食疗法在一定程度上缓解睡眠障碍,如桂圆莲子汤、绿豆百合乳等。

(二)病情观察

1.一般睡眠状况观察

观察患者入睡时间、觉醒时间及次数、总睡眠时间、睡眠质量等。

2.异常睡眠状态

入睡困难、不能维持睡眠、昼夜颠倒现象、睡眠呼吸暂停、夜间阵发性呼吸困难、嗜睡等。

3.精神心理

有无精神紧张、烦躁不安、记忆力下降、易激惹等现象。

(三)用药护理

用药原则:遵循小剂量、间断给药(2~4 次/周),短期用药(不超过 3~4 周)、逐渐停药的原则,避免突然停药。

(四)基础与生活护理

协助生活不能自理的患者维持基础生活护理,能自理的患者鼓励患者进行洗漱、穿衣、进食等,保持个人卫生清洁,提高生活质量。担心夜间排尿的患者,要准备好尿壶或便器,并适当地控制晚间液体的摄入量。

(五)专科护理

1.失眠患者给予诱导睡眠

(1)了解原因,针对原因采取不同的改善措施。如精神症状的诱因,遵医嘱给予镇静安眠药;如心理因素造成,可运用支持、认知疗法,帮助消除失眠的诱因。

(2)消除环境中的不良刺激:及时处理兴奋患者,执行睡前的作息制度。

(3)安排规律生活:建立良好的睡眠习惯,日间除必须卧床患者外,要督促所有患者起床活动,防止白天睡觉,夜间不睡现象。

(4)按计划执行治疗护理:尽量减少对患者睡眠的干扰,夜间患者入睡后,尽量避免操作,可能的情况下可以等患者醒后进行。

(5)其他:个别患者情绪焦虑,要求睡前一定要服用安眠药,可以采取暗示疗法,同时做好安慰工作。

2.嗜睡症、睡行症的患者

(1)增加有趣活动,限制白天睡眠时间。

(2)评估睡眠环境,异常睡眠的表现形式及发作的危险因素,并加以防范。

(3)对家属和患者进行健康宣教,帮助其认识该病,增强他们的安全意识,以有效防范意外的发生,保证患者的安全。

(4)嗜睡患者要避免从事可能因睡眠障碍而导致意外的各种工作和活动,如高空作业、开车、进行带危险性的操作等。

(5)对睡行症的患者,要保证夜间睡眠环境的安全,如给门窗加锁,防止患者睡行时外出、走失或发生意外。消除环境中的障碍物,以防止患者绊倒或摔伤。

3.睡眠呼吸暂停综合征

(1)控制原发病,如肺心病、糖尿病、脑血管疾病等。

(2)加强睡眠过程监护,以便及时救护。

(3)采取正确的睡姿,仰卧位时,舌根部向后坠缩,易引起呼吸困难。因此,睡姿以侧卧位为主,多取右侧卧位。为了经常保持,可在背部铺垫物品。

(4)必要时可给予氧疗,可减少呼吸暂停的次数,提高动脉血氧饱和度。

4.重建规律、有质量的睡眠模式

(1)通过行为疗法重建规律、有质量的睡眠模式:常用的有刺激控制训练及睡眠定置疗法。刺激控制训练通过遵守一定的规则,如早晨一定要按时起床;白天尽量不要睡觉或午睡不超过半小时;把床当作睡眠的专用场所等重建睡眠模式;睡眠定量疗法是对卧床太多者睡眠限制疗法的规则,主要通过失眠者自己计算初始能睡几个小时,规定睡觉、起床时间,当过去 5 d 睡眠效率达 75% 后,逐渐递增床上睡眠时间,直至患者睡眠时间达 8 h 或达到患者自己理想的睡眠时间。

(2)其他疗法:根据失眠者的具体情况可适当采用暗示疗法、物理疗法(如水疗法、磁疗法、超短波疗法、强光治疗等)、各种放松疗法(如气功、瑜伽、打太极拳、全身放松训练、腹式呼吸等),暗示性较强的患者可以用各种营养剂作为安慰剂,配合暗示性语言,诱导患者进入睡眠。

(六)心理护理

(1)多与患者交谈,以通俗易懂的语言为其讲解疾病的发生、发展、治疗、护理等内容;针对性告知患者避免把精力、注意力都集中到睡眠上。

采取顺其自然的态度,不害怕,不对抗,把注意力放到行动上以减少失眠对患者的心理负面影响。

(2)正确对待失眠:一个人的睡眠好坏,关键在于质量,而不是睡眠时间的长短,对失眠的不良心理暗示,往往比失眠本身的危害更大。因此,不要过分地计较睡眠时间的长短,而是能睡多少就睡多少,以顺其自然的态度去对待睡眠。

(七)健康指导

(1)对家属和患者进行疾病相关知识宣教,避免因对该病缺乏了解而引起更多的紧张、恐怖。

(2)建立规律生活习惯,减少心理压力,避免过度疲劳和高度紧张。

(3)必要时服用适量相应药物,以减少发作次数。

(4)教会患者自我处理失眠的各种措施。

(5)养成规律生活,包括三餐、睡眠、工作时间尽量固定。

(6)睡前 2 h 避免引起兴奋的活动,如看刺激的电视节目或长久聊天、进食等。避免喝咖啡、浓茶、可乐等饮料。

(7)多进行户外活动及保持室内空气流通,避免噪声干扰等。

四、出院指导

(一)一般指导

调节卧室的光线和温湿度,保证起居室温湿度适宜、无异味、光线柔和。保持被褥的干净整洁,被褥厚薄适宜,衣物松紧适宜。保持周围环境安静,避免大声喧器。

(二)生活指导

改变那些不利于睡眠的生活习惯,如饮酒、饮咖啡、喝浓茶、晚睡等,避免睡前过度兴奋。减少内心的忧虑和恐惧不安,做到按时作息。

(三)用药指导

合理用药,避免成瘾。催眠药可暂时缓解睡眠障碍,但长期应用可导致依赖作用丧失或药源性失眠,停药时还会产生反跳性失眠,因此,应用此类药物应到医院就诊,遵医嘱合理服用。

(四)社会支持

长期睡眠障碍是一种痛苦的心理体验,家属应给予理解及关心,主动与患者沟通交流,了解患者的内心想法,听听患者的主诉,给予患者治疗期间恢复的信心及支持。

(五)随访指导

根据睡眠障碍的程度及进展遵医嘱定期随访,如自觉病情较前加重时应立即寻求医护人员帮助。

(程代玉)

第十四章　精神科疾病护理

第一节　精神分裂症

精神分裂症是一组常见而病因尚未完全阐明的重性精神疾病,具有感知、思维、情感、行为等多方面的障碍,以精神活动脱离现实与周围环境不协调为主要特征。患者一般无意识障碍和智力缺损,部分患者可出现认知功能损害。多起病于青壮年,常缓慢起病,病程迁延,有慢性化倾向和衰退的可能,而部分患者经治疗可达到痊愈或基本痊愈的状态。由于其特殊性,所以护理工作十分重要。

一、护理评估

(一)健康史

1. 个人史

患者是否足月顺产、母孕期及分娩期有无异常、成长及智力情况,有无酗酒史、生活能否自理、大小便情况等。

2. 现病史

此次发病的时间、表现、有无诱因、对学习工作的影响程度、就医经过、饮食、睡眠情况、是否服用安眠剂等。有无自杀、自伤或冲动、外走。

3. 既往史

过去是否有过发病、发病的情形、第一次发病的时间和表现、治疗经过、效果如何、是否坚持服药、病后的社会交往能力等。

4. 家族史

家族成员中是否有精神疾病患者。

(二)社会功能方面

1. 社会交往能力

患者病前的社会交往能力如何,是否善于与人交往;患者病前对于社会活动是否积极、退缩、回避等。

2. 人际关系

患者的人际关系如何,有无特别亲密或异常的关系,包括家属、男/女朋友、同事、同学、其他等。

3. 经济状况

患者经济收入、对医疗费用支出的态度等。

(三)精神状况

1. 自知力

患者是否承认自己有病,是否有治疗的要求。

2.思维

患者有无思维联想障碍,如思维破裂、思维散漫、思维贫乏;有无思维逻辑障碍,如词语新作、逻辑倒错;有无思维内容障碍,如妄想,及其内容、程度、频率、持续时间等。

3.情感情绪

患者的情感反应,有无情感淡漠、情感迟钝、情感反应与周围环境是否相符等。

4.意志行为

患者的意志是否减退,行为是否被动、退缩;患者的行为与周围环境是否适宜,有无意向倒错;有无违拗、空气枕头等现象。

5.认知

患者有无幻觉、错觉,幻觉的表现形式和内容、程度、频率、持续时间等。

6.人格的完整性

患者有无人格改变、人格衰退、人格解体等表现。

(四)药物不良反应

患者有无锥体外系反应、自主神经系统反应、药物过敏史等。

二、常用护理诊断/问题

1.营养失调低于机体需要量

营养失调低于机体需要量与幻觉、妄想、极度兴奋、躁动,消耗量过大及摄入量不足等有关。

2.睡眠形态紊乱

睡眠形态紊乱如入睡困难、早醒、多梦等,与妄想、幻听、兴奋、环境陌生、不适应、睡眠规律紊乱等有关。

3.躯体移动障碍

躯体移动障碍与疾病及药物所致不良反应有关。

4.感知改变

感知改变与疾病症状及药物所致不良反应有关。

5.思维过程改变

思维过程改变与思维内容障碍(妄想)、思维逻辑障碍、思维联想障碍等有关。

6.自我形象紊乱

自我形象紊乱与疾病症状有关。

7.不合作

不合作与幻听、妄想、自知力缺乏、对药物的不良反应产生恐惧、违拗等有关。

8.生活自理缺陷

生活自理缺陷与药物不良反应所致运动及行为障碍、精神障碍及精神衰退导致生活懒散有关。

9.有冲动、暴力行为的危险(对自己或对他人)

冲动、暴力行为与命令性幻听、评论性幻听、被害妄想、嫉妒妄想、被控制妄想、精神运动性兴奋、缺乏自知力等有关。

三、其他护理诊断/问题

1. 语言沟通障碍

语言沟通障碍与精神障碍及药物不良反应有关。

2. 个人应对无效

个人应对无效与疾病症状及药物不良反应有关。

3. 功能障碍性悲哀

功能障碍性悲哀与精神疾病及药物不良反应有关。

4. 自我防护能力改变

自我防护能力改变与精神疾病及药物不良反应有关。

5. 社交孤立

社交孤立与精神疾病及认知改变有关。

6. 医护合作问题

医护合作问题与药物不良反应,如急性肌张力障碍、体位性低血压等有关。

四、护理目标

(1)患者能用他人可以理解的语言或非语言方式与人沟通,并表达自己的内心感受。

(2)患者的精神症状逐步得到控制,日常生活不被精神症状所困扰,能最大限度地完成社会功能。

(3)患者在住院期间不发生冲动伤人、毁物的现象,能控制攻击行为。

(4)患者能学会控制自己情绪的方法,能用恰当的方法发泄自己的愤怒,适当表达自己的需要及欲望。

(5)患者按时按要求进食,患者体质量不得低于标准体质量的10%。

(6)患者能说出应对失眠的几种方法,患者睡眠得到改善,能按时入睡,时间保持在每天7~8 h。

(7)患者身体清洁无异味,患者在一定程度上能生活自理。

(8)患者愿意配合治疗和护理,主动服药。患者能描述不配合治疗的不良后果。

(9)患者及其家属对疾病的知识有所了解。

五、护理措施

(一)生活护理

患者受妄想幻觉内容的支配,拒绝进食;木僵、精神衰退的患者自理缺陷,导致生活不能料理,营养失调;睡眠障碍是各型分裂症各阶段的常见症状;抗精神病药物的不良反应也可导致患者生活料理困难等等,因此做好分裂症患者的生活护理是非常必要的。

1. 保证营养供给

精神分裂症患者因进食自理缺陷,往往有营养失调。所以保证患者正常进食,以纠正或防止营养失调,是护理工作面临的常见问题。护理人员应首先了解患者不进食的原因,针对不同原因采取不同的方法,保证患者正常进食。如被害妄想患者害怕食物中有毒而不敢进食,幻听的患者受命令性幻听的支配不愿进食,护理人员应耐心说服解释,可让患者自己到配餐间参与备餐或现场示范食物无毒后督促其进餐,或鼓励与其他病友集体进餐;坚持不进食者应给予鼻饲或输液；如是兴奋、行为紊乱不知进食的患者，宜单独进食或喂食，以免干扰其他患者进餐；对木僵患者及服用抗精神病药出现锥体外系反应者宜准备半流质或容易消化的食物，由护理人员协助患者进食，并密切观察，以防止因吞咽困难导致噎食。注意评估患者进餐后的情况，有无腹胀等，记录进食量，每周称体质量一次。

2.保证充足的睡眠

睡眠障碍是精神分裂症患者初发、复发早期最常见的症状之一，应持续评估患者睡眠情况，如入睡时间、睡眠质量、觉醒时间、醒后能否继续入睡等，了解患者睡眠紊乱的原因。提供良好的睡眠条件，保持环境安静，温度适宜，避免强光刺激。对于新入院患者因环境陌生而入睡困难，护理人员应在病房多陪伴患者，直至入睡。防止睡眠规律倒置，鼓励患者白天尽量多参加集体活动，保证夜间睡眠质量。指导患者使用一些促进睡眠的方法，如深呼吸、放松术等。对严重的睡眠障碍的患者，经诱导无效，可遵医嘱运用镇静催眠药物辅助睡眠，用药后注意患者睡眠的改善情况，做好记录与交班。

3.卫生护理

对生活懒散、木僵等生活不能或不完全自理的患者，应做好卫生护理、生活料理或督促其自理。对木僵患者应做好口腔护理，皮肤护理，女患者经期的护理，二便护理；保持呼吸道通畅，头偏向一侧。对生活懒散者应教会患者日常生活的技巧，训练其生活自理能力，如穿衣、叠被、洗脸、刷牙等，训练应循序渐进，不能操之过急，对患者的点滴进步应及时表扬鼓励。

4.躯体状况观察

精神分裂症患者一般很少注意身体方面的疾病，即使有病也不求医，所以护理人员应该经常注意患者的身体状况，及时给予帮助。对抗精神病药物治疗所产生的不良反应，护理人员宜针对服药的反应予以记录，预防可能出现藏药、拒绝服药的情况发生。服药初期应特别注意是否有药物过敏或嗜睡反应，同时还应预防直立性低血压，告诉患者(或家属)改变体位宜缓慢。

(二)心理护理

1.与患者建立良好的护患关系

精神分裂症患者意识清晰，智能良好，无自知力，不安心住院，对医护人员有抵触情绪。护理人员只有与患者建立良好的护患关系，取得患者信任，才能深入了解病情，顺利完成观察和护理工作。护士应主动接触、关心、尊重、接纳患者，温和、冷静、坦诚地对待患者，适当满足其合理要求。

2.正确运用沟通技巧

护理人员应耐心倾听患者的述说，鼓励患者说出对疾病和有关症状的认识及感受，鼓励其用语言表达内心感受而非冲动行为，并做出行为约定，承诺今后用其他方式表达愤怒和激动情绪；倾听时应对每一诉说做适当限制，不要与患者争论有关妄想的内容，而是适当提出自己的不同感受，仅在适当时机(如幻觉减少或妄想动摇时)，才对其病态体验提出合理解释，并随时注意其反应。与患者交谈时，态度亲切温和，语言具体、简单、明确，对思维贫乏的患者，护士则不要提出过多要求，给患者足够的时间回答问题，不训斥、责备、讽刺患者；避免一再追问妄想内容的细节，以免强化其病理联想，使症状更加顽固。

(三)特殊护理

1.提供良好病房环境、合理安置患者

严格执行病区安全管理与检查制度，注意门窗、钥匙的安全管理。将易激惹与兴奋躁动的患者分开居住与活动；将妄想明显、症状活跃、情绪不稳等患者与木僵、痴呆等行为迟缓的患者分开安置；有自杀、自伤行为的患者应避免单独居住，或安置在重症病房，由专人看护，一旦有意外发生，应及时处理。

2.加强巡视、了解病情

及时发现自杀、自伤、冲动，或出走行为的先兆；掌握住院患者自杀、自伤、不合作、冲动、出走行为等发生的规律；对有明显危险的患者应严加防范，其活动应控制在工作人员视线范围内，并认真交接。

3.冲动行为的处理

预防患者冲动行为的发生是非常重要的。做好病房的安全管理工作，提供安静、舒适的环境，患者应在护士的视线下活动；对不合作或冲动等过激言行不进行辩论，但不轻易迁就；在日常沟通、治疗护理等需与患者发生躯体接触时应谨慎，必要时应有他人陪同。患者一旦出现冲动行为，护士应保持冷静、沉着、敏捷，必要时让患者信任的护士予以口头限制，并配合药物控制；如有暴力行为，可酌情隔离或保护约束患者，约束时要向患者说明，并注意约束部位的血液循环，保证患者基本的生理需要，执行保护约束护理常规。病情缓解后及时解除隔离或约束，讲解冲动的危害性和进行隔离或约束的必要性。对患者做好冲动后心理疏导，让患者讲述冲动原因和经过，和患者共同评价冲动前后的感觉，让患者说出自己的感受，给予理解和帮助支持，以便进一步制订防范措施。同时注意妥善处理遭受冲动损害者。

4.药物护理

遵医嘱给各种药物，严格执行"三查八对"用药治疗制度，密切观察患者用药后的治疗效果和不良反应，一旦出现异常情况与医生联系并果断处理。

（滕　菲）

第二节　癔　症

癔症是指一类由精神因素，如重大生活事件、内心冲突、情绪激动、暗示或自我暗示，作用于易病个体引起的精神障碍。主要表现为意识范围缩小，选择性遗忘或情感暴发等精神症状或各种各样的躯体症状，但不能查出相应的器质性损害作为其病理基础。症状具有做作、夸大、富有情感色彩等特点，有时可由暗示而诱发或消除，有反复发作的倾向。

一、护理评估

1.评估主观资料

注意疾病发作与情感体验的关系，如患者对自身症状的过度关心，有意引起别人的同情和关心等；注意发作原因、频繁性、持续性、严重性，以及症状特点；伴随症状，如焦虑、抑郁等；患者个性特征、既往史和社会支持系统等。

2.评估客观资料

一般状况与外表、思维、情感和行为表现，如评估夸张、表演、哭笑无常、情绪失控和自主神经功能紊乱等。

3.评估相关因素

病理生理因素,如生活自理能力下降、情感暴发、假性痴呆、定向障碍、失明、耳聋等;评估可能导致自杀自伤的因素,如痉挛发作、癔症性漫游、焦虑、抑郁等。

二、护理诊断/问题

(1)有自杀、自伤的危险。

(2)有冲动行为的危险。

(3)营养不足。

(4)定向障碍。

(5)言语沟通障碍。

(6)焦虑。

(7)生活自理能力下降或丧失。

三、其他护理诊断/问题

(1)患者对疾病缺乏充分的认识。

(2)患者对治疗的合作程度。

(3)患者对医生的依赖程度。

(4)患者对治疗效果的期望值。

四、护理目标

癔症患者最重要的护理目标是患者能够正确认识和对待所患疾病,善于分析患病原因,学会合理宣泄情绪,认识个性缺陷以及以积极有效的心理应对方式应对应激事件,这是一个长期目标。具体包括以下几个方面。

(1)症状减轻或消失。

(2)能正确认识疾病表现,恰当地宣泄焦虑、抑郁情绪,减轻痛苦。

(3)患者基本的生理及心理需要得到满足,舒适感增加。

(4)能运用有效的心理预防机制及应对技巧,控制不良情绪,减轻不适感。

(5)能与他人建立良好的人际关系。

(6)能增强处理压力与冲突的能力。

(7)能正确认识心理、社会因素与疾病的关系。

(8)家庭及社会支持逐步提高。

五、护理措施

(一)安全和生活护理

(1)提供安静舒适的环境,减少外界刺激。由于患者富有暗示性,不能将其同症状较多的患者安排在同一病室,以免增加新症状或使原有症状更加顽固。

(2)加强观察和关心患者(但不被患者意识到)。加强不安全因素和危险物品的管理,以便早期发现自杀、自伤或冲动行为的先兆,防患于未然。

(3)癔症发作期应耐心喂饭,一时不能进食可稍缓喂饭。对躯体化症状的患者,应用暗示性言语引导进食,或分散其注意力,避免其全神贯注自己进食障碍等症状,而妨碍进食。同时在进食时,可用没有出现不良反应的事实,鼓励进食。

(4)对有自理缺陷的患者,做好晨晚间护理和生活护理(如饮食、睡眠护理等),对癔症性瘫痪或木僵的患者定时翻身,做好皮肤、口腔等护理,防止压疮。并按计划进行肢体功能训练。以暗示言语鼓励循序渐进地加强自主功能训练。

(5)鼓励患者参加文体活动。以娱乐性游艺为主,使患者在松弛的环境中,分散其注意力,避免对疾病过分关注。

(6)应尊重患者,允许保留自己的天地和注意尊重其隐私。

(二)心理护理

(1)建立良好的护患关系。谈话时,态度和蔼,注意倾听,提问简明扼要,着重当前问题给予简明的指导。鼓励患者回忆自己病情发作时的感受,接纳患者的焦虑和抑郁感受,并讨论和教会应对发作的简易方法。

(2)每天定时接触患者,分析癔症症状和焦虑等恶劣心境的原因和危害。使患者认识到对自身病症的过度关心和忧虑无益于恢复健康。应用支持性言语帮助患者度过困境,并且辅助患者有效地应对困难。应反复强调患者的能力和优点,不注重其缺点和功能性障碍。帮助列出可能解决问题的各种方案,当患者初步获得疗效时,应及时表扬。

(3)选择适当时机,结合检查的正常结果,使患者相信其障碍并非器质性病变所导致,积极配合治疗。并针对其自我为中心的特点,加强心理疏导及个性教育。

(三)特殊护理

(1)在癔症发作时,不要流露紧张、厌烦情绪,或过分给予照顾。应将患者和家属隔离,避免多人围观。护士必须有条不紊地进行治疗护理,并使患者明白,发作不会危及生命,疾病一定能治愈。

(2)癔症相关的焦虑反应有时可表现为挑衅和敌意,须适当限制,并对可能的后果有预见性。如出现情感暴发或痉挛发作时,应安置在单间,适当约束,防止碰伤。应尊重患者,允许保留个人的空间注意其隐私,必要时专人陪护。

(3)意识狭隘时,应加强生活护理和观察。防止其他患者的伤害和防止其冲动、走失等意外行为。应在患者不经意中,强化其原来身份,促使恢复自我定向。

(4)严密观察患者的情绪反应,加强与患者的沟通,了解其心理变化。对不合理要求应认真解释和说服,防止患者的做作性自杀企图,弄假成真。

(5)对癔症性失明、失聪等患者,应让其了解功能障碍是短暂的,通过检查证明无器质性损害。在暗示治疗见效时,应加强语言、听力、视力训练,让患者看到希望。

(6)对患者当前的应对机制表示认同和支持。鼓励患者按可控制和可接受的方式表达焦虑、激动,允许自我发泄,但不要过分关注。

(7)对躯体化症状,要排除器质性病变。注意倾听,但避免对每一主诉都提供照顾,症状消失时要及时鼓励。

(8)遵医嘱给相应治疗药物,如抗焦虑药、抗抑郁药、抗精神病药等,让患者了解药物治疗作用和不良反应。

(9)在间歇期教会患者放松技术,与医生配合做好暗示治疗、行为治疗、生物反馈治疗等,使其增强治疗信心,并要争取病友、家庭和社会的支持。

(滕　菲)

第十五章 肿瘤内科疾病护理

第一节 胃肠道毒副反应的护理

一、恶心和呕吐

恶心、呕吐是化疗药物引起的最常见的早期毒性反应,在化疗不良反应中是患者最害怕的。严重者可导致脱水,电解质失调、衰弱和体质量减轻,可能使患者拒绝有效的化疗。

化疗引起的恶心、呕吐可以分为三种:①急性恶心呕吐,指发生于化疗后 24 h 内的恶心呕吐,大多数化疗药物所致的恶心、呕吐于静脉给药 1~2 h 后开始,此期反应最为严重,因此针对此期进行大量的预防治疗;②迟发性恶心呕吐,指发生于化疗后 24 h 或更长时间的恶心呕吐,虽然严重性较急性反应减轻,但可能长时间拖延,影响营养和全身症状;③预期性恶心呕吐:常见于以往化疗期间呕吐控制不好的患者,属于条件反射,比如在某些与化疗有关的情况下,如医院的环境、药物的颜色等都可以促发呕吐发作。

化疗引起恶心、呕吐的分级。①轻度:呕吐每日 4~5 次;②中度:呕吐每日 5~9 次;③重度:呕吐每日 10 次以上。

1.发病机制

化疗所致恶心呕吐的机制复杂,通常受到年龄、性别、饮酒史以及既往治疗经验等很多因素的影响,简单来说,有以下几种途径。

(1)化疗药物直接刺激胃肠道引起恶心、呕吐。

(2)血液中的化疗药刺激肠道壁嗜铬细胞释放 5-羟色胺,5-羟色胺作用于小肠的 5-羟色胺受体,被激活后通过迷走神经传至第四脑室最后区的化学感受器触诱发区(CTZ),接着激活位于延脑的呕吐中枢,引起恶心呕吐。

(3)5-羟色胺也可直接激活 CTZ 的 5-羟色胺受体,兴奋呕吐中枢。

(4)心理反应异常,如焦虑、恐惧以及既往有呕吐经历者,可以导致或加重恶心呕吐。

2.主要药物

(1)发生率为 80%~90%:DDP、氮芥、甲基苄肼、阿糖胞苷、放线菌素 D、CTX。

(2)发生率为 30%~60%:阿霉素、柔红霉素、米托蒽醌、5-FU。

(3)发生率<10%:VCR、6-巯鸟嘌呤、马利兰、苯丁酸氮芥。

3.防治和护理要点

(1)医护人员应向患者做解释,减轻顾虑,提供心理支持。

(2)尽可能睡前给药。口服药物应分餐后服用或临睡前服用,如司莫司汀睡前服用。

(3)及时准确给予止吐药物,如胃复安、枢丹、格拉司琼崩解片等。临床上在化疗前 15~30 min 给予止吐药,严重呕吐者分别在化疗后 4 h、8 h 再次给药,必要时可以使用镇静药物辅助治疗。

(4)中医治疗:耳穴贴压、艾灸、穴位按摩、穴位注射,如中脘、关元、足三里、神阙、脾、胃、交感、合谷、内关、神门等穴。

(5)保持病室整洁,光线色调柔和,无异味,减少不良刺激。

(6)观察呕吐物的量、色、性质,及时记录并报告医生,必要时记录出入量,以评估脱水情况,必要时查血电解质,补液。

(7)保持口腔及床单清洁,患者发生呕吐时应给予帮助,呕吐后遵医嘱以温开水、淡盐水或中药漱口液漱口。

(8)体质虚弱或神志不清者,呕吐时应将头偏向一侧,以免呕吐物误入气管,引起窒息。

(9)因呕吐不能进食或服药者,可在进食或服药前先滴姜汁数滴于舌面,稍等片刻再进食,以缓解呕吐。

(10)指导采用放松术,如聆听舒缓的音乐、做渐进式的肌肉放松等。

(11)化疗期间应根据患者口味,给予高热量、高蛋白、高维生素、无刺激、清淡易消化软食或半流质饮食。在饮食方面做到"五忌四要"。"五忌":一忌食用甜、腻、辣、炸、烤食品;二忌酒精;三忌食有浓烈气味的食品如臭豆腐、奶酪等;四忌某些含5-HT丰富的食品,如香蕉、核桃、茄子等;五忌餐后立即躺下,以免反流而引起恶心。"四要":一要少食多餐,每日可5~6餐;二要选择碱性或固体食物,可于化疗前吃一点饼干或烤面包等干燥且温和的食物;三要限制餐前餐后1 h的饮水量,尽量不饮水;四要多吃薄荷类食物及冷食。如蔬菜、水果、山药、小米、百合等;少食多餐,每天4~6餐;避免进食易产气、油腻或辛辣的食物;呕吐后不要立即进食,休息片刻后进清淡的流食或半流食;频繁呕吐时,宜进食水果和富含电解质的饮料,以补充水分和钾离子。

(12)据报道,化疗用药当天,把早饭提前、晚餐拖后,拉开反应时间,可避免或减轻发生恶心、呕吐等消化道症状。另外,曾有报道,呕吐与胃充盈度有关,根据胃完全排空需要4~6 h的特点,化疗患者采取早餐进清淡食物,量取平时的1/2,进食3~4 h后进行静脉化疗,可有效减轻化疗所致呕吐症状。

(13)若营养严重失调,并不能经口进食者,可酌情给予肠内或肠外营养支持治疗。

二、黏膜炎

1.发生机制

化疗药物会影响增生活跃的黏膜组织,使其增生修复减慢,为寄生口腔及肠道细菌提供了入侵的窗口,容易引起口腔炎、舌炎、食管炎,导致疼痛和进食减少;也可以使肠道内上皮细胞发生水肿、坏死、脱落等炎性反应,从而刺激肠蠕动,引起腹泻,甚至发生肠黏膜溃疡等。

2.主要药物

(1)导致口腔黏膜溃疡的药物:甲氨蝶呤、阿糖胞苷、阿霉素、5-FU、放线菌素、博来霉素、丝裂霉素、羟基脲等。(若阿霉素与紫杉醇联合化疗,先用阿霉素,后用紫杉醇,黏膜炎症轻于相反药序)

(2)导致腹泻的药物:5-FU、MTX、阿糖胞苷、阿霉素、卡氮芥、鬼臼碱、美罗华类。

(3)导致便秘、肠麻痹:长春花碱等。

3.临床表现

唇、颊、舌、口底、齿龈出现充血、红斑、疼痛、糜烂、溃疡;食欲减退,腹泻腹胀,甚至出现血便,也有便秘发生。

4.黏膜炎分级

Ⅰ度:口腔黏膜充血水肿、红斑、口咽干燥、轻度疼痛,偶发,进食固体食物困难。

Ⅱ度:口腔斑点状白膜,黏膜明显充血水肿,有红斑、溃疡形成,中度疼痛、间歇性,可耐受,进软食困难。

Ⅲ度:口腔溃疡,成片纤维性黏膜炎,黏膜极度充血、糜烂、出血、融合成片状白沫,疼痛剧烈,并影响进食,只能进食流质软食。

Ⅳ度:口腔黏膜大面积溃疡,常伴有脓性分泌物,剧痛不能进食,需对症治疗。

5.防治及护理要点

(1)密切观察和评估口腔黏膜情况,每天检查和评估患者口腔卫生、饮水量、机体状况;治疗前存在口腔黏膜炎问题先治疗,如龋齿、牙周疾病等。待治愈后 10～14 d 方可行化疗或放疗。

(2)注意口腔卫生,保持清洁和湿润,使用软毛牙刷刷牙,动作轻柔,避免口腔黏膜及牙龈的机械性损伤。

(3)化疗当天起一周内,每日晨起、进食前后及睡前用漱口一方漱口(化疗漱口一方:生理盐水 125 mL 加 5% 碳酸氢钠溶液 125 mL),可预防或减少口腔溃疡。

(4)加强饮食调理,避免维生素缺乏引起的口腔黏膜炎;避免过热、过冷、辛辣、粗糙等刺激性食物;禁烟酒、少量多餐;同时注意静脉补充维生素、谷氨酰胺等。

(5)若有真菌感染应给予抗真菌药物治疗,如制霉菌素含服,同时给予 5% 碳酸氢钠漱口液含漱。

(6)若疑有厌氧菌感染可以用 3% 过氧化氢漱口。

(7)若已发生溃疡可用化疗漱口二方漱口(化疗漱口二方:生理盐水 250 mL 加利多卡因 0.1 g,庆大霉素 8 万单位,维生素 B_{12} 5 000 mg),嘱咐进食前 30 min 漱口,减轻进食时疼痛。

(8)口唇可使用润唇膏涂抹,减轻干裂及疼痛。

(9)便秘时应鼓励患者下床活动、调节饮食。物理疗法:顺时针按摩结肠行走方向。养成良好的排便习惯,穴位按摩足三里、中脘穴、耳穴贴压大肠、小肠、胃、脾等穴,必要时给予麻仁软胶囊、口服蜜糖与麻油各 5 mL 或中药导管滴入等治疗便秘。如出现食欲不振,可增加健胃开脾食品,如山楂、白扁豆、萝卜、陈皮等,孕酮类药物可促进食欲。

(10)持续性腹泻需要治疗,密切观察患者有无剧烈腹痛、便血、面色惨白等急性消化道症状,并记录大便次数、性状,及时做常规检查,监测水电解质,及时止泻、补液治疗,减少脱水、热量摄取不足等并发症的发生。指导患者卧床休息,给予腹部保暖,减少肠蠕动。进食少渣食物,及时补充水分。予以艾灸(回旋灸)腹部,以肚脐为中心,上、下、左、右旁开 1～1.5 寸,时间 5～10 min。

(11)若出现腹胀或肠鸣音减弱,疑有肠梗阻发生者,应及时行胃肠减压。

(12)注意观察体温变化,早期发现感染征兆,早期治疗。

(王　昭)

第二节　骨髓抑制的护理

抗癌药物除博来霉素、左旋门冬酰胺酶、激素类、一般剂量使用的 VCR 对骨髓影响不大之外,其他均可以引起不同程度的骨髓抑制。

一、主要药物

(1)作用最强的药物有卡氮芥、环己亚硝脲、司莫司汀。

(2)其次有丝裂霉素、MTX、阿霉素、长春花碱及 5-FU 等。

二、临床表现

化疗后通常先出现白细胞减少,尤其是粒细胞下降,然后出现血小板减少,当血小板$<50\times10^9$/L 时会有出血的危险;而当血小板$<20\times10^9$/L 时,容易发生中枢神经系统、胃肠道以及呼吸道出血;化疗通常不会引起严重贫血。严重骨髓再生障碍时,易继发感染和出血。

三、治疗及护理要点

(1)严格掌握化疗适应证,化疗前检查血象、骨髓情况。如果白细胞少于 4×10^9/L,血小板少于 80×10^9/L 时,化疗应慎重执行,需要适当调整治疗方案,必要时应暂缓化疗,给予升血细胞治疗。

(2)化疗后应隔日查血常规,必要时每日查,以了解血象下降情况。遵医嘱应用升血细胞药物,如粒细胞-巨噬细胞集落刺激因子(GM-CSF)、粒细胞集落刺激因子(G-CSF)等,并观察疗效。

(3)在治疗中给予必要的支持治疗,加强饮食营养、鼓励进食以提高免疫功能,多吃鱼类、蛋类及含铁较多的食物,多吃新鲜蔬菜、水果,多饮水,每天约 3 000 mL。晚期不能进食者用鼻饲高价营养,必要时给予静脉营养。

(4)必要时可以多次输新鲜血或成分输血,如血小板、红细胞悬液。

(5)血白细胞特别是粒细胞下降时,感染的几率将增加,保持室内空气新鲜,室内应经常通风,室温需维持于适宜的水平。避免让患者暴露于易引起感染的环境中。有条件应让患者住隔离病房,或增加病房消毒,减少探视,严密监测体温,必要时预防性给予抗生素、做血培养。

(6)血小板$<50\times10^9$/L 时应注意预防出血,注意观察患者有无牙龈出血、鼻出血、瘀斑、血尿及血便等症状,协助做好生活护理。嘱患者少活动,增加卧床休息时间,注意安全,防止跌倒、磕碰。告知家属避免患者情绪激动。保持大便通畅,大便时不可过于用力,避免颅内压升高。如果患者出现头痛、恶心等症状应考虑颅内出血,及时协助医生处理。血小板$<20\times10^9$/L时,绝对卧床休息。静脉穿刺时,避免长时间扎止血带。勤剪指甲,避免自行抓伤皮肤,并观察局部有无渗血和皮下青紫现象。嘱患者使用软毛牙刷,吃软食,注意口腔清洁。保持鼻腔清洁湿润,勿用手抠鼻痂,保持室内湿度在 50%～60%,以防鼻黏膜干燥增加出血可能。禁止剃胡须、用牙签剔牙,勿用力咳嗽,护理操作动作要轻柔,穿宽松棉质衣裤,防止损伤皮肤。避免服用阿司匹林和含有阿司匹林的药物,避免使用肝素钠盐水进行静脉封管,注意监测出凝血时间。

（7）出现贫血，患者会自觉疲乏，应多休息，必要时可给予吸氧。防止跌倒、坠床。血红蛋白低于 80 g/L 时需要输血治疗，多采用成分输血，如输红细胞悬液；也可以给予促红细胞生成素（EPO）皮下注射，促进红细胞生成。

（8）女性患者在月经期间应注意出血的量和持续时间，必要时使用药物推迟经期。

（9）如果患者出现严重的全血象降低，应警惕肿瘤骨髓转移，同时应该与骨髓抑制相鉴别，因为对于两者的治疗护理是有所不同的。

（10）嘱患者注意天气温差变化，避风寒，防着凉，防感染。

（张雅娟）

第三节　心脏毒性的护理

一、主要药物

阿霉素、柔红霉素、紫杉类、赫赛汀、米托蒽醌、喜树碱、三尖杉生物碱、DDP、5-FU 等。

二、作用机制

蒽环类药物引起心肌病的机制可能是由于产生过多的自由基使得脂质过氧化，导致线粒体、内质网和核酸的损伤，或者阿霉素与铁形成复合物交联 DNA 而损伤细胞；影响辅酶 Q_{10} 的功能；直接破坏心肌细胞膜，改变心肌上离子的分布，造成心肌细胞损伤。

三、临床表现

（1）轻者可无症状，仅心电图表现为心动过速、非特异性 ST-T 改变，QRS 电压降低。窦性心动过速通常是肿瘤患者心脏毒性作用的最早信号。

（2）重则心悸、气促、心前区疼痛、呼吸困难，临床表现如心绞痛，还可以出现心肌炎、心肌病、心包炎，甚至心力衰竭、心肌梗死。

（3）心电图可以显示各类心律失常，如室上性心动过速、室性或房性期前收缩、心房纤颤等。因为化疗导致的心血管系统的症状、体征是非特异性的，应该仔细与肿瘤心肌转移或既往心脏病史加以鉴别。

四、防治和护理要点

（1）化疗前应先了解有无心脏病病史、心律失常、心包炎、心肌缺血、心肌病等，做心电图、Holter、心脏超声等检查了解心脏基础情况。

（2）注意高危因素，联合应用和累积剂量，限制蒽环类药物蓄积量，必要时查血药浓度，遵医嘱给予保护心脏药物，如 1,6-二磷酸果糖、维生素 E、辅酶 Q_{10}、ATP、N-乙酰半胱氨酸、钙通道阻滞剂。对于阿霉素的累积剂量超过 $450\sim500$ mg/m^2 时，充血性心力衰竭的发病率迅速增高，可能达到 25%。因此，需要严格控制阿霉素使用总量。

（3）改变给药方法，延长静脉点滴时间可减少心脏毒性。另外，使用与阿霉素结构相近的米托蒽醌，可以减轻心脏毒性。

（4）严密观察病情变化，注意剂量、调节速度，重视患者的主诉，监测心率、节律变化，必要时心电监测。

（5）必要时做心电图等检查，发现心力衰竭等迹象，给予强心利尿等治疗。

（张雅娟）

第四节　肿瘤放射治疗患者的护理

人体正常组织对放射线的敏感性与其增生能力成正比，与其分化程度成反比。同等剂量下，放射反应性与照射面积有关，照射面积越大，反应越大。正常组织分成早反应组织和晚反应组织，一般认为更新快的组织在放疗中是早反应组织，而更新慢的组织属于晚反应组织，肿瘤基本属于早反应组织。

一、早反应组织受照射后的表现

皮肤、黏膜、骨髓、精原细胞等属于早反应组织，在放疗过程中其存活干细胞的再增生是主要现象，在照射期间或照射后几天即会出现克隆源细胞的补偿性增生。再增生的出现取决于损伤发展的速度及其严重程度，适当延长治疗时间，有利于细胞的的补偿性增生，以减轻放射反应。

（一）皮肤反应和损失

1.急性反应

急性反应一般分为三度：Ⅰ度，发生红斑、潮红、有烧灼感、刺痒的感觉，最后逐渐变成暗红，表皮脱落，称干性皮炎；Ⅱ度，充血、水肿、水泡形成，发生糜烂，有渗出液，称为湿性皮炎；Ⅲ度，放射性溃疡，表现为灰白色坏死组织覆盖，边界清楚，底部较光滑，成火山口形形成痂下溃疡，有剧痛。

2.慢性反应

放疗后数日、数年出现的反应。表皮萎缩变薄，浅表毛细血管扩张，有时有色素沉着，脱屑，皮肤瘙痒易受损破溃。高能射线可致皮下组织纤维化，有时成板样坚硬，纤维化的程度与早期皮肤反应的严重性无关。有皮下组织纤维化的患者常可合并感染，发生放射性蜂窝织炎，有高热，局部红肿热痛，可用抗生素治疗但易复发，晚期慢性放射性皮炎，其溃疡可向深部组织发展，甚至累及骨组织，并发坏死性骨髓炎。

3.处理

（1）放射治疗时，保持照射野皮肤干燥、清洁，治疗后可用渭良伤科油外涂治疗部位。避免理化刺激，放疗中禁用湿敷、热敷。不要使用冷（烫）水、肥皂、香水等刺激性的东西刺激皮肤。

（2）如出现瘙痒、脱屑、脱皮，禁忌瘙抓、按摩，避免外伤。

（3）刮胡须或毛发的反应区域，用电动剃须刀。

（4）患者穿柔软、宽松、吸水性强的棉质品，避免粗糙衣物摩擦。

（5）禁止胶布贴于照射野，禁止注射、热敷或自行用药。

（6）放疗结束后的一年内，不要让接受放疗的部位在阳光下曝晒，勿做红外线等理疗。

(7)Ⅰ度损伤者给予比亚芬涂抹照射野局部,一天2次(注:放射治疗前1 h内禁止涂抹),Ⅱ、Ⅲ度皮肤破溃者可用黄油膏外涂或呋喃西林定时湿敷,再涂烧伤湿润膏,可减轻疼痛和促进局部皮肤愈合。

(二)口腔黏膜反应

1.临床表现

口腔黏膜反应出现时间较皮肤早,一般在放疗后2～3周最为严重,以后可自行缓解,表现为充血、白点、融合成片和浅表溃疡,可有伪膜形成。

2.处理

(1)加强宣教,及时向患者解释口腔黏膜炎的原因、过程以及预防的重要意义。

(2)鼓励患者进食清淡易消化的软食或流质,温度适宜,避免刺激。

(3)放疗中嘱患者戒烟酒,避免吃过热、过硬及刺激性食物。

(4)嘱患者擤鼻涕、打喷嚏不要过于用力,勿用手挖鼻和刺激鼻黏膜。

(5)保持口腔清洁,勤漱口,根据患者的口腔pH值选择合适的漱口水;反应明显时,可服清热解毒药、消炎止痛药,也可用口腔溃疡散局部涂拭及维生素B_{12}含服。维生素B_{12}含服对口腔黏膜溃疡有较好的疗效,能促进愈合并有镇痛作用。疼痛严重者,予以化疗漱口二方漱口(化疗漱口二方:生理盐水250 mL加利多卡因0.1 g,庆大霉素8万单位,维生素B_{12}5 000 mg),嘱咐进食前30 min漱口,减轻进食时疼痛。

(三)造血系统

造血系统受照射后,干细胞减少,使其对扩张部分的前体细胞的供应减少,同时前体细胞本身也受到照射的损伤,血小板、白细胞和红细胞三种前体细胞的再生长很快,它们的放射敏感性是一样的,只不过前两种细胞的生命期限很短,故常表现为外周血的血小板和白细胞下降。红细胞寿命较长,故贫血出现较晚。当白细胞数量低于$3.0×10^9$/L,血小板低于$80×10^9$/L时,要考虑暂停放疗。放疗中要注意患者的营养,对已有下降者可用中医药治疗。白细胞过低者可使用细胞生长刺激因子等生物制剂,并谨防感染。

(四)小肠、结肠、直肠

小肠对放射性较敏感,常规和放疗40～50 Gy可有1％～5％的患者出现小肠放射反应,甚至会出现肠坏死、溃疡、穿孔及肠梗阻,照射剂量如达65 Gy以上,可升到25％～50％,故腹腔照射时剂量不宜过高,特别是肠粘连者更应注意。另外,全小肠照射30 Gy/3～4周时,往往发生吸收不良症候群,水样泄泻等,可按肠炎护理,严重者暂停照射。在照射腹部时尽量避开小肠,以减轻小肠的反应,可用压迫器推开小肠或改变体位照射等方法。

结肠、直肠因盆腔肿瘤接受放疗者,大多数患者放疗后症状轻微,但2.5％～15％的患者可有显著的结、直肠炎症表现。这些患者接受放疗数天、数周后,可出现里急后重、黏液血便、腹泻(多是因肠功能障碍所致)、便秘及肛管疼痛等症状,放疗后数月或数年,可因肠壁血管损伤(闭塞或狭窄)引起广泛黏膜溃疡、肠腔狭窄、出血甚至肠穿孔、坏死,直肠、乙状结肠、阴道、膀胱及邻近肠管之间形成瘘道等。应遵医嘱给予消化道保护剂,如思密达口服或每晚保留灌肠;腹泻次数多者口服易蒙停,抑制肠蠕动,延长肠内容物的滞留时间;密切观察大便的性状、腹痛性质,防止水电解质紊乱。

放疗所致结肠和直肠损伤目前尚无特效的治疗,多数学者主张改变时间-剂量关系,即增加治疗的间隔时间,或减少剂量及每次照射量,以减轻照射反应,放疗中应避免吃刺激性或不易消化的食物。放射性结直肠炎的治疗主要是对症治疗，包括使用镇静剂，肛管应用麻痹性膏剂以缓解肠痉挛。对于里急后重严重者，可试用氢化可的松、氢氧化铝直肠乳剂及抗生素等灌肠治疗，对慢性放射性直肠炎所致出血可用止血药、局部烧灼、激光等治疗，对失血过多或危及生命的大出血则需输血及手术治疗。

(五)睾丸、卵巢

精原细胞对放射线敏感，睾丸照射 1.06 Gy 就可能出现放射反应，照射 30 Gy 后几个月才可以再产生精子。因此，放射时应尽量保护睾丸。卵巢照射 1.5～2.0 Gy，月经即会受抑制，2～3 Gy 就可能造成不孕，30 Gy 左右可使卵巢功能完全停止。因此，对年轻、需生育的女性患者尽可能保护卵巢。

二、晚反应组织受照射后的表现

无再增生能力，仅有修复功能的一类组织如骨髓、肾、肺、皮肤、骨骼、纤维脉管系统等均属晚反应组织。以上组织器官受照射后的损伤往往由邻近组织的功能细胞进入分裂周期代偿，而不是干细胞分裂分化成终末细胞的结果。

(一)肺

肺照射 20 Gy 即可产生永久性损害。因而肺癌放疗时，肺的放射性纤维化是不可避免的，若范围不大则影响轻微，常无明显症状，但治疗胸外肿瘤时应尽量减少肺的照射。需要重点关注的是预防和及时处理放射性肺炎。放射性肺炎是否发生与照射面积、部位、心肺功能等有关；照射部位位于肺门纵隔附近时易发生，肺尖部较少发生；慢性气管炎、肺气肿患者易发生。放疗前或放疗中并用化疗药如 CTX、阿霉素、丝裂霉素等可降低肺的耐受量。放射性肺炎可分为急性和慢性两个阶段。护理方法如下。

(1)当体温超过 38.5 ℃时，采用头部敷冰袋，酒精或温水擦浴，也可以用退热药降温。保持口腔清洁卫生，保持病房空气清新，每日通风一次。

(2)对咳嗽、咳痰患者，要加强气道护理。痰多、黏稠时，可用盐酸氨溴索等化痰药物，或者雾化吸入稀释痰液，同时给予叩背，并教会患者正确的咳痰方法，必要时给予吸痰，并注意痰液的颜色及性质。如出现咳血，按医嘱使用止血药物，嘱患者头偏一侧，及时吸出口腔内积血，防止窒息。对于有刺激性干咳的患者，可给予止咳剂，注意房间温湿度的调节，必要时可使用空气加湿器调节湿度。

(3)对于呼吸困难的患者，应密切观察生命体征及血氧饱和度的变化，适当给予氧气吸入，氧流量 2～4 L/min。对于合并有慢性肺部疾病患者，宜给予持续低流量吸氧，协助患者取半坐卧位，指导患者腹式呼吸，同时注意患者有无胸痛、气急、发绀等表现。

(二)脊髓和脑

放射可导致脑脊髓充血、水肿(无菌性坏死)，可加重颅内、椎管内高压。有些人在放疗后数周至 3～4 个月可出现中枢神经系统症状和体征，表现为嗜睡、头晕、脑脊液中细胞数和蛋白增高，有时有低热。一般不作处理，2 周左右亦能自愈。用皮质激素治疗有效，不要因为肿瘤复发而急于再次手术。

在放疗数月到数年内可发生放射性脊髓炎、放射性脑坏死。放射性脊髓炎，一般在治疗后数月到一年后发生，其早期症状可出现一侧或双侧肢体感觉异常，低头时颈部有触电样感觉即 Lhermitte 征，多数可自愈，少数会发展成为典型的脊髓半切综合征。也可能发展成为脊髓横惯性损伤或梗死,表现为截瘫。放射性脑坏死有时很难与肿瘤复发鉴别。

放射性脊髓炎、脑病,临床治疗主要采用大剂量皮质激素、维生素 C 和 B 族维生素、能量合剂和脱水剂,高压氧舱仅对感觉异常者有效,对已有运动障碍者无效。

(三)肝脏、肾脏

肝脏的耐受量与受照的肝体积有关。全肝照射大于 30 Gy,则可能发生放射性肝炎,表现为肝大、腹腔积液、黄疸及肝衰竭。轻者肝功能在 1 个月内可恢复正常,严重者可因肝衰竭致死。治疗主要是卧床休息、高热量低脂肪饮食及中西药保肝治疗。密切观察肝区疼痛的性质、频率、发生的时间;当肝区持续疼痛,可口服消炎痛,夜间服用少量安眠药,并观察用药情况;警惕上消化道出血及肝破裂的发生,做好各项抢救准备。密切观察尿液颜色、有无巩膜黄染、肝功能异常,定期(10~14 d)检查黄疸指数、碱性磷酸酶(AKP)、肝功能、甲胎蛋白(AFP)等项目。每周测量一次体质量并做好记录,一旦出现腹腔积液,立即卧床休息,给予高热量、高优质蛋白饮食,限制食盐的摄入(每日氯化钠入量小于 1.5 g),每日定时测量腹围一次,记录 24 h 出入量。静脉补充白蛋白以提高血浆蛋白浓度,减轻腹腔积液,必要时做腹腔穿刺术放腹腔积液,以缓解腹胀症状。

肾脏的耐受量较低,常规全肾照射 20 Gy 五年内有 1%~5%的患者发生放射性肾炎。急性放射性肾炎常发生在放疗后的 6~8 周,出现蛋白尿、高血压、贫血和心脏肥大等症状体征。治疗方法同肾小球肾炎,必要时使用人工肾度过急性期,部分患者可发展为慢性肾炎、肾萎缩及肾功能衰竭。

(四)心血管系统

心脏损伤的临床剂量阈值为 45~50 Gy。在乳腺癌、食管癌、肺癌等放疗时均可并发心脏损伤。心脏损伤可分为以下四类。

(1)急性心包炎。

(2)迟发性慢性心包炎。

(3)心肌炎或全心炎(包括心包、心肌和心内膜纤维变)。

(4)冠状动脉硬化和心肌梗死。在用化疗时(如阿霉素),低剂量放射也可造成损害。大血管和周围血管也可发生损害,表现为血管狭窄甚至闭塞,类似动脉粥样硬化的外形改变。辐射引起心脏损害最显著特征是心包积液。急性期表现为发热、胸痛、胸闷、心包摩擦音、心电图异常。慢性期为缩窄性心包炎表现,常有呼吸困难、干咳、颈静脉压升高、肝大或周围性水肿、心电图肢导电压下降。有些患者临床症状虽不明显,但心电图检查可见异常。心包损伤的治疗主要是对症性支持疗法,如皮质激素应用、心包穿刺或心包切除。

(五)骨骼系统

生长期的骨、骺软骨经较低剂量(20 Gy)照射极可能发生损害,表现为发育障碍、畸形。成熟完成的骨及软骨即使经高剂量(70~80 Gy)照射,也很少发生改变。剂量过高或多次反复照射可发生放射性骨炎或骨坏死(脱钙或骨质疏松,病理性骨折),尤其是 X 线治疗时,因骨吸收量高,故较易发生。过量照射也可引起骨骼肌萎缩、硬化。放射性骨炎、骨坏死多发生在治疗后 2~3 年,但若伴有创伤或合并感染时可提早发生,且发生率增高,故头颈部肿瘤放疗后保持口腔清洁,数年内避免拔牙,以防颌骨坏死,偶见放射性骨肉瘤。

(王　昭)

第十六章 骨科疾病护理

第一节 锁骨骨折

一、概述

锁骨(clavicle)是连接上肢与躯干的唯一支架,呈 S 形。锁骨的主要功能:①连接上肢与躯干;②参与肩胛带的活动;③锁骨是许多肌肉的附着点;④保护血管神经;⑤参与呼吸功能;⑥维持颈、肩部良好的外形。锁骨骨折(fracture of clavicle)是常见的骨折之一,各个年龄均可发生,但是多见于青壮年及儿童。

二、病因

间接与直接暴力均可引起锁骨骨折,多数文献报道间接暴力较多。常见的受伤机制是侧方摔倒,肩部着地,力传导至锁骨,以第 1 肋骨为支点,发生斜形骨折。也可因为手或肘部着地,力经肩部传导至锁骨,发生斜形或横形骨折。更多的骨折发生在交通事故或竞技运动中。

直接暴力可从前方或上方作用于锁骨,发生横形或粉碎性骨折。幼儿多为横断或青枝骨折。

三、临床表现

(1)头偏向伤侧,为锁骨骨折的典型体征,以缓解胸锁乳突肌的牵拉作用,同时用健侧手托住伤侧前臂及肘部,减少肩部活动引起骨折端移位所致的疼痛。

(2)锁骨骨折位于皮下,局部压痛、肿胀均较明显,移位严重者甚至骨折端可隆起于皮下,触摸可发觉,有时可有骨擦音。

(3)患肢不能活动。

(4)幼儿多为青枝骨折,局部畸形及肿胀不明显,但活动伤侧上肢及压迫锁骨时,患儿啼哭叫痛。

四、辅助检查

1.X 线检查

上胸部正位和 45°斜位 X 线照片可发现骨折的前后移位情况。必要时双肩负重时的正位照片,以判断喙锁韧带损伤情况。

2.CT 检查

锁骨外侧关节面的骨折需 CT 检查做出正确判断。

五、治疗原则

1. 手法复位与外固定

儿童的青枝骨折及成人的无移位骨折可不做特殊治疗,仅用三角巾悬吊患肢 3～6 周可开始活动。

对有移位的锁骨中段骨折,手法复位满意的,可采用横行"8"字绷带固定。

2.切开复位内固定(ORIF)

近几年文献报道,由于手法复位及绷带固定的不可靠性,切开复位内固定应用有增多趋势。以下情况时,可考虑切开复位内固定。

(1)骨折合并血管神经损伤。

(2)锁骨外端骨折,合并喙锁韧带断裂。

(3)开放性骨折。

(4)陈旧骨折不愈合。

(5)复位后再移位。

(6)有穿破皮肤危险的难复位骨折。

六、常见护理诊断/问题

(1)焦虑/恐惧与患者担心骨折预后有关。

(2)疼痛与骨骼肌肉的损伤有关。

(3)舒适的改变与疼痛、被动体位、骨折固定不当、感染有关。

(4)感染与皮肤受损、开放性骨折及内固定有关。

(5)外周神经血管功能障碍与骨和软组织创伤、固定不当有关。

七、护理措施

(一)术前护理

1.加强营养

给予高蛋白、高热量、高钙、高铁、高维生素饮食,以供给足够营养。合并糖尿病、高血压、心脏病的患者,给予糖尿病饮食、低盐饮食、低脂饮食等。根据病情可适当增加膳食纤维的摄入,多饮水,防止便秘。

2.生活护理

给予患者生活上的照顾,满足患者基本的生活需求,协助其起居、饮食、卫生等,保持个人卫生和室内环境清洁,以增加患者的舒适感。

3.患肢护理

使用前臂吊带或三角巾抬高患肢,促进静脉及淋巴回流,减轻疼痛,并观察患侧上肢的感觉活动及血液循环情况。

4.疼痛护理

护士做好疼痛的观察,主动倾听患者主诉,鼓励患者表达,指导并教会患者使用数字评分法,表达疼痛程度,遵医嘱给予镇痛药物,观察用药后的效果及不良反应。

5.皮肤护理

入院后,护士首先评估患侧肢体的皮肤情况,外伤患者应评估全身皮肤情况,有无擦伤、挫伤等皮肤破损。开放性骨折应评估并记录伤口皮肤情况,通知医生对创面作好消毒、清创、保护等处理,并遵医嘱注射破伤风人免疫球蛋白。对肥胖患者,要特别做好腋窝处皮肤的护理,避免因患侧肢体活动障碍,腋窝出汗过多,导致皮肤淹红破溃,可使用棉垫等薄软的物品垫于腋下,保持局部皮肤干燥。使用绷带固定的患者,应做好绷带周围皮肤的护理,防止因长时间压迫造成皮肤损害。

6.完善术前准备

(1)完善各项实验室检查和心电图、X线照片。

(2)胃肠道准备:全麻手术术前禁食禁水 12 h。

(3)皮肤准备:根据手术部位及麻醉方式进行皮肤准备;清洁皮肤(洗澡或擦浴);如局部皮肤有炎症等,应及时告知医生进行相应处理。

(4)其他:术前摘除各类饰品、义齿,进入手术室前排空膀胱。

7.心理护理

骨折多为突发事件,患者及家属缺乏心理准备,加之疼痛和肢体活动受限,容易使患者产生焦虑情绪,护士应耐心讲述骨折相关知识,介绍成功病例,消除患者及家属的紧张情绪,正确认识骨折及手术,增强信心,积极配合治疗。

(二)术后护理

1.病情观察

密切观察患者的神志、生命体征。观察患者有无因麻醉药物造成的恶心、呕吐等胃肠道反应,如有发生协助健侧卧位,避免误吸,并通知医生,必要时遵医嘱给予药物治疗。

2.管路护理

留置伤口引流管、尿管的患者,护士应做好引流液、尿液的观察,包括颜色、性状、量并做好记录,在管路上贴好相应的标识并注明留置管路的名称和时间。保持管路通畅,妥善固定,如有异常立即告知医生。做好患者及家属宣教,避免因患者人为因素造成活动时管路滑脱。护士在倾倒引流液时,应夹闭引流管,防止引流液倒流,逆行感染。

3.伤口护理

护士每班巡视,观察伤口敷料有无渗血、渗液,伤口局部皮肤有无红肿热痛;术后 3 d 内每天测量体温至少 4 次,如有异常及时通知医生。

4.疼痛护理

责任护士常规进行疼痛评分,如分值≥4 分,通过调整体位等不能缓解时应通知医生,遵医嘱给予镇痛剂。执行护理操作时,动作要轻柔、准确,避免粗暴操作。需患者移动或变换体位时,应取得患者配合,做好患肢的扶托保护,以免加重患者疼痛。

5.并发症观察及处理

(1)血管损伤:常易受累的血管有锁骨下动脉、锁骨下静脉和颈内静脉。腋动脉及肩胛上动脉损伤也时有发生。因此每个班次的责任护士均需要观察局部皮下有无血肿、瘀斑,肢体远端动脉搏动情况,末梢皮肤的温度、颜色等。

(2)臂丛神经损伤:锁骨骨折移位时可造成臂丛神经根的牵拉损伤。损伤部位常在锁骨上,颈椎横突水平,或神经根自脊髓分支处。骨折块的移位也可在局部造成臂丛神经的直接损伤,构成尺神经的分支常易受累。应密切观察患肢的感觉及活动情况,有异常时及时报告医生。

6.功能锻炼

(1)第一阶段:术后 3 d 内,患者骨折处疼痛、肿胀明显,可以减少肩关节活动,但可以做肘关节及手指的伸展等运动,每次 15~30 min,每天 4~6 次,有利于血液循环,减轻局部水肿。

（2）第二阶段：4 d 至 4 周，骨折疼痛减轻，肿胀消退。患者可进行肩关节的旋内、旋外、后伸运动，幅度 15°～20°，每次 15～30 min，每天 4～6 次。

（3）第三阶段：术后 1 个月后，此时创伤反应已经消退，肿痛基本消失，可进行肩关节的外展、内收运动，运动幅度 30°～40°，每次 20～30 下，每天 5～10 次。

（赵婷婷）

第二节　肱骨干骨折

肱骨干骨折是发生在肱骨外科颈下 1～2 cm 至肱骨髁上 2 cm 段内的骨折。直接暴力和间接暴力均可造成肱骨干骨折，直接暴力常由外侧打击肱骨干中段，致横形或粉碎性骨折。间接暴力常由于手部着地或肘部着地，力向上传导，加上身体倾倒所产生的剪式应力，导致中下 1/3 骨折。有时因投掷运动或"掰腕"也可导致中下 1/3 骨折，多为斜行或螺旋形骨折。肱骨干中、下 1/3 交界处后外侧有桡神经自内上斜向外下行走，此处骨折易伤及桡神经。肱骨干骨折常见于青年人和中年人，肱骨近端的骨折，尤其是嵌插和位移性骨折多见于老年人。

一、临床表现

1.症状

患侧上臂出现疼痛、肿胀、皮下瘀斑，上肢活动障碍。

2.体征

患侧上臂可见畸形、反常活动、骨摩擦感/骨擦音。若并发桡神经损伤，可出现患侧垂腕畸形，各手指掌指关节不能背伸，拇指不能伸直，前臂旋后障碍，手背桡侧皮肤感觉减退或消失。

二、辅助检查

X 线正侧位片可显示骨折的部位和类型。X 线片内应包括肩关节及肘关节，以排除关节内的骨折及脱位。还应常规检查上肢神经功能及肱动脉有无损伤。病理性骨折的患者，应行 CT 或 MRI 检查，以便进一步了解病变的性质及范围。

三、治疗原则

1.无移位骨折

夹板或石膏固定 3～4 周。

2.有移位的骨折

采用手法整复后行夹板固定或石膏外固定。成年人固定 6～8 周，儿童固定 3～5 周。肱骨中、下 1/3 骨折固定时间适当延长，X 线复查有足够骨痂生长之后，才能解除固定。

3.手术治疗

适用于开放性骨折、陈旧性骨折不愈合或畸形愈合、手法复位失败者。对开放性骨折并发桡神经损伤者，可行手术切开复位、桡神经探查术；闭合性骨折并发桡神经损伤者，可先观察 2～3 个月，如无恢复迹象且有手术指征者，可手术探查。

四、护理评估

1.健康史

(1)评估患者受伤的原因、时间;受伤的姿势;外力的方式、性质;骨折的轻重程度。

(2)评估患者受伤时的身体状况及病情发展情况。

(3)了解伤后急救处理措施。

2.身体状况

(1)评估患者全身情况:评估意识、体温、脉搏、呼吸、血压等情况。观察有无休克和其他损伤。

(2)评估患者局部情况。

(3)评估牵引、石膏固定或夹板固定是否有效,观察有无胶布过敏反应、针眼感染、压疮、石膏变形或断裂,夹板或石膏固定的松紧度是否适宜等情况。

(4)评估患者自理能力、患肢活动范围及功能锻炼情况。

(5)评估开放性骨折或手术伤口有无出血、感染征象。

3.心理-社会状况

由于损伤发生突然,给患者造成的痛苦大,而且患病时间长,并发症多,就需要患者及家属积极配合治疗。

因此,应评估患者的心理状况,了解患者及家属对疾病、治疗及预后的认知程度,家庭的经济承受能力,对患者的支持态度及其他的社会支持系统情况。

五、护理诊断

(1)体液不足与创伤后出血有关。

(2)疼痛与损伤、牵引有关。

(3)周围组织灌注异常与神经血管损伤有关。

(4)感染与损伤有关。

(5)躯体移动障碍与骨折脱位、制动、固定有关。

(6)潜在并发症:脂肪栓塞综合征、骨筋膜室综合征、关节僵硬等。

(7)缺乏康复锻炼知识。

(8)焦虑与担忧骨折预后有关。

六、护理措施

(一)手术治疗及术前护理

1.饮食护理

给予高蛋白、高热量、高维生素、含钙丰富的饮食,以利于骨折愈合。

2.心理护理

肱骨干骨折,特别是伴有桡神经损伤时,患肢伸腕、伸指功能障碍,皮肤感觉减退,患者心理压力大,易产生悲观情绪。应向患者介绍神经损伤修复的特殊性,告知骨折端将按每天1 mm的速度由近端向远端生长,治疗周期长,短期内症状改善不明显,使患者有充分的思想准备,以预防不良情绪的产生。关注患者感觉和运动恢复的微小变化,并以此激励患者,使其看到希望。

3.体位护理

"U"形石膏托固定时可平卧,患侧肢体以枕垫起,保持复位的骨折不移动。悬垂石膏固定2周内只能取坐位或半卧位,以维持其下垂牵引作用。但下垂位或过度牵引,易引起骨折端分离,特别是中、下 1/3 处横行骨折,其远折端血供差,可致骨折延迟愈合或不愈合,需予以注意。

4.皮肤护理

桡神经损伤后,引起支配区域皮肤营养改变,使皮肤萎缩干燥,弹性下降,容易受伤,而且损伤后伤口易形成溃疡。预防措施有:①每日用温水擦洗患肢,保持清洁,促进血液循环;②定时变换体位,避免皮肤受压引起压疮;③禁用热水袋,防止烫伤。

5.观察病情

①夹板或石膏固定者,观察伤口及患肢的血运情况,如出现患肢青紫、肿胀、剧痛等,应立即报告医生处理。②伴有桡神经损伤者,应观察其感觉和运动功能恢复情况;通过检查汗腺功能,可了解自主神经恢复情况。③如骨折后远端皮肤苍白、皮温低,且摸不到动脉搏动,在排除夹板、石膏固定过紧的因素外,应考虑有肱动脉损伤的可能;如前臂肿胀严重,皮肤发绀、湿冷,则可能有肱静脉损伤。出现上述情况应及时报告医生处理。

6.早、中期功能锻炼

骨折固定后立即进行上臂肌肉的早期舒缩活动,可加强两骨折端在纵轴上的压力,以利于愈合。握拳、腕屈伸及主动耸肩等动作每日 3 次,并根据骨折的部位,选择相应的锻炼方法。

(1)肱骨干上 1/3 段骨折,骨折远端向外上移位:①第 8 天站立位,上身向健侧侧屈并前倾 30°,患肢在三角巾或前臂吊带支持下,自由下垂 10~20 s,做 5~10 次;②第 15 天增加肩前后摆动 8~20 次,做伸肘的静力性收缩练习 5~10 次,抗阻肌力练习,指屈伸、握拳和腕屈伸练习,前臂旋前、旋后运动;③第 22 天增加身体上身向患侧侧屈,患肢在三角巾或吊带支持下左右摆动 8~20 次。

(2)肱骨干中 1/3 段骨折,骨折远端向上、向内移位:①第 8 天站立位,上身向患侧侧屈并前倾约 30°,患肢在三角巾或吊带支持下,自由下垂 10~20 s,做 5~10 次;②第 15 天增加肩前后摆动练习,做屈伸肘的静力性收缩练习 5~10 次。伴有桡神经损伤者,用弹性牵引装置固定腕关节功能位,用橡皮筋将掌指关节牵拉,进行手指的主动屈曲运动。在健肢的帮助下进行肩、肘关节的运动,健手握住患侧腕部,使患肢向前伸展,再屈肘后伸上臂。

(3)肱骨干下 1/3 段骨折,此型骨折易造成骨折不愈合,更应重视早期锻炼:①第 3 天患肢三角巾胸前悬吊位,上身向患侧侧屈并前倾约 30°做患肢前后、左右摆动各 8~20 次;②第 15 天增加旋转肩关节运动,即身体向患侧倾斜,屈肘 90°,使上臂与地面垂直,以健手握患侧腕部,做划圆圈动作。双臂上举运动,即两手置于胸前,十指相扣,屈肘 45°,用健肢带动患肢,先使肘屈曲 120°,双上臂同时上举,再缓慢放回原处。

7.晚期功能锻炼

去除固定后第 1 周可进行肩摆动练习,站立位上身向患侧侧屈并略前倾,患肢做前后、左右摆动,垂直轴做绕环运动;第 2 周用体操棒协助进行肩屈、伸、内收、外展、内旋、外旋练习,并做手爬墙练习,用拉橡皮带做肩屈、伸、内收、外展及肘屈等练习,以充分恢复肩带肌力。

(二)术后护理

1.体位护理

内固定术后,使用外展架固定者,以半卧位为宜。平卧位时,可于患肢下垫一软枕,使之与身体平行,并减轻肿胀。

2.疼痛的护理

①找出引起疼痛的原因:手术切口疼痛在术后 3 d 内较剧烈,以后逐日递减。组织缺血引起的疼痛,表现为剧烈疼痛且呈进行性,肢体远端有缺血体征;手术 3 d 后,如疼痛呈进行性加重或搏动性疼痛,伴皮肤红、肿、热,伤口有脓液渗出或有臭味,则多为继发感染引起。②手术切口疼痛可用镇痛药;缺血性疼痛需及时解除压迫,松解外固定物;如发生骨筋膜室综合征需及时切开减压;发现感染时报告医生处理伤口,并应用有效抗生素。③移动患者时,对损伤部位要重点托扶保护,缓慢移至舒适体位,以免引起或加重疼痛。

3.预防血管痉挛

行神经修复和血管重建术后,可能出现血管痉挛。①避免一切不良刺激:严格卧床休息,石膏固定患肢 2 周;患肢保暖,保持室温 25 ℃左右;不在患肢测量血压;镇痛;禁止吸烟。②1 周内应用扩血管、抗凝药,保持血管的扩张状态。③密切观察患肢血液循环的变化:检查皮肤颜色、温度、毛细血管回流反应、肿胀或干瘪、伤口渗血等。

4.功能锻炼

参见术前护理相关内容。

七、健康教育

(1)患者多食高蛋白、高维生素、含钙丰富、刺激性小的食物。

(2)患者需注意休息,保持心情愉快,勿急躁。

(3)肱骨干骨折的复位要求较其他部位骨折低,遗留 20°以内的向前成角和 30°以内的向外成角畸形并不影响功能;斜形骨折愈合即使有缩短 2.5 cm,也不会发现明显的异常。应向患者及家属讲解明确,以减轻心理负担。

(4)肱骨干骨折伴有桡神经损伤时,患肢伸腕、伸指功能障碍,短期内症状改善不明显,治疗周期长,患者心理压力大,易产生急躁悲观的情绪。可介绍治疗措施,对患者感觉和运动恢复的微小变化予以重视,并以此激励患者,主动配合治疗。

(5)对桡神经损伤后行外固定者,应确保外固定的稳定,以保持神经断端于松弛状态有利于恢复。悬吊石膏固定的患者 2 周内不能平卧,只能取坐位或半卧位。并向患者讲解该体位的治疗意义。

(6)手法复位行外固定患者,指导其进行肌肉等长收缩训练,握拳伸掌运动,可加强两骨折端在纵轴上的压力,有利于愈合。

(7)出院指导

1)伴桡神经损伤者,口服营养神经药物并配合理疗 1～2 个月。

2)告知患者出院后继续功能锻炼的意义及方法,指导患者出院后继续上肢功能锻炼。防止出现两种倾向:一种是放任自流,不加强锻炼;另一种是过于急躁,活动幅度过大,力量过猛,造成软组织损伤。

3)复查指征及时间:术后 1 个月、3 个月、6 个月需进行 X 线片复查,了解骨折愈合情况。有内固定者,于骨折完全愈合后取出。对于手法复位外固定患者,如出现下列情况需随时复查:骨折处疼痛加剧,患肢麻木,手指颜色改变,温度低于或高于正常等。

(赵婷婷)

第三节 肱骨髁上骨折

肱骨髁上骨折是指肱骨干与肱骨髁交界处发生的骨折。肱骨远端呈前后扁平状,前有冠状窝,后有鹰嘴窝,两窝之间仅为一薄层骨质,此处最易发生骨折,约占全身骨折的 11.1%,占肘部骨折的 50%~60%。肱骨髁上骨折多发生于 10 岁以下儿童。在肱骨髁内前方有肱动脉和正中神经,肱骨髁的内侧和外侧分别有尺神经和桡神经,骨折断端向前移位或侧方移位时可损伤相应神经和血管。在儿童期,肱骨下端有骨骺,若骨折线穿过骺板,有可能影响骨骺发育,导致肘内翻或外翻畸形。严重者需要手术矫正。

一、临床表现

1. 症状

受伤后肘部出现疼痛、肿胀和功能障碍,肘后凸起,患肢处于半屈曲位,可有皮下瘀斑。

2. 体征

局部明显压痛和肿胀,有骨摩擦音及反常活动,肘部可扪到骨折断端,肘后三角关系正常。若正中神经、尺神经或桡神经受损,可有手臂感觉异常和运动功能障碍。若肱动脉挫伤或受压,可因前臂缺血而表现为局部肿胀、剧痛、皮肤苍白、发凉、麻木,桡动脉搏动减弱或消失,被动伸指疼痛等。由于肘后方软组织较少,骨折断端锐利,屈曲型骨折端可刺破皮肤形成开放骨折。

二、辅助检查

肘部正、侧位 X 线拍片能够确定骨折的存在并判断骨折移位情况。

三、治疗原则

1. 切开复位内固定手法

复位失败或有神经血管损伤者,在切开直视下复位后做内固定。

2. 手法复位外固定

对受伤时间短,局部肿胀轻,没有血液循环障碍者,可进行手法复位外固定。复位后用后侧石膏托在屈肘位固定 4~5 周,屈肘角度以能清晰地扪到桡动脉搏动,无感觉运动障碍为宜。伤后时间较长,局部组织损伤严重,出现骨折部严重肿胀时,应卧床休息,抬高患肢,或用尺骨鹰嘴悬吊牵引,牵引重量 1~2 kg,同时加强手指活动,待 3~5 d 肿胀消退后进行手法复位。

3. 康复治疗

复位固定后应严密观察肢体血液循环及手的感觉、运动功能,同时进行功能锻炼。

伸直型肱骨髁上骨折由于近折端向前下移位,极易压迫或刺破肱动脉,加上损伤后的组织反应使局部严重肿胀,均会影响远端肢体血液循环,导致前臂骨筋膜室综合征。因此在治疗过程中,一旦确定骨筋膜室高压存在,应紧急手术,切开前臂掌、背侧深筋膜,充分减压,辅以脱水剂、扩血管药等治疗,则可能预防前臂缺血性肌挛缩的发生。

若儿童骨折的桡侧或尺侧移位未被纠正,或并发了骨骺损伤,则骨折愈合后可出现肘内翻或外翻畸形。不严重的畸形可在儿童生长发育过程中逐渐得到纠正。若随着生长发育,畸形有加重的趋势且有功能障碍者,可在 12~14 岁时做肱骨下端截骨矫正术。

四、护理评估

1.健康史

(1)评估患者受伤的原因、时间;受伤的姿势;外力的方式、性质;骨折的轻重程度。

(2)评估患者受伤时的身体状况及病情发展情况。

(3)了解伤后急救处理措施。

2.身体状况

(1)评估患者全身情况:评估意识,体温、脉搏、呼吸、血压等情况。观察有无休克和其他损伤。

(2)评估患者局部情况。

(3)评估牵引、石膏固定或夹板固定是否有效,观察有无胶布过敏反应、针眼感染、压疮、石膏变形或断裂,夹板或石膏固定的松紧度是否适宜等情况。

(4)评估患者自理能力、患肢活动范围及功能锻炼情况。

(5)评估开放性骨折或手术伤口有无出血、感染征象。

3.心理-社会状况

由于损伤发生突然,给患者造成的痛苦大,而且患病时间长,并发症多,就需要患者及家属积极配合治疗。

因此应评估患者的心理状况,了解患者及家属对疾病、治疗及预后的认知程度,家庭的经济承受能力,对患者的支持态度及其他的社会支持系统情况。

五、护理诊断

(1)体液不足与创伤后出血有关。

(2)疼痛与损伤、牵引有关。

(3)周围组织灌注异常与神经、血管损伤有关。

(4)感染与损伤有关。

(5)躯体移动障碍与骨折脱位、制动、固定有关。

(6)潜在并发症:脂肪栓塞综合征、骨筋膜室综合征、关节僵硬等。

(7)缺乏康复锻炼知识。

(8)焦虑与担忧骨折预后有关。

六、护理措施

(一)非手术治疗及术前护理

1.心理护理

因儿童语言表达能力差,不能准确叙述自己的不适及要求,应关心爱护患儿,及时了解他们的痛苦与需要。

2.饮食护理

给予高蛋白、高维生素、含钙丰富的饮食,注意食物的色、香、味,增加患儿食欲。

3.体位护理

行长臂石膏托固定后,平卧时患肢垫枕与躯干平行,离床活动时,用三角巾悬吊前臂于胸前。行尺骨鹰嘴持续骨牵引治疗时,应取平卧位适当支撑患肢,减少疲劳感。

4.并发症的护理

(1)骨筋膜室综合征:是由于外固定过紧或肢体高度肿胀而致骨筋膜室内高压,前臂组织血液灌流不足引起。当患儿啼哭时,应引起高度重视,密切观察是否有"5P"征征象。①剧烈疼痛(pain):一般镇痛剂不能缓解;如至晚期,缺血严重,神经麻痹即转为无痛。②苍白或发绀(pallor)。③肌肉麻痹(paralysis):患肢进行性肿胀,肌腹处发硬,压痛明显;手指处于屈曲位,主动或被动牵伸手指时疼痛加剧。④感觉异常(paresthesia):患肢出现套状感觉减退或消失。⑤无脉(pulseless ness):桡动脉搏动减弱或消失。

如出现上述表现,应立即松开所有包扎的石膏、绷带和敷料,并立即报告医生,紧急手术切开减压。

(2)肘内翻畸形:是由于骨折固定不良、远折端内旋、两断端形成交叉、远端受重力影响向内倾斜而形成。在护理上应保持有效的固定,如伸直尺偏型骨折,应维持屈肘 90°、前臂旋前位固定,动态观察,若发现有尺偏时,立即纠正。

(3)肘关节僵直:是由于过度的被动牵拉和反复被动活动引起的。因此,在行尺骨鹰嘴牵引时,不要随意增加牵引重量,严格把握牵引时限;肘关节功能锻炼时,以主动活动为主,被动活动以患者不感疼痛为宜。

5.功能锻炼

功能锻炼的方法力求简单,使患者易于学习和坚持。

(1)复位及固定:当日开始做握拳、屈伸手指练习。第 2 天增加腕关节屈伸练习,患肢三角巾胸前悬挂位,做肩前、后、左、右摆动练习。1 周后增加肩部主动练习,包括肩屈、伸、内收、外展与耸肩,并逐渐增加其运动幅度。

(2)3 周后去除固定,主动进行肘关节屈、伸练习,前臂旋前和旋后练习。伸展型骨折着重恢复屈曲活动度,屈曲型骨折则增加伸展活动度。禁止被动反复粗暴屈、伸肘关节,以避免形成骨化性肌炎。

(二)术后护理

(1)维持有效固定:经常观察患者,查看固定位置有无变动,有无局部压迫症状,保持患肢于功能位置。如果肘关节屈曲角度过大,影响桡动脉正常搏动,应适当将肘关节伸直后再固定。

(2)功能锻炼参见非手术治疗相关内容。

七、健康教育

1.饮食

高蛋白、高热量、含钙丰富且易消化的饮食,多食蔬菜及水果。

2.休息与体位

行长臂石膏托固定后,卧床时患肢垫枕与躯干平行;离床活动时,用三角巾或前臂吊带悬吊于胸前。

3.功能锻炼

家长应督促并指导患儿按计划进行功能锻炼,最大限度地恢复患肢功能。

4.复查的指征及时间

石膏固定后,如患肢皮肤发绀、发凉、剧烈疼痛或感觉异常,应立即就诊。

自石膏固定之日起,2 周后复诊,分别在骨折后 1 个月、3 个月、6 个月复查 X 线片,了解骨折的愈合情况,以便及时调整固定,防止畸形愈合。

(赵婷婷)

第四节　尺桡骨骨折

前臂骨由尺、桡两骨组成。尺桡骨干双骨折较多见,占各类骨折的 6%,以青少年多见;易并发前臂骨筋膜室综合征。尺桡骨骨折可由直接暴力、间接暴力、扭转暴力引起,有时导致骨折的暴力因素复杂,难以分析其确切的暴力因素。直接暴力多为重物砸伤、撞击伤和压轧伤。以横断、粉碎骨折或多段骨折居多,常并发较重的软组织损伤;间接暴力多因跌倒时,手掌着地,暴力沿桡骨干经骨间膜向近端传导,发生横行骨折或短斜骨折,残余暴力经骨间膜传向尺骨远端,造成较低位尺骨斜形骨折。扭转暴力多为前臂被旋转机器绞伤或跌倒时手掌着地,躯干过分朝一侧倾斜,在遭受传达暴力的同时,前臂又受到一种扭转外力,造成两骨的螺旋形或斜形骨折。骨折线方向是一致的。

一、临床表现

(1)有外伤史。

(2)伤后局部疼痛、肿胀、前臂活动功能丧失,有移位的完全骨折前臂有短缩、成角或旋转畸形,儿童青枝骨折则仅有成角畸形。检查局部压痛明显,有纵向叩击痛、骨擦音和反常活动。严重者可出现疼痛进行性加重、肢体肿胀、手指呈屈曲状态、皮肤苍白发凉、毛细血管充盈时间延长等骨筋膜室综合征的早期临床表现。

二、辅助检查

X 线检查包括肘关节和腕关节,可发现骨折的准确部位、类型和移位方向,以及是否并发桡骨小头脱位或尺骨小头脱位。尺骨上 1/3 骨干骨折并发桡骨小头脱位,称孟氏骨折。桡骨干下 1/3 骨折并发尺骨小头脱位,称盖氏骨折。

三、治疗原则

1.手法复位外固定

重点在于矫正旋转位移,使骨间膜恢复其紧张度,骨间隙正常;复位后用小夹板或石膏托固定。

2.手术切开复位内固定

有以下情况时考虑手术治疗:手法复位失败;受伤时间短、伤口污染不重的开放骨折;并发神经、血管、肌腱损伤;同侧肢体有多发性损伤;陈旧骨折畸形愈合或交叉愈合,影响功能。可切开用钢板螺丝钉或髓内钉固定。

3.康复治疗

无论手法复位外固定或切开复位内固定,术后均应进行康复治疗。

四、护理评估

1. 健康史

(1)评估患者受伤的原因、时间；受伤的姿势；外力的方式、性质；骨折的轻重程度。

(2)评估患者受伤时的身体状况及病情发展情况。

(3)了解伤后急救处理措施。

2. 身体状况

(1)评估患者全身情况：评估意识、体温、脉搏、呼吸、血压等情况。观察有无休克和其他损伤。

(2)评估患者局部情况。

(3)评估牵引、石膏固定或夹板固定是否有效，观察有无胶布过敏反应、针眼感染、压疮、石膏变形或断裂，夹板或石膏固定的松紧度是否适宜等情况。

(4)评估患者自理能力、患肢活动范围及功能锻炼情况。

(5)评估开放性骨折或手术伤口有无出血、感染征象。

3. 心理-社会状况

由于损伤发生突然，给患者造成的痛苦大，而且患病时间长，并发症多，就需要患者及家属积极配合治疗。

因此应评估患者的心理状况，了解患者及家属对疾病、治疗及预后的认知程度，家庭的经济承受能力，对患者的支持态度及其他的社会支持系统情况。

五、护理诊断

(1)体液不足与创伤后出血有关。

(2)疼痛与损伤、牵引有关。

(3)周围组织灌注异常与神经血管损伤有关。

(4)感染与损伤有关。

(5)躯体移动障碍与骨折脱位、制动、固定有关。

(6)潜在并发症：脂肪栓塞综合征、骨筋膜室综合征、关节僵硬等。

(7)缺乏康复锻炼知识。

(7)焦虑与担忧骨折预后有关。

六、护理措施

(一)术前护理

1. 病情观察

严密观察患者生命体征的变化，包括体温、血压、脉搏、呼吸，并准确记录生命体征。开放骨折的患者需观察出血情况，如有进行性出血应及时通知并配合医生处理。严密观察肢体肿胀程度、感觉、运动功能及血液循环情况，警惕骨筋膜室综合征的发生。

2. 协助患者做好术前检查

如影像学检查、心电图检查、胸部 X 线片、血液检查、尿便检查等。

3. 基础护理

协助患者生活护理，指导并鼓励患者做些力所能及的自理活动。

4.做好术前指导

(1)备皮、洗澡、更衣，抗生素皮试等。

(2)术前 1 天晚 22:00 后嘱患者禁食、禁水，术晨取下义齿，贵重物品交家属保管等。

(3)嘱患者保持情绪稳定，避免过度紧张焦虑，必要时遵医嘱给予镇静药物，以保证充足的睡眠。

5.饮食护理

给予高蛋白、高维生素、高钙及粗纤维饮食。

6.疼痛护理

评估疼痛程度，采取相应的措施。可采用局部冷敷、肢体固定等物理方法减轻伤肢肿胀，起到减轻疼痛的作用。必要时按医嘱给予镇痛药物，并注意观察药物效果及有无不良反应发生。

7.体位护理及功能锻炼

在术后固定期间，除了必须以卧位保持复位和固定的患者外，均可下地活动。复位、固定后 2 周内，可做前臂及上臂肌舒缩、握拳、肩肘关节活动等。活动范围和频率逐渐加大。4 周拆除外固定后，可做前臂旋转活动及用手推墙，使上、下骨折端产生纵轴挤压力。

8.心理护理

护理人员应关心、体贴患者，日常生活中主动给予必要的帮助。督促鼓励患者自己料理生活。应尽量下床活动，自己逐步料理生活，做力所能及的事情，以增强患者信心。

(二)术后护理

1.保持有效固定

钢板固定后，用长臂石膏托将患肢固定于肘关节屈曲 90°、前臂中立位 3～4 周。髓内钉固定者，则用管型石膏固定 4～6 周。

2.功能锻炼

(1)早、中期：从复位固定后开始，2 周内可进行前臂和上臂肌肉收缩活动。①第 1 天：用力握拳，充分屈伸拇指，对指、对掌；站立位前臂用三角巾悬吊胸前，做肩前、后、左、右摆动及水平方向的绕圈运动。②第 4 天：开始用健肢帮助患肢做肩前上举、侧上举及后伸动作。③第 7 天：增加患肢肩部主动屈、伸、内收、外展运动。手指的抗阻练习，可以捏橡皮泥、拉橡皮筋或弹簧等。④第 15 天：增加肱二头肌等长收缩练习；用橡皮筋带做抗阻及肩前屈、后伸、外展、内收运动；3 周内，禁忌做前臂旋转活动，以免干扰骨折的固定，影响骨折的愈合。⑤第 30 天：增加肱三头肌等长收缩练习，做用手推墙的动作，使两骨折端之间产生纵轴向挤压力。

(2)晚期：从骨折基本愈合，外固定除去后开始。①第 1 天做肩、肘、腕与指关节的主动运动；用橡皮筋做阻力的肩屈、伸、外展、内收运动，阻力置于肘以上部位；手指的抗阻练习有捏握力器、拉橡皮筋等。②第 4 天增加肱二头肌抗阻肌力及等长、等张、等速收缩练习。③第 8 天增加前臂旋前、旋后的主动练习，助力练习，肱三头肌与腕屈伸肌群的抗阻肌力练习；有肩关节功能障碍时，做肩关节外旋与内旋的牵引，腕关节屈与伸的牵引。④第 12 天增加前臂旋前、旋后的肌力练习，可用等长、等张、等速收缩练习等方法；前臂旋前、旋后的牵引。⑤还可增加作业练习，如玩橡皮泥、玩积木、洗漱、进餐、穿脱衣服、上厕所、沐浴等，以训练手的灵活性和协调性。

七、健康教育

1.心理指导

告诉患者及家属出院后继续功能锻炼的意义及方法。向患者宣传功能锻炼的重要意义，使患者真正认识其重要性，制订锻炼计划。锻炼要比骨折愈合的时间长，应使患者有充分的思想准备，做到持之以恒。

2.功能锻炼

按计划进行功能锻炼，指导患者进行握伸拳练习和肘肩关节运动，最大限度地恢复患肢功能。4 周后可进行各关节的全面运动。

3.饮食调理

多食高蛋白、高维生素、含钙丰富且易消化、刺激性小的食物，多食蔬菜及水果。

4.休息与体位

注意休息，保持心情愉快，勿急躁。行长臂石膏托固定后，卧床时患肢垫枕与躯干平行，头肩部抬高；离床活动时，用三角巾或前臂吊带将患肢悬吊于胸前。

5.复查时间及指征

术后 1 个月、3 个月、6 个月需进行 X 线片复查，了解骨折的愈合情况以便及时调整固定，防止畸形愈合。有内固定者，于骨折完全愈合后取出。

对于手法复位外固定患者，如出现下列情况需随时复查：骨折处疼痛加剧，患肢麻木，手指颜色改变，温度低于或高于正常等。

（赵婷婷）

第五节　桡骨远端骨折

一、疾病概述

（一）概念

桡骨远端骨折是指距桡骨远端关节面 3 cm 以内的骨折，常见于有骨质疏松的中老年妇女。

（二）病因与分类

多为间接暴力引起。根据受伤的机制不同，可发生伸直型骨折和屈曲型骨折。

（三）临床表现

1.症状

伤后腕关节局部疼痛和皮下瘀斑、肿胀、功能障碍。

2.体征

患侧腕部压痛明显，腕关节活动受限。伸直型骨折由于远折端向背侧移位，从侧面看腕关节呈"银叉"畸形；又由于其远折端向桡侧移位，从正面看呈"枪刺样"畸形。屈曲型骨折者受伤后腕部出现下垂畸形。

(四)辅助检查

X线拍片可见典型移位。

(五)治疗原则

1.手法复位外固定

对伸直型骨折者,手法复位后在旋前、屈腕、尺偏位用超腕关节石膏绷带固定或小夹板固定2周。水肿消退后,在腕关节中立位改用前臂管型石膏或继续用小夹板固定。屈曲型骨折处理原则基本相同,复位手法相反。

2.切开复位内固定

严重粉碎性骨折移位明显、手法复位失败或复位后外固定不能维持复位者,可行切开复位,用松质骨螺钉、T形钢板或钢针固定。

二、护理评估

(一)一般评估

1.健康史

①一般情况:了解患者的年龄、职业特点、运动爱好、日常饮食结构、有无酗酒等;②受伤情况:了解患者受伤的原因、部位和时间,受伤时的体位和环境,外力作用的方式、方向与性质,骨折轻重程度,急救处理的过程等;③既往史:重点了解与骨折愈合有关的因素,如患者有无骨折史,有无药物滥用、服用特殊药物及药物过敏史,有无手术史等。

2.生命体征

按护理常规监测生命体征(T、P、R、BP)。

3.患者主诉

受伤的原因、时间、外力方式与性质,骨折轻重程度及有无合并桡神经损伤、受伤时的体位和环境、急救处理的过程等。

4.相关记录

外伤情况及既往史;X线拍片及实验室检查等结果记录。

(二)身体评估

1.术前评估

(1)视诊:患侧腕关节出现肿胀、皮下瘀斑;伸直型骨折从侧面看腕关节呈"银叉"畸形,从正面看呈"枪刺样"畸形;屈曲型骨折者受伤后腕部出现下垂畸形。

(2)触诊:患侧腕关节压痛明显。

(3)动诊:患侧腕关节活动受限。

(4)量诊:患肢有无短缩、双侧上肢周径大小、关节活动度。

2.术后评估

(1)视诊:患侧腕关节出现肿胀、皮下瘀斑减轻或消退;外固定清洁、干燥,保持有效固定。

(2)触诊:患侧腕关节压痛减轻或消退。

(3)动诊:患侧腕关节活动改善或恢复正常。

(4)量诊:患肢无短缩,双侧上肢周径大小相等,关节活动度无差异。

(三)心理-社会评估

患者突然受伤骨折,患侧肢体活动障碍,生活自理能力下降,疼痛刺激及外固定的使用,易产生焦虑、紧张及自身形象紊乱等心理变化。

（四）辅助检查阳性结果评估

肘腕关节 X 线拍片结果确定骨折类型、移位方向。

（五）治疗效果的评估

(1)局部无压痛。

(2)局部无反常活动。

(3)X 线拍片显示骨折处有连续骨痂通过，骨折线已模糊。

(4)拆除外固定后，成人上肢能胸前平举 1 kg 重物持续达 1 min。

(5)连续观察 2 周骨折处不变形。

三、主要护理诊断

(1)疼痛与骨折、软组织损伤、肌痉挛和水肿有关。

(2)外周神经血管功能障碍的危险与骨和软组织损伤、外固定不当有关。

四、主要护理措施

（一）病情观察与体位护理

1.疼痛护理

及时评估患者疼痛程度，遵医嘱给予止痛药物。

2.体位

用吊带或三角巾将患肢托起，以促进静脉回流，减轻肢体肿胀疼痛。

3.患肢缺血护理

观察石膏绷带或夹板固定的松紧度，必要时及时调整，以免神经、血管受压，影响有效组织灌注。

观察前臂肿胀程度及手的感觉运动功能，如出现高张力肿胀、手指发凉、感觉异常、手指主动活动障碍、被动伸直剧痛、桡动脉搏动减弱或消失，即可确定骨筋膜室高压存在，须立即通知医生，并做好手术准备。

4.局部制动

支持并保护患肢处于复位后体位，防止腕关节旋前或旋后。

（二）饮食护理

指导患者进食高蛋白、高维生素、高热量、高钙和高铁的食物。

（三）生活护理

指导患者进行力所能及的活动，必要时提供帮助。

（四）心理护理

向患者和家属解释骨折的愈合是一个循序渐进的过程，充分固定能为骨折断端连接提供良好的条件。正确的功能锻炼可以促进断端生长愈合和患肢功能恢复。

（五）健康教育

1.指导功能锻炼

复位固定后尽早开始手指伸屈和用力握拳活动，并进行前臂肌肉的主动舒缩运动。4～6周后可去除外固定，逐渐开始关节活动。

2.复查

告知患者及家属若骨折远端肢体肿胀或疼痛明显加重,肢体感觉麻木、肢端发凉,夹板或外固定松动,应立即到医院复查并评估功能恢复情况。

3.安全指导

指导患者及家属评估家庭环境的安全性,妥善放置可能影响患者活动的障碍物。

（赵婷婷）

第六节　股骨颈骨折

股骨颈骨折(fracture of the femoral neck)多发生在中老年人,以女性多见。常出现骨折不愈合(约占 15%)和股骨头缺血性坏死(占 20%～30%)。

一、相关病理生理

股骨颈骨折的发生常与骨质疏松导致骨质量下降有关,使患者在遭受轻微扭转暴力时即发生骨折。

二、病因与分类

患者多在走路时滑倒,身体发生扭转倒地,间接暴力传导致股骨颈发生骨折。青少年股骨颈骨折较少见,常需较大暴力才会引起,且多为不稳定型。

按骨折线部位分类:股骨头下骨折、经股骨颈骨折和股骨颈基底骨折。

按 X 线表现分类:内收骨折、外展骨折。

按移位程度分类:常采用 Garden 分型,可分为:不完全骨折、完全骨折但不移位、完全骨折部分移位且股骨头与股骨颈有接触、完全移位的骨折。

三、临床表现

1.症状

中老年人有摔倒受伤史,伤后感髋部疼痛,下肢活动受限,不能站立和行走。嵌插骨折患者受伤后仍能行走,但是数日后髋部疼痛逐渐加重,活动后更痛,甚至完全不能行走,提示可能由受伤时的稳定骨折发展为不稳定骨折。

2.体征

患肢缩短,出现外旋畸形,一般在 45°～60°。患侧大转子突出,局部压痛和轴向叩击痛。患者较少出现髋部肿胀和瘀斑。

四、辅助检查

髋部正侧位 X 线拍片可见明确骨折的部位、类型、移位情况,是选择治疗方法的重要依据。

五、治疗原则

1.非手术治疗

无明显移位的骨折、外展型或嵌插型等稳定性骨折者,年龄过大、全身情况差,或合并有严重心、肺、肾、肝等功能障碍者,可选择非手术治疗。患者可穿防旋鞋,下肢 30°外展中立位皮肤牵引,卧床 6~8 周。对全身情况很差的高龄患者应以挽救生命和治疗并发症为主,骨折可不进行特殊治疗。尽管可能发生骨折不愈合,但患者仍能扶拐行走。

2.手术治疗

对内收型骨折和有移位的骨折,65 岁以上老年人的股骨头下型骨折、青少年股骨颈骨折、股骨陈旧骨折不愈合及影响功能的畸形愈合等,应采用手术治疗。

(1)闭合复位内固定:对所有类型股骨颈骨折患者均可进行闭合复位内固定术。闭合复位成功后,在股骨外侧打入多根空心加压螺钉内固定或动力髋钉板固定。

(2)切开复位内固定:对闭合复位困难或复位失败者可行切开复位内固定术。经切口在直视下复位,用加压螺钉。

(3)人工关节置换术:对全身情况尚好的高龄患者股骨头下骨折,已合并骨关节炎或股骨头坏死者,可选择单纯人工股骨头置换术或全髋关节置换术。

六、护理评估

(一)一般评估

1.健康史

①一般情况:了解患者的年龄、职业特点、运动爱好、日常饮食结构、有无酗酒等;②受伤史:有摔倒受伤后感髋部疼痛,下肢活动受限,不能站立和行走;③既往史:重点了解与骨折愈合有关的因素,如患者有无骨折史,有无药物滥用、服用特殊药物及药物过敏史,有无手术史等。

2.生命体征

根据病情定时监测生命体征(T、P、R、BP)。

3.患者主诉

受伤的原因、时间、外力方式与性质,骨折轻重程度及有无合并桡神经损伤、受伤时的体位和环境、急救处理的过程等。

4.相关记录

外伤情况及既往史;X 线拍片及实验室检查等结果记录。

(二)身体评估

1.术前评估

(1)视诊:患肢出现外旋畸形,股骨大转子突出。

(2)触诊:患肢局部压痛。

(3)叩诊:患肢局部纵向压痛。

(4)动诊:患肢活动受限。

(5)量诊:患肢有无短缩、双侧下肢周径大小、关节活动度。

2.术后评估

(1)视诊:患肢保持外展中立位;外固定清洁、干燥,保持有效固定。

(2)触诊:患肢局部压痛减轻或消退。

(3)叩诊:患肢局部纵向压痛减轻或消退。

(4)动诊:患肢根据愈合情况进行相应活动。

（5）量诊：患肢无短缩，双侧下肢周径大小相等、关节活动度无差异。

（三）心理-社会评估

患者受伤骨折，患侧肢体活动障碍，生活自理能力下降，疼痛刺激及外固定的使用，易产生焦虑、紧张及自身形象紊乱等心理变化。

（四）辅助检查阳性结果评估

髋部正侧位 X 线拍片结果确定骨折的部位、类型、移位方向。

（五）治疗效果的评估

（1）局部无压痛及叩击痛。

（2）局部无反常活动。

（3）内固定治疗者，X 线拍片显示骨折处有连续骨痂通过，骨折线已模糊。

（4）X 线拍片证实骨折愈合后可正常行走或负重行走。

七、主要护理诊断

（1）躯体活动障碍与骨折、牵引或石膏固定有关。

（2）失用综合征的危险与骨折、软组织损伤或长期卧床有关。

（3）潜在并发症：下肢深静脉血栓、肺部感染、压疮、股骨头缺血坏死、骨折不愈合、关节脱位、关节感染等。

八、主要护理措施

（一）病情观察与并发症预防

1.搬运与移动

尽量避免搬运和移动患者。搬运时将髋关节与患肢整体托起，防止关节脱位或骨折断端移位造成新的损伤。在病情允许的情况下，指导患者借助吊架或床栏更换体位、坐起、转移到轮椅上及使用助行器、拐杖行走的方法。

2.疼痛护理

及时评估患者疼痛程度，遵医嘱给予止痛药物。人工关节置换术后患者有中度至重度疼痛，术后用患者自控性止痛治疗、静脉或硬膜外止痛治疗可以控制疼痛。疼痛将逐渐减轻，到术后第三天，口服止痛药就可以充分缓解疼痛。口服止痛药在运动或体位改变前 1.5 h 服用为宜。

3.下肢深静脉血栓的预防

指导患者卧床时多做踝关节运动，鼓励患者术后早期运动和行走。人工关节置换术后患者要穿抗血栓长袜或充气压力长袜，术后第一天鼓励患者下床取坐位。

4.压疮的预防

保持床单的清洁、干燥，定时翻身并按摩受压的骨突部位，避免剪切力、摩擦力等损伤。

5.肺部感染的预防

鼓励患者进行主动咳嗽，可指导患者使用刺激性肺活量测定器（一种显示一次呼吸气量多少的塑料装置）来逐步增加患者的呼吸深度，调节深呼吸和咳嗽过程，防止肺炎。

6.关节感染的预防

保持关节腔内有效的负压吸引，引流管留置不应超过 72 h，24 h 引流量少于 20 mL 后才可拔管。若手术后关节持续肿胀疼痛、伤口有异常体液溢出、皮肤发红、局部皮温较高,应警惕是否为关节感染。关节感染虽然少见,但是最严重的并发症。

(二)饮食护理

指导患者进食高蛋白、高维生素、高热量、高钙和高铁的食物。对于手术或进食困难者,予以静脉营养支持。

(三)生活护理

指导患者进行力所能及的活动,必要时予其帮助,如协助进食、进水、排便和翻身等。

(四)心理护理

向患者和家属解释骨折的愈合是一个循序渐进的过程,充分固定能为骨折断端连接提供良好的条件。正确的功能锻炼可以促进断端生长愈合和患肢功能恢复。对可能遗留残疾的患者,应鼓励其表达自己的思想,减轻患者及其家属的心理负担。

(五)健康教育

1.非手术治疗

卧床期间保持患肢外展中立位,即平卧时两腿分开 30°,腿间放枕头,脚尖向上或穿"丁"字鞋。不可使患肢内收或外旋,坐起时不能交叉盘腿,以免发生骨折移位。翻身过程应由护士或家属协助,使患肢在上且始终保持外展中立位,然后在两大腿之间放 1 个枕头以防内收。指导患肢股四头肌等长收缩、踝关节和足趾屈伸旋转运动,在非睡眠状态下每小时练习 1 次,每次 5～20 min,以防止下肢深静脉血栓、肌萎缩和关节僵硬。在锻炼患肢的同时,指导患者进行双上肢及健侧下肢全范围关节活动和功能锻炼。

一般 8 周后复查 X 线片,若无异常可去除牵引后在床上坐起;3 个月后骨折基本愈合,可先扶双拐患肢不负重活动,后逐渐单拐部分负重活动;6 个月后复查 X 线检查显示骨折愈合牢固后,可完全负重行走。

2.内固定治疗

卧床期间不可使患肢内收,坐起不能交叉盘腿。若骨折复位良好,术后早期即可扶双拐下床活动,逐渐增加负重重量,X 线检查证实骨折愈合后可弃拐负重行走。

3.人工关节置换术

卧床期间两腿间垫枕,保持患肢外展中立位,同时进行患肢股四头肌等长收缩,踝关节和足趾屈伸旋转运动。骨水泥型假体置换术后第 1 天后,即可遵医嘱进行床旁坐、站及扶双拐行走练习。生物型假体置换者一般于术后 1 周开始逐步进行行走练习。根据患者个体情况不同,制订具体康复计划,如果活动后感觉到关节持续疼痛和肿胀,说明练习强度过大。

在术后 3 个月内,关节周围软组织没有充分愈合,为避免关节脱位,应尽量避免屈髋大于 90°和下肢内收超过身体中线。因此,避免下蹲、坐矮凳、坐沙发、跪姿、盘腿、过度内收或外旋、交叉腿站立、跷二郎腿或过度弯腰拾物等动作;侧卧时应健侧在下,患肢在上,两腿间夹枕头;排便时使用坐便器。可以坐高椅、散步、骑车、跳舞和游泳等,上楼时健肢先上,下楼时患肢先下。另外,嘱患者尽量不做或少做有损人工关节的活动,如爬山、爬楼梯和跑步等;避免在负重状态下反复做髋关节屈伸运动,或做剧烈跳跃和急转急停运动。肥胖患者应控制体质量,预防骨质疏松,避免过多负重。

警惕术后关节感染的发生。人工关节置换多年后关节松动或磨损,可在活动时出现关节疼痛、跛行、髋关节功能减退。患者摔倒或髋关节扭伤后髋部不能活动,伴有疼痛,双下肢不等长,可能出现了关节脱位。嘱患者出现以上情况应尽快就诊。

严格定期随诊,术后 1、2、3、6、12 个月及以后每年复查,以便指导锻炼和了解康复情况。

4.安全指导

指导患者及家属评估家庭环境的安全性,妥善放置可能影响患者活动的障碍物。指导患者安全使用步行辅助器械或轮椅。行走练习时需有人陪伴,以防摔倒。

(赵婷婷)

第七节　脊柱骨折

脊柱骨折又称脊椎骨折,约占全身各类骨折的 5%～6%。脊柱骨折可以并发脊髓或马尾神经损伤,特别是颈椎骨折-脱位合并有脊髓损伤时能严重致残甚至丧失生命。

一、病因与分类

主要原因是暴力,多数由间接暴力引起,少数因直接暴力所致。当从高处坠落时,头、肩、臀部或足部着地,地面对身体的阻挡,使身体猛烈屈曲,所产生的垂直分力可导致椎体压缩性骨折。水平分力较大时则可同时发生脊椎脱位。直接暴力所致的脊椎骨折,多见于战伤、爆炸伤、直接撞伤等。

1.胸、腰椎骨折的分类

①单纯性楔形压缩性骨折;②稳定性爆破型骨折;③不稳定性爆破型骨折;④Chance 骨折;⑤屈曲-牵拉型骨折;⑥脊柱骨折-脱位:又名移动性损伤。

2.颈椎骨折的分类

①屈曲型骨折;②垂直压缩骨折;③过伸损伤:过伸性脱位、损伤性枢椎椎弓骨折;④齿状突骨折。

二、临床表现

(1)有严重的外伤史,如高空坠落、重物撞击腰背部,塌方事件被泥土、矿石掩埋等。

(2)胸腰椎损伤后,主要症状为局部疼痛,站立及翻身困难。腹膜后血肿刺激了腹腔神经节,合并肠蠕动减慢,常出现腹痛、腹胀甚至肠麻痹症状。

(3)检查时要详细询问病史、受伤方式,受伤时姿势、伤后有无感觉及运动障碍。

(4)注意多发伤:多发伤患者往往合并有颅脑、胸、腹脏器的损伤。要先处理紧急情况,抢救生命。

(5)检查脊柱时暴露面应足够,必须用手指从上至下逐个按压棘突,如发现位于中线部位局部肿胀和明显的局部压痛,提示后柱已有损伤;胸腰段脊柱骨折常可摸到后凸畸形。

三、辅助检查

1.影像学检查

(1)X 线检查:有助于明确脊椎骨折的部位、类型和移位情况。

（2）CT 检查：用于检查椎体的骨折情况，椎管内有无出血及碎骨片。

（3）MRI 检查：有助于观察及确定脊髓损伤的程度和范围。

2.肌电图

测量肌的电传导情况，鉴别脊髓完整性的水平。

3.实验室检查

除常规检查外，血气分析检查可判断有通气不足危险患者的呼吸状况。

四、治疗原则

1.抢救生命

脊柱损伤患者伴有颅脑、胸、腹脏器损伤或并发休克时，首先处理紧急问题，抢救生命。

2.卧硬板床

胸腰椎骨折和脱位，单纯压缩骨折椎体压缩不超过 1/3 者，可仰卧于木板床。在骨折部加枕垫，使脊柱过伸。

3.复位固定

较轻的颈椎骨折和脱位者用枕颌带做卧位牵引复位；明显压缩移位者做持续颅骨牵引复位。牵引重量 3～5 kg，复位后用头颈胸支具固定 3 个月。胸腰椎复位后用腰围支具固定。也可用两桌法或双踝悬吊法复位，复位后不稳定或关节交锁者，可手术治疗，做植骨和内固定。

4.腰背肌锻炼

胸腰椎单纯压缩骨折，椎体压缩不超过 1/3 者，在受伤后 1～2 d 开始进行，利用背伸肌的肌力及背伸姿势，使脊柱过伸，借椎体前方的前纵韧带和椎间盘纤维环的张力，使压缩的椎体自行复位，恢复原形状。严重的胸、腰椎骨折和骨折脱位，可通过腰背肌功能锻炼，使骨折获一定程度的复位。

五、护理评估

（一）一般评估

1.健康史

（1）一般情况：了解患者的年龄、职业特点、运动爱好、日常饮食结构、有无酗酒等。

（2）受伤情况：了解患者受伤的原因、部位和时间，受伤时的体位、症状和体征，搬运方式、现场及急诊室急救情况，有无昏迷史和其他部位复合伤等。

（3）既往史与服药史：有无脊柱受伤或手术史。

2.生命体征（T、P、R、BP）与意识

评估患者的呼吸、血压、脉搏、体温及意识情况。包括呼吸型态、节律、频率、深浅、呼吸道是否通畅、患者能否有效咳嗽和排除分泌物；有无心动过缓和低血压；有无出汗，患者皮肤的颜色、温度；有无体温调节障碍。对伴有颅脑损伤的患者，可用格拉斯昏迷量表评估患者的意识情况。排尿和排便情况：患者有无尿潴留或充盈性尿失禁，尿液颜色、量和比重；有无便秘或大便失禁。

3.患者主诉

受伤的时间、原因和部位。受伤时的体位、症状和体征，搬运方式，现场及急诊室急救的情况，有无昏迷史和其他部位的合并伤。患者既往健康情况，有无脊柱受伤或手术史。近期有无因其他疾病而服用药物,应用剂量、时间和疗程。

4.相关记录

疼痛评分、全身皮肤及其他外伤情况。

(二)身体评估

1.视诊

受伤部位有无皮肤组织破损,局部肤色和温度,有无活动性出血及其他复合性损伤的迹象。

2.触诊

评估感觉和运动情况:患者的痛、温、触及位置觉的丧失平面及程度。

3.叩诊

患肢神经反射是否正常。

4.动诊

肢体感觉,活动和肌力的变化,双侧有无差异,有无腹胀和麻痹性肠梗阻征象。

(三)心理-社会评估

评估患者有无恐惧、紧张心理;评估患者和亲属对疾病的心理承受能力和对相关康复知识的认知程度,家庭及社会支持情况。

(四)辅助检查阳性结果评估

评估患者的影像学检查和实验室检查结果有无异常,以帮助判断病情和预后。

(五)治疗效果的评估

手术治疗评估要点。

1.术前评估要点

①术前实验室检查结果评估:血常规及血生化、腰椎片、心电图等;②术前术区皮肤、饮食、肠道、用药准备情况;③患者准备:评估患者对手术过程的了解程度,有无过度焦虑或者担忧;对预后的期望值等。

2.术后评估要点

(1)生命体征的评估:术后 24 h 内,密切观察生命体征的变化,进行床边心电监护,每 30 min 至 1 h 记录 1 次,观察有无因术中出血、麻醉等引起血压下降。

(2)体位评估:是否采取正确的体位,以保持脊柱功能位及舒适为标准。

(3)术后感觉、运动和各项功能恢复情况。

(4)功能锻炼情况,如患者是否按计划进行功能锻炼及有无活动障碍引起的并发症出现。

六、护理诊断

(1)皮肤完整性受损与活动障碍和长期卧床有关。

(2)潜在并发症:脊髓损伤。

(3)失用综合征与脊柱骨折长期卧床有关。

七、主要护理措施

(一)病情观察与并发症预防

1.脊髓损伤的观察和预防

观察患者肢体感觉、运动、反射和括约肌功能是否随着病情发展而变化,及时发现脊髓损伤征象,报告医生并协助处理。尽量减少搬动患者,搬运时保持患者的脊柱中立位,以免造成或加重脊髓损伤。对已发生脊髓损伤者做好相应护理。

2.疼痛护理

及时评估患者疼痛程度,遵医嘱给予止痛药物。

3.预防压疮

(1)定时翻身:间歇性解除压迫是有效预防压疮的关键,故在卧床期间应每 2～3 h 翻身 1 次。翻身时采用轴线翻身法:胸腰段骨折者双臂交叉放于胸前,两护士分别托扶患者肩背部和腰腿部翻至侧卧位;颈段骨折者还需 1 人托扶头部,使其与肩同时翻动。患者自行翻身时,应先挺直腰背部再翻身,以利用绷紧的躯干肌肉形成天然内固定夹板。侧卧时,患者背后从肩到臀用枕头抵住以免腰胸部脊柱扭转,上腿屈髋屈膝而下腿伸直。两腿间垫枕以防髋内收。颈椎骨折患者不可随意低头、抬头或转动颈部,遵医嘱决定是否垫枕及枕头放置位置。避免在床上拖拽患者,以减少局部皮肤剪切力。

(2)合适的床铺:床单清洁干燥和舒适,有条件的可使用特制翻身床、乳胶床垫、充气床垫、波纹气垫等。注意保护骨突出部位,使用气垫或棉圈等使骨突部位悬空,定时对受压的骨突部位进行按摩。保持个人清洁卫生和床单清洁干燥。

(3)增加营养:保证足够的营养素摄入,提高机体抵抗力。

4.牵引护理

(1)颅骨牵引时,每班检查牵引,并拧紧螺母,防止牵引弓脱落。

(2)牵引重锤保持悬空,不可随意增减或移去牵引重量,定期测量下肢的长度和力线,以免造成过度牵引和骨端旋转。

(3)注意牵引针是否有移位,若有移位应消毒后调整。

(4)保持对抗牵引力:颅骨牵引时,应抬高床头,若身体移位,抵住了床头,及时调整,以免失去反牵引作用。

(5)告知患者和家属牵引期间牵引方向与肢体方向应成直线,以达到有效牵引。

(二)饮食

给予患者高热量、高蛋白、高纤维素、高钙、富含维生素及果胶成分饮食。如牛奶、鸡蛋、海米、虾皮、鱼汤、骨头汤、新鲜蔬菜和水果等。

(三)用药护理

了解药物不良反应,对症处理,观察用药后效果。根据疼痛程度使用止痛药,并评估不良反应。

(四)心理护理

向患者和家属解释骨折的愈合是一个循序渐进的过程,充分固定能为骨折断端连接提供良好的条件。正确的功能锻炼可以促进断端生长愈合和患肢功能恢复。鼓励患者表达自己的思想,减轻患者及其家属的心理负担。

(五)健康教育

1.指导功能锻炼

脊柱损伤后长期卧床可导致失用综合征,故应根据骨折部位、程度和康复治疗计划,指导和鼓励患者早期活动和功能锻炼。单纯压缩骨折患者卧床 3 d 后开始腰背部肌肉锻炼,开始臀部左右活动,然后要求做背伸动作,使臀部离开床面,随着腰背肌力量的增加,臀部离开床面的高度也逐渐增高。2个月后骨折基本愈合,第3个月可以下地少量活动。但仍以卧床休息为主。3个月后逐渐增加下地活动时间。除了腰背肌锻炼,还应定时进行全身各个关节的全范围被动或主动活动,每天数次,以促进血液循环,预防关节僵硬和肌萎缩。鼓励患者适当进行日常活动能力的训练,以满足其生活需要。

2. 复查

告知患者及家属局部疼痛明显加重,或不能活动,应立即到医院复查并评估功能恢复情况。

3. 安全指导

指导患者及家属评估家庭环境的安全性,妥善放置可能影响患者活动的障碍物。

(张晓琳)

第八节　脊髓损伤

脊髓损伤是脊柱骨折最严重的并发症,由于椎体的移位或碎骨片突出于椎管内,使脊髓或马尾神经产生不同程度的损伤,多发生于颈椎下部和胸腰段。

一、病因与诱因

常见于各种外伤(如交通事故、高空坠落等)所致的椎体移位或碎骨片突出于椎管内,使脊髓或马尾神经产生不同程度的损伤。

二、临床表现

脊髓损伤可因损伤部位和程度不同而有不同表现。

1. 脊髓损伤

主要表现为受伤平面以下单侧或双侧感觉、运动、反射的全部或部分丧失,可出现随意运动功能丧失。因膀胱平滑肌麻痹和排尿反射消失,可有尿潴留或充盈性尿失禁。C_8以上水平损伤者可出现四肢瘫,C_8以下水平损伤可出现截瘫。弛缓性瘫痪患者为肌张力降低和反射减弱;痉挛性瘫痪患者为肌张力增强和反射亢进,瘫痪的早期呈弛缓性瘫痪,胸髓及颈髓损伤患者常在伤后3~6周逐渐转变为痉挛性瘫痪。

脊髓半横切损伤时,损伤平面以下同侧肢体的运动和深感觉消失,对侧肢体的痛觉和温觉消失:称脊髓半切征。

2. 脊髓圆锥损伤

第1腰椎骨折可造成脊髓圆锥损伤。表现为会阴部皮肤鞍状感觉缺失,括约肌功能丧失。大小便不能控制,性功能障碍。两下肢的感觉、运动正常。

3. 马尾神经损伤

第2腰椎以下骨折脱位可致马尾神经损伤,表现为受伤平面以下弛缓性瘫痪,感觉和运动障碍,括约肌功能丧失,腱反射消失。

三、治疗原则

1.非手术治疗

(1)固定和制动:一般先采用枕颌带牵引或持续颅骨牵引,以防因损伤部位移位而产生脊髓再损伤。

(2)减轻脊髓水肿和继发性损害。①激素治疗:地塞米松 10~20 mg 静脉滴注,连续 5~7 d后,改为口服,0.75 mg/次,3 次/天,维持 2 周左右;②脱水:20%甘露醇 250 mL,静脉滴注,2 次/天,连续 5~7 d;③甲泼尼龙冲击治疗:只适用于受伤 8 h 内者。每千克体质量 30 mg剂量 1 次给药,15 min 内静脉注射完毕,休息 45 min,在以后 23 h 内以 5.4 mg/(kg·h)剂量持续静脉滴注;④高压氧治疗:一般在伤后 4~6 h 内应用。

2.手术治疗

目前在于尽早解除对脊髓的压迫和稳定脊柱,手术方式和途径需视骨折的类型和受压部位而定。手术指征包括:①脊柱骨折-脱位有关节交锁者;②脊柱骨折复位后不满意或仍有不稳定因素存在者;③影像学显示有碎骨片突至椎管内压迫脊髓者;④截瘫平面不断上升,提示椎管内有活动性出血者。

四、护理评估

(一)一般评估

1.健康史

(1)一般情况:了解患者的年龄、职业特点、运动爱好、日常饮食结构、有无酗酒等。

(2)受伤情况:了解患者受伤的原因、部位和时间,受伤时的体位、症状和体征,搬运方式,现场及急诊室急救情况,有无昏迷史和其他部位复合伤等。

(3)既往史与服药史:有无脊柱受伤或手术史,近期是否因其他疾病而服用激素类药物,以及应用的剂量、时间和疗程。

2.生命体征(T、P、R、BP)与意识

评估患者的呼吸、血压、脉搏、体温及意识情况。包括呼吸型态、节律、频率、深浅,呼吸道是否通畅,患者能否有效咳嗽和排除分泌物;有无心动过缓和低血压;有无出汗,患者皮肤的颜色、温度;有无体温调节障碍。对伴有颅脑损伤的患者,可用格拉斯昏迷量表评估患者的意识情况。排尿和排便情况:患者有无尿潴留或充盈性尿失禁;尿液颜色、量和比重;有无便秘或大便失禁。

3.患者主诉

受伤的时间、原因和部位,受伤时的体位、症状和体征、搬运方式、现场及急诊室急救的情况,有无昏迷史和其他部位的合并伤。

4.相关记录

疼痛评分,全身皮肤及其他外伤情况。

(二)身体评估

1.视诊

受伤部位有无皮肤组织破损,局部肤色和温度,有无活动性出血及其他复合性损伤的迹象。

2.触诊

评估感觉和运动情况：患者的痛、温、触及位置觉的丧失平面及程度。

3.叩诊

患肢神经反射是否正常。

4.动诊

肢体感觉、活动和肌力的变化，双侧有无差异，有无腹胀和麻痹性肠梗阻征象。

5.神经系统检查

躯体痛觉、温度觉、触觉及位置觉的丧失平面及程度，肢体运动、反射和括约肌功能损伤情况。

脊髓功能丧失程度评估：可以用截瘫指数来表示。"0"代表功能完全或接近正常；"1"代表功能部分丧失；"2"代表完全或者接近完全瘫痪。一般记录肢体的自主运动、感觉及两便的三项功能情况，相加即为该患者的截瘫指数，范围在 0～6 之间。

（三)心理-社会评估

评估患者有无恐惧、紧张心理；评估患者和亲属对疾病的心理承受能力和对相关康复知识的认知程度，家庭及社会支持情况。

（四)辅助检查阳性结果评估

评估患者的影像学检查和实验室检查结果有无异常，以帮助判断病情和预后。

（五)治疗效果的评估

(1)患者躯体感觉、运动和各项生理功能康复情况。

(2)患者有无呼吸系统或泌尿系统功能障碍、压疮等并发症发生。

(3)患者是否按计划进行功能锻炼，有无活动障碍引起的并发症。

五、护理诊断

(1)低效性呼吸型态与脊髓损伤、呼吸肌无力、呼吸道分泌物存留有关。

(2)体温过高或体温过低与脊髓损伤、自主神经系统功能紊乱有关。

(3)尿潴留与脊髓损伤、逼尿肌无力有关。

(4)便秘与脊髓神经损伤、液体摄入不足、饮食和活动受限有关。

(5)皮肤完整性受损与肢体感觉及活动障碍有关。

(6)体像紊乱与受伤后躯体运动障碍或肢体萎缩变形有关。

六、主要护理措施

（一)甲泼尼龙冲击治疗的护理

1.适应证

只适用于受伤 8 h 内者。

2.用法及用量

每千克体质量 30 mg 剂量，1 次给药，15 min 内静脉注射完毕，休息 45 min，在以后 23 h 内以 5.4 mg/(kg·h)剂量持续静脉滴注。

3.注意事项

严格遵医嘱按要求输液，同时必须使用心电监护仪和输液泵，密切观察患者的生命体征变化,同时观察患者有无消化道出血、心律失常等并发症。

(二)术后护理

1.体位

瘫痪肢体保持关节于功能位。防止关节屈曲、过伸或过展。用矫正鞋或支足板固定足部,以防足下垂。

2.观察感觉与运动功能

脊髓受手术刺激易出现水肿反应,术后严密观察躯体及肢体感觉、运动情况,当出现瘫痪平面上升、肢体麻木、肌力减弱或不能活动时,应立即通知医生,及时处理。

3.引流管护理

观察引流量与引流液颜色,保持引流通畅。以防积血压迫脊髓。

4.活动

对于瘫痪肢体每天被动地全范围关节活动和肌肉按摩,以防止肌萎缩和关节僵硬,减少截瘫后并发症。对于未瘫痪部位,可以通过举哑铃和拉拉力器等方法增强上肢力量,通过挺胸和俯卧撑等增加背部力量,为今后的自理活动准备,增强患者的信心和对生活的热爱。

(三)并发症的预防与护理

1.呼吸衰竭与呼吸道感染

(1)病情观察:观察患者的呼吸功能,如呼吸频率、节律、深浅,有无异常呼吸音、呼吸困难等。若患者呼吸>22 次/分钟、鼻翼扇动、摇头挣扎、嘴唇发绀等,则立即吸氧,寻找和解除原因,必要时协助医生气管插管、气管切开或呼吸机辅助呼吸等。

(2)给氧:给予氧气吸入,根据血气分析结果调整给氧浓度、流量和持续时间,改善机体的缺氧状态。及时处理肠胀气、便秘,不用沉棉被压盖胸腹,以免影响患者呼吸。

(3)减轻脊髓水肿:遵医嘱给予地塞米松、甘露醇、甲泼尼龙等治疗,以避免因进一步脊髓损伤而抑制呼吸功能。

(4)保持呼吸道通畅:预防因气道分泌物阻塞而并发坠积性肺炎和肺不张。指导患者深呼吸和咳嗽咳痰,每 2 h 协助翻身叩背 1 次,遵医嘱雾化吸入,经常做深呼吸和上肢外展运动,以促进肺膨胀和有效排痰。对不能自行咳嗽咳痰或有肺不张者及时吸痰。对气管插管或气管切开者做好相应护理。

(5)控制感染:已经发生肺部感染者应遵医嘱选用合适的抗生素,注意保暖。

2.高热和低温

颈脊髓损伤后,自主神经系统功能紊乱。受伤平面以下毛细血管网舒张而无法收缩,皮肤不能出汗,对气温的变化丧失了调解和适应能力。室温>32 ℃时,闭汗使患者容易出现高热(>40 ℃);若未有效保暖,大量散热也可使患者出现低温(<35 ℃),这些都是病情危险的征兆。

患者体温升高时,以物理降温为主,如冰敷、酒精或温水擦浴、冰盐水灌肠等,必要时予输液和冬眠药物。夏季将患者安置在阴凉或设有空调的房间。对低温患者以物理复温为主,如使用电热毯、热水袋或电烤架等逐渐复温,但要防止烫伤,同时注意保暖。

3.泌尿系感染和结石

(1)留置导尿或间歇导尿:在脊髓休克期间应留置导尿,持续引流尿液并记录尿量,以防膀胱过度膨胀。2～3 周后改为每 4～6 h 开放 1 次尿管,或白天每 4 h 导尿 1 次,晚间 6 h 导尿

1 次,以防膀胱萎缩。

(2)排尿训练:根据脊髓损伤部位和程度不同,3 周后部分患者排尿功能可逐渐恢复,但是脊髓完全损伤者则需要进行排尿功能训练。当膀胱胀满时,鼓励患者增加腹压,用右手由外向内按摩下腹部,待膀胱缩成球状,紧按膀胱底向前下方挤压,在膀胱排尿后用左手按在右手背上加压,待尿不再排出时,可松手再加压 1 次,待尿排尽,训练自主性膀胱排尿,争取早日拔去导尿管,这种方法对马尾神经损伤者特别有效。同时,根据患者病情训练膀胱的反射排尿功能。

(3)预防感染:鼓励患者每天饮水量最好达 3000 mL 以上,以稀释尿液;尽量排尽尿液,减少残余尿;每天清洁会阴部;根据需要更换尿袋及导尿管;必要时做膀胱冲洗,以冲出膀胱中积存的沉渣;定期检查残余尿量,尿常规和中段尿培养,及时发现泌尿系感染征象。一旦发生感染,抬高床头,增加饮水或输液量,持续开放导尿管,遵医嘱使用广谱抗生素。需长期留置尿管而又无法控制泌尿系感染者,教会患者遵循无菌操作方法进行间歇导尿,也可做永久性耻骨上膀胱造瘘术。

4.便秘

指导患者多食富含膳食纤维的食物、新鲜水果和蔬菜,多饮水。在餐后 30 min 做腹部按摩,从左到右。沿大肠行走的方向,以刺激肠蠕动。对顽固性便秘者可遵医嘱给予灌肠或缓泻剂。部分患者通过持续的训练可逐渐建立起反射性排便,方法为用手指按压肛门周围或者扩张肛门,刺激括约肌,反射性引起肠蠕动。当反射建立后用手指按压肛门时即可有大便排出。

(四)心理护理

帮助患者掌握正确的应对技巧,提高其自我护理能力,发挥其最大潜能。家庭成员和医务人员相信并认真倾听患者的诉说。可让患者和家属参与制订护理计划,帮助患者建立有效的社会支持系统,包括家庭成员、亲属、朋友、医务人员和同事等。

(五)健康教育

(1)指导患者出院后继续康复锻炼,并预防并发症的发生。

(2)指导患者练习床上坐起,使用轮椅、拐杖或助行器等移动工具,练习上下床和行走方法。

(3)指导患者和家属应用清洁导尿术进行间歇导尿,预防长期留置导尿管而引起泌尿系感染。

(4)告知患者需定期返院检查。进行理疗有助于刺激肌肉收缩和功能恢复。

(张晓琳)

第九节　颈椎病

颈椎病指因颈椎间盘退行性变及其继发性改变,刺激或压迫相邻脊髓、神经、血管和食管组织,并引起相应症状和体征。颈椎病是 50 岁以上人群的常见病,男性居多,好发部位依次为颈 5～6、颈 6～7。

一、病因与分类

1.病因

(1)颈椎间盘退行性变:是颈椎病发生和发展的最基本原因。颈椎活动度大,随年龄增长,椎间盘逐渐发生退行性变,使椎间隙狭窄,关节囊、韧带松弛,脊柱活动时稳定性下降,进一步发展引起椎体、椎间关节及其周围韧带发生变性、增生、钙化,最后致相邻脊髓、神经、血管受到刺激或压迫。

(2)先天性颈椎管狭窄:颈椎管的矢状内径与颈椎病的发病有密切关系。椎管矢状内径<正常(14~16 mm)时,即使退行性变比较轻,也可产生临床症状和体征。

(3)损伤:急性损伤可使原已退变的椎体、椎间盘和椎间关节损害加重而诱发颈椎病;慢性损伤可加速其退行性变的过程。

2.分型

根据受压部位的临床表现不同,一般分为 4 类。①神经根型颈椎病;②脊髓型颈椎病;③椎动脉型颈椎病;④交感神经型颈椎病。但有些患者以某型为主,同时伴有其他型的部分表现,称为复合型颈椎病。

二、临床表现

根据颈椎病的类型可有不同表现。

1.神经根型颈椎病

(1)症状:患者常先有颈痛及颈部僵硬,短期内加重并向肩部及上肢放射。用力咳嗽、打喷嚏及颈部活动时疼痛加剧。皮肤可有麻木、过敏等感觉改变;上肢肌力减退,肌萎缩,以大小鱼际肌和骨间肌最为明显,手指动作不灵活。

(2)体征:颈部肌疼挛,颈肩部有压痛,颈部和肩关节活动有不同程度受限。上肢肌腱反射减弱或消失,上肢牵拉试验阳性。

2.脊髓型颈椎病

(1)症状:手部麻木,运动不灵活,特别是精细活动失调、握力减退、下肢无力、步态不稳、有踩棉花样的感觉、躯干有紧束感等;后期出现大小便功能障碍,表现为尿频或排尿、排便困难。

(2)体征:肌力减退,四肢腱反射活跃或亢进,腹部反射、提睾反射和肛门反射减弱或消失。Hoffmann 征、髌阵挛及 Babinski 征等阳性。

3.椎动脉型颈椎病

(1)症状。①眩晕:最常见,多伴有复视,耳鸣、耳聋、恶心呕吐等症状,头颈部活动或姿势改变可诱发或加重眩晕;②猝倒:本型特有的症状,表现为四肢麻木、软弱无力而跌倒,多在头部突然活动后姿势改变时发生,倒地后再站立起来可继续正常活动;③头痛:表现为发作性胀痛,以枕部、顶部为主,发作时可有恶心、呕吐、出汗、流涎、心慌、憋气以及血压改变等自主神经功能紊乱症状。

(2)体征:颈部疼痛,活动受限。

4.交感神经型颈椎病

表现为一系列交感神经症状。①交感神经兴奋症状:如头痛或偏头痛、视物模糊、眼球胀痛、耳鸣、听力下降、心前区疼痛、心律失常、血压升高等;②交感神经抑制症状,如畏光、流泪、头晕、眼花、血压下降等。

三、辅助检查

1.影像学检查

(1)X线检查:神经根型颈椎病患者和脊髓型颈椎病患者,X线正侧位摄片可显示颈椎生理前凸减小,消失或反常,椎间隙变窄,椎体后缘骨赘形成,椎间孔狭窄。

(2)脊髓造影、CT、MRI:可显示颈椎间盘突出,颈椎管矢状径变小,脊髓受压情况。

2.实验室检查

脑脊液动力学试验:脊髓型颈椎病患者显示椎管有梗阻现象。

四、治疗原则

神经根型、椎动脉型和交感型颈椎病以非手术治疗为主;脊髓型颈椎病由于疾病自然史逐渐发展使症状加重,故确诊后应及时行手术治疗。

1.非手术治疗

原则是去除压迫因素,消炎止痛,恢复颈椎稳定性。

①颌枕带牵引;②颈托或颈领;③推拿按摩;④理疗;⑤药物治疗:目前无治疗颈椎病的特效药物,所用药物皆属对症治疗,如非甾体抗炎药、肌松弛剂及镇静剂等。

2.手术治疗

适用于诊断明确,且出现以下情况时考虑手术。

(1)保守治疗半年无效或影响正常生活和工作。

(2)神经根性剧烈疼痛,保守治疗无效。

(3)上肢某些肌肉,尤其手存在肌无力、萎缩,经保守治疗4～6周后仍有发展趋势。

手术的目的是通过切除对脊髓、神经造成压迫的组织、骨赘、椎间盘和韧带,或椎管扩大成形,使脊髓和神经得到充分减压;或通过植骨、内固定行颈椎融合,获得颈椎稳定性。手术可分前路、前外侧和后路手术。常用的术式有颈椎间盘摘除、椎间植骨融合术、前路侧方减压术、颈椎半椎板切除减压或全椎板切除术、椎管成形术等。

五、护理评估

(一)术前评估

1.健康史

(1)一般情况:了解患者的性别、年龄、职业、营养状况、生活自理能力、大小便情况等。

(2)既往史:有无颈肩部急慢性损伤和肩部长期固定史,以往的治疗方法和效果。以往是否有高血压,以及糖尿病等病史。

(3)家族史:家中有无类似病史。

2.生命体征

按护理常规监测生命体征(T、P、R、BP)。

3.患者主诉

有无颈肩痛,肢体麻木,无力,大、小便障碍等症状。

4.相关记录

疼痛部位及程度,疼痛与活动、体位有无明显关系,有无颈部活动受限,四肢感觉运动情况等。有无眩晕、头痛、视物模糊、耳鸣、心跳加速或猝倒等,导致症状加重或减轻的因素。

（二）身体评估

1.术前评估

(1)视诊：观察步态有无跛行、摇摆步态等；椎旁皮肤有无红肿、破损；脊柱有无畸形。

(2)触诊：棘突、椎旁有无压痛，评估患者躯干、四肢感觉功能。

(3)叩诊：局部有无叩击痛，肢体腱反射。

(4)动诊：颈椎及肢体活动度、肌力、肌张力情况，观察对比双侧有无差异。

(5)特殊试验：臂丛牵拉试验、压颈试验、椎间孔挤压、分离试验。病理征（Hoffmann 征，Babinski 征等）。

2.术后评估

(1)视诊：手术切口、步态。

(2)触诊：评估患者躯干、四肢感觉功能。

(3)叩诊：四肢腱反射。

(4)动诊：肢体肌力、肌张力情况。

（三）心理-社会评估

患者及家属对该病的认识、心理状态，有无焦虑及焦虑的原因，家庭及社会对患者的支持程度。

（四）辅助检查阳性结果评估

X 线片显示颈椎曲度改变、椎间隙变窄、椎间孔狭窄等。CT、MRI 显示椎间盘突出的部位、程度及与有无神经根受压。

（五）治疗效果的评估

1.非手术治疗评估要点

(1)病史评估：了解与患者相关的情况，例如职业、有无外伤、发病时间、治疗经过等。

(2)影像资料评估：查看 CT、MRI，了解椎管形态、观察颈椎间盘突出、颈椎管狭窄、脊髓受压情况。

2.手术治疗评估要点

(1)心理评估：向患者介绍与疾病相关的知识，说明手术的重要性，解释手术的方式，术前术后的配合事项及目的，耐心解答问题，消除不良心理，使其增加战胜疾病的信心，积极配合治疗。

(2)既往史：了解患者全身情况，是否有心脏病、高血压、糖尿病等，如有异常积极治疗，减少术后并发症的发生。

(3)疼痛评估：评估患者疼痛诱发因素、部位、性质、程度和持续时间，并进行疼痛评分。

(4)神经功能评估：严密观察四肢感觉运动及会阴部神经功能情况，并进行术前术后对比，可了解神经受压症状有无改善或加重。

六、护理诊断/问题

(1)低效型呼吸型态与颈髓水肿、植骨块脱落或术后颈部水肿有关。

(2)有受损伤的危险与肢体无力及眩晕有关。

(3)潜在并发症：术后出血、脊髓神经损伤。

(4)躯体活动障碍与颈肩痛及活动受限有关。

七、主要护理措施

（一）术前护理

1.心理护理

向患者解释病情,告知其治疗的周期较长,术后恢复可能需要数月甚至更长时间,让患者做好充分的思想准备。对患者焦虑的心情表示理解,向患者介绍治疗方案及手术的必要性、手术目的及优点、目前医院的医疗护理情况和技术水平,使其产生安全感。愉快地、充满信心地接受手术。重视社会支持系统的影响,尤其是亲人的关怀和鼓励。

2.术前训练

(1)呼吸功能训练:术前指导患者练习深呼吸、行吹气泡或吹气球等训练,以增加肺的通气功能。

(2)气管食管推移训练:适用于颈椎前路手术患者。指导患者用自己的 2～4 指插入切口侧的内脏鞘与血管神经鞘间隙处,持续将气管、食管向非手术侧推移。用力要缓和,如出现头晕、恶心、呕吐等不适,可休息后再继续。

(3)俯卧位训练:适用于后路手术的患者,以适应术中长时间俯卧位并预防呼吸受阻。开始每次 30～40 min,每天 3 次;以后逐渐增至每次 3～4 h,每天 1 次。

3.安全护理

患者存在肌力下降致四肢无力时,应防烫伤和跌倒,指导患者不要自行倒开水,穿防滑鞋,在干燥地面、有人陪同的情况下行走。

（二）术后护理

1.密切监测生命体征

注意呼吸频率、深度的改变,脉搏节律、速率的改变,保持呼吸道通畅,低流量给氧。呼吸困难是前路手术最危急的并发症,多发生在术后 1～3 d 内。因此,颈椎手术患者床旁应常规准备气管切开包。

2.体位护理

行内固定植骨融合的患者,加强颈部制动。患者取平卧位,颈部稍前屈,两侧颈肩部置砂袋以固定头部,侧卧位时枕与肩宽同高,在搬动或翻身时,保持头、颈和躯干在同一平面上,维持颈部相对稳定。下床活动时,需行头颈胸支架固定颈部。

3.并发症的观察与护理

(1)术后出血:注意观察生命体征、伤口敷料及引流液。如 24 h 出血量超过 200 mL,检查是否有活动性出血,若引流量多且呈淡红色,考虑脑脊液漏发生。及时报告医生处理。注意观察颈部情况,检查颈部软组织张力。若发现患者颈部明显肿胀,并出现呼吸困难、烦躁、发绀等表现时,报告并协助医生剪开缝线、清除血肿。若血肿清除后,呼吸仍不改善应实施气管切开术。

(2)脊髓神经损伤:手术牵拉和周围血肿压迫均可损伤脊髓及神经,患者出现声嘶、四肢感觉运动障碍以及大小便功能障碍。手术牵拉所致的神经损伤为可逆的,一般在术后 1～2 d 内明显好转或消失;血肿压迫所致的损伤为渐进的。术后应注意观察,以便及时发现问题并处理。

(3)植骨块脱落、移位:多发生在术后 5～7 d 内,系颈椎活动不当时椎体与植骨块间产生界面间的剪切力使骨块移位、脱落。所以,颈椎术后应重视体位护理。

4.功能训练

指导肢体能活动的患者做主动运动,以增强肢体肌肉力量;肢体不能活动者,病情许可时,协助并指导其做各关节的被动运动,以防肌肉萎缩和关节僵硬。一般术后第1天,开始进行各关节的主被动功能锻炼;术后3～5 d,引流管拔出后,可戴支架下地活动,坐位和站立位平稳训练及日常生活能力的训练。

(三)健康教育

1.纠正不良姿势

在日常生活、工作、休息时注意纠正不良姿势,保持颈部平直,以保护头、颈、肩部。

2.保持良好睡眠体位

理想的睡眠体位应该是使头颈部保持自然仰伸位、胸部及腰部保持自然曲度、双髋及双膝略呈屈曲,使全身肌肉、韧带及关节获得最大限度的放松和休息。

3.选择合适枕头

以中间低两端高、透气性好、长度超过肩宽10～16 cm,高度以颈部压下一拳头高为宜。

4.避免外伤

行走或劳动时注意避免损伤颈肩部。一旦发生损伤,尽早诊治。

5.加强功能锻炼

长期伏案工作者,宜定期远视。以缓解颈部肌肉的慢性劳损。

(张晓琳)

第十七章 神经外科疾病护理

第一节 颅内血肿

颅内血肿是颅脑损伤中最多见、最危险,却又是可逆的继发性病变。由于血肿直接压迫脑组织,常引起局部功能障碍的占位性病变和体征以及颅内压增高的病理生理改变,若未及时处理,可导致脑疝危及生命,早期发现和及时处理可很大程度上改善预后。

根据血肿的来源和部位分为:硬膜外血肿、硬膜下血肿和脑内血肿。

根据血肿引起颅内压增高及早期脑疝症状所需时间分为:①急性型,3 d 内出现症状;②亚急性型,3 d 至 3 周出现症状;③慢性型,3 周以上才出现症状。

一、临床特点

1.意识障碍

血肿本身引起的意识障碍为脑疝所致,通常在伤后数小时至 1～2 d 内发生。由于还受到原发性脑损伤的影响,因此,意识障碍的类型可有以下三种。

(1)当原发性脑损伤很轻(脑震荡或轻度脑挫裂伤),最初的昏迷时间很短,而血肿的形成又不是太迅速时,则在最初的昏迷与脑疝的昏迷之间有一段意识清醒的时间,大多为数小时或稍长,超过 24 h 者甚少,称为"中间清醒期"。

(2)如果原发性脑损伤较重或血肿形成较迅速,则见不到中间清醒期,可有"意识好转期",未及清醒却又加重,也可表现为持续进行性加重的意识障碍。

(3)少数血肿是在无原发性脑损伤或脑挫裂伤甚为局限的情况下发生,早期无意识障碍,只在血肿引起脑疝时才出现意识障碍。大多数患者在进入脑疝昏迷之前,已先有头痛、呕吐、烦躁不安或淡漠、嗜睡、定向不准、尿失禁等表现,此时足以提示脑疝发生。

2.瞳孔改变

小脑幕切迹疝早期,患侧动眼神经因牵扯受到刺激,患侧瞳孔可先缩小,对光反应迟钝;随着动眼神经和中脑受压,该侧瞳孔旋即表现进行性扩大、对光反应消失、睑下垂以及对侧瞳孔亦随之扩大。应区别于单纯前颅窝骨折所致的原发性动眼神经损伤,其瞳孔散大在受伤当时已出现,无进行性恶化表现。视神经受损的瞳孔散大,有间接对光反应存在。

3.锥体束征

早期出现的一侧肢体肌力减退,如无进行性加重表现,可能是脑挫裂伤的局灶体征;如果是稍晚出现或早期出现而有进行性加重,则应考虑为血肿引起脑疝或血肿压迫运动区所致。去大脑强直是脑疝的晚期表现。

4.生命体征

生命体征常为进行性的血压升高、心率减慢和体温升高。由于颞区的血肿大都先经历小脑幕切迹疝,然后合并枕骨大孔疝,故严重的呼吸循环障碍常在经过一段时间的意识障碍和瞳孔改变后才发生;额区或枕区的血肿则可不经历小脑幕切迹疝而直接发生枕骨大孔疝,可表现为一旦有了意识障碍,瞳孔变化和呼吸骤停几乎是同时发生。

二、辅助检查

1.硬脑膜外血肿

CT 检查若发现颅骨内板与脑表面之间有双凸镜形或弓形密度增高影,可有助于确诊。CT 检查还可明确定位、计算出血量、了解脑室受压及中线结构移位以及脑挫裂伤、脑水肿、多个或多种血肿并存等情况。

2.硬脑膜下血肿

急性硬脑膜下血肿 CT 检查颅骨内板与脑表面之间出现高密度、等密度或混合密度的新月形或半月形影,可有助于确诊。慢性硬膜下血肿 CT 检查如发现颅骨内板下低密度的新月形、半月形或双凸镜形影像,可有助于确诊;少数也可呈现高密度、等密度或混杂密度,与血肿腔内的凝血机制和病程有关,还可见到脑萎缩以及包膜的增厚与钙化等。

3.脑内血肿

CT 检查在脑挫裂伤灶附近或脑深部白质内见到圆形或不规则高密度血肿影,有助于确诊,同时亦可见血肿周围的低密度水肿区。

4.脑室内出血与血肿

CT 检查如发现脑室扩大,脑室内有高密度凝血块影或血液与脑脊液混合的中等密度影,有助于确诊。

5.迟发性颅内血肿

迟发性颅内血肿指颅脑损伤后首次 CT 检查时无血肿,而在以后的 CT 检查中发现了血肿,或在原无血肿的部位发现了新的血肿,此种现象可见于各种外伤性颅内血肿。确诊须依靠多次 CT 检查的对比。

三、主要护理问题

1.意识模糊、错乱
意识模糊、错乱与脑损伤、颅内压增高有关。

2.清理呼吸道无效
清理呼吸道无效与脑损伤后意识不清、无法自主咳出口咽分泌物有关。

3.营养失调,低于机体需要量
营养失调与脑损伤后高热、高代谢、呕吐等有关。

4.有失用综合征的危险
失用综合征与脑损伤后意识和肢体功能障碍及长期卧床有关。

5.潜在并发症
颅内压增高、脑疝形成、感染、压疮、关节挛缩及肌萎缩等。

四、护理措施

(一)现场急救

(1)保持呼吸道通畅,尽快清除口咽部血块或呕吐物,协助患者取平卧位,头偏向一侧,必要时置口咽通气道、行气管插管或气管切开,间断吸氧 $6\sim8$ L/min;禁用吗啡止痛,以防呼吸抑制。

(2)若伤情允许可将头部抬高,避免颅内压升高引起出血。尽早进行全身抗感染治疗及注射破伤风抗毒素血清。

(3)防治休克,一旦出现休克征象,协助医师查明有无身体其他部位损伤,如多发肋骨骨折、内脏破裂等,协助患者取中凹卧位,注意保暖,迅速建立静脉通路,补充血容量。

(4)做好护理记录,准确记录受伤经过、初期检查结果、急救过程及生命体征、意识、瞳孔、肢体活动等病情变化,为进一步治疗提供参考。

(二)术前护理

1.饮食

伤后清醒无手术指征者,应进食高热量、高蛋白、富含维生素、易消化食物,以保证充足的营养物质供给,促进脑损伤修复;持续昏迷者,伤后 72 h 内应插鼻胃管,给鼻饲流质饮食,同时做好鼻饲护理;有消化道出血时,应暂禁食,经止血后方可进食,并避免辛辣刺激,以免加重消化道出血;需手术清除血肿或骨折复位时,术前应禁食禁饮。

2.体位

卧床休息,抬高床头 15°~30°,以利颅内静脉回流。

3.注意安全

有精神症状或躁动的患者,意识、思维失去大脑的控制,应加护栏或约束,防止坠床。对颅内压增高患者,不盲目使用镇静剂或强制性约束。

4.心理状态

消除患者恐惧、紧张心理。意外的伤害、疼痛的刺激及伤后可能导致伤残、甚至死亡的威胁,使患者产生紧张、恐惧的心理,应予以心理安慰和鼓励,以保证充足的睡眠,提高机体的抵抗力。

5.并发症的护理

患者出现脑脊液鼻漏和耳漏时应注意避免用力咳嗽,不可局部冲洗、堵塞滴药。抬高头部,随时以无菌棉球吸干外耳道、鼻腔脑脊液,保持口、鼻、耳清洁,需要鼻饲流质饮食时,推迟到伤后 4~5 d,以防止逆行感染。

(三)术后护理

1.术后一般护理

麻醉清醒后 6 h,吞咽无困难者可进少量流质饮食,以后逐渐改为软食;术后 24 h 持续昏迷、吞咽障碍的患者,应鼻饲流质饮食。术后清醒、血压平稳者可抬高床头 15°~30°,取健侧卧位,保持伤口引流通畅。

2.肺部并发症的预防

鼓励患者咳嗽排痰,保持呼吸道通畅;对于伴有颌面部损伤气道分泌物难以排除或伤后昏迷估计短期内难以清醒者,以及接受亚低温治疗者,常需做气管切开以维持正常呼吸功能,气管切开后做好气管切开护理。

(四)病情观察

密切观察病情,如患者出现意识障碍、呼吸困难、头痛呕吐加重,可能有颅内高压、脑危象等情况发生,应立即报告医师处理。

(五)健康指导

1.防止气颅

劝告颅底骨折患者勿挖耳、挖鼻，也勿用力屏气排便、咳嗽或打喷嚏，以免鼻窦或乳突气房内的空气被吸入或压入颅内，导致气颅和感染。

2.预防外伤性癫痫

按时服用抗癫痫药，症状控制1～2年后，逐步减量后才能停药；癫痫患者不能单独外出、登高、游泳等，以防意外。

3.指导患者正确对待病情，鼓励轻型患者尽早自理生活

重型患者在意识恢复、体力逐渐好转时常因头痛、眩晕、耳鸣、复视、记忆力减退等而烦恼，其中有些是器质性，有些是功能性的，必要时给予恰当的解释和宽慰。如再颅骨缺损，可在伤后3～6个月作缺损处的颅骨修补成形术；对后遗偏瘫、失语、遗尿的患者应耐心护理，通过暗示、例证、权威性疏导，增强患者的信心。

4.饮食指导

加强营养，保持大便通畅。

5.康复训练

协助患者制定语言、运动、记忆力等方面的训练。

6.其他

(1)颅骨缺损者外出时戴安全帽，术后6个月进行颅骨修补术。

(2)如有头痛不适及时就诊，定期复查。

（李树萍）

第二节　脑脓肿

脑脓肿是指化脓性细菌感染引起的化脓性脑炎，慢性肉芽肿及脑脓肿包膜形成，少部分也可是真菌及原虫侵入脑组织而致。脑脓肿在任何年龄均可发病，以青壮年最为常见。发病率占神经外科住院患者2%左右，男女比例约2.5：1。

一、临床特点

多数患者有原发化脓性感染病史，如慢性中耳炎或鼻窦炎的急性发作、肺或胸腔的化脓性感染等。

1.病程早期

出现全身和颅内急性化脓性感染症状，如高热、头痛，呕吐、乏力及颈项强直。

2.脓肿形成后

急性脑膜炎症状逐渐消退，随着脑脓肿包膜形成和脓肿增大，可出现局部脑受压和颅内压增高或加剧症状，严重者可致脑疝。若脓肿接近脑表面且脓腔壁较薄，可突然溃破，造成急性化脓性脑膜炎或脑室炎，患者突发高热、昏迷、全身抽搐、角弓反张，甚至死亡。

二、辅助检查

1.实验室检查

血常规检查示白细胞计数及中性粒细胞比例增高。疾病早期,脑脊液检查示白细胞计数明显增多,糖及氯化物含量可在正常范围或降低;脓肿形成后,脑脊液压力显著增高,白细胞数可正常或略增高,糖及氯化物含量正常,蛋白含量增高;若脓肿溃破,脑脊液白细胞计数增多,甚至呈脓性。

2.CT 检查

CT 检查可确定脓肿的位置、大小、数目及形态,是诊断脑脓肿的首选方法。

三、主要护理问题

1.疼痛

疼痛与手术创伤有关。

2.焦虑、恐惧、预感性悲哀

焦虑、恐惧、预感性悲哀与疾病引起的不适应及担心预后有关。

3.体温过高

体温过高与疾病有关。

4.自理缺陷

自理缺陷与疾病引起的头痛、呕吐、肢体运动障碍及视力下降有关。

5.营养失调,低于机体需要量

营养失调与术中机体消耗及术后禁食有关。

6.清理呼吸道无效

清理呼吸道无效与咳嗽反射减弱或消失及呼吸道梗阻导致呼吸道分物积聚有关。

7.体液不足,有体液不足的危险

体液不足与呕吐、高热、应用脱水剂等有关。

8.有感染的危险

感染与留置各种引流管有关。

9.知识缺乏

缺乏与所患疾病有关的知识。

10.潜在并发症

脑疝形成,脓肿破裂而引起急性脑膜炎、脑室管膜炎。

四、护理措施

(一)常规护理

脑脓肿常有全身感染症状,患者多体质弱,营养状况差,必须给予含有丰富蛋白质及维生素的流质饮食或半流质饮食;必要时给予静脉输入高营养液,改善患者的全身营养状况,以增强机体免疫力。

(二)专科护理

1.控制感染

遵医嘱给予抗生素控制感染。若出现高热,及时给予药物或物理降温。

2. 脓腔引流护理

患者取利于引流的体位；引流瓶（袋）至少低于脓腔 30 cm，引流管的开口在脓腔的中心，故需根据 X 线检查结果加以调整。须待术后 24 h 才能囊内冲洗，此时创口周围已初步形成粘连，可避免颅内感染扩散。冲洗时先用生理盐水缓慢注入腔内，再轻轻抽出，注意不可过分加压。冲洗后注入抗生素，然后夹闭引流管 2～4 h。待脓腔闭合后拔管。

3. 降低颅内压

遵医嘱采取降低颅内压的措施。

（三）健康指导

指导患者进食高蛋白、高营养、易消化的食物（谷类、鱼、瘦肉、蛋类、牛乳、豆制品、蔬菜、水果等），以提高机体抵抗力，改善全身状况。及时治疗身体其他部位感染，防止病变再次发生。注意劳逸结合，加强锻炼。因故不能住院治疗者，应给予抗生素治疗，注意病情变化，发现异常，及时就诊。行手术治疗的患者，术后 3～6 个月门诊复查 CT 或 MRI。

（苏荪莹）

第十八章 泌尿外科疾病护理

第一节 肾肿瘤

肾脏肿瘤绝大多数为恶性,常见的有肾癌、肾盂癌、肾母细胞瘤三种,良性肾肿瘤相对少见,如纤维瘤、脂肪瘤、血管瘤、平滑肌瘤以及各种组织来源的混合性错构瘤等。肾肿瘤占成人恶性肿瘤的 2%～3%。

肾癌多见于 50～70 岁,肾盂癌见于 40～70 岁,两者男女比例均约为 2:1,多数单侧发病,两侧肾脏发病无明显差异,同时发病者少见;肾母细胞瘤又称肾胚胎瘤或 Wilms 瘤,绝大多数 5 岁前发病,是幼儿最常见的恶性肿瘤,多为一侧发病,男女无明显差异。引起肾肿瘤的原因至今未完全清楚,但可能与吸烟、职业性接触染料或化工毒物、病毒、激素、肥胖、慢性刺激及遗传因素等有关。

一、护理评估

(一)健康史

评估患者的年龄、性别、婚姻、职业,了解患者发病的时间、既往史、家族史等。

(二)身体状况

1.血尿

全程间歇肉眼血尿是肾癌患者的主要症状,常无任何诱因,可不伴其他症状。数次血尿后病情逐渐加重;肾盂癌直接长于尿路,无痛性肉眼血尿是其最早、最常见的症状,有时可见典型的条状输尿管管型血块排出;肾母细胞瘤血尿少见,因为该肿瘤一般不侵犯肾盂。

2.疼痛

肾肿瘤早期体积小常无任何疼痛不适,病变晚期肿瘤增大后则可侵及肾包膜或牵拉肾蒂或侵犯周围组织器官而引起腰部胀痛、钝痛及隐痛,血尿严重时可因血块通过或阻塞输尿管引起肾绞痛。

3.肿块

肾癌长大后可在肋缘下触及包块,质硬,表面不平;血尿、疼痛、肿块三者被称为"肾癌三联征",同时出现表明肾癌已为晚期。肾盂癌因肿瘤长大或梗阻可引起肾积水出现腰部包块,但少见。腹部肿块是肾母细胞瘤最常见、最重要的症状,肿块质地中等,表面光滑,长大迅速。

4.其他

肾癌可出现副瘤综合征即肾癌肾外表现,如发热、高血压、红细胞沉降率加快、高血钙、高血糖及红细胞增多症等。

左肾肿瘤可引起左侧精索静脉曲张,癌栓侵及下腔静脉时可出现下肢水肿,癌肿肺转移可出现咳嗽、咯血;骨骼转移可出现病理性骨折等。晚期患者可出现明显贫血消瘦、低热、食欲缺乏、体质量锐减等恶病质表现。

（三）辅助检查

1.B超检查

可发现肾脏占位性病变，是无创伤性的简便方法，且分辨率高，可为临床首选。

2.CT 扫描或核磁共振

CT 扫描是目前肾肿瘤诊断最可靠的影像学检查方法，准确率高，也是术前的常规检查，核磁共振检查准确性与 CT 近似。

3.X 线检查

尿路平片可见肾外形改变和肿瘤钙化影等。静脉肾盂造影（IVP）即排泄性尿路造影可见到肾癌、肾母细胞瘤引起的肾盂肾盏受压、变形、缺损、不显影等情况；见到肾盂或肾盏内有不规则的充盈缺损，提示肾盂癌；患肾不显影，提示肾功能受损严重，这时可作逆行肾盂造影显示患肾情况。上述影像检查不能明确病情时，可选择肾动脉造影检查。

4.实验室检查

血、尿常规检查，肾盂癌患者有时尿中细胞学检查可找到癌细胞，但阳性率低；肿瘤标记物检测是一项新的检查方法，但特异性不高。

5.其他检查

肾盂癌患者做膀胱镜检查可见患侧输尿管口喷血，并可明确膀胱情况。

（四）心理-社会状况

评估患者及其家属对病情、肿瘤的危害性和手术治疗的认知程度以及对治疗所需费用的承受能力。

二、常见护理诊断/问题

（1）焦虑或恐惧与对肾肿瘤及其治疗的认知不足有关。

（2）营养失调：低于机体需要量与肿瘤消耗机体营养及营养摄入不足有关。

（3）缺乏肿瘤预防及术后康复、随访的知识。

（4）潜在并发症：术后出血、感染等。

三、护理措施

（一）术前护理

1.心理护理

解释各项检查和治疗措施的必要性和重要性，解除思想顾虑，以取得配合；主动帮助、关心照顾，并经常访视患者，及时发现患者过度焦虑或恐惧的心理并做恰当处理，帮助患者树立战胜疾病的信心。

2.休息和饮食营养

戒烟忌酒，保证患者充足的睡眠；给予易消化富于营养的食物及具有防癌抗癌作用的食物，尽量改善术前的全身营养状况，必要时按医嘱输血、输白蛋白等，提高机体抵抗力和对手术的耐受力。

3.术前准备

术前晚或术晨做清洁灌肠，以清洁肠道内积便和积气，以避免麻醉或术中大便失禁而污染手术床，同时防止术后的便秘和腹胀。积极做好备皮、皮试和备血。

（二）术后护理

1.卧位与休息

生命体征平稳后可取半卧位,有利于呼吸、循环及引流,肾肿瘤根治术后应卧床休息5～7 d,可进行被动翻身和肢体的活动,但避免腹内压增高和过早下床活动,以防手术部位出血。

2.饮食与营养

术后禁食2～3 d,待肛门排气后开始进食,应进食高蛋白、高维生素的饮食,有利于术后伤口的修复和患者的全身恢复。

3.观察病情

严密监测生命体征至平稳;观察尿液的量、颜色和次数变化,并准确记录24 h尿量,因一侧肾被切除后,健肾负担会加重,尿量的多少能直接反应健肾功能的好坏;发现任何异常,应立即报告医生处理。

4.切口护理

保持伤口敷料清洁干燥,若敷料被渗湿或污损应及时更换;取正确的体位,避免切口受压;若出现切口疼痛,可先给予精神安慰,减轻压力,分散其注意力,严重的切口疼痛可遵医嘱给予镇痛剂,以免影响患者呼吸和睡眠。

5.肾窝引流管护理

妥善固定引流管;保持引流通畅,防止折叠、扭曲、受压等,定期挤捏疏通;观察并记录引流液的量、颜色及性状;无菌状态下,更换引流袋。

6.心理护理

及时告知患者及其家属良好的手术效果,树立患者对疾病恢复及以后生活的信心。

（三）健康指导

(1)加强营养,适当锻炼,提高抗病力。

(2)嘱患者平时多饮水,每天2 000～2 500 mL,以增加尿量来达到尿路内冲洗的作用。

(3)遵医嘱坚持放疗、化疗等辅助治疗,并定期来院复查。

（苏荪莹）

第二节　泌尿系结核

肾结核多发生在20～40岁的青壮年,男性多于女性,比例为2∶1。近年来,平均发病年龄有上升的趋势,老龄患者也相应增多。

一、护理评估

（一）健康史

评估有无诱发泌尿系结核的因素,如营养不良、抵抗力下降等;有无与结核患者密切接触史。

（二）身体状况

早期肾结核患者多无临床表现,尿频是多数泌尿系统结核患者最早出现的临床症状,发病过程一般较为缓慢。

(三)辅助检查

1. 尿液检查

尿呈酸性,有脓细胞、少量蛋白及红细胞,连查三次晨尿结核杆菌,若结果为阳性对诊断肾结核有决定意义。结核杆菌培养费时较长但可靠,动物接种已较少采用。

2. 影像学检查

影像学检查可判断病变在何侧肾,也可判断肾损害程度,是确定肾结核治疗方案的主要手段,以 X 线检查最为重要。

(1)X 线检查:泌尿系统平片可见到病肾钙化,甚至全肾钙化。排泄性尿路造影及逆行性肾盂造影,早期肾结核表现为肾盏边缘不光滑如虫蛀状,继而肾盏、肾盂不规则地扩大或模糊变形,形成空洞。输尿管僵硬呈虫蛀状,管腔狭窄。若全肾广泛被破坏、肾功能低下或完全丧失,肾盏、肾盂不明显。

(2)超声检查:对严重肾结核可确定病变部位、明确对侧肾有无积水、膀胱是否挛缩。

(3)CT 和 MRI:一般不用于诊断肾结核,多在泌尿系统造影图像不清时采用。MRI 水成像在肾结核对侧肾积水可有良好显示。

3. 膀胱镜检查

早期可见黏膜充血水肿、结核结节;后期可见有溃疡,检查时易出血,以膀胱三角区、病侧输尿管口为显著,必要时取活组织检查。

(四)心理-社会状况

评估患者及其家属心理状态、认知程度和承受能力。病轻者心理反应可不明显,病重者需手术治疗、长期不愈或发生并发症等会产生焦虑、恐惧的心理反应。

二、常见护理诊断/问题

(1)恐惧/焦虑与病程长、病肾切除、晚期并发症有关。
(2)排尿形态异常与结核性膀胱炎、膀胱挛缩有关。
(3)感染与机体抵抗力降低、肾积水、置管引流有关。
(4)潜在并发症:肾功能不全。
(5)体液不足与肾功能不全引起的恶心呕吐、术前术后出血有关。

三、护理措施

(一)术前护理

1. 一般护理

鼓励患者进营养丰富的饮食,多饮水以减轻结核性脓尿对膀胱的刺激,保证休息,改善并纠正全身营养状况。

2. 药物治疗的护理

患者术前均应进行一定时间的抗结核治疗,定期协助做好尿液常规和尿结核杆菌检查、泌尿系造影,以观察药物治疗效果。及早发现药物的不良反应和对肝肾的损害,并及时处理。

3. 心理护理

临床肾结核为进行性疾病,不经治疗不能自愈。向患者讲明全身治疗可增强抵抗力,合理的药物治疗及必要的手术治疗可消除病灶、缩短病程。消除患者的焦虑情绪,告诉其保持愉快心情和良好的心理素质对结核病的康复有重要意义。

(二)术后护理

1.病情观察

注意观察患者的血压、脉搏及有无发生术后出血的迹象。当肾部分切除或肾病灶切除的患者出现大量血尿;肾切除患者伤口内引流血性液体 24 h 未减少,每小时超过 100 mL 并达到 300～500 mL;术后 7～14 d 因咳嗽、便秘等情况突然出现虚脱、血压下降、脉搏加快等症状时,均提示有内出血可能,应尽快通知医师并协助处理。

2.体位

肾切除患者血压平稳后可取半卧位。鼓励其早期活动,以减轻腹胀、利于引流和机体恢复。

保留肾组织的手术患者,应卧床 7～14 d,减少活动,以避免继发性出血或肾下垂。

3.饮食

因手术刺激后腹膜,患者多腹胀,待肛门排气后可开始进食易消化、营养素完全的饮食。

4.引流管的护理

观察并记录各引流管引流液的量、质、色变化。

5.观察健肾功能

一侧肾切除,另一侧肾能否完成代谢需要,是肾手术后护理观察最关键的一点。因此要连续 3 d 准确记录 24 h 尿量,且观察第一次排尿的时间、尿量、颜色。若手术后 6 h 仍无排尿或 24 h 尿量较少,说明健肾功能可能有障碍,应通知医师处理。

6.预防感染

结核病灶使患者免疫能力降低,更因尿路梗阻或手术创伤等因素,可能引起感染。术后须注意观察体温及血白细胞计数变化,保证抗生素的正确应用,切口辅料渗湿应及时更换,充分引流,适时拔管、减少异物刺激及分泌物增加等,预防感染发生。

(三)健康指导

1.康复指导

加强营养、注意休息、适当活动、避免劳累,以增强机体抵抗力,促进恢复。有肾造瘘者注意自身护理,防止继发感染。

2.用药指导

①术后继续抗结核治疗 6 个月以上,以防结核复发;②用药要坚持联合、规律、全程,不可随意间断或减量、减药,不规则用药可产生耐药性而影响治疗效果;③用药期间须注意药物不良反应,定期复查肝肾功能、测听力、视力等,若出现恶心、呕吐、耳鸣、听力下降等症状,应及时就诊;④勿用和慎用对肾有损害的药物,如氨基糖苷类、磺胺类抗菌药物等,尤其是双肾结核、孤立肾结核、肾结核对侧肾积水的患者更应注意。

3.定期复查

单纯药物治疗者必须重视尿液检查和泌尿系造影的变化。术后也应每月检查尿常规和尿结核杆菌,连续半年尿中无结核杆菌称为稳定转阴。5 年不复发可认为治愈。

(苏荪莹)

第十九章 导管室护理

第一节 急性心肌梗死

急性心肌梗死是指在冠状动脉病变的基础上,发生冠状动脉血供急剧减少或中断,使相应的心肌发生严重而持久的急性缺血导致的心肌坏死。

一、诱因

急性心肌梗死多发生在冠状动脉粥样硬化狭窄基础上,由于某些诱因致使冠状动脉粥样斑块破裂,血中的血小板在破裂的斑块表面聚集,形成血块(血栓),突然阻塞冠状动脉管腔,导致心肌缺血坏死;另外,心肌耗氧量剧烈增加或冠状动脉痉挛也可诱发急性心肌梗死,常见的诱因包括过劳、激动、暴饮暴食、寒冷刺激、便秘、吸烟与大量饮酒等。

二、临床表现

1.突然发作剧烈而持久的胸骨后或心前区压榨性疼痛

休息和含服硝酸甘油不能缓解,常伴有烦躁不安、出汗、恐惧或濒死感。

2.全身症状

难以形容的不适、发热。

3.胃肠道症状

胃肠道表现恶心、呕吐、腹胀等,下壁心肌梗死患者更常见。

4.心律失常

心律失常见于75%~95%患者,发生在起病的1~2周内,以24 h内多见,前壁心肌梗死易发生室性心律失常,下壁心肌梗死易发生心率减慢、房室传导阻滞。

5.心力衰竭

主要是急性左心衰竭,在起病的最初几小时内易发生,也可在发病数日后发生,表现为呼吸困难、咳嗽、发绀、烦躁等症状。

6.低血压、休克

急性心肌梗死时由于剧烈疼痛、恶心、呕吐、出汗、血容量不足、心律失常等可引起低血压,大面积心肌梗死(梗死面积大于40%)时,心排出量急剧减少,可引起心源性休克,收缩压<80 mmHg,面色苍白,皮肤湿冷,烦躁不安或神志淡漠,心率增快,尿量减少(<20 mL/h)。

三、诊断标准

符合以下其中2条,即可诊断为典型心肌梗死。

(1)出现典型的胸痛,起病急骤,疼痛持续时间长,位于胸骨后或心前区,可向左颈、左臂放射,疼痛呈压榨性,常伴有濒死感。含服硝酸甘油不缓解。这是心肌梗死的诊断标准中比较典型的。

（2）在心肌梗死的诊断标准中典型的心电图演变过程：起病时（急性期）面向梗死区的导联出现异常 Q 波和 ST 段明显抬高，后者弓背向上与 T 波连接呈单向曲线，R 波减低或消失；背向梗死区的导联则显示 R 波增高和 ST 段压低。在发病后数日至 2 周左右（业急性期），面向梗死区的导联 ST 段逐渐恢复到基线水平，T 波变为平坦或显著倒置；背向梗死区的导联 T 波增高。

发病后数周至数月（慢性期），T 波可呈 V 形倒置，其两肢对称波谷尖锐异常，Q 波以后常永久存在，而 T 波有可能在数月至数年内恢复。

（3）血清酶学改变，包括血清酶浓度的序列变化或开始升高和随后降低，见于典型的心肌梗死的演变过程。血清肌酸磷酸激酶（CK 或 CPK）发病 6 h 内出现，24 h 达高峰，48～72 h 后消失，阳性率达 92.7%。

四、鉴别诊断

1.急性心包压塞

由于大量的心包积液或迅速增长的少量积液，使心室舒张受阻，心排出量降低，临床表现为急性循环衰竭，如血压下降、心率增快、呼吸困难、发绀、面色苍白、出汗、颈静脉怒张等。

2.张力性气胸

张力性气胸指胸膜腔的漏气通道呈单向活瓣状，吸气时，胸膜腔内压降低，活瓣开放，气体进入；呼气时，胸膜腔内压升高，活瓣关闭，气体不能排出。患者表现为极度呼吸困难，端坐呼吸。缺氧严重者，出现发绀、烦躁不安、昏迷，甚至窒息。

五、治疗

（一）溶栓治疗

爱通立（注射用阿替普酶）使用过程中注意患者有无出血情况。对于高危出血倾向者，包括近 6 个月内有显著出血疾病等患者禁用。

（二）抗栓治疗

1.抗血小板治疗（阿司匹林；噻吩吡啶类；GPⅡb/Ⅲa 受体拮抗剂）

使用抗血小板药物治疗时，密切观察患者有无出血倾向。

2.抗凝治疗（普通肝素；低分子量肝素；磺达肝癸钠；比伐卢定）

抗凝血药可用于防治血管内栓塞或血栓形成的疾病。易引起自发性出血。

3.抗心肌缺血及其他治疗

使用硝酸酯类药物扩张冠状动脉，注意监测患者血压情况。青光眼患者禁用硝酸酯类药物。使用 β 受体阻滞剂时，注意监测患者心律、血压情况。

失代偿性心功能不全，心源性休克，病态窦房结综合征，Ⅱ度或Ⅲ度房室传导阻滞，有临床意义的心动过缓的患者禁用（①硝酸酯类；②β 受体阻滞剂；③ACEI 和 ARB；④醛固酮受体拮抗剂；⑤钙拮抗剂；⑥他汀类药物）。

4.冠脉搭桥术

冠脉搭桥术是取患者本身的血管，如乳内动脉、大隐静脉等，将狭窄冠状动脉的远端和主动脉连接起来，让血液绕过狭窄的部分，到达心脏缺血的部位，改善心肌血液供应，从而达到缓解心绞痛、预防心肌梗死、提高患者生活质量及延长寿命的目的。

5.经皮冠状动脉介入(PCI)治疗

PCI治疗指经心导管技术疏通狭窄甚至闭塞的冠状动脉管腔,从而改善心肌的血流灌注的治疗方法。目前是急性心肌梗死(AMI)最有效的治疗措施。

六、急性心肌梗死的急救

(1)疼痛评估(疼痛部位、性质、程度、发作及持续时间),可遵医嘱使用吗啡。

(2)吸氧:减少心肌耗氧(绝对卧床),持续高流量吸氧(4~6 L/min),监测氧饱和度。

(3)建立静脉通路:遵医嘱使用抗凝、扩张冠状动脉等药物。

(4)持续心电监护,观察患者生命体征变化。

(5)做好患者转运工作。

七、经皮冠状动脉介入术护理

(一)术前准备

(1)病员服贴身穿,去除身上首饰。

(2)建立左下肢静脉通路。

(3)常规抽血检查,包括心肌酶、凝血功能、血常规、电解质、乙肝五项。

(4)术前根据医嘱常规给予患者拜阿司匹林 300 mg,波立维 300 mg(拜 3 波 4),皮下注射低分子肝素,患者若出现任何部位出血,应及时告知医师做相应处理。

(5)进行 Allen 试验,Allen 阳性者可经此侧桡动脉行冠脉介入术。

(6)通知导管室医务人员,办理手术转运交接单,将患者连同其病历一起送至导管室。

(二)术中护理

1.物品、药品、器械的准备

导管室护士需全面考虑并准备好可能用到的一切物品,除常规介入包、一次性用品外,还应熟悉各种导管型号、用途,各种导丝的性能和不同型号的球囊、支架。准备好除颤仪、临时起搏器、简易呼吸器囊等。备好抢救药品:阿托品、多巴胺、硝酸甘油等,放置位置合理,易于拿取。

2.病情观察及配合

(1)严密监测血压,持续心电监护。整个 PCI 过程中,须持续监测心电、血压变化,记录心率心律、动脉内压力以及 ST 段和 T 波变化。护士应关注手术进程,特别是在球囊扩张、支架释放过程中密切观察有无低血压、心律失常的发生。

(2)仔细观察患者病情变化。若患者出现恶心、呕吐、头晕等症状,此系迷走反射所致,嘱患者头偏向一侧,以防窒息,并给予对症处理。术中仔细倾听患者主诉,若患者胸痛,注意观察胸痛的部位、性质、程度,必要时,给硝酸甘油舌下含服。胸痛持续不能缓解者,要反复造影,查清原因后,可适量给予镇痛药物。若患者情绪紧张焦虑,可酌给镇静类药物,并配合安慰、鼓励、支持、分散注意力等心理干预。术中保持通路通畅,若出现异常情况,立即遵医嘱给予药物。

(三)术后护理

1.心电监测

监测心率、心律、血压、SpO_2,注意观察患者胸痛的缓解程度。对于右冠状动脉急性 ST 段抬高型心肌梗死(STEMI)的患者,尤其要注意观察心律,防止房室传导阻滞的发生,观察血压、静脉输液补充血容量,防止心源性休克的发生。

2.体位与休息

24 h 内嘱患者绝对卧床休息。自由体位。平卧位:右上肢抬高 45°～60°;坐位:右上肢抬高于胸部。

3.桡动脉穿刺部位的护理

(1)旋转式压迫器按压穿刺部位,注意桡动脉搏动情况,每 2 h 解压 1 次。

(2)指导患者右手每 5 min 进行 3～5 次伸手握拳活动。

(3)观察局部穿刺点有无渗血、血肿等并发症。

4.术后用药护理

(1)遵医嘱使用抗凝药、抗血小板制剂,监测凝血指标,观察有无出血倾向。

(2)术后根据患者情况应用钙通道阻滞剂、调脂类药物等。

5.心理护理

允许患者表达情感,进行有效解释,取得家属及患者本人的认可。

6.饮食护理

可进食少量易消化清淡饮食。鼓励患者多饮水,使 4～6 h 尿量达 1 L,以加速造影剂排泄。

八、健康教育

1.术后活动指导

心肌梗死急性期应绝对卧床 3～7 d,由护理人员协助完成一切生活护理,经 3～7 d 治疗后,如无并发症,无新的心肌缺血改变,护士应指导患者进行康复活动。如床上坐起、看书、洗漱等。坐起时,动作缓慢,防止直立性低血压。逐渐于床边、室内慢步走动,逐渐增加活动量,以不感劳累为原则。向患者说明循序渐进的活动锻炼,可增加活动量,提高冠脉的血流量,改善心肌梗死症状,预防肢体血栓的形成,等等。

2.急性心肌梗死患者出院指导

护理人员应对其进行详细的出院指导,防止病情反复。

(1)根据自身情况,选择合适的运动方式。适当进行体力活动和锻炼,可促进血液循环,恢复体力,改变心功能。活动应循序渐进,如运动过程中出现面色苍白、呼吸困难、心悸、脉搏增快、胸闷、胸痛等不适症状,应停止活动并及时就诊。

(2)合理调整饮食。以清淡易消化为宜,多进食新鲜水果、蔬菜和纤维食物,养成良好的饮食习惯,少食用高脂、高胆固醇食物。忌烟、酒、咖啡、浓茶、辛辣等刺激性食物。

(3)养成有规律的起居生活习惯,保持情绪稳定。避免各种诱因,建议患者家属积极参与康复指导,帮助患者正确面对疾病,树立战胜疾病的信心和勇气。

(4)保持大便通畅。过度用力排便使心脏负荷明显增加,加重心脏缺氧而容易发生意外。必要时,给予药物通便。

(5)按时服药,定期检查。随身携带硝酸甘油片以备急用,如出现心绞痛发作次数增加,持续时间延长、疼痛程度加重,含服硝酸甘油片无效时,应急呼"120"救助、及时就诊。

(王江波)

第二节 主动脉夹层

主动脉夹层又称主动脉内膜剥离,是由于内膜局部撕裂,而受强力的血液冲击,内膜剥离扩展,主动脉形成真假两腔。主动脉夹层动脉瘤的发病率,每年每百万人口为 5~10 例。男女之比约为 3 : 1,发病年龄大多数在 40 岁以上。

一、分类

根据夹层累及范围有两种分类。

1. Debakey 分型

根据主动脉夹层累及部位,分为 3 型:① Ⅰ 型,原发破口位于升主动脉或主动脉弓部,夹层累及升主动脉、主动脉弓部、胸主动脉、腹主动脉大部或全部,少数可累及髂动脉;② Ⅱ 型,原发破口位于升主动脉,夹层累及升主动脉,少数可累及部分主动脉弓;③ Ⅲ 型,原发破口位于左锁骨下动脉开口远端,根据夹层累及范围又分为 Ⅲ a、Ⅲ b 型。Ⅲ a 型:夹层累及胸主动脉。Ⅲ b 型:夹层累及升主动脉、腹主动脉大部或全部,少数可累及髂动脉。

2. Stanford 分型

分为两型:①A 型,夹层累及升主动脉,无论远端范围如何;②B 型,夹层累及左锁骨下动脉开口以远的降主动脉。

二、病因

1. 动脉粥样硬化

动脉粥样硬化在 50 岁以上多见,国外的首位病因。

2. 囊性中层坏死或退行性变

囊性中层坏死或退行性变多见于中青年男性,好发于主动脉根部,常伴有主动脉瓣关闭不全,是国内的首位病因。

3. 创伤性

由创伤直接或间接造成主动脉壁的损害。

4. 细菌真菌或感染

细菌或真菌损伤动脉中层,造成动脉壁的局部膨出。

5. 梅毒

梅毒是梅毒性动脉炎的后期并发症,常在感染后 15~20 年后产生,是 1940 年以前的首位病因。

6. 先天性

常伴有主动脉缩窄,动脉导管未闭。

三、临床表现

(一)急性主动脉夹层

1. 症状

(1)疼痛:多为突发的剧烈疼痛,为持续性锐痛,如"刀割样"难以忍受。患者烦躁不安,大汗淋漓。疼痛部位与主动脉夹层发生的部位密切相关。Debakey Ⅰ、Ⅱ 型主动脉夹层初起表现为胸前区疼痛，继而出现颈部疼痛。Debakey Ⅲ 型表现为胸背部疼痛，后向腰腹部转移。疼痛可因假腔血流重新破入主动脉腔(真腔)使假腔内压力下降，剥离停止而减轻。但有时可反复出现，提示夹层继续扩展。有上述症状或疼痛持续不能缓解者，预后多不良。

(2)主动脉夹层破裂症状：升主动脉破裂时，由于血液进入心包腔而产生急性心脏压塞，多数患者在数分钟内猝死。胸主动脉破裂可造成左侧胸腔积血。主动脉瓣关闭不全的症状：若夹层位于主动脉根部累及主动脉瓣而造成瓣膜完整性受损亦可出现主动脉瓣关闭不全的症状。轻度关闭不全患者可无症状或被疼痛所掩盖。中度以上关闭不全时，患者可出现心悸、气短等症状，严重者有咳粉红色泡沫痰，不能平卧等急性左侧心力衰竭症状。

(3)重要脏器供血障碍的症状：冠状动脉供血障碍时，可表现为心绞痛、心肌梗死，严重者可引起死亡。头臂干动脉受累引起脑供血障碍时可出现晕厥、昏迷、偏瘫等。肋间动脉供血障碍严重者可有截瘫。腹腔脏器供血障碍可引起腹痛、腹胀、肠麻痹、肠坏死、肾功能不全等。

2.体征

(1)血压与脉搏：除失血外，多数患者虽有面色苍白、四肢末梢湿凉等创伤性休克表现，但血压正常甚至升高。若出现血压下降应警惕夹层破裂的可能。主动脉夹层一个很重要的体征就是肢体间脉搏、血压存在差异，因此早期体检应注意四肢脉搏和血压的检查。Debakey Ⅰ、Ⅱ型主动脉夹层患者如无名动脉受累，则右上肢血压低于对侧，脉搏减弱。

(2)Debakey Ⅲ 型累及左锁骨下动脉开口时：左上肢血压低于右侧，脉搏减弱。下肢血压下降，足背动脉搏动减弱提示夹层累及髂动脉或股动脉。外周脉搏减弱伴有血压下降提示可能有夹层破裂、急性心脏压塞或急性心肌供血障碍导致的低心排出量。

(3)心脏：心率较快，多数患者在胸骨左缘第 2、3 肋间，右缘第 2 肋间可闻及 2～3 级收缩期杂音。合并主动脉瓣关闭不全时，胸骨左缘 2、3 肋间可闻及舒张期杂音，主动脉瓣区第二心音减弱。心音减弱并有心浊音界扩大时，提示心包积液。

(二)慢性主动脉夹层

除急性发作病史外，慢性主动脉夹层患者的临床表现以夹层部位主动脉增粗、压迫症状为主，如声嘶、吞咽困难、呼吸困难、左侧肺部感染等。

四、影像学检查

1.超声心动图

超声心动图能显示分离的内膜、真腔、假腔以及附壁血栓。可观察夹层内膜撕裂的位置、假腔内血栓及血流、心包内是否存在积液等，并可见真假腔间波动的内膜片。

2.X 线

胸部 X 线片后前位和侧位显示胸部动脉瘤阴影。部分患者在胸主动脉瘤走行区域可见钙化斑点或片状钙化阴影，并在透视下显示扩张性搏动。

3.CT

CT 检查能显示瘤体的部位、大小及范围。近年应用超高速 CT 和螺旋 CT 诊断胸主动脉瘤，进行二维、三维重建可以显示瘤体与周围组织的比邻，清晰识别头臂干血管情况，特别是对于降主动脉瘤夹层逆行撕裂累及左侧锁骨下动脉的患者。

4.MRI

MRI 检查是目前快速诊断夹层动脉瘤的重要检查手段。有利于主动脉内膜撕裂口及其假腔的观察。现阶段该检查是诊断主动脉夹层的"金标准"。

5.动脉造影

通过动脉造影可以发现增大的动脉瘤。如果是夹层动脉瘤,真假腔内血流存在差别,因而可以通过显影剂浓度的差别进行区别。如果心电图提示,病变可能累及冠状动脉造成心肌供血不足,可以考虑同时实施冠状动脉造影。由于过量的对比剂存在肾毒性,因此,近年该检查在临床上的使用率有所下降,但对于存在主动脉分支闭塞的患者,该检查能够提供有价值的信息。

五、腔内隔绝术介入治疗的适应证及禁忌证

腔内隔绝术(endovascular exclusion,EVE)指通过血管腔内方法在主动脉瘤内放置支架移植物,从而将动脉瘤腔完全与血流隔绝,血流通过移植物流向远端。移植物可以通过球扩式或自膨式的金属支架铆定在动脉内,而移植物及人造血管附着在金属支架上,起到了隔绝血流的目的。

1.适应证

Stanford B 型夹层动脉瘤:内膜撕裂口最好距左锁骨下动脉开口 1.5 cm 以上;对对比剂无过敏反应;血清肌酐水平<221μmol/L(2.5 mg/dL)。

2.禁忌证

对于 Stanford A 型,特别是 Debakey Ⅰ型和Ⅱ型的主动脉夹层动脉瘤,由于其解剖位置的复杂性,利用血管腔内治疗仍存在较大的困难和危险。因此,Stanford A 型主动脉夹层动脉瘤成为血管外科界正在攻克的难题,也成为 EVE 的相对禁忌证。

六、腔内隔绝术护理

(一)术前护理

1.心理护理

人们常常认为主动脉瘤是"不定时炸弹",很多患者均存在恐惧心理,加上动脉瘤夹层撕裂带来患者的剧烈疼痛感,治愈该疾病的微创方法腔内隔绝术是一项新开展的技术,手术费用比较高,患者及其家属顾虑较多,影响神经内分泌的正常生理功能。护理人员向患者及其家属耐心介绍有关知识,着重强调手术的正面效果,减轻恐惧心理,避免因精神紧张致血压升高、动脉瘤破裂,使患者积极接受手术。同时要为患者创造安静舒适的睡眠环境,限制人员探视,避免人员走动过多影响患者休息。

2.疼痛的评估与护理

针对患者的疼痛,护理人员应教会患者疼痛时自我护理的方法,如深呼吸运动、听音乐等,并用长海痛尺对患者胸痛进行评分,动态评估疼痛的性质、范围、持续时间,一旦出现疼痛突然加剧,且难以忍受,可能提示瘤体的破裂,应做好各项急救。

3.密切监测生命体征

据统计,90%以上的主动脉夹层患者均合并高血压,血压突然升高,可能带来夹层的继续撕裂甚至突然破裂,给患者带来生命危险。因此在密切观察各项生命体征的同时,尤其要严格控制血压,把血压降至理想水平。患者可通过口服抗高血压药物控制,如口服降压效果不理想,血压较高时,可使用静脉药物控制。护理人员应密切观察患者血压的变化,嘱患者勿用力

屏气或用力排便而造成血压的突然升高。因此患者术前应给予高纤维素、高维生素软食,必要时给予缓泻药,以保持大便通畅。

4.预防主动脉夹层破裂的措施

护理人员应告知患者避免做腰腹过屈、长时间深蹲等动作、剧烈运动和咳嗽。加强巡视防止患者出现摔倒碰撞。要求患者各项检查专人护送,预防感冒。嘱患者多食蔬菜水果,保持大便通畅,避免用力屏气等。

5.术前准备

教会患者床上翻身、排便的方法。嘱患者术前 1 d 20:00 后禁食、22:00 后禁水,抽血查血型、备血,做先锋霉素皮试,为患者佩戴手腕识别带,做好术中带药(抗生素、胃黏膜保护剂等)的准备,术晨双侧腹股沟及会阴部备皮,准备好腹带、胃管、导尿包、尿瓶、尿管等术中用物带至介入手术室。护理人员应向患者讲解治疗的目的,手术的必要性,大致方法及术中、术后可能出现的不适。

(二)术中护理

1.麻醉及手术体位

腰麻(最常见)、局麻或全麻。取平卧位。

2.常用器材和物品

(1)腔内隔绝术手术物品准备:常规手术包、手套、大纱布、大盐纱、吸引管、吸引管头、输液器、三通开关、导尿包、导尿管、集尿瓶套管针、延长管、注射器(10、20 mL),500 mL 生理盐水、肝素、电极板片、电刀、电刀头、皮下缝线 2-0、缝皮线 4-0、CV-6 血管缝线、慕丝线(1、4、7 号)、持针器、圆针(9×24,7×17)、中弯钳、三角刀柄、刀片(11、23 号)、无损伤血管阻断钳、蚊钳、分离钳、甲状腺拉钩、阑尾拉钩及乳突拉钩。

(2)腔内隔绝术器具:穿刺针、高压连接管、5 F 动脉鞘、0.035 in(0.89 mm)超滑导丝、0.035 in(0.89 mm)超硬导丝 260 cm、单弯造影管、猪尾导管及支架移植物系统。

3.手术操作路径

股动脉切开(有时可直接通过穿刺完成)途径:在一侧腹股沟韧带水平沿股动脉走形作纵形切口或斜形切口,长约 3 cm,环形游离出股总动脉,用吊带悬吊股动脉。一般选择髂动脉通畅平直的一侧进支架移植物系统的主体。

4.手术步骤及护理配合

(1)常规消毒双侧腹股沟上至脐部,下至大腿中部。护士做好双项核对工作,连接心电监护仪,配合麻醉医师行桡动脉和颈内静脉穿刺置管,为患者输液和留置导尿。协助医师铺无菌手术单,同时做好心理护理。

(2)腹股沟股动脉搏动处纵行切开皮肤及皮下组织,切口约 3 cm。护士递大号圆刀片、镊子,并用纱垫拭血。

(3)游离并充分显露股动脉,吊带沿股动脉上下悬吊,并固定。护士递大镊子(扁平镊或精细镊)、分离钳进行游离。递已用肝素盐水冲洗过的 5 F 动脉鞘、0.035 in(0.89 mm)超滑导丝、猪尾造影导管。

(4)注入肝素,经股动脉穿刺置入 0.035 in(0.89 mm)超滑导丝、猪尾导管并送至主动脉,拔出导丝,进行主动脉造影,测量主动脉病变部位的直径和长度,选择合适直径的支架移植物系统。护士递支架移植物主体系统的输送器。

(5)用 0.035 in(0.89 mm)超滑导丝交换成 0.035 in 超硬导丝 260 cm,抽出猪尾导管,支架移植物主体系统的输送器沿着 0.035 in(0.89 mm)超硬导丝 260 cm 进入手术部位进行释放,释放后撤出输送器,用阻断钳将股动脉阻断。连接高压注射器,进行主动脉造影。一般以 20 mL/s 的速率高压注射对比剂 40 mL。造影观察移植物近端或远端是否存在内漏、髂动脉流出道、肾动脉是否通畅,移植物的形态。如造影证实主动脉瘤已被完全隔绝,撤出导丝及导管,用 CV-6 血管缝线进行股动脉缝合,大纱布按压止血,用 9×24 圆针或 7×17 圆针进行皮下缝合,用 4-0 缝皮线进行皮下缝合。造影完毕后,撤出导丝及导引导管,局部压迫止血。护士协助包扎伤口,乙醇纱布覆盖,敷贴加盖。护士整理好各管道,确保通畅,询问患者有无不适主诉,将患者抬至平车。

(三)术后护理

1.密切监测生命体征的变化

患者术后给予心电监护,取平卧位,去枕 6 h,持续低流量吸氧。护理人员应重点观察患者血压、脉搏、呼吸、血氧饱和度的变化,尤其要将血压控制在正常范围,必要时可给予尼莫地平、亚宁定等抗高血压药物静脉微泵维持。在测量血压时,注意根据患者术中锁骨下动脉是否闭塞选择测量的上肢部位。并观察 24 h 尿量变化,做好血尿素、肌酐等测验并记录变化,随时监测肾功能的变化。

2.伤口护理

术后患者股动脉伤口给予无菌敷料覆盖,自黏绷带加压包扎,护理人员应在术后 6 h 内密切观察股动脉伤口有无渗血渗液,告知患者术后术肢制动 12 h,防止伤口出血。

一旦出现敷料被血液浸湿,应及时汇报医师,给予伤口重新加压包扎。并注意观察术侧肢体的足背动脉搏动情况,如果出现足背动脉搏动明显变弱或下肢出现苍白、麻木等缺血表现应及时汇报医师。

3.疼痛的监测

一般患者术后的腰背部疼痛感会减轻或者消失,有些患者仍然会表现为原部位的疼痛。护理人员应重视患者主诉,正确评估疼痛,必要时给予镇痛药物。

4.并发症的观察与护理

(1)腔内隔绝术后综合征:研究表明,腔内隔绝术后综合征是指术后出现的临床症候群,通常表现为"三高二低",即体温升高(一般不超过 38.5 ℃),血白细胞计数升高(比术前平均升高 10^8/L)和 C_2 反应蛋白升高;同时红细胞和血小板呈不同程度的降低。该综合征初步考虑为移植物的异物反应,瘤腔内血栓形成后的吸收、移植。因此,术后护理人员应加强患者体温、血常规中血小板及白细胞变化的观察,患者出现高热时应按高热护理常规,并做好体温升高时炎性反应和移植物感染的鉴别。同时护理人员要密切观察患者血红蛋白的量,必要时给予血浆或全血输入。

(2)内漏:内漏是指腔内隔绝术后从各种途径继续有血液反流入瘤腔的现象。内漏的危害是可以导致主动脉夹层继续增大甚至破裂。因此,术后护理人员应密切观察患者有无胸痛症状的再次出现,如突然出现术前剧烈胸痛症状,应及时汇报医师,必要时行 CT 检查以确认是否有内漏引起的夹层增大。

(3)栓塞:在腔内操作可以导致广泛的微栓塞,甚至导致肾衰竭而死亡。因此,术后护理人员应严密观察尿量的变化,及时抽血查肾功能观察尿素、肌酐的值,以评估患者肾功能的情况。

必要时遵医嘱给予抗凝血药,并及时观察有无用药后的不良反应。远端栓塞导致下肢缺血也是并发症之一。因此,护理人员还应观察患者双下肢的足背动脉搏动,下肢皮肤温度、颜色,及时询问患者有无下肢疼痛等不适主诉。

(4)截瘫:胸主动脉瘤腔内隔绝术后最严重的并发症是脊髓缺血损伤引起的截瘫,可在隔绝术后不久出现,也可因术后夹层血栓形成压迫脊髓动脉而延迟出现。因此术后需观察患者下肢的感觉和肌力等情况。一旦发生异常,及时报告医师。脑脊液引流是最好的治疗手术。通常在 S_3、S_4 水平置引流管,维持压力在 15 mmHg,持续引流。

脑脊液引流过程中,护理人员不可随意移动引流管的位置,搬动患者时先夹闭引流管,待患者安置稳定后再打开引流管,由医师固定引流管的高度。及时观察引流液的颜色、性状、量。翻身时注意保护引流管,安置位置适宜,避免牵拉、滑脱、扭曲、受压,保持其通畅,避免影响引流治疗的效果。

七、健康教育

1. 生活指导

(1)行为指导:避免剧烈活动,劳逸结合,防止腹部外力撞击,保持乐观心态。劝患者戒烟戒酒,讲解吸烟对动脉硬化的危害性,饮酒可加重高脂血症。

(2)饮食指导:伴有糖尿病或高脂血症的患者,宜给予低胆固醇、低脂肪、低糖饮食,注意食物搭配。

(3)用药指导:指导患者正确服用抗高血压药、降糖药和抗凝血药等。定期测血压、血糖,定期复查凝血酶原时间。

2. 复查指导

指导患者学会自我检查腹部的方法,每 6 个月做 1 次彩色多普勒超声检查,每年 1 次 CT 扫描,定期门诊随访,以了解动脉瘤情况和支架是否移位或脱落。

(王江波)

第三节　肺栓塞

肺动脉栓塞(PE)是指各种栓子阻塞肺动脉系统时引起的一组以肺循环和呼吸功能障碍为主要临床和病理生理特征的临床综合征,当栓子为血栓时,称为肺血栓栓塞症(PTE)。大多数 PE 由血栓引起,其余为少见的羊水、新生物细胞、脂肪滴、气泡、静脉输入的药物颗粒,偶见原发性肺动脉血栓形成阻断肺血管。肺动脉发生栓塞后,如其所支配的肺组织因血流受阻或中断而发生坏死,称为肺梗死(PI)。由于肺组织接受支气管动脉和肺动脉双重血供,而且肺组织和肺泡间也可直接进行气体交换,所以大多数肺栓塞不一定引起肺梗死。PE 在急性期内可能是致命的,尤其是发生大面积的 PE。

一、病因

PE 由来源于下腔静脉径路、上腔静脉径路或右心腔的血栓引起,其中大部分血栓来源于下肢深静脉,约占 90%。由于近年来颈内静脉和锁骨下静脉内插管或置管和静脉内化疗的增加,使来源于上腔静脉径路的血栓较以前增多。

二、临床表现

1.突发呼吸困难和气短

尤以活动后明显,是 PE 最重要也是最常见的临床表现。由于肺动脉栓塞后通气血流比例失调,产生低氧血症所致。呼吸困难和气短表现在栓塞后即可出现,并可进行性加重。

2.胸痛

PE 引起的胸痛有两种性质,包括胸膜性疼痛和心绞痛样胸痛。当栓塞部位靠近胸膜时,由于胸膜的炎症反应可导致胸膜炎性疼痛,发生率为 40%～70%,呼吸运动可加重胸痛。心绞痛样胸痛的发生率仅为 4%～12%,因冠状动脉血流减少、低氧血症和心肌耗氧量增加导致,不受呼吸运动影响。

3.晕厥

PE 导致的晕厥主要表现为突然发生的一过性意识丧失,多伴有呼吸困难和气促表现。可有晕厥前症状,如头晕、黑蒙、视物旋转等。

4.惊恐、烦躁及濒死感

惊恐、烦躁及濒死感是 PE 常见症状,主要是由于严重的呼吸困难和剧烈胸痛所引起。

5.咯血

常为小量咯血,所谓"肺梗死三联征",即呼吸困难、胸痛和咯血。

三、临床检查

(一)实验室检查

动脉血气分析表现为低氧血症、低碳酸血症,血浆 D-二聚体(D-dimer)测定升高。

(二)影像学检查

1.CTA

CTA 是螺旋 CT 问世后产生的一种无创、快速的血管检查技术,尤其是 64 层螺旋 CT 问世后,因覆盖范围大,扫描速度快,Z 轴分辨率高,目前已应用到血管成像中并被临床广泛接受。CTA 检查不仅能显示血管各个断面的图像,而且能显示血栓性质并能测量其厚度及范围,对临床具有重要参考价值,同时其出众的后处理能力可很好地显示病变血管的形态。

2.胸部 X 线片

胸部 X 线片显示斑片状浸润、肺不张、膈肌抬高、胸腔积液,尤其是以胸膜为基底凸面朝向肺门的圆形致密阴影(Hamptom 驼峰)以及扩张的肺动脉伴远端肺纹理稀疏(Westermark征)等对肺栓塞的诊断都具有重要价值。

核素肺通气/灌注扫描是诊断肺栓塞最敏感的无创性方法。特异性虽低,但有典型的多发性、节段性或楔形灌注缺损而通气正常或增加,结合临床,诊断即可成立。

3.肺动脉造影

肺动脉造影是诊断肺栓塞最特异的方法,适用于临床和核素扫描可疑以及需要手术治疗的病例。表现为血管充盈缺损、动脉截断或"剪枝征"。造影不能显示直径 2 mm 及以下的小血管,因此多发性小栓塞常易漏诊。

四、介入治疗的适应证和禁忌证

肺动脉置管溶栓术和血栓清除术是目前介入治疗肺栓塞的主要方法。

1.适应证

欧洲心脏病协会 2008 年公布了最新急性肺栓塞诊治指南提出肺栓塞的治疗应根据肺栓塞的严重程度及危险分级,"肺栓塞的严重程度"应依据肺栓塞早期死亡风险的评估,而不是依据肺动脉内血栓形状、分布及解剖学分布。

高危患者应给予急诊溶栓或手术取栓,中危患者可以给予住院或溶栓治疗,低危患者可以给予抗凝或门诊治疗。

介入治疗因其安全性和有效性,已在急性肺栓塞的治疗中呈现出广阔前景。1998 年在日本召开的国际 PE 学会上,巴黎大学的 Sors 提出导管介入治疗的适应证如下。

(1)广泛型 PE。

(2)血流动力学不稳定。

(3)静脉溶栓疗效不佳或禁忌。

(4)经皮心肺支持(PCPS)禁忌或不能实施者,特别是对心源性休克或重度右心功能不全,应由经验丰富的导管操作组采用紧急救治疗法。

2.禁忌证

(1)有出血和易出血的病变。

(2)中枢神经系统障碍。

(3)最近有外伤、手术、分娩、活检、胸腹腔穿刺或动脉造影等。

(4)妊娠、严重高血压、肝肾功能不全或凝血系统异常。

(5)左心系统血栓或细菌性心内膜炎。

五、护理

(一)术前护理

1.环境和体位

将患者置于安静、空气流通的病房。肺栓塞在急性期绝对卧床休息,指导患者练习床上排便。合并下肢深静脉血栓患者,如血流动力学平稳,予以抬高患肢 20°～30°并制动,膝关节屈曲 15°,有利于静脉回流、减轻肢体水肿。患肢严禁挤压、按摩、冷热敷,防止血栓脱落。

2.氧疗

根据缺氧程度、血气分析结果及时调整给氧流量和方式,合并肺水肿出现明显呼吸困难者,给予端坐位,高流量、经 20%～30%乙醇湿化氧气吸入,及时备好各种急救物品和药品,建立静脉通路,积极做好抢救准备。

3.术前观察

(1)一般情况观察:严密观察患者神志、生命体征、血氧饱和度等情况。了解患者一般资料、既往史、过敏史等。

(2)专科情况观察

1)有无意识模糊、烦躁不安、嗜睡、定向力障碍等脑缺氧的表现。特别是循环衰竭,常表现为意识不清和(或)低血压。

2)肺栓塞患者中仅 16％无呼吸困难和呼吸急促(呼吸频率＞24 次/分钟),既无呼吸困难同时又无胸痛者仅为 3％。应注意观察患者咳嗽、咳痰、呼吸困难,胸痛的部位、性质和程度,有无咯血及咯血的量与性质。

3)尿量、血气分析、D-二聚体的动态变化及重要脏器的功能状态。一旦发生心跳呼吸骤停,立即行心肺复苏术。

4)溶栓前出血风险评估:溶栓前充分评估患者有无活动性内出血、出血性疾病、手术史、其他抗凝药物使用史等溶栓禁忌证。

5)双下肢循环的观察:多数肺栓塞患者合并下肢深静脉血栓,表现为下肢疼痛、肿胀、浅静脉曲张、皮肤色素沉着。准确测量并记录双下肢周径(大腿:距髌骨上缘 15 cm 处测量,小腿:距髌骨下缘 10 cm 处测量),观察肢体皮肤颜色、温度、感觉、运动及双侧足背动脉搏动情况。

6)患者行跌倒评分、Braden 评分、疼痛评分,并给予相应的护理措施。

4.急诊术前准备

(1)术前检查:术前常规检查尿粪血常规、凝血常规、心肌酶谱、肌钙蛋白、血型鉴定、交叉配血、心电图、胸片、超声;必要时行下肢 B 超、肺动脉 CT 等检查。

(2)术前为患者腹股沟区备皮。

(3)协助患者更换清洁病服,除去饰物、义齿等。术前半小时嘱其排空大小便或遵医嘱给予留置导尿。

(4)建立有效的静脉通道,烦躁患者必要时予以镇静治疗。

(二)术中护理

1.器材及药品准备

主要器材:导管鞘、5～6 F 猪尾导管或右冠状动脉导管、0.035 in 导丝(150 cm)、多侧孔专用溶栓导管、专用肺动脉血栓清除装置等。药品准备:对比剂、利多卡因、肝素、尿激酶。必要时备罂粟碱、止痛剂、止血药、阿托品及抢救药品。

2.体位与麻醉

(1)体位:患者仰卧于 DSA 检查床上,双手放于身体两侧,充分暴露脐水平以下、大腿 1/2 水平以上部位,注意保暖。经颈静脉穿刺者需包裹头发,头偏向一侧;妥善放置头架。

台上护理:18 G 以上留置针在左侧肢体建立静脉通道。连接心电监护,电极避开上腹部体表区域。给予心理安慰,尽量解除患者顾虑,缓解紧张情绪。

(2)麻醉方式:采用常规局部麻醉。

(三)经导管局部溶栓的手术步骤及护理

(1)按手术穿刺部位,消毒、铺设无菌手术单。

(2)皮肤消毒:消毒右侧颈部,消毒范围上至耳垂,下至锁骨下缘;消毒腹股沟区域,消毒范围上至脐部,下至大腿中部。台下护理:高流量氧气吸入;监测心电、血压及血氧饱和度;保证静脉通路畅通;准备手术物品并备好器械台。

(3)穿刺入路:使用 Seldinger 技术,经股静脉、颈内静脉或上肢静脉穿刺,股静脉入路最常用,当股静脉或下腔静脉血栓时采用颈内静脉或上肢静脉入路。

(4)肺动脉造影:可选 5～6 F 的侧孔或猪尾导管,导管一旦进入肺动脉主干,即注入对比剂以检验是否存在大的中心性栓子。如果栓子存在,则先做右心室造影。如无中心性血栓,导管则进一步探查左侧或右侧肺动脉。注入对比剂确认导管尖端位置是否准确,即导管末端嵌入小分支或进入内膜下。

(5)肺动脉测压:血流动力学测量是肺血管造影的一部分,有条件应尽量用心电监护机测压装置测压。如果诊断了肺动脉高压,可以在低压下注射更少的对比剂。

(6)碎栓或取栓:将 8 F 的导引导管送入栓塞的肺动脉中,再通过导引导管送入猪尾导管并旋转,将大块血栓搅碎后退出,再送入 6 F 大腔端孔取栓导管,用负压吸引的方法反复抽吸血栓。

(7)保留导管溶栓:当无血栓抽出,对已没有溶栓禁忌的患者,经留置于靶血管的导管持续注入溶栓药。

(8)下腔静脉滤器置入。

(9)需留置溶栓导管者妥善固定留置导管。送回病房继续溶栓治疗。

(四)术后护理

1.穿刺部位的护理

由于术中穿刺损伤、加压包扎不当、抗凝治疗、血管壁弹性差、过度活动等因素,易引起穿刺部位渗血、出血、皮下瘀斑、血肿、假性动脉瘤。术后穿刺部位应加压包扎,嘱患者保持肢体伸直位制动 6 h,绝对卧床 24 h。手术后 6 h 内若需更换体位,指导患者用手按压穿刺部位向健侧转身。如术后穿刺点渗、出血严重,应立即用三指压迫法局部压迫止血并重新加压包扎。术后 48 h 拆除加压包扎敷料,并注意观察局部皮肤情况。发现皮下淤血、肿胀或有小血肿,则延长加压包扎时间。非急性血肿者 48 h 后局部热敷、理疗。若局部有搏动性肿块,可行血管超声检查以鉴别单纯血肿和假性动脉瘤、动静脉瘘。

2.休息

肺栓塞急性期需绝对卧床休息 2～3 周,下肢深静脉血栓患者继续保持患肢抬高 20°～30°。

3.饮食护理

饮食宜低脂、清淡、易消化,保持大便通畅。抗凝期间饮食宜细软、无骨无刺。

4.穿刺侧肢体的护理

观察双下肢皮肤颜色、温度、感觉、运动及双侧足背动脉搏动情况。如穿刺侧足背动脉搏动减弱或消失、肢端发凉、感觉麻木,提示绷带包扎过紧,造成下肢动脉供血不足,立即通知医生给予相应处理。必要时抽出几块纱布,减轻包扎压力,继续动态观察肢体循环情况,症状未缓解者需警惕股动脉血栓形成,必要时可行血管超声检查。

5.病情观察

(1)术后监测血压、脉搏、呼吸、血氧饱和度;观察氧疗效果,注意血气分析、凝血常规、尿量、D-二聚体的动态变化。

(2)咳嗽、咳痰、胸闷、气促、胸痛的情况,术后患者持续胸闷、血氧饱和度低于正常,应注意有无胸腔积液等情况。胸部剧痛者可遵医嘱给予吗啡、哌替啶等镇静药,但对于有循环衰竭的患者应慎用。

6.留置溶栓导管的护理

(1)妥善固定:配合医生使用自粘性伤口敷料、安全地固定留置的导管。每次输液前检查导管连接处是否紧密,三通开关是否处于关闭状态。对于躁动、不配合的患者采取预防保护措施,必要时使用约束带,或遵医嘱应用镇痛剂。

（2）穿刺部位轻度加压包扎，如有潮湿、污染、松动时要及时更换。正压接头、三通每周更换一次，如有回血立即更换，更换时需仔细检查连接是否牢固，确认没有松脱。溶栓期间更换输液时，应先关闭三通再更换液体，避免血液反流入导管或鞘管内形成血栓。

（3）观察并记录导管置管时间、导管末端位置等，注意是否有脱出、堵塞、打折、受压等情况。密切监测体温、血常规及置管局部皮肤外观。对体温骤升，伴有寒战、血白细胞增高等，而临床又无其他原因可以解释者，提示有导管感染的可能性，应立即汇报主管医师考虑是否需要及时拔除导管，拔管后需行细菌学培养及药敏试验，据此给予有效的抗感染治疗。

（4）溶栓导管用药的护理：尿激酶为常用的溶栓药物。按医嘱准时、准确地用药，尿激酶应现用现配，应用输液泵将尿激酶匀速安全地经导管注入体内，用药时要注意区分导管及鞘、三通开关状态，尿激酶注入结束后用 30 mL 肝素生理盐水封管（配制方法：0.9% 氯化钠注射液 250 mL ＋肝素钠注射液 12 500 单位），严格执行无菌技术操作。如导管部分和/或完全脱出应嘱患者勿动，立即通知医生，根据情况无菌操作下缓慢送入或去导管室处理。

六、健康教育

1.休息与锻炼

指导患者进行适当的体育锻炼，如散步、抬腿、打拳等活动。避免长时间走、坐、卧；长途乘车，乘飞机者应至少 4 h 活动肢体 1 次。教会患者正确使用弹力袜，下床活动时需穿着弹力袜。

2.饮食指导

进食低脂、适量蛋白、高维生素的饮食，避免进食维生素 K_1 含量高的食物，如牛肝、鱼肝油、蛋黄、牛奶、大量绿叶蔬菜等。保持大便通畅，避免负重、剧烈咳嗽等腹内压增加的因素。严格禁烟，因为烟草中的尼古丁刺激会引起血管收缩。

3.用药指导

指导患者遵医嘱服用华法林，按时服药，勿擅自增减剂量。指导患者及家属自我监测，教会患者观察出血现象，如牙龈出血、皮肤破溃流血不止及皮肤瘀斑、皮下出血点等。告知患者用药的注意事项及与食物的相互影响，如菠菜、动物肝脏可降低药效，阿司匹林、二甲双胍合用增加抗凝作用等。

4.定期复查

出院后两周、1 个月、3 个月、6 个月、1 年门诊复诊，复查凝血功能、PT，INR 维持在 2.0～2.5为宜，定期复查下肢 B 超、肺动脉 CTA 等。

（王江波）

第四节　主动脉瓣狭窄

主动脉瓣狭窄是由主动脉瓣膜或主动脉根部自身增厚或变窄所致。主动脉瓣狭窄并发症包括心内膜炎、左心室肥厚、心力衰竭、心肌梗死、肺水肿和心律失常。

一、病因

主动脉瓣狭窄由先天性的主动脉瓣二瓣化（伴主动脉缩窄）、先天性的瓣膜狭窄、风湿热或动脉粥样硬化或钙化所致，多见于年龄60岁以上的男性患者。

二、临床表现

主动脉瓣狭窄的症状和体征包括：①呼吸费力和夜间阵发性呼吸困难；②疲劳；③晕厥或头晕；④心绞痛、心悸和心律失常；⑤左心衰竭；⑥颈动脉基底部收缩期杂音；⑦心输出量降低；⑧胸痛。

三、辅助检查

1. 心导管检查

心导管检查显示心室舒张末期压力增高。

2. 胸片

胸片提示瓣膜钙化、左心室增大和肺静脉充血。

3. 心电图

心电图显示左心室肥大。

4. 超声心动图和经食管超声心动图

超声心动图和经食管超声心动图显示主动脉瓣和左心室壁增厚，可能伴随二尖瓣狭窄。

四、治疗

出现心力衰竭的患者需要应用强心苷类药物、利尿剂和低钠饮食，急性期给予吸氧。应用硝酸甘油缓解心绞痛，在侵入性操作之前，预防性应用抗生素来预防心内膜炎是必要的。

对于不伴有瓣膜钙化的儿童，在简单的直视下进行瓣膜连合部切开术通常是有效的。伴有瓣膜钙化的成人患者在有症状时或有发展成左心衰竭的风险时需要进行瓣膜置换。换了机械瓣的患者需要终生抗凝治疗。

对有先天性主动脉瓣狭窄的儿童和青少年以及存在严重钙化的老年患者，经皮球囊主动脉瓣成形术是有效的治疗方案，这种手术可以改善左心室功能以使患者能耐受瓣膜置换术。

对于存在瓣膜置换术高风险或者不能手术的患者，可选用股动脉入路的微创的经导管主动脉瓣置换或置入术（TAVR或TAVI）。

五、TAVR术护理

（一）术前护理

1. 病情观察

主动脉瓣狭窄患者在代偿期可无症状，后期患者大多有疲乏、呼吸困难、心绞痛、眩晕/晕厥等，甚至猝死。护士需密切观察患者有无胸闷、胸痛等心绞痛症状；有无多汗、心悸等心律失常症状；有无眩晕或晕厥的发生；有无乏力、夜间阵发性呼吸困难、端坐呼吸、咳粉红色泡沫痰等心功能不全的表现，如有异常及时与医生联系，做好相应处理。

2. 积极改善心功能

为保证患者以最佳的心功能状态接受手术，护理措施有：①遵医嘱予强心、利尿药，纠正水、电解质紊乱；②每日监测患者体质量、出入量、水肿情况；③监测患者心率、心律；④去除各种诱发心力衰竭急性发作的诱因，如感染、劳累等。

3.术前准备

（1）一般准备：根据医嘱完善常规检验及检查，再次向患者详细介绍手术的目的、方法及注意事项，减轻患者紧张心理，取得配合。手术前一天做好皮肤准备，遵医嘱禁食、禁水。手术当日更换清洁衣裤，取下所有饰品及活动义齿，测量生命体征，遵医嘱导尿并建立静脉通路，完善手术交接与转运。

（2）血栓风险评估：从患者危险因素、临床危险因素、实验室检查三方面进行评估。考虑到手术会增加患者发生血栓的风险，因此，需提前做好血栓风险预防健康教育，告知患者术后应配合医生积极进行早期主动和被动运动，配合抗凝治疗等。

（二）术中护理

1.用物准备

（1）术前用物准备。①血管鞘：动脉鞘 6 F×3、9 F×1、20 F×1，微穿刺鞘 4 F×1；②导丝：J 形 260 cm×0.035 in 交换导丝、J 形 150 cm×0.035 in 造影导丝、260 cm×0.035 in 超硬导丝、260 cm×0.035 in 超滑直头导丝、300 cm×0.018 in PTCA 导丝；③造影导管：6 FAL1、6 FAL2、6 FJR4、6 FPig180°、6 FPig145°；④血管封合器：6 F ProGlide×4、6 F Angio-Seal×2；⑤注射器：普通注射器 10 mL、20 mL，螺纹注射器 10 mL、20 mL、50 mL。

（2）瓣膜装载准备。①瓣膜安装工作台：长×宽＞1.8 m×0.5 m；②装载盆×1、无菌碗×4、无菌冰 500 mL×2、冰生理盐水 500 mL×8、剪刀、镊子、纱布。

（3）术后用物准备：止血贴片、8 寸绷带、弹力绷带、加压带。

（4）其他用物准备：ACT 仪、IABP 机、临时起搏器、高压注射器、外周血管覆膜支架、5 F 临时漂浮导管、"鹅颈式"抓捕器。

2.麻醉配合

（1）麻醉师、护士、技术员对患者进行三方核查，确认身份、手术无误。

（2）麻醉时，协助麻醉师进行深静脉穿刺、气管插管，持续生命体征监测（含动脉压）。

（3）导尿。

（4）安置患者体位，妥善安置心电监护电极片、除颤仪贴片，避开手术区域。

（5）协助医生消毒、正确铺巾。

（6）妥善固定各路管路（中心静脉置管、呼吸机管道、经食管超声探头、外周动静脉管路、导尿管），确保管道通畅。

（7）正确连接动脉压力监测压力换能器，并正确归零，调整与腋中线同一水平。

（8）为了避免患者因全身麻醉所致的体温过低，护理人员应对患者进行体温监测，设置环境温度在 32℃～36 ℃，保温毯平放在患者身体下方，有效监测患者四肢皮色皮温及足背动脉搏动，避免皮肤褶皱形成压疮。

3.评估生命体征

（1）手术过程密切观察心率、心律、血氧饱和度、有创动脉血压、中心静脉压及尿量，及时发现由手术操作导致的心律失常、心脏压塞等致命并发症。

（2）术中评估患者补液速度，并根据患者年龄和心功能情况不同而设置，避免因补液速度过快带来循环负荷加重。

（3）检查临时起搏器输出频率、输出电压、感知灵敏度等各项调节器是否灵敏,预备充足电池电量。

（4）当临时起搏电极放至右心室后,护理人员应及时连接起搏器和起搏导管,遵医嘱起搏器试运行,参数设置,起搏频率一般高于患者自身心率 10～20 次/分钟,输出电压 2～5 V,感知灵敏度 2～3 mV,呈备用状态。

4. 无菌技术

（1）消毒范围:颈部、肩部、胸部、腹部,上至下颌缘及两侧下颌角,两侧到腋中线或腋后线,下至耻骨联合水平,双侧腹股沟及大腿上 1/3。

（2）TAVR 手术导管材料品种繁多,术前物品准备充分、适用,熟知每一种导管和导丝的用途、规格型号、管腔直径,分类放置各类导管、导丝,术中必用的导管、导丝定点放置,以保证术者使用时及时、正确传递。

（3）在开启一次性导管、导丝前优先核对,核对无误后充分打开提供给手术者,打开时始终保持开口面向无菌台面,严格无菌技术操作,防止院内感染发生。

5. 入路穿刺护理

（1）术中鞘管直径大（18 F）、血管穿刺点多（包括颈静脉置管、左右股动脉置管等）、经血管入路操作多（包括置入临时起搏器导线、输送主动脉瓣支架系统、造影鞘管等）,提供术者有效光源照明有助于提高穿刺成功率。

（2）术中严密监测患者全血激活凝血时间（ACT）动态变化,使 ACT 维持在 250～300 s。同时,术中应观察患者皮肤黏膜、口腔、四肢有无出血点,避免因肝素抗凝过量所致的出血。

（3）评估患者动脉血压的变化非常重要,既须防止术中心脏压塞引起低血压的出现,也要注意动脉血压不能过高,否则可能有穿刺部位出血的可能。

6. 导丝跨瓣护理评估

（1）由于患者均有严重主动脉瓣狭窄,且瓣膜增厚、变硬,即便使用直头导丝,进入左心室仍有一定难度,有时需反复操作尝试,耗时较长。护理人员需要准备不同指引导管有效为术者提供不同尝试。

（2）直头导丝头端既直又硬,在其进入左心室时,护理人员需要警惕术者因用力过猛引起主动脉窦部或左心室穿孔。

7. 球囊扩张护理

（1）进行球囊扩张时,应行快速右心室起搏（160～220 次/分钟）,以减少每搏输出量、心排出量及跨瓣血流,减少球囊受到的冲击力,避免导管、球囊的滑动,使球囊扩张更易于进行。

（2）如果血压太低（收缩压<100 mmHg）,则不能起搏。此时可用缩血管药物升高血压。

（3）起搏时间应小于 15 s。起搏数秒后,当收缩压<50 mmHg 时,开始快速充分地扩张球囊、抽瘪球囊,后停止起搏。

（4）过程中应加强心电监护,做好除颤准备。

8. 瓣膜及输送系统护理准备

（1）瓣膜运输及备用时均放置于无菌存放液内,使用前在无菌器械台上通过特制环形压缩安装器,将支架瓣膜压缩并装入输送系统中。

（2）护理人员在安装过程中特别注意瓣膜的开口方向,如果开口方向错误,会使瓣膜释放后开合方向错误,导致手术的失败。

(3)评估瓣膜尺寸,这关系到瓣膜释放时是否能充分打开,检查连接注射器与球囊注入口连接固定是否紧密,如果有液体漏出,会导致球囊打开不充分。

9.定位释放及球囊后扩张护理

(1)TAVR最易引起心脏压塞的步骤是进输送鞘及置入瓣膜。此时加硬导丝受到向前的冲力可能刺破左心室。

(2)此时患者处于心动过速状态,护理人员应密切监护患者的心电图改变,注意观察有无室上性心动过速、室性心动过速、心房颤动或者心房扑动等非窦性心动过速的发生。在术者停止快速起搏时患者是否可以恢复正常频率的窦性心律,若发现异常及时告知术者。

(3)在支架型瓣膜安置后,护理人员应注意观察患者心电图的ST-T段与手术前比较有无改变。由于患者术中处于全身麻醉状态,无法表达胸痛等心肌梗死可能出现的不适主诉。因此在支架型瓣膜安置后需严密观察患者心电图的变化,若有异常及时告知术者。

10.麻醉复苏及转运护理

(1)护理人员在患者复苏及转运过程中应警惕避免患者发生坠床,在苏醒室中待患者苏醒后并观察30 min,病情稳定后护送患者回病房。

(2)与病房护理人员交接皮肤、管道、伤口敷料及评估患者神志情况,及时发现股动脉穿刺部位有无血肿、封堵器有无脱落等并处理,观察患者无呼吸困难、咳嗽、咳粉红泡沫痰等急性左心衰竭症状。

(3)术后即刻做12导联心电图,与术前进行比较。

(三)术后护理

1.一般护理

(1)全麻术后护理:落实全麻术后护理,清醒患者如无禁忌,气管插管拔除后2～4 h开始予少量流质,若无呛咳,再逐步过渡到半流质饮食。

(2)血流动力学监测:TAVR术后血流动力学不稳定,潜在并发症较多,需要密切监测和护理。患者术后需转入监护室进行持续心电、血压监护,监测患者的心律、呼吸、动脉血压、血氧饱和度等。

(3)局部伤口护理:经股动脉入路时,密切观察腹股沟处伤口有无出血、血肿、假性动脉瘤等,观察术肢的皮温、皮色和足背动脉搏动情况,并遵医嘱双下肢制动,同时嘱趾端活动,预防血栓形成;经颈动脉入路时,密切观察患者颈部伤口有无出血、血肿,有无呼吸困难等症。经心尖入路时,密切观察患者心尖部伤口有无出血,有无纵隔出血、心脏压塞、气胸等症状。所有伤口均需观察有无红、肿、热、痛等感染征象,保证无菌操作。

(4)导管护理:TAVR术后一般留置中心静脉导管、有创血压监测导管、临时起搏器导管和导尿管。护士需每小时对各导管进行观察,保证导管固定妥善、通畅,穿刺处无渗血、渗液,并及时记录引流液的色、质、量。

(5)疼痛管理:疼痛作为第五大生命体征,同时影响着患者的生理和心理健康,有效的疼痛管理措施能够减少术后各类并发症的发生。患者术后最主要的疼痛来源为导管穿刺处伤口和制动期间的腰背部疼痛。护士可采用各类量表进行疼痛评估,鼓励患者向护士积极表达术后的疼痛感受,并根据患者疼痛评分结果给予相应护理措施。

(6)抗凝治疗护理:TAVR术后需要常规进行抗凝治疗以防血栓形成。密切观察患者的出血征象,如全身皮肤、黏膜、胃肠道有无出血及引流液有无异常等。指导患者勿挖鼻、使用软毛牙刷清洁口腔、穿柔软衣物、穿刺后适当延长按压时间。

(7)康复护理:患者术后因心理因素常常惧怕早期运动,护士应向其充分解释早期康复运动的益处,并做好伤口的观察、导管的固定、生命体征的监测,保障患者康复运动期间的安全。卧床期间,护士鼓励和指导患者进行小范围的主动和被动运动,如活动脚趾、足背屈伸运动、适当抬高下肢等预防深静脉血栓,并鼓励患者咳嗽和进行呼吸训练;解除制动后,逐渐抬高床头直至坐位,并进行上肢肌力训练、下肢无疼痛范围内的主动屈曲运动、适当的肌肉等长收缩练习。患者能耐受此康复强度后的第二日再进行床边坐位训练、下肢抗阻力训练、床边站位训练,并逐日过渡到病房内、病区内步行。

2.并发症护理

术后严密监护、预防并及时发现和处理并发症是 TAVR 术后护理的主要内容。

(1)心脏(心律失常、心脏压塞、心肌缺血、低心排综合征、瓣周漏):TAVR 术后最常发生的心律失常为心脏传导阻滞,当患者术后心率下降或心电图显示传导阻滞时应立即通知医生;发生心脏压塞时患者会出现心悸、胸闷、血压下降等症状,听诊心音遥远;当冠状动脉受损或阻塞时会导致心肌缺血,其中心肌梗死是 TAVR 术后最严重的并发症,患者术后出现胸痛时应警惕心肌缺血的发生;低心排综合征是心脏术后最严重的生理异常,是导致术后患者死亡的主要原因之一,患者可出现心率增快、脉压变小、血压下降、四肢发冷苍白或发绀等,尿量可减少;发生瓣周漏时患者会出现溶血(血尿、皮肤黄染等)、胸闷症状。当护士观察到患者有上述症状时应立即通知医生,配合医生进行处理。

(2)局部血管(出血、血肿、假性动脉瘤、动脉夹层):术后需密切观察患者伤口部位情况,当伤口处出现渗血、肿胀或疼痛等,均应立即通知医生,协助医生进行处理,同时提醒医生预约相关检查协助诊断。

(3)感染(伤口和导管相关感染、肺部感染、感染性心包炎):术后预防感染的主要护理措施包括:①严格执行无菌操作;②密切观察伤口,导管留置处有无红、肿、热、痛等征象;③监测体温和血生化指标;④遵医嘱使用抗生素;⑤协助患者翻身、拍背、咳痰和呼吸功能锻炼,协助尽早下床活动。

(4)脑卒中:术后需密切观察患者的意识、感知觉以及活动状况。当患者出现意识模糊、谵妄、言语不清、感知觉异常等情况时应立即通知医生。

(5)肾功能损伤:术后预防和早期发现肾功能损伤的护理措施主要有以下方面。①遵医嘱予水化治疗;②监测尿量;③监测血生化中的肾功能指标。

六、健康教育

嘱患者定期随访,建立健康的生活方式。出院后患者需继续服用降压、抗凝和控制心率等药物,责任护士为其准备随访手册,督促和指导患者安全用药,并告知患者出院后需要继续观察有无出血征象,每日测量血压、脉搏,定期复查超声心动图、甲状腺功能、电解质、凝血功能等,并告知患者如有胸闷、气促症状、心率/心律和血压异常、有出血倾向等情况时应立即就诊。日常生活中选择低盐、低脂饮食,控制体质量,避免劳累和情绪激动,保持大便通畅。在康复运动方面根据医生制定的运动方案进行运动,一般出院后 1 个月内以步行运动为主,1 个月后到专科门诊进行运动评估。

(王江波)

第二十章 内镜室护理

第一节 无痛性内镜检查及护理

在消化内镜检查过程中采用镇静/镇痛或麻醉以减少患者的痛苦,提高患者的耐受性,此方法称为无痛性内镜检查术。在内镜检查之前和检查过程中,通过静脉给予一定量的速效镇静药和麻醉药,使患者在舒适无痛苦的过程中完成检查。完成治疗后立即停止给药,患者一般5 min内会苏醒。整个检查过程具有较好的安全性和舒适性。

无痛性胃肠镜检查术的优点在于检查过程中患者没有躁动、不配合等现象;胃肠蠕动少,便于病情观察,口腔分泌物少,比较清洁;没有明显的心率增快、血压升高现象。

一、适应证

(1)有内镜检查适应证,但因恐惧常规内镜检查而要求无痛胃镜检查者。

(2)有消化道症状,恶心、呕吐、上腹疼痛等。

(3)有呕血、便血症状,需确诊及内镜下治疗。

(4)患者患有其他病症,如严重高血压、冠心病等不能耐受普通内镜检查所致应激反应者。

(5)已确诊的消化道病变(胃癌前病变,溃疡,食管、胃、大肠道的息肉,肿瘤,炎症性肠病,肠套叠复位等),需内镜下检查治疗或随访者。

(6)不能合作配合的患者(如小儿、精神病患者)。

(7)消化道疾病手术后仍有症状者。

(8)取食管、胃内异物。

(9)由胆总管结石、缩窄性乳头炎等所致的梗阻性黄疸,需采用十二指肠镜下乳头切开术及安装胆总管支架治疗者等。

二、禁忌证

(1)原则上同常规内镜检查禁忌证。

(2)有药物过敏史,特别是有镇静药物过敏史者。

(3)孕妇及哺乳期妇女。

(4)极度衰竭者。

(5)容易引起窒息的疾病,如支气管炎致多痰者、胃潴留者、急性上消化道大出血胃内潴留较多血液者。

(6)严重鼾症及过度肥胖者应慎重。

(7)心动过缓者需慎重使用(除心脏器质性疾病外)。

(8)合并肝性脑病、癫痫等疾病患者。

三、护理

(一)检查前准备

(1)详细了解患者病史和体格检查结果,有无麻醉反应史、药物过敏及急、慢性传染病等情况,并向患者介绍检查的目的和过程,做好心理护理,缓解患者紧张情绪,同时确认签署知情同意书。

(2)仔细核查患者是否已经完成心电图、胸部X线片、血常规等检查。年轻(<40岁)无其他基础病患者可只查血常规,高龄(>60岁)或有合并症者应加查血生化、电解质等,冠心病患者应查超声心动图,其他同内镜常规检查。

(3)指导患者检查前禁食6~8 h、禁饮4 h。

(4)确保多功能监护仪、氧气瓶、急救药品配备齐全。

(5)此项检查一般情况下较为安全,但因属于静脉全身麻醉,麻醉过程中可能出现呼吸循环抑制等意外,因此,在做无痛内镜检查过程中应常规给患者吸氧,备好急救药物和气管插管设备。

(6)告知患者,检查当天必须有家属陪同。

(二)检查过程及配合

检查之前由麻醉师采取静脉给药(目前常用的药物有丙泊酚、咪达唑仑等)对患者进行全身麻醉,使患者在很短的时间内(约30 s)舒适地进入睡眠状态,患者在熟睡的状态下进行胃(肠)镜检查(具体操作方法同上消化道内镜检查及结肠镜检查)。在检查过程中,麻醉医生会根据患者的反应和检查时间的长短适当追加药物,使患者在整个检查过程中始终保持安静,没有任何痛苦和不适。

(三)检查后护理

1.体位

无痛内镜检查完毕后,保持左侧卧位,加护栏以确保患者安全;口垫待患者清醒后再取出,分泌物较多时及时去除,以防呛咳或误吸。

2.监护

静脉麻醉药代谢较快,检查结束后即可被唤醒,由专人观察15~30 min即可离开检查室。

3.注意事项

术后2 h内应有人陪护。术后2 h内忌饮食、酒、饮料等,饮食应从少量清淡半流质开始,逐渐增量,以不出现胃胀、恶心或呕吐为原则,当天应禁食辛辣食物。至少在24 h内不饮酒、不驾车、不操纵复杂的机器或仪器,不得从事高空作业及精算、逻辑分析等工作。

(四)并发症护理

1.心率减慢

可予以阿托品0.25 mg静脉注射,必要时可追加。

2.上呼吸道梗阻

部分患者,特别是肥胖者应用麻醉药后全身肌肉松弛,引起舌根后坠呼吸道阻塞致血氧饱和度进行性下降。

处理:立即停药;将患者头部后仰,同时双手向上向前托住双侧下颌;加大给氧流量。经以上处理后,若无改善应立即退镜,待患者恢复应答后视情况再行检查和治疗。

3.血压下降

丙泊酚可使外周血管阻力下降、心肌抑制、心排出量减少及抑制压力感受器对低血压的反应。一般发生于年老体弱、循环功能较差者,严重时应给血管活性药物治疗。

4.呼吸抑制或呼吸暂停

首先立即停药。若呼吸暂停>15 s,应立即采取急救措施,必要时需行气管插管。

5.中枢神经系统反应

应用丙泊芬后可能出现头痛、眩晕、抽搐、不自主运动、惊厥、角弓反张等。轻者不用处理,休息半小时后可自行消失;重者可予以地西泮镇静、10%葡萄糖酸钙 10 mL 静脉注射以抑制抽搐等症状。

（苗振华）

第二节　胃镜检查的护理配合

电子胃镜是借助一条纤细、柔软的管子伸入胃中,可以直接观察食管、胃和十二指肠内微小病变的手段。

一、适应证

(1)凡是有上腹部不适、怀疑有食管及胃、十二指肠疾病,经过检查不能确诊者。

(2)X 线检查发现溃疡、肿物及其他病变不能明确者。

(3)急性上消化道出血及慢性原因不明的失血。

(4)各种食管、胃等疾病的随诊,如 Barrett 食管、慢性萎缩性胃炎、胃大部切除术后、消化性溃疡病的药物治疗后等。

(5)胃内异物的取出,如胃石、义齿或其他异物。

二、禁忌证

(1)严重的心脏病,如严重的心律失常、急性心肌梗死及心肌梗死后恢复期、重度心力衰竭、未控制的严重高血压(血压≥180/120 mmHg)。

(2)严重的肺部疾病哮喘、呼吸衰竭不能平卧者。

(3)有精神疾病不能配合者。

(4)食管、胃、十二指肠穿孔的急性期。

(5)急性重症咽喉部疾病内镜不能插入者。

(6)腐蚀性食管损伤的急性期。

三、护理

1.操作前护理

(1)环境准备。关闭门窗,调节室温,必要时屏风遮挡,请无关人员回避等。

(2)物品准备。①药物:利多卡因胶浆;②物品准备:口含嘴垫、弯盘、电子胃镜,备好护理记录单;③备好其他抢救物品:急救车、呼吸机等。

（3）向患者宣教胃镜的术前准备:胃镜检查前1周停用抗凝药物,前1 d嘱患者禁烟,术前禁食水8 h并练习检查体位。

（4）核对医嘱,携用物至患者床旁。辨识患者,向患者及家属解释技术执行的目的及过程,并取得同意。

2.操作中的配合

（1）协助患者侧卧位,弯曲腿部。嘱患者含上口垫,轻轻咬住,放弯盘于口旁。

（2）嘱患者以鼻深呼吸,头不能动,全身放松,胃镜经过口垫进入口腔,当插入舌根部至食管入口时,嘱患者做吞咽动作,胃镜可顺利通过咽部。

（3）在插镜过程中密切观察患者的呼吸、面色等情况,同时不断向患者做简单解释,指导其做深呼吸,不能吞下口水,让其自然流到弯盘内。

（4）需做活检者,使用活检钳要稳、准、轻巧、小心地钳取病灶组织,放入10%甲醛溶液中固定,及时送检。

（5）了解术中患者的情况,术后禁食水2 h,取活检者禁食水4 h;注意观察有无活动性出血,如呕血、便血,有无腹痛、腹胀,有无重要生命体征改变,如心率、血压等。

3.操作后护理

（1）向患者介绍胃镜的并发症。

（2）向患者介绍术后饮食及注意事项。

（3）指导患者使用床旁呼叫装置,一旦发生不适,立即呼叫医护人员。

（苗振华）

第三节　双气囊小肠镜的护理配合

双气囊小肠镜是在原先的推进式小肠镜外加上一个顶端带气囊的外套管,同时也在小肠镜顶端加装一个气囊。主要原理是借助气囊对肠壁的支撑力作为着力点,顺序将肠管套在镜身外的外套管上,进入小肠腔的深度可用X线定位,如需要可顺序经口＋经肛进镜联合检查全小肠,可用黏膜注射针注射染料标记定位。在通常情况下可抵达回肠中下段,部分可达末端回肠,检查范围大大扩展,如果与经口或经肛门侧进镜的方式相结合就可能使整个小肠得到全面、彻底的检查。电子小肠镜具有视野广、图像清晰并可行内镜下活检及相关治疗的特点。

一、适应证

（1）不明原因的消化道（小肠）出血。

（2）疑似小肠占位性病变。

（3）不明原因小肠梗阻,如克罗恩病、小肠套叠。

（4）小肠炎症、糜烂、溃疡性病变,取活检病理组织学检查。

（5）弥漫性小肠黏膜病变,取活检病理组织学检查。

（6）不明原因腹泻或蛋白丢失。

（7）肠道病变后的疾病诊断。

(8)部分小肠异物取出,如嵌顿的胶囊内镜。

(9)已确诊的小肠病变治疗后复查。

二、禁忌证

(1)严重的心脏病,如严重的心律失常、心肌梗死后恢复期、中毒性心力衰竭、未控制的严重高血压(血压≥180/120 mmHg)。

(2)严重的肺部疾病,哮喘、呼吸衰竭不能平卧者。

(3)全身一般情况差、严重贫血(血红蛋白 Hb<60 g/L)、低蛋白血症(白蛋白 ALB<30 g/L)者。

(4)中度以上食管-胃底静脉曲张者;大量腹腔积液者。

(5)凝血功能障碍者。

(6)多次腹部手术史,有严重肠粘连者。

(7)麻醉高风险者。

(8)肠梗阻未解除,无法完成必要的肠道准备者。

(9)有精神疾病不能配合者;无法耐受内镜检查者。

(10)孕妇及低龄儿童。

三、护理

(一)操作前护理

1.确定进镜的方式

完善相关检查,根据消化道造影、腹部 CT、胶囊内镜、核素扫描等检查,结合患者临床表现,初步确定小肠病变的大致位置,据此确定经口或经肛插入双气囊小肠镜。另外,患者应完善常规血生化及相关感染指标的检查。

2.患者的准备

术前 2 d 进流质或半流质饮食,术前禁食 12 h 以上,禁水 6 h 以上(因麻醉需要),必要时静脉补液。检查前提前 1 d 进行清洁肠道准备;对于经肛小肠镜检查,肠道清洁度要求高,可以参照结肠镜肠道准备方法进行,但要求更高,如果不满意,可以加量服用清肠剂,并大量饮水;对于经口小肠镜检查,可参照结肠镜检查肠道准备方法进行,酌情可将清肠剂量减半。经口检查的患者,应摘去活动性义齿、眼镜等;经肛检查的患者,检查前换好肠镜检查专用裤。

3.麻醉准备

术前麻醉专科医师决定并实施麻醉。麻醉及检查操作过程中,持续心电、血压、血氧监测。对于预计操作时间长于 2 h 者或经口检查者,应给予静脉全身麻醉,并行气管插管管理气道。对于部分近回肠末段病变者进行经肛小肠镜时,可给予静脉全身麻醉,但需要密切监测观察,随时准备气管插管。对于个别十二指肠水平部或空肠上段病变的患者,可以在心电、血压、血氧监测条件下,经咽部局部麻醉后检查,必要时可以给予镇静剂。

4.体位

等麻醉准备完成后,患者在左侧卧位接受检查。经口检查者,需安放口垫并妥善固定。

5.术前安装好内镜气囊

检查内镜的注气、注水按钮,内镜的控制旋钮,调试好图像;检查内镜与气泵的连接,测试内镜气囊及外套管气囊的工作状态。

（二）操作中护理

（1）检查时由医生负责内镜的旋钮,护士一般站在医生的左侧,扶持镜身,协助医生进行插镜。在插镜和拔镜的过程中要注意观察患者的反应,口腔分泌物多时要及时吸除,严密观察患者血压、脉搏、呼吸频率及血氧饱和度等监测指标,如有异常及时报告术者及麻醉师,随时保持呼吸道通畅。

（2）协助麻醉医生为患者进行血压、心电图、血氧饱和度监测,同时准备好吸痰管、吸引器、急救药物等。

（三）操作后护理

（1）检查结束后必须继续监测生命体征直至患者苏醒,部分患者清醒后会主诉有轻微的头昏及咽痛,要做好解释工作,嘱其卧床休息,告知因小肠镜检查时间较长,而且套管反复进出口咽部,摩擦引起咽部疼痛。

（2）严密监测术后并发症的发生。

（牛永杰）

第四节　单气囊小肠镜的护理配合

小肠镜检查方法有推进法、探条法、肠带诱导法、术中小肠镜检查法、母子式小肠镜检查法及放大小肠镜检查法。推进式小肠镜检查法操作较简单,故最常用。临床最常用的小肠镜是推进式小肠镜,近年开发的单气囊推进式小肠镜已用于临床。推进式单气囊小肠镜的优点是检查时间相对较短、图像清晰、活检取材可靠,还可进行内镜下治疗等。

一、适应证

（1）临床怀疑小肠疾病,而其他常规检查方法不能明确者,或临床医师确定需行小肠镜检查者。

（2）原因不明的腹痛,经 X 线钡剂检查无阳性发现或疑有小肠病变。

（3）原因不明的消化道出血,疑小肠病变者。

（4）疑小肠良恶性肿瘤者。

（5）小肠吸收不良综合征。

（6）疑小肠淋巴管扩张症。

（7）疑小肠结核、克罗恩病。

二、禁忌证

（1）明确或可疑的小肠穿孔。

（2）急性肠梗阻、急性腹膜炎、急性胰腺炎、急性胆管感染等。

（3）腹腔广泛粘连。

（4）严重的心、肝、肾功能不全及呼吸困难者。

三、护理

1.操作前准备

(1)检查前抽血查血常规、肝功能、血清四项、凝血四项、心电图等。如服用阿司匹林、非甾体抗炎药和抗血小板凝集药物者应与医师联系,视病情决定术前停药 7～10 d。

(2)告知患者及家属,单气囊小肠镜检查的原理及过程,并告知单气囊小肠镜检查比一般胃肠镜检查耗时要长。

(3)单气囊小肠镜分经口上消化道小肠镜检查、经肛下消化道小肠镜检查或二者兼有。上消化道单气囊小肠镜检查前禁食 6～8 h。检查当日晨禁食、禁水。已做钡剂检查者必须待钡剂排空后(3～7 d)再行小肠镜检查。幽门梗阻患者应禁食 2～3 d。下消化道单气囊小肠镜检查需进行肠道准备。

(4)行小肠镜检查患者必须有家属陪同。

(5)上消化道单气囊小肠镜检查需在气管插管全身麻醉下进行,麻醉师术前评估,签署麻醉同意书。下消化道单气囊小肠镜检查者更换肠镜裤。

(6)建立静脉通道,留置套管针。

(7)上消化道单气囊小肠镜检查前 15 min 含服祛泡剂。

(8)患者骨隆突处垫海绵软垫,如髋部、膝部、足踝等,以预防压疮。

(9)评估小肠镜检查耗时,如耗时较长,超过 3 h 者应实施导尿术。

2.操作中配合

(1)行上消化道单气囊小肠镜检查患者取左侧卧位,头部略向前倾,可将枕头后边垫高,口角向下便于患者口水流出,下颌垫垫巾,左肩向后、右肩向前,双腿屈曲,身体保持前倾状态。取下活动义齿、眼镜,女性患者卸掉发夹、装饰物。松解领口和裤带,嘱患者轻轻咬住牙垫,并根据患者胖瘦调节牙垫松紧。

(2)行下消化道单气囊小肠镜检查患者取左侧卧位,双腿屈曲与身体呈 90°,臀下垫垫巾。身体躺稳,保持腹部放松。

(3)单气囊小肠镜检查由术者和助手双人配合操作,术者负责插镜和控制旋钮方向,助手负责托镜和插送外套管。也可类似双人结肠镜操作,即术者控制旋钮方向,而由助手负责插送内镜和外套管。

(4)上消化道单气囊小肠镜进镜方法类同于胃镜检查:直视下送镜进入胃和十二指肠。经过十二指肠球部和降段后至十二指肠水平段,助手推入外套管至内镜头端,并将外套管气囊充气,然后缓慢拉直内镜和外套管缩短肠管,消除胃内结襻。

(5)通过屈氏韧带后,助手拉直镜身后向深部插入。当内镜插入小肠深部后,术者通过弯曲内镜头端钩拉住肠管后将外套管气囊放气后,助手推进外套管然后再向气囊充气,然后将内镜头端取直,并同时回拉内镜和外套管以短缩肠管。重复以上操作,小肠得到短缩,内镜逐渐到达小肠深部。

(6)下消化道单气囊小肠镜进镜方法:待内镜进入乙状结肠后既可以采用同上消化道单气囊小肠镜进镜的方法,即助手拉直镜身后向深部结肠或回肠插入,当内镜插入结肠或回肠深部后,术者通过弯曲内镜头端钩拉住肠管后将外套管气囊放气后,助手推进外套管然后再向气囊充气。然后将内镜头端取直,并同时回拉内镜和外套管以短缩肠管,重复以上操作,结肠或回肠得到短缩,内镜逐渐到达结肠或回肠深部。

(7)小肠镜越过回盲瓣进入回肠经常会遇到一定的困难,助手应通过气囊充气、退拉内镜,取直镜身的方法协助术者进镜入回肠。反复尝试不进,助手可改变患者的体位或推压右下腹协助内镜进入回肠。

(8)退镜:当小肠镜达到小肠深部或发现病变并进行内镜下相应处理后助手应协助术者退镜并观察。助手缓慢退动内镜,当小肠镜前端镜头与外套管的头端将近重叠时,术者将弯曲内镜头端钩拉住肠管后将外套管气囊放气,助手缓慢退动外套管,当退动外套管至内镜顶部后,在往外套管气囊充气。接下来将内镜头端取直,缓慢退动内镜。重复以上操作,小肠得到完全展开,内镜逐渐退出小肠。

3.操作中护理

(1)如需气管插管,协助麻醉师行检查前气管插管。

(2)密切观察生命体征变化及输液情况。填写护理记录单。

(3)如检查耗时较长应及时给予翻身,注意查看皮肤有无压红现象,严防压疮。

(4)注意保暖,特别是麻醉状态下患者。

(5)观察导尿情况。定时记录尿量。

(6)观察并记录输液情况,遵医嘱给予补充琥珀酰明胶注射液等胶体。

(7)检查后送至恢复室,严密监测生命体征,给予患者持续低流量吸氧,保持呼吸道通畅,全麻患者去枕平卧,头偏向一侧,做好气道护理,防止呕吐物误吸入气管引起窒息。

(8)如发现患者出现呼吸、循环障碍等情况,如低氧血症、低血压、心律失常等,或存在醒觉恢复延缓,应请麻醉医师及术者及时查看、处置。

(9)气管插管全麻患者待意识恢复、生命体征平稳,方可撤去监护仪器。护士送患者回病房。与病房护士交接班。全麻插管患者需有麻醉师陪同。

(牛永杰)

第五节 结肠镜检查的护理配合

纤维结肠镜是由细长可弯曲的导光玻璃纤维管构成,由肛门进入直肠,沿肠道逆行,经全程结肠,可至回肠末端。通过肉眼观察结肠腔内黏膜表面的变化,结合病理做出诊断。也可用于治疗,如肠内息肉切除、肠内异物取出、下消化道止血等。

插镜前常规做肛指检查,了解有无肿物及肠腔狭窄、肛裂、瘘管。结肠镜插镜原则是"循腔进镜,去弯取直"。患者易取左侧卧位,过脾曲后可仰卧至右侧卧位,过肝曲后再仰卧至左或右侧卧位。结肠镜检查时,应尽量送达盲肠,对下消化道出血疑为回盲部病变、低位不全梗阻患者,应送到回肠末段。

一、适应证

(1)原因不明的下消化道出血或脓血便,或粪便潜血阳性。

(2)原因不明的腹泻。

(3)腹部肿物,性质不明。

(4)不明原因的中、下腹痛。

(5)钡灌肠发现大肠病灶,需进一步明确诊断。

(6)大肠癌、腺瘤、息肉切除术后复查者。

(7)炎性肠病的鉴别及随访。

二、禁忌证

(1)严重心肺功能不全者或极度衰弱不能耐受检查者。

(2)伴有下消化道出血的急性肠炎及肛裂,肛周围脓肿者。

(3)肠道准备不彻底,无法满意观察者。

(4)肠道重度狭窄或放射治疗后引起肠管放射性坏死者。

(5)精神病患者,妇女经期、妊娠及不合作者。

(6)严重急剧恶化的结肠炎症,特别已有结肠高度扩张、腹膜炎、可疑肠穿孔征象者。

三、护理

(一)检查前准备

1.物品准备

纤维结肠镜1个,无菌手套数副,冷光源1台,吸引器1个,活检钳1把,肠镜活检细胞刷1把,纱布数块,10%甲醛标本瓶数个。

2.药品准备

甲基硅油1瓶,盐酸氯胺酮。

3.患者准备

(1)向患者解释检查目的和注意事项,以取得患者合作。

(2)术前检查患者的出凝血时间和血小板。查肝功、表面抗原及抗HIV抗体。

(3)术前3d进低脂少渣饮食;术前1d进流食(米汤、豆浆等,不饮牛奶)。

(4)遵医嘱于检查前10~12 h,服肠道清洁药,服药后不再进食。其方法有:①甘露醇60 g加开水300 mL,冷却后1次服下,接着半小时内饮温开水1 500~2 000 mL(需行电切除术者,禁服甘露醇,以免某些肠内菌群分解甘露醇放出的氢气发生爆炸意外)。

(2)开水1 000~1 500 mL浸泡中药(大黄、芒硝、甘草)1 h以上,不要煎煮,半小时内服完;③术前1d晚口服蓖麻油30 mL或硫酸镁20 g,术前3 h口服洗肠盐溶液2 000 mL,短时间内全部饮完。

(5)患者可自带食物(饮料、糕点)在检查前按医师指定时间进食。

(6)术前肌内注射地西泮10 mg、丁溴东莨菪碱(解痉灵)40 mg;对紧张不安者,给予哌替啶25~50 mg。

(二)检查中护理

(1)协助患者脱去一侧裤腿,取左侧屈膝卧位。

(2)插镜前在肛门涂些润滑剂。

(3)手托蘸有润滑剂的纱布握持镜身,协助术者插入肠镜。

(4)在插镜过程中,应根据检查者需要,协助患者变换体位。

(5)协助检查者对病变部位摄影或活检,留取标本于10％甲醛标本瓶。

(6)观察患者有无不适的表现,并注意观察脉搏和血压以及有无腹痛等情况。

(三)检查后护理

(1)检查完毕,协助患者穿好衣裤。

(2)观察患者一般情况、注意有无腹痛及便血等情况。嘱患者如出现出血较多,腹痛剧烈时应及时就诊。

(3)行高频电切肠息肉术后,进食少渣饮食3 d,并避免剧烈活动1周。

(4)作活检或切除息肉者、嘱3 d内勿剧烈活动,避免作钡剂灌肠,进流质或半流质食物1~2 d。

(5)标本及时送检。

(于飞莺)

第六节　内镜下食管、贲门狭窄的治疗与护理

消化道狭窄患者中,食管狭窄的发病率最高。引起狭窄的原因很多,主要包括先天性畸形,炎性,肿瘤,食管腐蚀伤后瘢痕狭窄,放、化疗后和手术后吻合口狭窄,贲门弛缓症,周围器官占位病变压迫等因素。这些病变即为扩张支架术的适应证。

一、治疗方法

1.狭窄扩张术

狭窄扩张术主要包括探条扩张治疗和气囊或水囊扩张治疗。

探条食管扩张术主要是通过内镜直视下机械性的扩张作用,使狭窄食管腔扩张、撕裂而发挥治疗作用。机制是应用适当材料制成的探条,通过物理方法强力扩张狭窄环周的纤维组织和其他增生组织,引起狭窄部一处或几处的劈裂,使局部扩开,管腔扩大。探条扩张后常观察到局部有纵行撕裂,深部活检病理显示纤维组织增生,肌组织结构紊乱。对于不同原因引起的狭窄,应针对形成狭窄的可能机制进行不同程度的扩张,如贲门失弛缓症的扩张要求达到食管下端括约肌肌层的撕裂,而反流性食管炎并发的炎性狭窄主要是伸展或断裂增生的纤维组织。

气囊或水囊扩张治疗与探条扩张治疗的机制是相同的。理论上,气囊或水囊扩张的优点是应用辐射状压力来产生其扩张效果,这与其他扩张器的轴向压力不同,有人认为这种辐射状的压力更安全,更适用于动力性障碍所引起狭窄。

一般来讲,食管腔直径小于1.3 cm时将出现吞咽固体食物困难的表现,各种原因所致的食管、贲门狭窄而出现吞咽困难均有扩张指证。①食管、贲门急性梗阻:有贲门失弛缓、腐蚀性食管炎的良性病变所致梗阻和食管、贲门肿瘤的恶性病变所致梗阻;②食管贲门慢性梗阻。

2.食管支架置入术

食管支架置入术通过在狭窄处放置支架产生持续扩张、支撑的作用,形成人工食管腔道。其适应证主要有中、晚期食管、贲门部癌性狭窄不能手术和不愿手术者,食管、贲门癌术后复发狭窄,食管狭窄伴气管瘘,食管外压性狭窄和吻合口狭窄,各类食管炎性狭窄经扩张治疗无效

者。经内镜食管支架置入术主要有全程内镜法和内镜加 X 线法。

食管扩张术和支架置入术中或术后可出现胸痛、异物感、胃食管反流、出血、穿孔、支架阻塞、支架移位、胸膜炎、肺炎、支气管炎、肺脓肿和支气管压迫等并发症。

3.狭窄切除术

对由于局部组织增生(包括良性和恶性)所造成的消化道狭窄,如外科手术后吻合口瘢痕组织肥厚、假息肉形成或瘢痕体质患者以及良、恶性肿瘤组织过度生长所造成的狭窄,可以使用内镜下息肉摘除术的方法,用圈套器将局部肥厚增生的组织摘除一部分,使狭窄的消化管腔获得一定程度的通畅。适用于食管、贲门急性梗阻;恶性病变所致梗阻,如食管、贲门肿瘤;食管、贲门慢性梗阻。

狭窄切开治疗可能引起的并发症与扩张治疗基本相同,但出现出血、穿孔及继发感染的几率要高一些。对于这些并发症要及时发现,尽快处理。

狭窄切开术方法简单,操作比较容易,成功率高,尤其适用于吻合口瘢痕狭窄者,但此法比扩张治疗并发症多,安全性较差。

4.凝固疗法

微波的波长为 0.1 mm~1 m,是属于电磁波中的一个特定频段,常用波段为 915 MHz 和 2 450 MHz。微波作用于物体时,能使极性分子或阴阳离子产生振动而产生热能,这种热效应即为微波热能。微波热能作用于生物组织,使组织中水分子、蛋白质分子及各种离子在微波作用下产热,致使机体产生各种生理反应。内镜治疗即利用热效应作用于消化道狭窄的局部增生组织,导致可控的局限性凝固坏死,使狭窄管腔得到一定程度的通畅。

5.注射疗法

对于晚期癌症导致的狭窄,可于内镜下局部注射化疗药物,使癌组织直接接触高浓度的化疗剂,机体其他部位可以不受或极少受影响。它一方面使堵塞管腔的癌组织发生部分坏死、脱落,使狭窄的管腔得以部分通畅;另一方面可以直接杀伤肿瘤细胞,抑制肿瘤细胞 DNA 的复制和生物合成,阻碍肿瘤的生长,起到局部化疗的作用而无全身化疗的不良反应。

注射疗法治疗晚期癌肿引起的消化道梗阻作用比较缓慢,是一种暂时缓解梗阻症状的姑息疗法,短期内可使梗阻减轻,缓解患者痛苦,有一定的近期疗效。其优点是方法简单,操作方便,没有严重的并发症和全身化疗的不良反应。

二、内镜下食管狭窄扩张治疗及支架置入术后的护理

1.术前准备

了解狭窄部位、特点及病因,查对必要的术前检查资料,包括食管钡餐及胃镜。做好患者的解释工作并取得患者的配合,向家属交代扩张的必要性及可能的并发症。扩张术前至少 7 d 嘱患者停服影响凝血功能的药物(如阿司匹林等),常规检查患者的凝血酶原时间、血常规,保证患者能正常止血。扩张前至少禁食 12 h。按术前医嘱于术前半小时选用肌内注射安定 10 mg 或溴化丁基东莨菪碱 20 mg,其余术前准备同胃镜检查。

2.术后护理

术后禁食、禁水 6 h,如无不适可改为半流质。注意观察并发症的发生,主要并发症有食管出血及穿孔。在术后连续 3 d,指定护理人员重点巡视,密切观察血压、全身情况及有无胸痛、发热、咳嗽、排黑便等。安装金属支架者术后进食必须做到坐位进饮,细嚼慢咽,避免冷冻

食品,食毕可饮用温开水以清洁口腔。扩张治疗可造成轻度食管、贲门黏膜的损伤,术后可常规应用消炎、止血及黏膜保护剂。认真观察有无术后感染、出血、穿孔等并发症。

(牛永杰)

第七节　内镜下消化道息肉的治疗与护理

一、消化道息肉内镜下摘除术

息肉原本为肉眼所见的一个名词,主要是指黏膜隆起、局限性增生而形成的肿物。1967 年日本临床药理学者经过反复讨论,将胃息肉定义为胃黏膜的局限性病变且向胃腔内突出者。消化道息肉是临床常见的疾病,以结肠息肉最为常见,胃息肉次之,食管、十二指肠及小肠息肉相对较少见。组织学上主要分为增生性和腺瘤性息肉等。临床表现为消化道出血、梗阻和癌变。过去,由于监测手段不够,往往不能早期发现,以致许多病例并发癌变、出血等并发症才发现。自内镜问世以来,全面更新了消化道疾病的概念,尤其是息肉的治疗水平,使其得以早期发现、早期诊断、早期治疗,从而避免了癌变、出血等恶果。

息肉摘除术的适应证包括各种大小的有蒂息肉、直径小于 2 cm 的无蒂息肉和多发性息肉(数目较少、散在分布)等。目前消化道息肉内镜下摘除术的方法主要有药物注射法和高频电摘除法,可根据息肉的部位、大小、数目、是否带蒂等选用不同的治疗方法,临床上普遍采用的是高频电摘除法。该法是利用高频电通过人体时产生的热效应,使组织凝固、坏死,从而达到息肉切除、止血的治疗目的,对心脏和神经系统等无影响。各类高频电发生器均可产生电凝、电切和凝切混合电流,输出功率为 20～80 W。

高频电摘除又分多种方法,主要有圈套器摘除、热活检钳咬切和电凝灼除术三种方法。圈套器摘除术适用于直径大于 0.5 cm 的息肉和小于 2 cm 的无蒂息肉的摘除,热活检钳咬切法适用于小于 0.5 cm 的无蒂息肉,电凝灼除术适用于更小的无蒂息肉和多发性无蒂息肉。

息肉摘除术可发生出血、穿孔、电灼伤和气体爆炸等并发症。

二、内镜下息肉摘除术的护理

1. 术前准备

术前应了解患者的全身脏器功能,尤其是检查凝血机制、出凝血时间等,如有凝血机制障碍,应该纠正后才施行。

内镜下息肉摘除或切除一般无需住院治疗,但对于无蒂较大息肉或多发者,估计有较大可能出现出血或穿孔并发症的患者,宜住院治疗为好。

(1)同一般胃镜检查,术前及晚饭后禁食,如下午施行手术可术前禁食 6 h,术前 30 min 咽喉部用 1% 丁卡因表面麻醉。

(2)检查出凝血时间、凝血酶原时间及血型,如有凝血异常应纠正后再施行。

(3)必须向患者说明手术情况,解除患者恐惧心理。

(4)若患者术前紧张,可注射安定 10 mg。

(5)电极板敷以湿纱布,捆绑于患者右侧大腿或小腿部位。

（6）通常患者取左侧卧位,依息肉生长部位可调整体位,以易于观察、圈套电切为原则。

（7）取掉患者所有的金属物品,以免导电造成损伤,如项链、戒指、手表等。

2.术后护理

（1）摘除后残段无出血,应尽可能吸净腔内气体,再回收息肉。

（2）术后一周避免剧烈运动,小息肉时间适当缩短,大息肉时间适当延长。

（3）术后禁食、卧床休息 6 h。

（4）留院观察 24 h,如 0.5 cm 以下小息肉可回家随访观察,大的无蒂息肉需要住院延长观察期。

（5）若发现腹痛或黑便等现象,应及时急诊处理。

（6）术后流质饮食 1 d,以后即可半流质或普食,如为食管息肉要适当延长禁食和流质饮食时间,行大肠息肉摘除术者可不必严格要求。

（7）上消化道息肉摘除术者术后需按溃疡病处理,用药 2~4 周。

（8）大肠息肉摘除者,术后保持大便通畅 2 周,有便秘者需用缓泻剂。

（9）术后 1~3 月复查胃镜,一般术后 1~3 月息肉切除处黏膜均修复正常。

（于飞莺）

第八节　十二指肠乳头括约肌切开术的治疗与护理

一、十二指肠乳头括约肌切开术、取石术

十二指肠乳头括约肌切开(endoscopic sphincterotomy,EST)及取石术是治疗胆道结石的非手术方法,是内镜治疗学上的重大进展。目前,绝大部分胆管结石均可采用此方法得到治愈。采用 EST 方法治疗胆管结石具有安全、有效、患者痛苦少、住院时间短、费用少以及并发症发生率低等优点,许多胆总管残留或复发性结石患者,尤其是年老体弱不能耐受手术或反复手术后腹腔广泛粘连者更为适用。

二、内镜下十二指肠乳头括约肌切开术、取石术的护理

1.术前准备

（1）术前应测定血、尿淀粉酶,出、凝血时间,血小板计数,血型。阻塞性黄疸或怀疑胆管梗阻或结石者应注意体温和血白细胞计数及分类。

（2）术前应对患者详细说明 EST 术、取石术、机械碎石术的过程,以取得患者的主动合作,向家属言明手术中可能出现的并发症,做好家属签字工作。

（3）询问患者有无碘过敏史,做好碘过敏试验。造影剂一般采用 60%泛影葡胺。

（4）先用 0.9%生理盐水冲洗已用环氧乙烷(EO)气体消毒好的乳头切开刀,确保管腔内无气泡,再用造影剂冲洗。检查仪器、乳头切开刀、气囊导管、取石网篮、碎石篮等性能是否良好。

（5）术前建立静脉通路,予安定针 10 mg、哌替啶针 50 mg、山莨菪碱针 10 mg 静脉推注。给患者喉头麻醉,并予硝酸甘油贴片贴胸前。

2.术后护理

(1)患者术后禁食 24～48 h,卧床休息,确保充分的睡眠。做好生活护理,调节好病房室温、湿度,保持安静、整洁、舒适的生活环境,预防感染。

(2)做好心理护理,多与患者交谈,重视其主诉,掌握患者的思想状况,了解其对治疗、护理、饮食、生活等方面的需求,尽可能予以解决。尊重、鼓励、安慰患者,取得配合,建立良好的护患关系,以利其早日康复。

(3)做好术后内镜及非一次性器械的清洗、消毒、保养工作,碎石篮使用过后往往变形,在存放时可塞入些适量纱布帮助恢复原形,以增加使用次数。

(牛永杰)

参 考 文 献

[1] 阮春香,张亮,艾伟真,等.急危重症诊疗与护理[M].天津:天津科学技术出版社,2012.

[2] 马秀敏.常见急危重症诊疗与护理[M].北京:中国科学技术出版社,2010.

[3] 王晓军,许翠萍.临床急危重症护理[M].北京:中国医药科技出版社,2011.

[4] 董红艳.急危重症护理学[M].郑州:河南科学技术出版社,2012.

[5] 谢红珍,周梅花.临床常见急危重症护理观察指引[M].北京:人民军医出版社,2015.

[6] 田素斋,谭淑卓,张秀金,等.急危重症护理关键[M].南京:江苏科学技术出版社,2011.

[7] 文若兰.急危重症护理学[M].北京:中国协和医科大学出版社,2012.

[8] 胡宾,刘惟优,郑振东.临床急诊医学[M].北京:科技文献出版社,2014.

[9] 李敬秋,张华,宋先旭.实用临床疾病诊疗及护理[M].哈尔滨:黑龙江科学技术出版社,2011.

[10] 张培荣,杜金云,李安民.临床急危重症诊疗学[M].石家庄:河北科学技术出版社,2012.

[11] 林雪清,季忠军,王晶,等.现代临床内科常见急危重症诊疗[M].天津:天津科学技术出版社,2010.

[12] 阮春香,张亮,艾伟真,等.急危重症诊疗与护理[M].天津:天津科学技术出版社,2012.

[13] 谭进.急危重症护理学[M].北京:人民卫生出版社,2011.

[14] 张喜锐,陈秀荣,李清敏.急危重症临床护理[M].北京:军事医学科学出版社,2011.

[15] 文若兰.急危重症护理学[M].北京:中国协和医科大学出版社,2012.

[16] 关红,冯小君.急危重症护理学[M].北京:人民军医出版社,2012.

[17] 张松峰.急危重症护理学[M].南京:江苏科学技术出版社,2011.